母乳营养与代谢

主　编　许雅君

秘　书　文　彰

编　者　（按姓名汉语拼音排序）

樊　蕊　郭倩颖　姜楚琪　李凯风

李　睿　刘　伟　律　颖　任琦琦

史涵旭　孙　晗　魏巧思　文　彰

许雅君　杨蕴嘉　叶湾韵　张　维

赵润茏　郑成栋　周雅琳　朱小语

U0197278

北京大学医学出版社

MURU YINGYANG YU DAIXIE

图书在版编目（CIP）数据

母乳营养与代谢 / 许雅君主编 . —北京：北京大
学医学出版社，2023. 12
ISBN 978-7-5659-2975-5

Ⅰ . ①母… Ⅱ . ①许… Ⅲ . ①母乳喂养 - 代谢②母乳
喂养 - 营养学 Ⅳ . ① R174

中国国家版本馆 CIP 数据核字（2023）第 173874 号

母乳营养与代谢

主 编：许雅君
出版发行：北京大学医学出版社
地 址：（100191）北京市海淀区学院路 38 号 北京大学医学部院内
电 话：发行部 010-82802230；图书邮购 010-82802495
网 址：http://www.pumpress.com.cn
E - mail：booksale@bjmu.edu.cn
印 刷：北京信彩瑞禾印刷厂
经 销：新华书店
责任编辑：刘 燕 靳 奕 责任校对：靳新强 责任印制：李 啸
开 本：710 mm × 1000 mm 1/16 印张：20.5 字数：385 千字
版 次：2023 年 12 月第 1 版 2023 年 12 月第 1 次印刷
书 号：ISBN 978-7-5659-2975-5
定 价：95.00 元

本书由

北京大学医学出版基金资助出版

前　言

　　母乳被普遍认为是婴儿健康成长和发育的最佳食物，世界卫生组织（World Health Organization，WHO）建议在生命的前6个月纯母乳喂养，并继续母乳喂养至2岁或以上。中国《国民营养计划（2017—2030年）》提出0～6个月婴儿纯母乳喂养率的目标：2020年达到50%以上，2030年在2020年的基础上继续提高10%。母乳喂养有许多好处，例如降低婴儿腹泻、中耳炎、肺炎、哮喘和儿童白血病的发病率，提高对流行性感冒的抵抗力，以及与配方奶喂养婴儿相比降低肥胖和糖尿病的风险。证据还表明，母乳喂养可能有长期益处，例如有效预防成年期非传染性慢性疾病（如高胆固醇血症、高血压和肥胖）的发生。

　　母乳中除了蛋白质、脂质和碳水化合物宏量营养素，以及维生素和矿物质等微量营养素外，还含有多种生物活性成分，如细胞因子、母乳低聚糖。这些分子具有多种作用，包括促进婴儿免疫系统发育，调节肠道微生物群发育等。这些成分也是导致母乳喂养优于人工喂养的原因。母乳的成分不是一成不变的，会受诸多因素影响而发生变化，因素包括个体、地域、泌乳期等差异。母乳成分的改变会对婴儿产生明确的或潜在的影响。

　　本书总结了母乳成分、含量、功能以及相关的研究进展，还介绍了母乳营养物质在人体中的代谢过程，包括消化、吸收，以及生物利用。除了总结母乳喂养对婴儿的影响外，本书也结合当前社会情况对人工喂养进行了介绍，对未来前景进行了展望。

　　希望本书能为关注母乳、研究母乳的人群提供相关参考。

目 录

第一章

母乳营养成分概述

第一节 母乳中的碳水化合物

碳水化合物是母乳的主要组成部分，母乳中的碳水化合物主要包括乳糖、游离的葡萄糖和半乳糖，以及大量的低聚糖[1]。母乳中的碳水化合物是为婴儿提供能量的主要来源，占总能量的 40% ～ 50%。它有助于完成脂肪氧化，并发挥节约蛋白质作用，同时还是婴儿脑代谢的物质基础[2]。

一、乳糖

乳糖是母乳中最主要的碳水化合物，约占总碳水化合物的 70% ～ 83%，在许多其他哺乳动物的乳汁中含量也很丰富[3]。乳糖是由半乳糖和葡萄糖形成的二糖，它的生物合成只在乳腺中进行，在半乳糖转移酶催化的反应中，它将一个尿苷磷酸（UDP）- 半乳糖转移到一个受体葡萄糖分子上完成合成。乳糖和总碳水化合物的含量有相同的趋势，在母乳分泌后 1 ～ 4 周内逐渐增加，此后保持相对稳定[4]。有研究发现，在泌乳期内母乳中的乳糖含量基本稳定，不随时间的延长而变化[5]。但也有研究称，随着泌乳时间的延长，母乳中的乳糖含量逐渐减少[6]。乳糖含量变化趋势的研究结果存在差异可能和人群以及饮食习惯等因素有关。

二、低聚糖

低聚糖，又叫寡糖。人乳低聚糖（HMOs）含量（5 ～ 15 g/L）在成熟母乳所有物质中含量排第三位，仅次于乳糖（55 ～ 70 g/L）和脂类（16 ～ 39 g/L）。HMOs 的种类远多于其他哺乳动物乳中的低聚糖。到目前为止，已经鉴定出了 200 多种不同的 HMOs 分子结构[7]。绝大多数 HMOs 不易被婴儿胃肠道中的胃酸和消化酶降解，可以到达大肠被肠道微生物利用发酵。HMOs 是肠道菌群选择性利用的碳水化合物的主要来源，对肠道菌群的组成有着深远的影响。

（一）HMOs 的结构和组成

女性的遗传和生理状况是影响母乳成分的主要因素之一，不同种族、地区、饮食、年龄和哺乳期的个体存在差异[8]。HMOs 的类型和含量在不同女性和同一位女性的不同哺乳阶段中表现出巨大差异。不同泌乳期的 HMOs 的含量不同，从初乳的 20.9 g/L 左右到成熟乳的 12.9 g/L 左右不等[1]。HMOs 的每个糖分子包含 3 ~ 22 个单糖单元，通常由葡萄糖（Glc）、半乳糖（Gal）、N- 乙酰氨基葡萄糖（GlcNAc）、岩藻糖（Fuc）和唾液酸糖（Neu5Ac）5 个单体组成[9]。HMOs 按结构主要分为 3 种，即岩藻糖基化低聚糖（占 35% ~ 50%），非岩藻糖基化的中性低聚糖（42% ~ 55%）和唾液酸化低聚糖（12% ~ 14%）[10]。所有的 HMOs 都由一个乳糖核心（Galβ1-4Glc）构成，并形成一个还原端[11]。HMOs 的核心结构可以通过酶的作用由 Galβ1-3GlcNAc（1 型链）或 Galβ1-4GlcNAc（2 型链）通过 β1-3 或 β1-6 型连接而拉长。其核心结构也可以被岩藻糖和唾液酸残基修饰。岩藻糖可以由 α1-2、α1-3 或 α1-4 型连接，唾液酸在末端位置可以由 α2-3 或 α2-6 型连接。

所有的 HMOs 都是由乳腺合成的。HMOs 的组成和含量取决于乳腺细胞中特异性转移酶的表达。Secretor（Se）和 Lewis（Le）血型是决定 HMOs 种类的两个重要基因因素[12]。Se 基因为 α1,2- 岩藻糖基转移酶（FUT2）编码，在乳腺细胞中表达[13]。FUT2 负责岩藻糖与 HMOs 的 1 型链末端的 Gal 以 α1-2 型连接。我们通常把携带有 FUT2 基因的母亲称为分泌型，反之则称为非分泌型。因此，分泌型的母亲可以产生 α1,2- 岩藻糖基的糖，如 2′- 岩藻糖基乳糖（2′-fucosyllactose，2′-FL）。相反，非分泌型的母亲不表达 FUT2，因此这类 HMOs 在母乳中不存在。Le 基因可以激活 α1,3/4- 岩藻糖基转移酶（FUT3）的表达，这种酶可以使岩藻糖以 α1-3/1-4 型连接到 HMOs 的 1 型链的一个近末端的 GlcNAc[14]，如乳 -N- 岩藻五糖Ⅲ（Lacto-N-fucopentaose Ⅲ）。根据 FUT2 和 FUT3（或母亲 Se 和 Le 的血型）的表达情况，母乳中的 HMOs 可分为 4 种类型：Se⁺ Le⁺、Se⁻ Le⁺、Se⁺ Le⁻ 和 Se⁻ Le⁻。因此，可以通过检测 Se 和 Le 血型来预测母乳中 HMOs 的组成。

尽管 Se 和 Le 血型是决定 HMOs 种类的重要基因因素，但是，母乳中 HMOs 的组成并不完全符合上述基因型的检测规律。不同糖基转移酶的表达受 Se 和 Le 基因的调节，但是同时，基因缺失、突变或氨基酸序列的修饰可以降低酶的表达或活性[15]。例如，一些非分泌型母乳中存在低浓度的 2′-FL，可能是由于某些通路的冗余或基因突变保留酶的活性[13]。虽然母亲的基因被发现对HMOs组成有重要影响，但哺乳期是影响HMOs含量的关键因素。产后几周的总HMOs和唾液酸化的HMOs含量较高，在哺乳期呈下降趋势。早产儿母亲的母乳通常含有更高浓度的HMOs[16]。

（二）HMOs 的功能作用

人类缺乏分解HMOs的酶（唾液酸酶和岩藻糖酶），因此，这些低聚糖可以完整地到达结肠，被那里的肠道微生物群消化分解。从这个角度上说，HMOs是益生元，它们了促进益生菌的生长。此外，据报道，HMOs对宿主也有其他的好处，主要包括对微生物在肠道黏膜黏附的抑制作用、促进短链脂肪酸的产生、抑制炎症基因、改变婴儿肠道菌群和提高肠道免疫功能等功能作用。

1. 对微生物在肠道黏膜吸附的抑制作用 肠道菌群生态系统的形成是一个复杂而连续的过程，其受内源性和外源性因素的双重影响。出生时一些因素对肠道菌群的直接影响会在儿童时期持续数年，直至随后的各个阶段[17]。链球菌属（Streptococcus）和葡萄球菌属（Staphylococcus）是母乳中最常见的细菌属，其次是双歧杆菌属（Bifidobacterium）、乳酸菌属（Lactobacillus）、丙酸杆菌属（Propionibacterium）、肠球菌属（Enterococcus）和肠杆菌属（Enterobacteria）[18]。

在生命早期，一些外部因素，如分娩方式、喂养方式、环境影响、抗生素接触和功能性食品的摄入，都会影响微生物群的形成和组成[19]。围产期免疫系统与肠道菌群共同进化的能力允许宿主和微生物群共存，保持共生互利的关系[20]。

HMOs可以保护母乳喂养的婴儿免受微生物的感染，因为它们与微生物利用的细胞表面的糖复合物结构相似[21]。有研究表明，低聚糖可以通过细胞间识别与信息传导、促进有益肠道菌群的富集、调节病原体对肠道黏膜的吸附和侵袭来提供保护作用[22-23]。大多数肠道病原体利用细胞表面的聚糖识别并与靶细胞结合，这是致病机制中关键的第一步。据报道，岩藻糖基化的HMOs可以抑制几种病原体的结合，如空肠弯曲杆菌（Campylobacter jejuni）[24]、类Norwald病毒[25]和幽门螺杆菌（Helicobacter pylori）[26]；也可以抑制大肠杆菌对肠细胞产生热稳定性的肠毒素[27]。Crane等利用T84细胞膜探索了HMOs对大肠杆菌的抑制作用，发现HMOs能够抑制大肠杆菌鸟苷酸环化酶的活性和环化GMP的产生[28]。大肠杆菌介导的血凝作用被HMOs抑制，尤其是唾液酸化的HMOs[29]。Coppa等利用人结直肠腺癌细胞探索了HMOs组分对大肠杆菌血清型O119、霍乱弧菌（Vibrio cholerae）和沙门菌（Salmonella）黏附能力的影响，发现HMOs可抑制上述病原体对上皮细胞的黏附[30]。HMOs可能通过竞争受体和结合来阻断PA-IIL的作用，PA-IIL是一种人类病原体铜绿假单胞菌（Pseudomonas aeruginosa）的岩藻糖结合凝集素[31-32]。HMOs 可以显著减少肠致病性大肠杆菌菌株 2348/69（血清型 O127 ： H6）对上皮细胞的附着[33]。同样，HMOs 可以减少白念珠菌（Candida albicans）对人类成熟前肠上皮细胞的侵袭，且上述作用呈现出剂量依赖性[34]。

定植和入侵需要营养体附着在宿主的黏膜上。HMOs 降低了溶组织大肠杆菌（E. histolytica）的附着和细胞毒性，事实上，合并的 HMOs 能将溶组织大肠杆菌分离出 80% 以上。此外，HMOs 以剂量依赖的方式缓解了由溶组织大肠杆菌（E. histolytica）引起的小肠上皮细胞 HT-29 的破坏[20]。HMOs 被证明对无乳链球菌（Streptococcus agalactiae）的生长也有抑制作用。这种抑菌活性通过一种假定的糖基转移酶的激活产生对低聚糖的抵抗介导[35]。

2. 短链脂肪酸的作用　短链脂肪酸（SCFAs）是肠细胞重要的能量来源，是维持肠道健康的关键信号分子，其中乙酸、丙酸、丁酸含量较高。研究发现，HMOs 可以间接增加 SCFAs，而这些 SCFAs 的增加主要是由双歧杆菌介导的。SCFAs 可以与 SCFA 受体 GPR41 和 GPR43 相互作用，分别增加了多肽 YY（PYY）和胰高血糖素样肽 1（GLP-1）在肠道的分泌[36-37]。丙酸可增加游离脂肪酸的摄取，可能是通过影响脂蛋白脂酶（LPL）抑制剂血管生成素样蛋白 4（ANGPTL4）来达到。乙酸和丙酸也可能通过与 SCFA 受体 GPR43 的相互作用降低激素敏感性脂肪酶（HSL）的磷酸化来减弱细胞内脂类的分解。丙酸和丁酸可以通过减少局部巨噬细胞渗透而减少促炎细胞因子和趋化因子的分泌[38]。

3. 对免疫系统和炎症反应的作用　虽然 HMOs 介导的婴儿肠道菌群组成的变化或肠道上皮细胞反应可能间接影响婴儿的免疫系统，但是许多体外研究都表明了 HMOs 也直接调节免疫反应。HMOs 既可以局部作用于黏膜相关淋巴组织的细胞，也可以作用于全身[39]。

HMOs 可以影响参与肠道免疫发展和成熟过程的细胞因子、趋化因子和细胞表面受体的表达。Lame 等利用 HT-29 细胞研究了 HMOs 对结肠上皮细胞相关因子的影响，发现 HT-29 细胞里的多种细胞因子 [如白介素 -1β（IL-1β）、IL-8、集落刺激因子 2（SF2）、IL-17C、血小板因子 4（PF4）]、趋化因子（CXCL1、CXCL3、CXCL2、CXCL6、CCL5、CCL20、CX3CL1）、细胞表面受体（干扰素 γ 受体 1，IFNgR1）、细胞间黏附分子 -1（ICAM-1）、细胞间黏附分子 -2（ICAM-2）和 IL-10 受体 a（IL10Ra）表达均受到影响[40]。有学者采用肠上皮细胞（T84/HCT8/FHs74）和 HeLa 细胞的细胞模型，研究了初乳 HMOs 对胎儿的肠上皮细胞的影响[41]。HMOs 的处理降低了细胞因子蛋白质水平，如 IL-8、IL-6、单核细胞趋化蛋白 1/2 和 IL-1β，增加了参与组织修复和稳态的细胞因子水平。

革兰氏阴性病原菌可能通过结合 LPS 和 Toll 样受体 4（TLR4）的方式激活

肠上皮细胞（IECs）黏膜炎症。在体外条件下，用一株产肠毒素的大肠杆菌处理 IECs 来评价 HMOs 处理对 IL-8 分泌的抑制作用。HMOs 混合物和 2′-FL 均可通过抑制 CD14 诱导成功降低 IL-8 水平。CD14 的表达通过细胞因子信号转导抑制因子 2 和信号转导及转录激活因子（STAT）3/NF-κB 介导了 LPS-TLR4 刺激"巨噬细胞迁移抑制因子"炎症通路[42]。通过测定不同低聚糖组分对白细胞滚动和黏附的影响，发现 3′-唾液酸乳糖（3′-SL）和 3′-唾液酸基 -3-岩藻糖基乳糖（3′-sialyl-3-fucosyl-lactose）对白细胞的滚动和黏附有抑制作用，因其具有抗炎活性减少了炎症性疾病的发生率[43]。

有研究使用空肠梭状芽孢杆菌（C. jejuni 81-176）感染人的上皮细胞系 HEp-2 和 HT-29 后，评价了 2′-FL 对感染程度和炎症反应的影响，结果发现，2′-FL 处理后可减弱大部分 C. jejuni 81-176 的感染，IL-8 和 IL-1b 的释放减少了 80% ~ 90%，同时降低了中性粒细胞趋化因子巨噬细胞炎症蛋白 2（MIP-2）的水平[44]。

HMOs 可通过抑制病毒引发的炎症反应发挥有益作用[45]。2′-FL 和 3′-FL 可以在结构上模拟组织血型抗原并阻断可导致人类急性肠胃炎的诺如病毒的结合[49]。通过体外的 2′-FL、6′-唾液酸乳糖（6′-SL）、3′-SL 和乳糖 -N-新四糖（lacto-N-neotetraose，LNnT）对呼吸道病毒感染后外周血单个核细胞（PBMCs）的影响研究，发现 2′-FL 显著降低了气道上皮细胞的呼吸道合胞病毒载量和与疾病严重程度 [IL-6、IL-8、巨噬细胞炎症蛋白 -1α（MIP-1α）] 和炎症 [肿瘤坏死因子基因 α（TNF-α）、巨噬细胞趋化蛋白 -1（MCP-1）] 相关的细胞因子浓度。LNnT 和 6′-SL 处理降低了气道上皮细胞中的流感病毒载量，仅 6′-SL 能降低呼吸道合胞病毒感染的 PBMCs 中的 CXCL10 和 TNF-α[46]。与含一个岩藻糖的 HMOs 相比，含有一个以上岩藻糖的 HMOs 会表现出更强的结合能力[47]。

4. 对婴儿肠道菌群的影响　肠道菌群自出生以来就与宿主共同进化。婴儿的肠道菌群组成在生命的前 3 年经历了显著的变化，然后逐渐稳定，形成成人菌群特征。婴儿在出生后开始接触来自母体和环境的各种微生物，但并不是所有微生物都能在婴儿的肠道中繁殖。只有适应婴儿肠道环境的微生物才能生存。需氧菌和兼性厌氧菌通常存在于新生儿体内，如链球菌和肠杆菌（Enterobacteria）等。随着年龄的增长，婴儿肠道内的氧气逐渐被需氧菌消耗，含氧量的减少使厌氧菌得以生长。双歧杆菌和拟杆菌（Bacteroides）逐渐成为婴儿肠道内的主要细菌[48]。低多样性和高变异性是婴儿肠道菌群的主要特征，婴儿个体间肠道菌群的形态和组成差异甚至可能高于成人[49]。

在生命的前 6 个月，婴儿肠道菌群结构单一，种类少，能降解简单的碳水化合物。母乳喂养婴儿的肠道菌群中 90% 为双歧杆菌，而奶粉喂养婴儿的典型特点是双歧杆菌较少，拟杆菌较多[50]。双歧杆菌在母乳喂养的婴儿肠道菌群中占主导地位，因为双歧杆菌对 HMOs 的利用能力很强。HMOs 对于婴儿双歧杆菌和其他双歧杆菌是首选的底物，可以刺激有益细菌的生长，并阻止有害细菌利用 HMOs。HMOs 被细菌利用发酵可以产生短链脂肪酸，使结肠处于低 pH 的环境，有利于有益菌的生长并抑制潜在的病原体[51]。双歧杆菌在与病原菌争夺有限的营养方面具有优势，其定殖有助于减少病原菌和其他有害细菌的比例。

大量的研究表明，HMOs 可以选择性地促进有益菌株的生长，如婴儿双歧杆菌、短双歧杆菌、双歧双歧杆菌和长双歧杆菌[52]。例如，长双歧杆菌和短双歧杆菌可以很好地利用乳糖 -N- 四糖（lacto-N-tetraose），而婴儿双歧杆菌则倾向于利用乳糖 -N- 新四糖（lacto-N-neotetraose，LNnT），婴儿双歧杆菌和双歧双歧杆菌表现出对岩藻糖基化 HMOs 的良好利用度[53]。此外，最近的一项临床研究表明，女性的分泌型与婴儿肠道中双歧杆菌的丰富程度密切相关，非分泌型的母乳延长了双歧杆菌的定殖，促进了梭状芽孢杆菌（Clostridium）和肠杆菌的生长。从分泌型母乳喂养的婴儿粪便中分离出的双歧杆菌可以利用 2′ -FL 作为唯一的碳源生长，表明双歧杆菌对岩藻糖基化 HMOs 的靶向利用更为明显[54]。

在体外实验中通过作用于单一菌株（如长双歧杆菌、嗜酸乳酸杆菌），2′ -FL 被发现可以作为某些菌株厌氧发酵的唯一底物，很容易被消耗，可以产生高浓度的短链脂肪酸[42]。在体外厌氧发酵过程中，双歧杆菌能有效地消耗 2′ -FL 和 3′ -FL，乳酸和短链脂肪酸浓度的增加显著抑制了大肠杆菌的生长，产气荚膜梭菌（Clostridium perfringens）几乎不能利用岩藻糖基化 HMOs[55]。在一项随机双盲对照多中心临床试验中，经过 3 个月的干预，2′ -FL 和 LNnT 显著提高了双歧杆菌和链球菌的丰度，并将剖宫产组 0 ~ 6 月龄婴儿的肠道菌群转化为阴道分娩组的婴儿菌群[56]，增强免疫功能。

5．对婴儿肠道免疫功能的影响　新生儿肠道免疫功能不成熟，具有屏障功能弱、菌群多样性低、免疫反应不成熟等特点[57]。HMOs 分子可能通过改变宿主肠道菌群组成和其代谢产物间接调节新生儿免疫，也可能通过影响宿主上皮和免疫细胞应答或肠道等部位的系统免疫功能直接调节新生儿免疫。最近的一项研究表明，一些中性的 HMOs 组分通过上调一氧化氮合酶和环氧合酶 2 的表达产生了显著的 RAW264.7 巨噬细胞免疫调节活性[58]。

HMOs 可以调控免疫功能，通过改变细胞增殖、分化、凋亡、细胞信号通路和细胞表面糖基化来调节上皮细胞和免疫细胞的应答。小肠和结肠的肠上皮是肠腔和循环系统之间的物理屏障，是先天免疫的第一道防线。肠上皮的通透性主要取决于紧密连接蛋白的结构和表达。营养物质可被肠上皮细胞吸收。肠道屏障完整性的破坏可迅速导致一系列的免疫反应，包括胃肠道感染、炎症和过敏[59]。

不同结构的 HMOs 可直接作用于肠上皮屏障的不同细胞。例如，在一项 2′-FL 和 3′-FL 对肠黏液屏障功能的影响实验中发现，3′-FL 通过对 LS174 T 杯状细胞 IL-13 和 TNF-α 的调节提高了 MUC2 基因的表达[60]。HMOs 的干预增加了新生小鼠模型中 MUC2 的表达，并降低了肠道上皮的通透性[61]。

糖蛋白作为蛋白聚糖的主干，为微生物提供结合位点，具有肠道屏障功能。一些体外研究表明，HMOs 可以通过改变糖蛋白的表达来增强肠道屏障功能。岩藻糖基化低聚糖（2′-FL 和 3′-FL）显著增加了吸收白蛋白的厚度，3′-FL 增加了白蛋白、硫酸肝素和透明质酸在人结直肠腺癌细胞糖蛋白的区域覆盖，增强了糖蛋白的稳定性，减弱了病原菌的黏附[62]。未成熟的糖蛋白层与硫酸肝素和透明质酸的表达变化有关，可能会导致胃肠道疾病，如炎性肠病（IBD）。

HMOs 可直接和婴儿肠上皮细胞相互作用，影响其基因表达、细胞周期和细胞表面糖基化，调控其生长、分化和凋亡[63]。唾液酸乳糖可以通过上调碱性磷酸酶的表达促进肠上皮细胞的分化和生长，说明唾液酸乳糖可被上皮细胞的受体识别，有利于提高肠屏障功能。据报道，3′-SL 降低了人结直肠腺癌细胞中 NF-κB 通路和抗炎核受体 PPARg 介导的 IL-12 和 IL-8 的表达，3′-SL 具有抗炎作用[64]。

除了调节黏液和糖蛋白，HMOs 还能刺激上皮细胞的成熟。有研究发现，LNnT 和 6′-SL 减小了 HT-29 和人克隆结肠癌细胞的增殖，LNnT 可降低细胞的通透性[65]。2′-FL、3′-FL 和 6′-SL 单独或混合均可降低细胞增殖，增加肠上皮人结直肠腺癌细胞和人克隆结肠癌细胞的分化，促进肠上皮成熟[66]。

第二节　母乳中的脂类

母乳中脂类含量仅为 3% ~ 5%，但为婴儿提供了 50% 以上的能量需求，相当于 6 个月以下的婴儿每天摄入约 25 g 脂类[67]。母乳脂类主要含有甘油三酯（triacylglycerol，TAG）（98% ~ 99%）、磷脂（0.26% ~ 0.80%）、甾醇（0.25% ~ 0.34%，其中主要是胆固醇）、各种微量成分，包括单酰甘油（MAG）、二酰甘油（DAG）、非酯化脂肪酸（NEFA）和其他物质[68]。TAG 是由 3 种脂肪酸（fatty acid，FA）酯化的甘油酯，而磷脂则是由两种 FAs 和一个磷酸盐基团（胆碱、乙醇胺、丝氨酸等的磷酸盐）酯化的甘油酯。TAG 中 FAs 的不同结构（链长、双键数量和位置）和位置导致母乳脂肪的组成复杂。

母乳对婴儿的生长、胃肠道功能、神经发育和免疫系统发育，以及传染病风险的控制有多种好处[69]。乳脂不仅是母乳为婴儿提供的主要能量来源，对于提供必需脂肪酸、脂溶性维生素和特定成分的生物活性也十分重要[70]。

母乳是一种天然的水包油乳液。其中脂质由乳腺上皮细胞（mammary epithelial cell，MEC）分泌，被乳脂肪球膜（milk fat globule membrane，MFGM）包裹，以乳脂肪球（milk fat globule，MFG）形式存在。球状物对通过消化道时遇到的脂肪分解酶呈现出较大的表面积，有助于母乳中 TAG 的脂肪分解和消化产物的吸收。MFG 核心富含 TAG，并溶解部分脂溶性维生素；MFGM 则富含极性脂质、特殊蛋白质、糖蛋白和胆固醇，具有营养、免疫、益于神经和消化等多种功能。母乳 MFG 直径在 0.2 ～ 15 μm，平均 2 ～ 5 μm，差异相比于其他哺乳动物较大[71]。大多数研究报道，初乳中的 MFG 比过渡乳以及成熟乳中的直径更小。参与构成 TAG 的 FAs 组成是 MFG 的重要影响因素之一。

脂类（lipids）由脂肪（fats）和类脂（lipoids）组成。脂肪通常称为 TAG，是婴儿脂肪酶分解的底物，FAs 在 TAG 内以及分子间的分布和单个 TAG 的特性，是控制婴儿胃中脂肪酶以及小肠中胰腺和胆汁盐刺激分泌的重要因素之一[72]。母乳中 TAG 的特殊结构（70% sn-2 位置结合棕榈酸）被认为是母乳脂肪酸在肠道高效吸收的部分原因。类脂主要有固醇类（sterols）和磷脂（phospholipids，PLs），在母乳中前者主要为胆固醇（cholesterols），后者主要为磷酸甘油酯和神经鞘脂。胆固醇浓度在泌乳阶段逐渐降低而磷脂含量维持稳定，导致磷脂 / 甘油三酯比例升高和胆固醇 / 甘油三酯比例降低[73]。

脂类是母乳中变化最大的成分，一般来说，初乳的脂肪含量最高，在泌乳的前几周会减少。脂类成分变异性与乳房丰满度和乳量成反比。大约 70% 的脂肪含量变化可以用喂食前后乳房中的母乳含量来解释，前 6 个月时前乳脂肪含量仅略高于 2%，后乳脂肪含量几乎为 6%[74]。较长的喂奶间隔导致乳房母乳含量高，对应的前乳脂肪含量低；喂乳后乳房内剩余的母乳含量很低，对应的后乳脂肪含量很高。尽管前乳和后乳的单位体积脂肪量有显著差异，但总乳脂的脂肪酸组成没有差异[75]。母体饮食对母乳中脂肪总量没有重大影响，但会影响母乳中 FAs 的类型[76]。

一、乳脂球

在母乳中脂类在乳腺分泌上皮细胞的滑面内质网内产生，以直径 2 ～ 5 μm 的 MFG 形式乳化于水相中。在 MFG 中大约 98% 或更多的脂质是 TAG，PLs 约占 0.5% ～ 1%，甾醇约为 0.2% ～ 0.5%（主要是胆固醇）[77]。MFG 由非极性核心和极性包膜构成：非极性核心主要有 TAG、胆固醇和视黄醇等，共占 MFG

的 95% ～ 98%；MFG 的极性包膜称为 MFGM，为 3 层极性脂质结构，由磷脂 (PLs)、蛋白质、胆固醇和酶构成[67]。

MFGM 是 3 层结构的生物包膜，厚度为 10 ～ 50 μm，占 MFG 质量的 2% ～ 6%。MFGM 有效隔离了母乳中的脂质与乳清，防止 MFG 中的脂肪絮凝与融合，也阻止了乳中脂质与酶的结合，是一层稳定的具有生物活性的膜。两种主要的极性脂质是 PLs 和鞘脂 (SLs)。PLs 由一个甘油骨架组成，带有两个脂肪酸尾和一个带电荷的磷酸盐，而 SLs 由一个神经酰胺骨架组成。PLs 以多种形式出现，乙醇胺、丝氨酸、肌醇或胆碱分子与磷酸基团相连。磷脂酰胆碱 (PC) 和磷脂酰乙醇胺 (PE) 是 MFGM 中的主要 PL[78]。SLs 主要呈鞘磷脂 (SM) 形式，髓磷脂基团连接到带电荷的磷酸盐上。神经节苷脂是附着了含唾液酸的寡糖的 SL，也存在于 MFGM 中。胆固醇虽为非极性脂质，也被掺入 MFGM 的 PL 膜中起到稳定双层的作用，在母乳中含量约为 150 mg/L[79]。

MFG 大小及构成（范围分布和平均值）是由遗传、饮食、哺乳期等因素组合决定的，也可以根据婴儿的功能和营养需求进行调节[80]。母乳 MFG 的平均直径在不同泌乳阶段存在着显著差异，并观察到其大小与母乳中脂肪酸组成高度相关[81]。母乳中 MFG 的平均直径随着泌乳的进行逐渐增加，至成熟乳时相对稳定在 4.5 μm 左右，且观察到直径与乳汁中极性脂质含量呈负相关[82]。

二、甘油三酯

TAG 是母乳中最重要的构成成分，约占母乳中总脂质的 98%。TAG 由 3 个碳的甘油组成，碳的立体特异性编号分别为 sn-1、sn-2、sn-3。大多数动物包括人脂肪组织中 TAG 在 sn-2 更倾向于结合不饱和脂肪酸[83]。与其他哺乳动物的乳汁不同，母乳脂肪中的 TAG 大约 70% 的 sn-2 位置被棕榈酸（C16：0）(palmitic acid，PA) 占据，这种独特结构与乳脂肪酸的有效肠道吸收有关。母乳的另一个显著特征是其复杂性，截至目前有 400 多个 TAG 已被识别[84]。其中含量最高的为 OPO（油酸 - 棕榈酸 - 油酸，C18：1-C16：0-C18：1）和 OPL（油酸 - 棕榈酸 - 亚油酸，C18：1-C16：0-C18：2），占总 TAG 的 20% ～ 40%[72]。

母乳中的 TAG 在乳腺上皮细胞 MEC 的内质网中由 FA 合成，这些 FA 或是来源于母体的饮食，或是在 MEC 中由葡萄糖从头合成[85]。MEC 的胞质溶胶含有一种酰基硫酯水解酶（硫酯酶 Ⅱ），一旦碳链长度达到 8 ～ 14 个碳，它就终止脂肪酸合成，并从头合成，这也解释了母乳中为何富含中链脂肪酸（medium chain fatty acid，MCFA）[86]。相比之下，大多数长链脂肪酸（long chain fatty acid，LCFA）如棕榈酸等，尽管可以通过延伸酶和去饱和酶合成，但主要还是来自母体循环，取决于母亲的饮食和身体储存[87]。

母乳中 TAG 的组成是高度可变的，并且取决于人种的差异、泌乳阶段的不同、饮食中的脂质组成以及饮食中脂质和碳水化合物的相对比例。在大多数人群中，OPO 是母乳中最丰富的 TAG，而在中国母亲的乳脂中却以 OPL 为主[98]。这也提示着我国婴儿配方奶粉的设计应根据此特征进行调整。从泌乳阶段看，初乳中高分子量和不饱和 TAG 的浓度显著更高，而成熟乳中低 / 中分子量 TAG 和中链 FA 含量更高[88]。不同饮食习惯对乳脂成分有着十分显著的影响。食用大量鱼类的尼日利亚女性相比于欧洲女性含有更高的 n-3 系列长链多不饱和脂肪酸（long chain polyunsaturated fatty acid，LCPUFA）[89]。母乳中脂质和碳水化合物的相对比例对乳脂成分的影响体现为脂质 / 碳水化合物比例越低，乳脂中 MCFA 含量越高[90]。

三、磷脂

人乳中磷脂（phospholipid，PLs）的总浓度为 3.05 ~ 5.11 mg/g 乳脂，约占母乳中所有脂质的 1%[91]。母乳中的 FA 有 98% 以 TAG 形式出现，剩下的 0.2% ~ 2% 则结合在 PLs 上。主要的 PLs 有磷脂酰乙醇胺（PE）、磷脂酰胆碱（PC）、磷脂酰肌醇（PI）和磷脂酰丝氨酸（PS）。鞘磷脂（sphingomyelin，SM）通常被认为是母乳脂肪中的主要磷脂，占母乳磷脂的 36% ~ 45%[92]。母乳中的 PLs 主要位于中 MFGM，与胆固醇、酶、糖脂和糖蛋白共存[93]。PC 和 SM 主要位于 MFGM 的外层，而 PE、PI 和 PS 则集中在内表面。这种分布对这种高度复杂的生物膜的微观结构有很大的影响，稳定 MFG 的脂质核心并保护其免受脂肪酶的酶促降解[94]。

PLs 是婴儿重要的能量来源之一，但是其生理功能远不止提供能量。母乳中的 PLs 尤其是 PE、PS、PI 可能是处于快速发育阶段的婴儿的花生四烯酸（arachidonic acid，AA）、二十碳五烯酸（eicosapentaenoic acid，EPA）和二十二碳六烯酸（docosahexaenoic acid，DHA）的来源，在新生儿的生长、视力发育和大脑发育中发挥着关键作用[95-96]。SM 可能通过调节细胞增殖和分化参与组织的生长和发育。动物实验发现母乳中的 SM 在母乳喂养期的新生儿肠道成熟过程中起重要作用[97]。PC 和 SM 是婴儿胆碱的主要来源，占细胞膜组成的 40% ~ 50%，参与调节和传导神经信号[98]。欧洲食品安全局于 2011 年发表意见认可母乳中胆碱的健康益处如下：促进正常的脂质代谢、维持正常的肝功能、促进正常的同型半胱氨酸代谢、维持正常的神经功能、促进正常的认知功能以及大脑和神经系统的发育[99]。

四、脂肪酸

脂肪酸（fatty acid，FA）是母乳脂质中最主要组成成分，在总脂质中约占 88%。其中饱和脂肪酸占 43% ~ 45%，单不饱和脂肪酸占 40% ~ 41%，多不饱和脂肪酸占 13% ~ 15%。饱和脂肪酸主要是棕榈酸（C16：0）和硬脂酸（C18：0）；单不饱和脂肪酸以油酸（C18：1）为主，还有少量棕榈油酸（C16：1）；多不饱和脂肪酸以亚油酸、亚麻酸、花生四烯酸以及二十二碳六烯酸为主[67]。Wei 等对不同地区成熟母乳的脂肪酸组成进行了较为详细的总结，见附表 1-1。

（一）饱和脂肪酸（saturated fatty acid，SFA）

SFAs 通常是母乳脂质中最丰富的 FA 种类，占总 FAs 的 37% ~ 56%，其中棕榈酸是主要的，其次是肉豆蔻酸（C14：0）和硬脂酸（C18：0）。

1. 棕榈酸（C16：0）（palmitic acid，PA） PA 在初乳总 FAs 中约占 25%，母乳以 PA 的形式提供 10% 的膳食能量[71]。其含量随着哺乳阶段的进行不断降低，由初乳中的 25% 降至成熟乳的 18%[100]。不同于其他易受膳食因素影响的 FAs，PA 在不同人群母乳中相对更稳定[71]。

母乳中约 70% 的 PA 在 TAG 的 sn-2 位被酯化，形成 2- 棕榈酸酯。母乳中 PA 的特殊位点大大提高了婴儿对 PA 的吸收，主要健康益处体现为：①影响脂质吸收消化；②改善婴儿粪便稠度；③改善钙吸收水平及骨骼健康；④减少哭闹事件；⑤改善肠道菌群。

众所周知，脂肪酸的吸收随着碳链的增加而减少，随着不饱和度的增加而增加。但母乳 PA 的吸收率约为 74%，高于硬脂酸（C18：0）（stearic acid）的吸收率（63%）[101]。这是因为在消化过程中，胰脂肪酶优先从 TAG 的 sn-1/3 位置释放 FA，以产生游离 FA 和 2- 单酰甘油，非酯化 SFA 与小肠中的钙等矿物质形成不溶性钙皂[102]。当不溶性钙皂随粪便排出时，不仅增加粪便硬度造成婴儿便秘问题，还造成大量的钙流失。处于 sn-2 位置的 PA 则以 2- 棕榈酸酯形式有效地调节婴儿对脂肪的吸收和消化[103]。2- 棕榈酸酯不仅有益于脂肪的吸收，对婴儿矿物质的吸收也有十分重要的作用。针对足月儿和早产儿的研究表明，用 2- 棕榈酸酯而非 1,3- 棕榈酸酯喂养的婴儿可减少 PA 以及钙的吸收不良，导致婴儿粪便中的皂脂肪酸减少，增加骨矿物质含量和骨密度[104]。另一研究提示 PA 可能与婴儿哭闹事件的减少有关[102]。2- 棕榈酸酯还作用于婴儿的肠道发育，据报道，2- 棕榈酸酯可能增加婴儿肠道中益生菌双歧杆菌和乳酸杆菌的数量[105]，与厚壁菌门的两个分类群（韦荣球菌和链球菌）的细菌数量呈负相关[106]。

2. 肉豆蔻酸（myristic acid）（C14：0）　成熟乳中肉豆蔻酸在 FAs 中占比在 5%～13%，目前的研究发现，肉豆蔻酸可能作为一种嗅觉提示，将新生儿引导至母体乳房[107]。

3. 硬脂酸（stearic acid）（C18：0）　成熟乳中硬脂酸在 FAs 中占比在 3.6%～8%。研究观察到母乳中硬脂酸含量与母体脂肪组织中含量呈正相关[108]。

（二）单不饱和脂肪酸（monounsaturated fatty acid，MUFA）

随着泌乳的进行，母乳中总 MUFA 的占比从 $38.2\pm1.13\%$ 下降到 $37.1\pm0.61\%$ [109]。油酸是母乳中最丰富的 FA，占乳脂总 FAs 的 21%～36%。棕榈油酸（16：1 n-7）是另一种在母乳中含量较高的 MUFA，占所有 FAs 的 2%～4%[110]。

1. 油酸（C18：1 n-9）（oleic acid，OA）　OA 是母乳中含量最高的 MUFA，在哺乳期第 1 至 6 个月内，其含量平均在 31%～34% 之间[111]。在我国妇女的母乳中，它主要以 OPL 形式出现，其次是 OPO，两者比例约为 1：1.35[112]。此比例与西班牙等西方国家的母乳研究恰好相反，西方国家母乳中主要的 TAG 为 OPO[113]。OA 的含量受多种因素影响。一项针对地中海妇女的母乳的研究发现孕期的体重增长与母乳中的 OA 比例存在显著的负相关关系，这一关系在哺乳期前三个月仍很显著[111]。同时孕产妇的年龄也与第一个月母乳中 OA 的比例呈明显负相关[112]。膳食因素方面，OA 含量与大豆及豆制品、畜禽肉、坚果、食用油的摄入量呈负相关。研究发现相对于非素食者母亲，素食者母亲母乳中 OA 含量更低，但差异没有统计学意义[113]。

OA 在母乳中的立体结构对婴儿的吸收、消化有较大影响。母乳中 sn-2 位置大多被 PA 占领，而 OA 主要酯化在外部（sn-1 或 sn-3）位置。体外模拟婴儿胃肠道消化研究发现 OPO 组消化率最高，其次是 LPL 组和 OPL 组[114]。随机对照研究发现给儿童提供富含 OA 的牛奶制剂具有较理想的降低血清总胆固醇和低密度脂蛋白胆固醇效果[115]。

2. 棕榈油酸（C16：1 n-7）（palmitoleic acid）　棕榈油酸在母乳中占 2% 左右。但在生长过程中人体脂肪组织中的棕榈油酸随着年龄增长而减少。婴儿的脂肪组织中含较高浓度（10%）的棕榈油酸，生长至儿童期会降至原水平的一半左右[116]。棕榈油酸对人体的潜在代谢益处目前仍处于争议状态。顺式的棕榈油酸被发现与增加胰岛素敏感性和减少肝中的脂质积累有关[117]。与此同时也发现血浆与脂肪组织中的棕榈油酸含量与肥胖、血脂异常和胰岛素抵抗的风险增加有关[118]。

（三）多不饱和脂肪酸（polyunsaturated fatty acid，PUFA）

母乳中 PUFA 占总 FAs 的 10% ~ 20%，n-6 PUFA 含量远高于 n-3 PUFA。含量最丰富的 n-6 PUFA 为亚油酸（linoleic acid，LA）（C18：2 n-6），在总 FAs 中占比 8% ~ 29%；最丰富的 n-3 PUFA 为亚麻酸（α-linolenic acid，ALA）（C18：3 n-3），在总 FAs 中占比 0.20% ~ 1.33%。LCPUFA 是婴幼儿生长发育的重要影响营养物质，摄入 LCPUFA 的含量会影响包括大脑和视网膜在内多个器官及系统的功能[119]。母乳中 LCPUFA 有花生四烯酸（C20：4）、二十碳五烯酸（C20：5）以及二十二碳六烯酸（C22：6），总和占比约为 1%[91]。DHA 和 ARA 是母乳中含量最高的 LCPUFA，各自占母乳的 0.32%±0.22% 和 0.47%±0.13%[120]。新生儿能通过摄入前体脂肪酸 LA 和 ALA 在体内合成少量 LCPUFA，然而合成的量不足以支持婴幼儿组织发育的最佳需求[121]。

不同国家人群的母乳中 PUFA 含量差异很大，差异的关键影响因素之一是饮食。Yuhas 等的综述报道了 9 个国家的母乳脂肪酸分布，ARA 水平为 0.36% ~ 0.49% 之间，英国最低，中国最高。DHA 水平为 0.17% ~ 0.99%，加拿大和美国的报告水平最低，日本的水平最高。大量文献数据报道 DHA 等 n-3 系列脂肪酸易受饮食影响，比如在 Harris 等对于摄入鱼油对母乳脂肪酸构成的影响的研究中发现，母乳 n-3 PUFA 对鱼油摄入量呈剂量依赖性增加[122]。而对于 ARA，研究数据显示若单独补充 ARA 将对母乳中 ARA 含量无影响或影响较少，但与 EPA、DHA 联合补充时将倾向于增加 ARA 和 n-3 系列 LCPUFA 含量[123]。通过使用较低 n-6/n-3 比例 LCPUFA 以及较高比例的 ARA、EPA、DHA 补充组合，可观察到母乳中 ARA、EPA、DHA 更大幅度的增加。

1. 花生四烯酸（arachidonic acid，ARA）（C20：4）　在母乳中，ARA 的平均浓度约为 0.47%±0.13%，且水平较为稳定。母乳中高达 90% 的 ARA 并非来自母亲膳食摄入的 LA，而是来自母体储存的 ARA[124]。ARA 是由 LA 生物合成的 n-6 系列 LCPUFA，尽管可以由 LA 转化而来，其在体内合成的量不能维持婴儿血浆中 ARA 的浓度，且合成速率还随着年龄增长而下降[125]，因此必须从膳食来源获取以满足生长发育的需要。对于纯母乳喂养婴儿，在 6 个月大时平均摄入 ARA 169 mg/d，在 12 个月大时大约摄入 ARA 118 ~ 178 mg/d[126]。ARA 存在于婴儿全身的磷脂酶中，在大脑、肌肉和肝中含量尤其丰富。

ARA 在婴儿体内有多种不同的功能。虽然在描述添加母乳中 LCPUFA 的诸多有益作用时经常倾向归功于 DHA，但部分研究已经证明将 ARA 添加到含 DHA 的配方中会带来或增加益处。ARA 促进生长的假说可追溯至一项经典研究，该研究以深海鱼油为 DHA 以及 EPA 来源，在此背景下发现 ARA 摄入量与早产儿的生长密切相关[127]。ARA 是中枢神经系统（central nervous system，CNS）的主要组成成分之一，在婴儿中枢神经组织（大脑皮质和视网膜）中占比约达 10%～12%，且发现婴儿大脑和视网膜中的 ARA 含量与膳食无关，但与年龄呈饱和双曲线[128]。ARA 在信号传导中发挥不可或缺的功能。围产期时 ARA 在富含脂肪的大脑迅速积累，当足月生产时达到前脑中脂肪酸的 18%，与 DHA 含量相当[129]。临床研究观察仅喂养 DHA、DHA+ARA、纯母乳以及未补充 DHA 或 ARA 配方奶粉的 4 组儿童，发现 DHA+ARA 组儿童在智力量表上的得分与母乳喂养的儿童无统计学差异，而未补充和仅补充 DHA 配方奶粉喂养的儿童的语言智商低于母乳喂养的儿童[130]。Columbo 等报道，婴儿红细胞中的 ARA 含量在高配方 HA 水平时下降，他们认为不平衡的 ARA 摄入量可能导致婴儿或儿童在大脑发育测试中的表现下降[131]。这一假设在对狒狒的研究中得到了证实，这项研究的数据表明随着 DHA 摄入的增加，苍白球和上丘内的 ARA 含量降低，提示充足的 ARA 和 DHA 补充以及适宜的补充比例对于维持脑内 ARA 和 DHA 水平平衡至关重要[132]。在补充 DHA+ARA 奶粉喂养的足月婴儿到 1 岁时观察到较普通商用奶粉喂养的婴儿具有更成熟的视觉诱发电位敏锐度，提示 DHA+ARA 的补充有助于将优化足月儿视觉发育的关键时期延长到生命的第一年[133]。

类花生酸是 ARA 在体内代谢产生的一组在许多器官系统中具有较高生物活性的化合物，是白三烯、前列腺素和血栓素的统称。虽然 ARA 已被广泛视为一种促炎剂，但 ARA 产生的类花生酸却是影响免疫系统和调节炎症反应的重要介质和调节剂[134]。目前关于母乳中类花生酸的研究主要集中于前列腺素［前列腺素 E2（PGE2）及前列腺素 2α（PGF2α）］[135]。足月儿或早产儿母亲的母乳中未显示 PGE2 和 PGF2α 有明显差异，在不同哺乳时间收集的母乳之间也无显著差异，并发现母乳中 PGE2 和 PGF2α 含量不受母亲氢化脂肪摄入量的影响[136]。前列腺素以较稳定的形式进入婴儿的胃肠道后，可增强胃黏膜细胞对强刺激物坏死作用的抵抗力[137]。

2. 二十二碳六烯酸（docosahexaenoic acid，DHA）（C22∶6） DHA 在母乳中含量为 0.32%±0.22%，其本身不是必需脂肪酸，可由 ALA、EPA 在体内转化而来。这一过程主要发生在肝细胞中的内质网，通过一系列去饱和、延伸以及 β- 氧化反应而产生[138]。但在新生儿体内，膳食 ALA 向血浆 DHA 的总体转化率非常低，仅为 0.04%[139]。有大量研究显示膳食 ALA 的摄入对血浆 DHA 浓度几乎没有影响，因此婴儿血浆和组织中的 DHA 的浓度主要取决于膳食 DHA 的摄入量[140]。

不同于 ARA 在母乳中含量的稳定，母乳中 DHA 含量受母亲饮食习惯影响较大。希腊的一项观察性研究表明，母乳中 DHA 含量与母亲总脂肪（$r =$

0.25，$P < 0.05$）以及总 PUFA（$r = 0.27$，$P < 0.05$）摄入量呈正相关，与碳水化合物（$r = -0.28$，$P < 0.05$）摄入量呈负相关[111]。冰岛的一项研究表明，母乳中 DHA 含量与母亲总蛋白质摄入量呈正相关（$r = 0.35$，$P = 0.002$）[141]。多国的研究者发现围产期食用鱼或鱼油的母亲母乳中 DHA 以及婴儿红细胞中的 DHA 含量显著更高[142-143]。对于婴儿的推荐每日平均摄入量，研究者们根据大量随机对照试验（RCT）的结果达成普遍共识：配方奶粉中 DHA 的最低水平为总脂肪酸的 0.32%，接近全球母乳中 DHA 浓度范围（占总 FA 中的 0.06% ~ 1.4%）的下限[120]。

在大脑中合成的 DHA 十分少，基本主要依靠血液运输以维持正常水平[144]。在循环中约有 0.5% 可输送至 CNS[145]。DHA 进入消化道后，肠道中的脂肪酶将未酯化的游离脂肪酸（DHA- 游离脂肪酸，DHA-FFA）输送到小肠，小肠和肝的加工导致 DHA 的循环形式为：DHA- 甘油三酯（DHA-TAG）、DHA -PC 和 DHA-FFA 与低密度脂蛋白（LDL）和白蛋白结合。这些不同的形式通过内皮脂肪酶、脂肪酸结合蛋白（FABP）和载脂蛋白 E（ApoE）介导的主动和被动过程在血脑屏障（BBB）处解离。未酯化的 DHA 自由地通过 BBB，并且似乎大脑的大部分 DHA 来自血液中的未酯化的 FFA 池。在中枢神经系统内，DHA 主要通过星形胶质细胞产生的 FABP 和 ApoE 运输[146]。膜结合的 DHA 通过 DHA 辅酶 A（DHA-CoA）的作用循环进出膜，从磷脂穿越到细胞内的 FFA 池[147]。

DHA 对婴儿大脑的生长和功能发育不可或缺，在生命早期的缺陷会对大脑功能产生长期影响，同时在视网膜发育中也起到至关重要的作用[148]。大脑的正常功能很大程度上依赖其最佳脂质成分，从数量上看，DHA 是大脑中最重要的 n-3 PUFA，在大脑的总脂质中占 10% ~ 20%，在总 n-3 PUFA 中占 90% 以上[149]。在突触末端、线粒体和内质网的膜结构中 DHA 含量丰富，最终影响细胞特性和生理过程[150]。Yehuda 等报道 DHA 可能通过以下方式影响大脑功能：①膜流动性；②膜结合酶的活性；③受体的数量和亲和力；④离子通道的功能；⑤神经递质的产生和活性；⑥控制神经递质和神经元生长因子的活性[151]。数十年的工作证实，大脑额叶功能发育过程对 DHA 的供给十分敏感，特别是社交、情感和行为发展[152]。大量流行病学研究报道母乳中 DHA 浓度与婴儿多种大脑相关的健康益处有关，包括更好适应环境变化的能力[153]、更好的智力发育[154]、手眼协调能力的改善[155]、注意力提升以及记忆力表现的提升[156]。

DHA 在视力发育中同样重要，是视觉系统中视网膜感光系统的重要组成成分。视网膜中 DHA 水平与大脑灰质相似，但在感光细胞外节段发现了更高水平的 DHA，此处 DHA 占感光细胞外节段圆盘膜结构磷脂中总脂肪酸的 50%[157]。这种脂质谱产生高度的膜流动性[158]。与这里报道的临床试验特别相关的是，产后早期是视觉皮质中突触和树突树枝状结构数量快速增加的时期。由于视觉皮质的成熟都需要 DHA 在神经元膜中的沉积，因此婴儿期 DHA 供应的任何限制都可能对视觉皮质的生长和功能产生不利影响[159]。多项双盲随机临床试验验证了 DHA 对婴儿视力发育的促进作用，喂养补充 DHA 或 DHA+AA 的奶粉的婴儿扫描视觉诱发电位（VEP）敏锐度与母乳喂养婴儿相似，而未补充 DHA 奶粉喂养婴儿则与母乳喂养婴儿显著不同[160-161]，且观察到婴儿 DHA 的血脂水平与 VEP 敏锐度显著相关，因此具有更高的红细胞 DHA 水平的婴儿具有更好的视力。

3．二十碳五烯酸（eicosapentaenoic acid，EPA） 如同前文介绍的 DHA，EPA 也可在体内由 ALA 转化而来，其转化率同样非常低。Goyens 等发现 EPA 向 ALA 的转化率约为 7%[162]，Hussein 等发现 EPA 向 ALA 的转化率仅为 0.3%[163]。

EPA 在免疫系统的调节过程中也发挥着一定的作用。在血液单核细胞（淋巴细胞和单核细胞的混合物）中 EPA 占总脂肪酸的 0.5% ～ 1%[164]。由于其高度不饱和性，EPA 影响细胞膜的物理性质和膜蛋白的功能，包括形成脂筏这一信号平台的能力。尽管中性粒细胞对宿主防御至关重要，但其也与许多炎症性疾病有关，包括类风湿关节炎。膳食补充相对大量的鱼油（每天补充 > 2.6 g EPA 和 1.4 g DHA）可以减弱中性粒细胞的功能，例如趋化性和超氧自由基的产生[165]。Hughes 等发现，人类补充鱼油后，外周血单核细胞上的主要组织相容性复合体 I 1 类 DR 分子的表达减少，这表明抗原呈现可能受到影响[166]。抑制自身抗体和 T 淋巴细胞增殖、自身反应性淋巴细胞凋亡都是 EPA 改善自身免疫性疾病的可能机制[166]。

五、脂质组学

脂质组学是代谢组学的重要分支，其定义为"对生物样品中所有脂质成分的综合分析"或"对脂质分子种类及其在编码调节脂质代谢的蛋白质的基因方面的生物学作用的全面表征"[167]。脂质可以定义为 FAs 及其衍生物，脂溶性维生素（例如维生素 D）通常包含在此脂质定义中。

在乳品科学领域，过去 15 年研究者在分子物种水平的脂质鉴定和定量方面取得了显著进展。中国母乳计划（Chinese Human Milk Project，CHMP）研究[168]通过对母乳样品脂质组学、糖组学以及蛋白质组学的综合分析确定了 3 种模式与婴儿生长和过敏的关联，其中模式 1、2 与较慢的增长速率相关，而模式 3 与较快的增长速率相关。脂质组学的结果显示模式 1 与磷脂酰乙醇胺（PE）、磷脂酰胆碱（PC）、神经酰胺、鞘磷脂（SM）和甘油三酯（TAG）与 2 或 3 个不饱和脂肪酸构成的 TAG（TAG-SU2 和 TAG-UUU）呈正相关，而与 3 个饱和脂肪酸构成的 TAG（TAG-SSS）呈负相关；模式 3 与溶血磷脂 [LPL，包括溶血磷脂酰胆碱（LPC）、溶血磷脂酰乙醇胺（LPE）和溶血磷脂酰基肌醇（LPI）] 呈正相关。CHMP 项目的另一个研究同样利用脂质组学分析手段，发现人成熟乳中 TAG 的种类和比例对婴儿的生长起着独立的作用[169]。该研究共监测了 66 个 TAG，其中 OPO、OPL 和油酸 - 油酸 - 油酸（OOO）在中国成熟母乳中的百分比最高，在成熟乳中均占 4% 以上。TAG 的类型对于婴儿配方奶粉的开发尤为重要；就 TAG 的链饱和度而言，U2S TAG 的比例最大，在成熟乳中均占 35% 以上；按链长分类时，LLL TAG 的百分比超过 80%。脂质组学平台有望进一步阐明母乳脂质组成以及脂质在婴儿健康和疾病方面的作用。

第三节　母乳中的蛋白质、肽、氨基酸

　　蛋白质（protein）是生命的基本组成部分，是人体中仅次于水的第二丰富化合物，正常成人体内约 16% ~ 19% 是蛋白质。人体内蛋白质的种类很多，性质、功能各异，但都是由 20 种氨基酸（amino acid）按不同比例组合而成，并在体内不断进行代谢与更新。氨基酸是组成蛋白质的基本单位，氨基酸通过脱水缩合连成肽链。蛋白质是由一条或多条多肽链组成的生物大分子，蛋白质的不同在于其氨基酸的种类、数目、排列顺序和肽链空间结构的不同。构成天然蛋白质的氨基酸都是 L- 氨基酸，而 D- 氨基酸则多为人工合成的。蛋白质参与维持机体许多生理功能，修复或更新细胞、组织，以及维持生长等。皮肤、毛发、胼胝、软骨、肌肉、肌腱和韧带中含有蛋白质，它们组成和保护身体的结构；以酶、激素、抗体和球蛋白的形式催化、调节和保障身体的正常功能；以血红蛋白、肌红蛋白和各种脂蛋白的形式，在生物体内运输氧气和其他物质[170]。

　　产后第一年是生长和发育的关键时期，在生命的第一个月，新生儿每千克体重需要的蛋白质大约是成年人的 3.5 倍，在 4 ~ 6 个月时，婴儿每千克体重需要的蛋白质仍然比成人多 60% 以上，6 ~ 12 岁学龄期儿童，每千克体重需要的蛋白质比成人多 40% 左右。因此，婴儿、学龄前以及学龄儿童的快速生长和发育必须得到高蛋白质合成率的支持。母乳作为婴儿生命最初几个月的最佳营养来源，提供了所需的总蛋白质和必需氨基酸，以满足婴儿生长需求[171]。

一、母乳中的蛋白质

（一）母乳中的蛋白质分类

作为母乳中重要的营养成分，蛋白质在新生儿的体格生长和大脑发育过程中发挥了关键作用。母乳中含有数百种蛋白质，提供营养物质的同时，发挥着抗菌、调节免疫活性等作用。母乳中蛋白质可以分为三大类：酪蛋白、乳清蛋白和黏液蛋白。其中酪蛋白和乳清蛋白是主要的蛋白质。乳清蛋白溶解性较好，存在于溶液中，而酪蛋白则存在于酪蛋白胶束，悬浮在溶液中。黏液蛋白含量较少，主要存在于乳脂肪球膜中，大约占母乳蛋白质的 1% ~ 4%，是乳脂肪球的主要组成部分，通过包裹脂肪球，脂肪均匀地分散在母乳中，保证了母乳的物理稳定性。母乳中酪蛋白有 3 种形式：α- 酪蛋白、β- 酪蛋白和 κ- 酪蛋白。κ- 酪蛋白可以稳定不溶性的 α- 酪蛋白和 β- 酪蛋白形成胶体悬浮物。乳清蛋白主要有 α- 乳清白蛋白、乳铁蛋白、IgS、血清白蛋白和溶菌酶等。除此之外，利用蛋白质组学技术还检测到其他不同类型和结构的蛋白质及其衍生物。有研究者在人初乳中检测出牛 α_{s1}- 酪蛋白、半乳糖凝集素 -7、14-3-3 蛋白的不同亚型、血清淀粉样 p 蛋白等微量蛋白[172]。有研究者在母乳蛋白质中发现了 300 余种多肽，大部分来源于 β- 酪蛋白[173]。

（二）母乳中的蛋白质含量

母乳中各种营养素含量会随着泌乳时间变化而发生改变，以适应婴幼儿不同时期的成长需要。不同泌乳阶段是决定母乳成分的关键因素，传统上以产后第一天为基准，将哺乳期分为：初乳（产后 72 小时内母乳）、过渡乳（产后 3 ~ 15 天的母乳）和成熟乳（产后 15 天后的母乳）[174]。大量研究显示，母乳蛋白质的含量随泌乳期的延长而下降，初乳中蛋白质含量较高，大部分以免疫球蛋白 A 的形式存在，因为此时乳腺仍在成熟。过渡乳中蛋白质和免疫物质逐渐减少，而碳水化合物的含量逐渐增多。成熟乳中各种营养成分的含量比较稳定，蛋白质含量约为 0.9 ~ 1.2 g/100 ml。2021 年关于中国母乳横断面调查显示[175]，初乳中蛋白质含量为 1.80（1.65 ~ 2.03）g/100 ml，过渡乳为 1.57（1.49 ~ 1.72）g/100 ml，早期成熟乳为 1.34（1.11 ~ 1.49）g/100 ml，晚期成熟乳为 1.11（1.03 ~ 1.26）g/100 ml。随着泌乳期的延长，蛋白质的组成和比例也发生变化，初乳中乳清蛋白与酪蛋白的比例是 9 : 1，成熟乳中乳清蛋白与酪蛋白的比例是 3 : 2，泌乳后期母乳中乳清蛋白与酪蛋白的比例是 1 : 1。有文献报道[176]，母乳中 α- 乳白蛋白、血清白蛋白、溶菌酶、β- 酪蛋白、α_{s1}- 酪蛋白和 κ- 酪蛋白中位数含量分别为 2.43 g/100 ml、0.21 g/100 ml、0.04 g/100 ml、3.41 g/100 ml、1.18 g/100 ml 和 0.50 g/100 ml。随泌乳期的延长，α- 乳白蛋白、α_{s1}- 酪蛋白和 κ- 酪蛋白含量呈下降趋势，而溶菌酶呈升高趋势。除泌乳期这个影响因素外，有研究表明：母乳中的蛋白质及氨基酸含量受地域、民族、饮食因素影响，因此在不同地区进行母乳成分分析有助于发现某些蛋白质含量过低的母乳，早期干预，可以帮助新生儿健康成长。

早产儿与足月儿母亲的母乳成分也有不同，早产儿出生后 1 周内的母乳蛋白质含量为 0.3 ~ 4.1 g/100 ml，较足月儿高 [177]。随泌乳期的时间推移，早产儿母乳中蛋白质含量下降较其他成分含量下降明显，且早产儿母亲间母乳成分个体差异更明显 [178]。综合各项研究来看，早产儿母乳的营养成分有其自身的特点，早产儿母亲初乳中蛋白质含量显著高于足月儿母亲，但这种差异未能持续到成熟乳阶段，说明早产儿母亲母乳中蛋白质含量下降较足月儿快 [179]。早产儿初乳、过渡乳和成熟乳的营养成分存在显著差异，不同孕周早产儿母亲的母乳营养成分含量也存在差异，以适应不同胎龄早产儿的营养需要。初乳中的蛋白质含量高，下降也非常明显。母乳中蛋白质的浓度不受母亲饮食的影响，但随着母亲身高、体重的增加而增加，随着产乳量升高而减少 [180]。

与婴儿配方奶粉使用的最常见的乳基——牛乳对比，母乳的蛋白质含量较低，但其氨基酸构成模式更适合婴儿的需要。研究发现，牛乳和母乳具有明显的成分差异，尤其是蛋白质含量的差异，最主要的差别在于酪蛋白与乳清蛋白的比例和组成不同，乳清蛋白与酪蛋白的比例在母乳中约为 7 ∶ 3，而牛乳中约为 2 ∶ 9 [181]。从乳清蛋白的组成来看，母乳乳清蛋白不含有 β- 乳球蛋白，而具有活性的免疫球蛋白、乳铁蛋白、溶菌酶、血清白蛋白等含量都较高；从酪蛋白的组成来看，母乳中主要含有 β- 酪蛋白、κ- 酪蛋白，不含牛乳中占主要成分的 α- 酪蛋白，其中，β- 酪蛋白的过敏原性也比牛乳中的 α- 酪蛋白低。由于母乳中含有更多的乳清蛋白和较少的酪蛋白，因此母乳中蛋白质氨基酸模式也不同于牛乳，如母乳中半胱氨酸与蛋氨酸比值为 1.322 ∶ 1，远高于牛乳中 1 ∶ 3。母乳与牛乳中蛋白质的差异是全方位的，乳脂肪球膜蛋白在二者中也有着较大的差距，母乳中数量约为牛乳的 2 倍 [182]。

（三）母乳中的蛋白质功能

采用现代分析技术——蛋白质组学对成熟乳的乳清蛋白进行检测和预测，结果表明 [183]，母乳乳清蛋白参与了很多生物途径，其中有 8.5% 的蛋白质参与生物调节、9.04% 的蛋白质参与代谢过程，10.95% 的蛋白参与细胞过程，7.12% 的蛋白参与本土化过程，其余蛋白分别参与了信号转导、刺激性反应、生物黏附等；母乳乳清中这些蛋白质的分子功能主要是结合活性和催化活性，分别占蛋白质的 43.82% 和 27.21%，还有分子功能调节、分子传感器活性等多种功能。

母乳中蛋白质的功能概括以下 5 种：①促进营养素消化和吸收，如 α- 抗胰蛋白酶、α- 乳白蛋白、淀粉酶、胆盐刺激酯酶等；②抗微生物活性功能，如 sIgA、乳铁蛋白、溶菌酶、κ- 酪蛋白和乳过氧化物酶等；③建立免疫系统功能，如细胞因子、乳铁蛋白等；④促进生长，如 κ- 酪蛋白和乳铁蛋白等；⑤促进肠道发育，如乳铁蛋白、生长因子。

1. 母乳蛋白质与生长发育 婴儿需要氮源营养以支持身体生长发育。这些物质主要由母乳中的蛋白质提供。母乳蛋白质是婴儿体内合成蛋白质所需要的氨基酸及其他具有重要生理功能物质（谷胱甘肽、血红素、肌酸、核苷酸和一些神经传导物质）的主要来源。α- 乳清蛋白对婴幼儿生长发育具有非常重要的营养价值，除了必需氨基酸占比达到 63.2% 之外，也可以与钙、锌等二价阳离子结合的载体形式存在于母乳中，促进金属离子的吸收。

大量研究及临床实验证明了母乳喂养对肠道免疫的必要性[184-185]：新生儿出生后肠道需要适应宫外环境，适当的初始细菌定植是发展新生儿肠道免疫稳态所必需的。母乳中的蛋白质抗体可促进肠道微生物均衡和多样增殖；此外，其他成分如防御素、乳铁蛋白等也有抑制病原菌增殖的作用，可预防早产儿坏死性小肠结肠炎的发生。

2. 母乳与营养素的消化吸收 β- 酪蛋白作为母乳酪蛋白的主要组成成分，为新生儿提供了大部分的多肽来源，有研究显示，给 3 名足月分娩新生儿奶瓶喂养母乳，经胃液消化的胃内容物中，来自 β- 酪蛋白的多肽达 52%[186]。β- 酪蛋白经消化产生的磷酸化多肽即酪蛋白磷酸肽，在肠道中可通过磷酸丝氨酸与钙离子结合，由小肠黏膜细胞吸收后再释放进入血液，从而促进钙吸收。Kibangou 等[187]研究发现，β- 酪蛋白及其产生的酪蛋白磷酸肽还有助于铁吸收。

3. 母乳与婴幼儿免疫功能 新生儿免疫系统尚未成熟，而乳清蛋白中的乳铁蛋白、α- 乳白蛋白、免疫球蛋白等物质，均是调节新生儿免疫功能的关键。由于其独特的免疫特性，母乳被认为是目前足月儿及早产儿最理想的天然食物。

α- 乳白蛋白富含人体必需的各种氨基酸，尤其是色氨酸、赖氨酸和半胱氨酸的相对含量较高。色氨酸参与调节蛋白质的合成，有促进骨髓 T 淋巴细胞前体分化为成熟 T 淋巴细胞的作用，因此色氨酸缺乏会导致体液免疫功能降低。但色氨酸是普通奶粉的限制性氨基酸，因此，母乳可以提供丰富的色氨酸。

母乳蛋白质组学的研究揭示了母乳中蛋白质含量在整个哺乳过程中根据功能的变化[188]。这种功能上的改变满足了发育中的婴儿需求的不断变化，泌乳早期母乳中分泌型 IgA 和 IgM 的浓度较高，表明母乳成分从泌乳早期的用于补充新生儿的防御机制和直接杀死病原体，过渡到更成熟乳用以发育成为一个独立的免疫系统[189]。因此，母乳有助于建立婴儿的先天免疫反应和适应性免疫反应。

泌乳早期母乳中高浓度的乳清蛋白以分泌型 IgA（sIgA）形式存在，其次是sIgG。sIgA 是母乳中的主要抗体，初乳中 sIgA 浓度在 12 mg/ml 左右，成熟乳中sIgA 浓度仅为 1 mg/ml，母乳喂养的婴儿大约摄入 0.5 ~ 1.0 g/d sIgA[190]。这些蛋白质为婴儿提供免疫保护，因为婴儿自身的免疫系统尚未成熟。抗体水平会随着时间而下降，婴儿的免疫系统功能也逐渐增强，肠道对于大分子的通透性也逐渐降低。母乳抗体还起到了保护黏膜表面不受病原体侵入的作用，同样是因为新生儿分泌的抗体含量稀少。有研究在产后第二天的母乳喂养的婴儿粪便中发现了IgA，相比之下，30% 配方奶粉（不含 IgA）喂养的婴儿的粪便直到产后 1 个月才出现 IgA[191]。母乳中的抗体是由母体黏膜层淋巴组织和支气管树中的抗原刺激产生[192]，因此这些抗体可以更有针对性地抵抗母亲在围产期接触到的传染性病原体，同时也针对婴儿最有可能遇到的传染性病原体，例如产后 6 个月使用脑膜炎双球菌疫苗的母亲免疫显示母乳中脑膜炎奈瑟菌特异性 IgA 抗体升高[193]。sIgA 通过一系列机制保护黏膜免受病原体的侵害，包括固定病原体，防止黏附在上皮细胞表面，以及中和毒素。针对细菌黏附位点，如菌毛的 sIgA 抗体也在母乳中被发现。由于 sIgA 具有一定的对蛋白质水解的抗性，因此它能够在肠黏膜中提供对抗病原体的保护作用。

乳脂肪球膜蛋白也是乳蛋白中不容忽视的一种组成，乳脂肪球是母乳中一种微小的球状脂肪，直径约为 0.2 ~ 15 μm，外面被薄膜包被，这层膜就是乳脂肪球膜蛋白，它起着乳化剂的作用并阻止乳脂肪球的聚合和酶活性降低。乳脂肪球膜中含有 25% ~ 60% 的蛋白质，占母乳中总蛋白含量的 1% ~ 2%[194]。乳脂肪球膜蛋白虽然在母乳中含量甚微，但却具有重要的生物学意义，如抗癌作用、抗菌性和抗黏着性以及对抗脑脊髓炎的免疫作用等[195]。

二、母乳中的生物活性肽

母乳中的生物活性肽广泛参与了婴儿体内多种生理活动，在抗氧化、抗菌、调节血糖、调节血压、调节免疫功能、促进矿物质吸收、作为阿片类激动剂、调节食欲、抗癌等方面均有体现[196]。这些生物活性肽一部分是直接从母乳中转移出来的，称为内源肽，另一部分则是母乳蛋白，如 α- 乳清蛋白（alpha-lactalbumin，α-LA）、酪蛋白（casein，CN）、乳铁蛋白（lactoferrin，LF）等，在婴儿胃肠道消化分解所产生的，称为胃肠肽[197-198]。母乳中主要的生物活性肽包括以下几种：

（一）抗氧化肽

抗氧化肽可以通过清除自由基、抑制脂质氧化、螯合金属离子来实现抗氧化作用，使活性氧失活和清除，保护人体器官和组织免受自由基的危害，维持机体的抗氧化屏障，使人体抗氧化防御系统处于动态平衡状态[199-200]。谷胱甘肽（glutathione，GSH）是一种由谷氨酸、半胱氨酸及甘氨酸组成的三肽，是细胞内主要的低分子量抗氧化剂，它参与其他抗氧化剂的再生，如维生素 C 和维生素 E 的活性形式[201]。

（二）抗菌肽

抗菌肽（antimicrobial peptides，AMPs）是一类具有抗菌活性的小分子多肽，具有广谱抗菌作用，可以抑制许多革兰氏阳性和革兰氏阴性病原体，包括大肠杆菌、嗜水气单胞菌、沙门菌、蜡样芽孢杆菌、空肠弯曲菌、金黄色葡萄球菌[202]，并且不易产生耐药性。抗菌肽广泛存在于生物体内，不仅具有抗菌作用，还具有抗真菌、抗病毒、抗肿瘤等作用[203]。

从牛奶中提取的抗菌生物活性肽，β- 酪蛋白（beta casein，β-CN）来源的肽，如 PDC213、CAMP、β-CN197、QELLLNPTHQIYPVTQPLAPVHNPISV 等，对金黄色葡萄球菌、致病性大肠杆菌和小肠结肠炎耶尔森菌有明显的抑制作用[203-207]，这些具有抗菌活性的均来自 β-CN 的 C 端，且这些 C 端肽都是 O 型糖基化的，这可能是它们具有抗菌活性的关键[208]。还有一种新型母乳抗菌肽 CN20 对大肠杆菌也具有明显抑制作用[203]。也有研究指出 α-LA 来源的肽对革兰氏阳性菌产生抗菌活性，而对革兰氏阴性菌无抑制作用[209]。

（三）降糖肽

母乳 β- 酪啡肽 -5（β-casomorphins-5，BCM-5）和 BCM-7 是两种已经从人乳中被鉴定出来的具有代表性的降糖肽，它们可以促进胰岛素分泌和促进胰岛 β 细胞再生，在降低婴儿 1 型糖尿病风险方面具有保护作用[210]。

多肽 YPVTQPLAPVHNPIS 及其胃肠道消化产物 PVTQPL 均被鉴定并证实具有显著的降血糖活性，它们与肠道上皮黏膜中的膜蛋白钠 - 葡萄糖耦联转运体（SGLT1）、ATP 酶和 G- 蛋白耦合受体 40（GPR40）相互作用，从而减弱了人肠道上皮细胞人结肠腺癌细胞的葡萄糖摄取和运输[211]。

（四）血管紧张素转化酶抑制肽

血管紧张素转化酶抑制肽（angiotensin-I converting enzyme inhibitors peptides，

ACEIPs）是一类能够调节血压的生物活性肽的总称，又称为抗高血压肽，其通过抑制血管紧张素 II（Ang II）的生物合成，达到降低血压的目的。目前已有 21 种被鉴定的 ACEIPs，除了 κ- 酪蛋白（kappa casein，κ-CN）来源的多肽 ARHPHPHLSFM 和 α_{s1}- 酪蛋白（α_{s1}-casein，α_{s1}-CN）来源的多肽 VLNENLR，其余多肽均来源于 β-CN，这些多肽的 C 端大多含有脂肪族氨基酸（脯氨酸、异亮氨酸、缬氨酸）和芳香族氨基酸（苯丙氨酸）[212]。

（五）免疫调节肽

免疫调节肽是具有免疫调节功能的生物活性肽的总称，糖肽、激素和免疫球蛋白的肽片段通常被认为是免疫调节肽，在母乳及其消化产物中广泛存在[213]，其为免疫系统发育尚不完全的新生儿抵御感染提供重要保障。

BCCY-1 是一种来源于 β-CN 的多肽，它具有趋化因子诱导活性，调节先天免疫。BCCY-1 可以通过激活核因子（NF）-κB 和丝裂原活化蛋白激酶（mitogen-activated protein kinase，MAPK）信号通路，选择性地提高单核 / 巨噬细胞的活性，刺激趋化因子的产生，增强单核 / 巨噬细胞的迁移，加速机体的免疫应答反应的进程[214-215]。GLF（Gly-Leu-Phe）是一种 α-LA 来源的三肽，其能激活中性粒细胞，增强巨噬细胞的吞噬活性[216-217]。VEPIPY（Val-Glu-Pro-Ile-Pro-Tyr）则是一种来源于 β-CN 的六肽，它可以特异性刺激巨噬细胞的氧化爆发，增强巨噬细胞的吞噬功能[218]。

（六）阿片肽

阿片肽是一类具有阿片样作用的生物活性肽，是阿片类受体的配体。来源于 β-CN 的 BCM 与来源于 β- 脂蛋白的吗啡肽和脑啡肽具有相似的结构，也具有相似的性质，是一种阿片肽，具有阿片受体激动作用。BCM 可以促进新生儿的神经元生长；由于 BCM 的阿片样作用，其可能对婴儿的神经系统造成影响，如导致孤独症、抑郁症，甚至可能影响呼吸系统和大脑，降低血压和呼吸频率，导致婴儿猝死；BCM 也可能导致缺血性心脏病和新生儿过敏[219]。

（七）抗癌活性肽

抗癌活性肽是一类在母乳中被鉴定出来的具有抗癌活性的多肽，因其具有抗癌、抗增殖、抗氧化、抗炎和诱导细胞凋亡的功能，在癌症预防方面发挥重要作用[220]。

乳铁蛋白肽（lactoferricin）在不同的细胞系，包括乳腺癌、结肠癌、纤维肉瘤、白血病、口腔癌和卵巢癌细胞中显示出强大的抗癌特性，而不伤害正常的淋巴细胞、成纤维细胞、内皮细胞或上皮细胞，其可能通过诱导细胞凋亡、抑制血管生成和调节致癌物代谢酶而发挥作用[221]。

HMP-S7 是一种母乳来源的新型抗白血病肽，对 4 种不同的白血病细胞系（Jurkat、Raji、RS4；11 和 Sup-B15）显示出剂量依赖性的细胞毒活性，但对实体恶性肿瘤（SH-SY5Y 神经母细胞瘤、HepG2 肝母细胞瘤、A549 肺腺癌、MDA-MB-231 乳腺癌和 HT-29 结直肠腺癌）或具有代表性的正常细胞（T 细胞和 HEK293T 胚胎肾细胞）没有影响[222]。

（八）肽类激素[223-226]

1. 胰岛素（insulin） 胰岛素是由 51 个氨基酸（5.8kDa）组成的多肽，由胰腺的 β 细胞合成，它可以调控血液中葡萄糖水平，影响婴儿的生长发育。

2. 瘦素（leptin） 瘦素是一种平均有 167 个氨基酸（16.2kDa）的多肽激素，主要由白色脂肪组织的脂肪细胞合成和分泌，瘦素能够诱导能量消耗并减少食物摄入，从而调节能量平衡。

3. 食欲刺激素（ghrelin） 食欲刺激素是一种小分子多肽激素，含有 28 个氨基酸（33.7 kDa），其主要在胃中合成，可以刺激婴儿食欲的产生，诱导食物摄入并控制能量平衡。

4. 肥胖抑制素（obestatin） 肥胖抑制素是一种含有 23 个氨基酸的多肽，是一种厌食激素，通过抑制肠道运动减少食物摄入，调节体重和胃排空；肥胖抑制素还可能通过拮抗食欲刺激素，调节能量平衡。

5. 脂联素（adiponectin） 脂联素由 247 个氨基酸组成（27 kDa），它参与调节脂质和葡萄糖代谢，刺激食物摄入，减少能量消耗和调节炎症反应。

6. nesfatin-1[227] nesfatin-1 是一种新型的厌食神经肽，与下丘脑的黑皮素信号通路有关，其可以调节婴儿食欲，抑制食物摄入。

7. 艾帕素（apelin） 艾帕素是 G- 蛋白偶联受体的内源性配体，参与心血管和体液平衡、食物摄入、细胞增殖、血管生成以及葡萄糖和脂质代谢的调节；其可能还具有抗肥胖和抗糖尿病的特性。

8. 抵抗素（resistin） 抵抗素是一种富含半胱氨酸的多肽激素（12.5 kDa），其能拮抗胰岛素作用，诱发葡萄糖不耐受，并抑制脂肪细胞的分化，还可能参与调节脂肪形成。

9. 生长抑素（somatostatin，SST）与胃动素（motilin，MTL） SST 和 MTL 是两种重要的胃肠功能调节肽，分别表现出抑制性和兴奋性，母乳中高含量的 SST 和 MTL 可能有助于维持婴儿消化道正常功能，预防婴儿食物过敏症。

10. 降钙素（calcitonin） 母乳中存在大量降钙素及其前体降钙素原，其通过对骨、肾和胃肠道的调节起到降低血钙的作用。

11．促红细胞生成素（erythropoietin，EPO）　母乳中含有大量 EPO，其可以刺激红细胞生成，可能有助于预防早产儿贫血；此外，EPO 也可能有助于防止 HIV 的母婴传播，并可能有助于降低坏死性小肠结肠炎的风险。

（九）生长因子[224, 226, 228]

1．神经元生长因子（neuronal growth factor，NGF）　脑源性神经营养因子（BDNF）和胶质细胞源性神经营养因子（GDNF）、S100B 蛋白是存在于母乳中的 NGF，它们作用于肠道神经系统，是婴儿未成熟肠道发育的必要条件。

2．胰岛素样生长因子（insulin-like growth factor，IGF）超家族　IGF-1、IGF-2、IGF 结合蛋白和 IGF 特异性蛋白酶都存在于母乳之中。IGF-1 可能通过保护肠道细胞免受氧化应激引起的肠道损伤，在肠道细胞的生存中发挥作用；此外，它还刺激红细胞生成并有助于提高血细胞比容。

3．肝细胞生长因子（hepatocyte growth factor，HGF）　HGF 基本作用是促进器官的形成。参与肾、肺、乳腺、牙齿、肌肉和神经元组织的形成，还能维持细胞增殖、血管生成和肠道组织的发展。

4．表皮生长因子（epidermal growth factor，EGF）　EGF 能够通过胃进入肠道，刺激肠道细胞，促进 DNA 合成、细胞分裂、对水和葡萄糖的吸收以及蛋白质的合成，对肠道黏膜的成熟和愈合至关重要。

5．血管内皮生长因子（vascular endothelial growth factor，VEGF）　VEGF 主要功能是介导血管的形成，早产儿母乳中高水平的 VEGF 有助于减轻婴儿出生后最初几天的视网膜病变负担。

（十）细胞因子[229]

细胞因子（cytokine）是由免疫细胞和某些非免疫细胞经刺激合成、分泌的一类具有广泛生物学活性的多肽或小分子蛋白质，以自分泌 / 旁分泌方式发挥作用。

1．白细胞介素（interleukin）、干扰素（interferon）、肿瘤坏死因子（tumor necrosis factor，TNF）超家族　母乳中存在的抗炎因子主要有转化生长因子 -β（transforming growth factor -beta，TGF-β）、IL-7 和 IL-10，促炎因子主要有 TNF、IL-1β、IL-5、IL-6、IL-8 和 IFN-γ。

2．趋化因子（chemokine）　是一类可以引起趋化反应的细胞因子，包括 CXC 和 CC 两个亚家族，母乳中的 IL-8、生长相关肽 -α 属于 CXC 家族，而单核细胞趋化蛋白（MCP）-1、巨噬细胞炎症蛋白（MIP）-1α、T 细胞激活性低分泌因子（RANTES）属于 CC 家族。

3. 集落刺激因子（colony-stimulating factor，CSF） 是一类在造血过程中调节细胞增殖和分化的细胞因子，其中的粒细胞集落刺激因子（G-CSF）、巨噬细胞集落刺激因子（M-CSF）、粒细胞 - 巨噬细胞集落刺激因子（GM-CSF）被发现存在于母乳之中。

（十一）其他生物活性肽

1. 酪蛋白磷酸肽（casein phosphopeptides，CPPs） 是一种来源 β-CN 的生物活性肽，含有成簇的磷酸丝氨酸，其生物活性中心可表示为 -SerP-SerP-SerP-Glu-Glu-[230]。CPPs 能够结合钙、锌等离子，促进婴儿对钙、锌等矿物质的吸收[203, 209, 231]；其也能抑制细胞增殖，并通过激活电压激活的钙离子通道诱导肠道肿瘤 HT-29 和 AZ-97 细胞的凋亡[231]。

2. AOPDM1（AVPVQALLLNQ） 是一种源自母乳的新型抗肥胖多肽，可以减少脂肪细胞中的脂质储存，在分化后期维持细胞外调节蛋白激酶（extracellular regulated protein kinases，ERK）的活性来抑制脂肪细胞的分化，并通过调节丝裂原活化蛋白激酶（MAPK）途径改善肥胖症[232]。

三、母乳中的糖蛋白

蛋白质糖基化是在蛋白质中加入糖基单元的过程，是母乳蛋白质中最重要的转录后修饰之一。据估计，高达 70% 的母乳蛋白质是糖基化的[233]。与蛋白质序列不同，糖基化的生物合成不能直接从该基因预测。然而，这些酶，包括糖基转移酶、糖苷酶和转运蛋白，都直接编码在基因组中。一个糖蛋白携带一个或多个聚糖共价连接到一个多肽骨干，通常是通过 N- 或 O- 连接[234]。在母乳中糖蛋白的表达水平和糖基化水平随着哺乳期和生物环境的变化而变化[235]。母乳蛋白质糖基化与蛋白质水解敏感性有关。糖蛋白在肠道中作为病原体，与免疫调节的竞争性抑制剂结合，而受到人们的特别关注。因此，母乳中的糖蛋白有助于塑造发育中的婴儿肠道和免疫系统[236]。

除了少数蛋白质如乳铁蛋白、胆盐激活脂肪酶、sIgA、sIgM 和 α- 抗胰蛋白酶的糖基化水平外，对于母乳糖蛋白的信息，尤其是位点特异性，目前研究较少[237]。这可能是由于两个分析上的难点：母乳蛋白质的动态变化和糖基化的复杂性。由于这些困难，母乳蛋白质糖基化分析往往不能在完整的糖肽水平上进行。

四、母乳中的氨基酸

（一）母乳中氨基酸的含量

母乳中氨基酸含量可能随孕期长短、地域、种族、膳食和哺乳时间的不同而有差别[238]。

1. 孕期长短[239-241]　早产儿母亲母乳中总氨基酸浓度明显高于足月儿母亲母乳，部分氨基酸如赖氨酸、缬氨酸、天冬氨酸、苏氨酸等在早产儿母亲母乳中浓度更高。由此可见，早产儿母亲母乳可能是比足月儿母亲母乳更合适的蛋白质和某些氨基酸的来源，以适应早产儿的快速增长速度。

2. 哺乳时间（初乳、过渡乳、成熟乳）[242-244]　从总体看，初乳（1 ~ 7 d）中总氨基酸、总必需氨基酸和总非必需氨基酸的含量最高。随着泌乳时间延长，在过渡乳（8 ~ 14 d）和成熟乳（15 ~ 330 d）中，总必需氨基酸含量下降，总非必需氨基酸含量升高，之后逐渐趋于稳定。总必需氨基酸、总非必需氨基酸占总氨基酸的比例分别维持在42% ~ 45%和55% ~ 58%[245]，该比例在整个泌乳期较为稳定。从单体氨基酸看，目前普遍认为母乳中含量最高的氨基酸为谷氨酸，其次为亮氨酸和天冬氨酸，色氨酸含量最低[246]。大多数游离氨基酸含量均在初乳中最高，随着哺乳期的进展而稳步下降，但谷氨酸和谷氨酰胺在哺乳期3周后稳步上升，并在晚期成熟乳（180 ~ 330 d）中达到最高水平。部分氨基酸（苏氨酸、缬氨酸、蛋氨酸、丝氨酸、谷氨酸、甘氨酸、脯氨酸）在过渡乳与成熟乳中含量差异无统计学意义。

3. 地区差异[247]　通过比较各地区母乳中的氨基酸成分，发现不同地区母乳中氨基酸含量有一定差异，这可能和母亲的饮食、生活习惯、民族、文化等有关。有研究表明，非洲母亲母乳中的酪氨酸明显高于其他地区；脯氨酸、组氨酸、蛋氨酸和色氨酸的水平在北美母乳中最低，而谷氨酸水平在北美母乳中最高；亚洲母亲的母乳中丙氨酸、苯丙氨酸、蛋氨酸和异亮氨酸都明显较高。

4. 母亲个体差异　有研究结果显示，谷氨酸与母亲怀孕前的体重和身高呈正相关，即身材高大或体重高的母亲，其母乳中谷氨酸的含量更高，但与体重指数无关[248]。

（二）母乳中的关键氨基酸

1. 谷氨酸 / 谷氨酰胺　谷氨酸被认为是母乳中最丰富的游离氨基酸，对婴儿的生长发育有深远影响。谷氨酸为柠檬酸循环提供了酮戊二酸的来源，它还可以作为大脑中的一种神经递质，谷氨酸和谷氨酰胺还是构成肠道细胞的主要能量底物[249]。母乳中的游离谷氨酸和谷氨酰胺还可以增强肠道屏障功能，保护肠道的生长和完整性，使新生儿免于过敏和感染[250]。

2. 牛磺酸[251]　牛磺酸是含硫的 β- 氨基酸，目前被认为是一种条件必需氨基酸，其具有广泛的生理功能。成年人在肝中由蛋氨酸 / 胱氨酸合成牛磺酸，但婴儿合成牛磺酸的能力有限，因此依赖于母乳提供的牛磺酸。牛磺酸在母乳中的浓度是次高的，其对婴儿生长发育具有重要促进作用，缺乏牛磺酸会出现明显的生长抑制；另外，牛磺酸是中枢神经系统最丰富的游离氨基酸之一，是促进大脑发育的重要物质，缺乏牛磺酸可能会导致脑发育不全、影响神经细胞发育，还会导致学习记忆能力下降；牛磺酸在婴儿产生正常的视觉功能方面也是必需的，缺乏牛磺酸可能导致视网膜变性，引起视觉功能减退，甚至失明；牛磺酸还可以维持和训练婴儿肠道微生物群，从而促进宿主对后续感染的抵抗力，间接地影响宿主的发育。此外，牛磺酸水平降低可能与成年后冠心病及其相关疾病，如卒中、高血压和糖尿病的发病率增加密切相关。

3. 色氨酸[252]　色氨酸是人体神经递质 5- 羟色胺（5-hydroxy tryptamine，5-HT）和褪黑素的合成前体物质，由于 5-HT 不能穿过血脑屏障，大脑内只能利用色氨酸来合成 5-HT；在松果体和肠外组织中，由色氨酸经血清素途径合成褪黑素[253]，因此色氨酸具有调节睡眠觉醒节律的作用[254]。此外，色氨酸还是烟酸合成的重要前体，因此色氨酸也用于治疗烟酸缺乏症 / 糙皮病（pellagra）[255]。也有研究显示，母乳中的色氨酸在化学实验中表现出强大的抗氧化活性，同时在基于细胞的实验中表现出促氧化活性，调控相应细胞因子表达，从而实现改善氧化应激和调节婴儿肠道的最佳发育过程[256]。

4. 半胱氨酸　半胱氨酸是一种条件必需氨基酸，可通过饮食摄入，由蛋氨酸通过反硫化途径降解和内源性蛋白质的分解合成。半胱氨酸对维持细胞平衡至关重要，它在谷胱甘肽（GSH）、硫化氢（H_2S）和牛磺酸的合成中发挥重要作用，这些重要化合物具有抗氧化、保护细胞和保护神经功能[257]。母乳中半胱氨酸大多数分布于免疫球蛋白和溶菌酶中，半胱氨酸对双歧杆菌的生长是必需的[258]。由于新生儿尤其是早产儿刚出生时肝的胱硫醚酶活性很低，使蛋氨酸转变为半胱氨酸受限，导致新生儿期内源性的半胱氨酸合成障碍；因此对于新生儿来说，从母乳中获取半胱氨酸显得尤为重要。

第四节　母乳中的维生素

维生素是人体重要营养素之一，含量虽少但是活性很强，能够维持有机体基本生理功能，并且在体内不产生热量。母乳作为新生儿唯一的天然营养补充剂，担负着为婴幼儿提供全面营养的职能，母乳中维生素是婴幼儿生长发育必不可少的营养成分。母乳中的维生素分为脂溶性和水溶性两大类，它们的摄入对婴幼儿生长发育具有重要意义[259]。

一、脂溶性维生素

脂溶性维生素包含维生素 A、维生素 D、维生素 E、维生素 K，其共同特点为化学组成仅含碳、氢、氧，不溶于水，溶于脂肪及有机溶剂。在食物中常与脂类共存，吸收过程需要脂肪的参与。主要在肝和脂肪中储存。摄入过量可引起中毒；摄入过少时，维生素缺乏症状出现相对缓慢。

（一）维生素 A

维生素 A（vitamin A，Vit A），又名视黄醇，化学式 $C_{20}H_{30}O$，是一种脂溶性维生素[260]，它包括所有具有视黄醇生物活性的化合物，包括视黄醇、视黄醛和视黄酸，以及 α- 胡萝卜素、β- 胡萝卜素和 γ- 胡萝卜素。

Vit A 具有广泛的生理功能，包括参与视觉过程、细胞增殖和分化、上皮组织细胞健康的维持、细胞间信息交流、器官与组织的生长、生殖以及免疫调节和抗氧化功能[261]。Vit A 在婴幼儿体内的缺乏表现为亚临床维生素 A 缺乏症（subclinical vitamin A deficiency，SVAD），患有 SVAD 的婴幼儿表现为眼部疾病、机体免疫系统损伤、抵抗力降低、疾病感染率和死亡率增高等。

研究发现在婴幼儿早期生长发育阶段，母乳喂养对婴幼儿体内 Vit A 水平有重要影响。胎儿主要在孕晚期积累 Vit A，而出生后则依赖外源性 Vit A 补充，其中母乳是最主要的来源。纯母乳喂养婴儿最多可积累至 310 μmol Vit A，母乳中的 Vit A 含量对婴儿的生长发育和肝储存、积累 Vit A 起到重要作用[262-263]。

母乳中 Vit A 组分包括 Vit A 前体和类胡萝卜素，其中 Vit A 前体主要包括视黄酯和视黄醇棕榈酸酯，类胡萝卜素主要包括 β- 胡萝卜素、叶黄素和番茄红素[264-265]。类胡萝卜素有 3 种同分异构体，其中 β- 胡萝卜素是效力最强也是母乳中最稳定的存在形式，食物中的类胡萝卜素经过人体的肠道吸收后能够转化为 Vit A，大约 1 分子的 β- 胡萝卜素在体内能够转化为两分子的 Vit A。胡萝卜素作为强有力的抗氧化剂，还可以起到消除自由基、降低心血管疾病风险的作用。

我国母亲母乳中 Vit A 的正常参考值为 400 μg RAE/L（1.40 μmol/L），基于婴儿生理需要量和肝储存值计算，母乳中 Vit A 可接受最低剂量为 1.05 μmol/L [266]。

母乳中的 Vit A 含量与哺乳期妇女膳食中 Vit A 摄入量呈正相关 [267]，哺乳期给予母亲适量 Vit A 补充不仅可以提高母乳中的视黄醇含量，还可以增加婴儿的肝储存 [268]。与此同时，哺乳期妇女膳食中的脂肪含量会影响母乳中的视黄醇水平，在成熟乳中，视黄醇与乳脂呈正相关 [269]。此外，母乳中 Vit A 与母亲文化程度、收入、所处地区经济水平、是否贫血等相关，母亲自身的营养状况（BMI > 25 或 BMI < 18）、不良生活习惯（如吸烟、药物、酗酒）、生产次数等也均会对 Vit A 产生负面影响 [270]。因此，孕期妇女不仅要保证充足的营养摄入，也要注意培养良好的生活习惯。

对初乳期、过渡乳期和成熟乳期 3 个时期母乳 Vit A 含量进行液相色谱检测，发现母乳中的 Vit A 会随着泌乳期的推移而逐渐减少，在初乳时含量最高，逐渐减少直至成熟乳达到稳定 [271-272]。因此，对于母亲来说，在泌乳后期应该更加注重富含 Vit A 的食物的摄入 [273]，例如芒果、木瓜以及多种绿叶蔬菜，来提高自身母乳中 Vit A 的含量。中国营养协会建议泌乳期妇女 Vit A 的推荐参考摄入量为 1 300 μg RAE/d，最高可耐受剂量为 3 000 μg RAE/d [274]。对于缺乏 Vit A 的婴幼儿，可选用适量添加 Vit A 营养强化剂的婴幼儿配方奶粉。

（二）维生素 D

维生素 D（vitamin D，Vit D）为脂溶性维生素，是含环戊烷多氢菲结构，并具有钙化醇生物活性的一大类物质。维生素 D 有两种形式，分别为麦角钙化醇（维生素 D_2）和胆钙化醇（维生素 D_3）。人体主要由皮肤依靠紫外线照射体内合成和膳食摄入两种方式获得 Vit D，其中前者是获得 Vit D 的主要途径。1, 25- $(OH)_2$-D_3（或 D_2）是 Vit D 的活性形式，作用于小肠、肾、骨等靶器官，参与维持细胞内、外的钙浓度，以及钙磷代谢的调节。此外，它还作用于其他很多器官，如心脏、肌肉、大脑、造血和免疫器官，参与细胞代谢或分化，调节生长发育、细胞分化、免疫、炎性反应等。

新生儿生长发育初期是骨骼发育重要阶段，钙质的吸收尤为重要，而 Vit D 的充足摄入在婴儿骨骼生长、免疫系统发育和大脑发育中发挥重要作用 [275]。越来越多的证据表明，Vit D 水平不足与许多其他健康状况有关，如癌症、免疫功能紊乱、肥胖、炎症、高血压等 [276]。充足的 Vit D 的补充和吸收也为青少年乃至成人阶段的健康提供了一定保障 [277]。

母乳作为新生儿的唯一营养来源，其 Vit D 含量对婴幼儿初期健康成长起着至关重要的作用[278]。研究发现母乳中的 Vit D 主要来源于膳食摄入和阳光照射[279]。母乳中的 Vit D 浓度对婴儿来说较低，母乳中 Vit D 和 25-（OH)-D 的含量分别为 0.1 ~ 1.0 和 0.2 ~ 0.75 nmol/L。婴幼儿每日能从母乳中获取的 Vit D 和 25-（OH)-D 的平均量分别为 0.10 μg 和 0.34 μg，母乳中能够提供给婴儿的 Vit D 含量还未达到婴儿推荐摄入量的 20%。可见，母乳能够提供给婴儿的 Vit D 的含量是有限的。

母乳中 Vit D 含量与泌乳期母亲 Vit D 水平有直接关系[280]。不同泌乳期母乳中的 Vit D 含量不同，初乳中 Vit D 和 25（OH）D 含量低于成熟乳，同时母乳中 25-（OH)-D 浓度也与母体血浆中 25-（OH)-D 浓度相关，母乳中的 Vit D 受孕期母亲的 Vit D 含量[281-282]、泌乳期母亲是否补充 Vit D、日晒与季节及不同地区的社会文化等因素的影响[283-284]。所以为了提高母乳中 Vit D 的含量，纯母乳喂养的母亲应从孕期开始到泌乳期保持充足的日晒以及随着季节变化补充不同剂量的 Vit D[285-286]。中国营养协会建议孕期、泌乳期妇女 Vit D 的推荐参考摄入量为 10 μg/d，最高可耐受剂量为 50 μg/d。且目前国际上推荐纯母乳喂养婴儿的 Vit D 摄入量为 400 IU/d，并且要有充足的阳光照射。

（三）维生素 E

维生素 E（vitamin E，Vit E）是一种脂溶性维生素，是一组具有 α- 生育酚活性的生育酚和三烯生育酚的总称，其共同的结构为色原烷醇环和一个疏水侧链。它具有抗氧化、延缓衰老、保护红细胞的完整性，以及调节血小板的黏附力和聚集作用。Vit E 是氧自由基的清除剂，它与其他抗氧化物质以及抗氧化酶包括超氧化物歧化酶（superoxide dismutase，SOD）、谷胱甘肽过氧化物酶（glutathione peroxidase，GPx）等一起构成体内抗氧化系统，保护生物膜及其他蛋白质免受自由基攻击。此外，它可抑制磷脂酶的活性，减少血小板血栓素的释放，从而抑制血小板的聚集。母乳中 Vit E 的主要存在形式为 α- 生育酚，RRR-α- 生育酚是其最主要活性形式。

初乳中的 Vit E 含量较高，使婴儿在开始母乳喂养后 4 ~ 6 天内，循环 Vit E 浓度即可提高到正常成人浓度。母乳中 Vit E 的浓度随着母乳的成熟而减少，并在哺乳第一个月后稳定下来[287]。从初乳到成熟乳中 Vit E 的减少与脂肪球直径的增加有关。

研究发现母乳中 Vit E 浓度可受多种因素的影响，饮食是影响母乳 Vit E 浓度的主要因素。母亲在分娩后立即补充天然和合成的 α- 生育酚，可显著提高 24 小时后初乳中 α- 生育酚的浓度[288]。且母乳中 Vit E 水平也因各国家和地区的饮食习惯及经济状况不同而有差异，表现为经济发达国家或地区的母乳 Vit E 浓度高于经济落后国家或地区[289]。然而，母乳中的 Vit E 浓度与母亲产次、体重指数等因素无关[290]。

（四）维生素 K

维生素 K（vitamin K，Vit K），又名叶绿醌、抗凝血因子，是一种脂溶性维生素，是含有 2- 甲基 -1,4- 萘醌基团的一组化合物。其主要生理功能是参与凝血作用，在肝内作为羧化酶的辅酶，促进凝血因子 II（凝血酶原）、凝血因子 VII、凝血因子 IX 和凝血因子 X 等合成，并使凝血酶原转变成活性凝血酶，从而发挥凝血作用[291-292] Vit K 对新生儿来说至关重要，如若可能会导致维生素 K 缺乏性出血[293-294]。Vit K 不仅对血液凝固、骨质疏松、血管钙化方面具有积极的作用，与此同时还可以改善胰岛素敏感性、糖代谢以及降低 2 型糖尿病发病风险[295-296]。

Vit K 很难穿透胎盘，在母乳中含量较低，为 $1 \sim 9$ mg/L（$2.2 \sim 20$ nmol/L）。Vit K_1（叶绿醌）是母乳 Vit K 的主要形式，被认为是母亲和婴儿所需的必要形式。与此同时，Vit K_2（甲基萘醌）也存在于母乳中。

二、水溶性维生素

水溶性维生素包括 B 族维生素和 Vit C，其化学组成除碳、氢、氧以外，还包含氮、钴、硫等其他元素；它们可溶于水，不溶于脂肪和有机溶剂；在体内有少量储存，其原型物或代谢产物可经尿排出体外；一般无毒性，极大量摄入才可出现中毒；摄入过少时，缺乏症状可较快出现。

（一）B 族维生素

B 族维生素包括维生素 B_1、维生素 B_2、维生素 B_6、维生素 B_{12}、维生素 B_3、维生素 B_9、维生素 B_5、维生素 B_7 等，均为机体内生化反应酶的辅助因子或者底物。一般来说，母乳中的 B 族维生素是纯母乳喂养婴儿的唯一来源。B 族维生素摄入量不足可能导致生长迟缓、贫血、神经功能缺陷、脚气病、厌食症等[297]。B 族维生素在母乳中以不同的形式存在。

Vit B_1（硫胺素），又名抗脚气病维生素、抗神经炎因子，其主要功能是以辅酶的形式参与能量和三大营养素的代谢。在母乳中的 Vit B_1 主要以硫胺单磷酸盐和游离硫胺素的形式存在[298]。Vit B_1 缺乏不仅可以影响婴幼儿的成长，引起婴幼儿脚气病，甚至可能成为婴儿发病和死亡的主要原因。研究表明缺乏硫胺素母亲口服硫胺素后，母体血硫胺素浓度随着补充剂量的增加而适当增加，母乳中硫胺素浓度迅速增加[299]。

Vit B_2（核黄素），在机体常以黄素单核苷酸（FMN）和黄素腺嘌呤二核苷酸（FAD）形式存在，作为多种黄素酶类的辅基，广泛参与体内的氧化还原反应，参与谷胱甘肽的能量产生和活性的氧化还原反应，例如烟酸和 Vit B_6 的代谢。核黄素缺乏会影响多种代谢途径，可导致婴幼儿红细胞谷胱甘肽还原酶活性系数的升高，并可导致皮肤异常、周围神经病、生长不良和铁吸收受损。其在母乳中的主要存在形式是游离核黄素和黄素腺嘌呤二核苷酸[300]。

Vit B_6（吡哆素），是一组含氮化合物，包括吡哆醇、吡哆醛、吡哆胺。是机体内甲硫氨酸和叶酸循环的重要辅酶，进入人体的 Vit B_6 以 PLP 辅酶形式参与许多酶系反应，主要作用表现在参与氨基酸、脂肪的代谢，促进 Vit B_3 合成，参与造血，促进体内抗体合成，促进铁和锌的吸收，参与神经系统中许多酶促反应，参与一碳单位和同型半胱氨酸代谢等。母乳中 Vit B_6 的主要存在形式是吡哆醛，Vit B_6 的缺乏可导致婴幼儿神经异常。

Vit B_3（又名尼克酸、抗癞皮病因子、烟酸），在体内主要以辅酶 I（NAD^+）、辅酶 II（$NADP^+$）的形式作为脱氢酶的辅酶发挥作用。主要生理功能包含参与生物氧化还原反应、参与蛋白质 ADP 核糖基化过程、降低血胆固醇水平、葡萄糖耐量因子的组成成分等。母乳中 Vit B_3 的缺乏常与 Vit B_1、Vit B_2 缺乏同时存在，也对婴幼儿的神经系统等产生不利影响。

Vit B_9（叶酸，化学名称蝶酰谷氨酸），是蛋白质、DNA 和 RNA 生物合成所必需的，在参与氨基酸代谢、参与核酸的形成、参与血红蛋白及重要的甲基化合物合成，以及神经递质的合成中发挥重要作用，在新生儿生长、发育阶段尤为重要。母乳中的叶酸种类主要以还原型聚谷氨酸形式存在，其中 5- 甲基四氢叶酸占大多数。母乳中总叶酸与母亲每日总叶酸补充量呈正相关，与从补充剂中摄入的脂肪酸总量呈负相关[301]。建议可能怀孕的育龄妇女及正在怀孕或哺乳的妇女，每日应进食含有 400 μg 叶酸的复合维生素，以提升母乳中叶酸含量[302]。

Vit B_5（又名泛酸），在机体内代谢转化形成酰基载体蛋白质（ACP）和辅酶 A，参与体内多种重要的代谢过程，母乳喂养时期婴幼儿 Vit B_5 缺乏相对少见。报道称母乳中 Vit B_5 的含量在 0.7 ~ 4.5 μg/ml，通过膳食调查及母乳成分分析发现，母亲母乳采集前一天饮食中的 Vit B_5 与母乳中的泛酸含量呈显著正相关[302]。

Vit B_{12}（又名钴胺素、氰钴胺素、抗恶性贫血因子），在体内以两种辅酶形式发挥生理作用，即甲基 B_{12}（甲基钴胺素）和辅酶 B_{12}（5- 脱氧腺苷钴胺素）参与体内生化反应，其在叶酸代谢和 DNA 合成所必需的关键酶反应中起辅助因子的作用，对正常胎儿和儿童的生长发育至关重要[303]。Vit B_{12} 在初乳中含量最高，在泌乳期的前 3 ~ 4 个月中含量降低。在营养不良的妇女中，母亲习惯性摄人 Vit B$_{12}$ 和母乳中 Vit B$_{12}$ 浓度升高之间存在正相关[304-305]。在怀孕和泌乳期间每日补充 50 ~ 250 μg 的 Vit B$_{12}$，可提高母乳中 Vit B$_{12}$ 的浓度，而此结果仅针对基线 Vit B$_{12}$ 状态较差的人群，在其他人群中无效[306]。

胆碱是一种强有机碱，是卵磷脂和鞘磷脂的重要组成部分，在机体参与构成生物膜的主要成分，参与细胞间信息的传导，并起到降低血清胆固醇，预防脂肪肝的发生，促进脑发育、提高记忆力、促进代谢等作用[307]。母乳中胆碱含量与甘油三酯浓度相关性较高，与长链多不饱和脂肪酸的相关性较弱。对于纯母乳喂养早产儿，建议增加胆碱的补充[308]。

维生素 B$_7$（又名生物素），其主要作用是作为羧化酶和脱羧酶的辅酶参与氨基酸、糖和脂类的代谢，具有降血糖、免疫调节等功能。由于母乳中的生物素含量少，部分哺乳期的婴儿可能会发生维生素 B$_7$ 缺乏症。最典型的症状是婴儿脱屑性红皮病和脂溢性皮炎，还可出现食欲缺乏、肌肉疼痛、贫血等现象，补充 Vit B$_7$ 后疗效显著。

研究表明，B 族维生素含量在不同泌乳期和不同地区（沿海地区与内陆地区、农村地区与城市地区）之间差异显著。初乳中 Vit B（Vit B$_1$、Vit B$_2$、Vit B$_6$、Vit B$_3$ 和 Vit B$_5$）的含量均低于过渡乳和成熟乳。随着泌乳时间的推移，Vit B$_1$、Vit B$_6$、Vit B$_3$ 和 Vit B$_5$ 浓度逐渐增加[309]。过渡乳中 Vit B$_2$ 含量达到峰值，过渡乳与成熟乳中 Vit B$_2$ 含量相近。叶酸在初乳中浓度较低，分娩后数周升高，在 2 ~ 3 个月达到高峰，从 3 ~ 6 个月略有下降，到晚期泌乳时保持稳定。

社会经济地位与哺乳期妇女从膳食中摄取 B 族维生素的情况密切相关。农村地区母乳中 Vit B$_1$、Vit B$_2$、Vit B$_3$、叶酸的含量低于城市地区。母乳中 Vit B 的含量在不同地域的人群中也有所不同。沿海地区母乳中 Vit B$_3$ 含量高于内陆地区。Vit B$_3$ 广泛存在于鱼类和海产品中，如蟹肉、小虾、鲭鱼、鳓鱼。同时，鱼类含有丰富的 Vit B$_2$，如黄鳝片和贝类。沿海地区哺乳期妇女食用这些海产品的可能性较大，这可能导致沿海地区和内陆地区之间 Vit B$_3$ 和 Vit B$_2$ 含量的差异。然而，叶酸在体内保持动态平衡，叶酸或叶酸补充剂不会改变母乳中叶酸的浓度。

（二）维生素 C

Vit C，又名抗坏血酸（ascorbic acid，AA），是一种生物活性很强的物质，在体内具有多种生理功能，如抗氧化，作为羟化过程底物和酶的辅助因子，改善铁、钙和叶酸的利用，促进类固醇的代谢，清除自由基，参与合成神经递质等。母乳中 AA 作为抗氧化维生素，在婴幼儿机体免疫调节中起着重要作用，它刺激白细胞，增加抗体的产生，并增加干扰素的合成。

母乳中 Vit C 在初乳中含量最高，在哺乳过程中逐渐降低。母乳中 Vit C 的浓度差异很大，主要是由于母亲的身份和饮食摄入量的不同。在资源匮乏的环境中，母乳 Vit C 浓度与富含 Vit C 的水果和蔬菜消费量的季节性变化呈正比，而营养良好的妇女，母亲 Vit C 摄入量对母乳中 Vit C 含量和母乳喂养婴儿 Vit C 摄入量的影响尚未得到确切证实，饮食摄入或补充对母乳浓度的影响相对较小[310]。Vit C 在吸烟或患有糖尿病母亲母乳中的浓度低于正常组[311]。

第五节　母乳中的矿物质

一、概述

人体组织含有自然界各种元素（element），除了组成有机化合物的碳、氢、氧、氮外，其余的元素均称为矿物质（mineral）。按照化学元素在机体内的含量多少，以体重的 0.01% 为限，将其分为常量元素和微量元素两类。凡是体内含量大于体重 0.01% 的矿物质称为常量元素或宏量元素（macroelement），它包括钙、磷、钠、钾、硫、氯、镁；余者低于体重 0.01% 的称为微量元素（microelement 或 trace element），其中铁、铜、锌、硒、铬、碘、钴和钼被认为是必需微量元素（essential trace element）。

母乳的营养成分是动态变化的，跟母亲的饮食摄入息息相关，尤其是人体不能合成且只能由外界摄取的矿物质。母乳中的矿物质大致可分为三大类：①母乳中的电解质，包括钠、钾和氯，它们在母乳中由分泌细胞内的电位梯度决定；②主要矿物质，如钙、磷和镁，它们在母亲血清中受到严格调节；③微量元素，如铁、铜和锌，这些元素在母乳中的浓度非常低，可能在很大程度上受到母亲饮食的影响[312]。而地理环境形成的矿物质分布不均、食物的天然矿物质拮抗剂和加工流失，以及人体的消化吸收和排泄能力等是导致人体矿物质缺乏或过量的主要原因。

母乳矿物质的研究很大部分是特定泌乳阶段和不同地区母乳矿物质元素含量水平的研究，同时会探讨不同矿物质含量的影响因素。表 1-1 提供了营养良好女性母乳中矿物质的信息汇总供参考，附表 1-2 则汇总了近 10 年来一些国内外母乳矿物质含量的数据。但事实上测得的母乳矿物质成分差异较大，因为除了受母亲饮食因素影响外，还受其他多因素影响，如地域与习俗、采集时间（喂养前后、昼夜变化）[313]、实验室取样与分析方法、是否巴氏杀菌[314] 等。

表 1-1　营养良好女性母乳中矿物质成分

矿物质	初乳（1～5 天）	过渡乳（7～14 天）	成熟乳（>30 天）
钠	480 mg/L	290 mg/L	150 mg/L
钾	740 mg/L	640 mg/L	570 mg/L
氯	850 mg/L	460 mg/L	400 mg/L
钙	390 mg/L	460 mg/L	350 mg/L
磷	140 mg/L	200 mg/L	150 mg/L
镁	40 mg/L	40 mg/L	40 mg/L
铁	0.7 mg/L	0.7 mg/L	0.7 mg/L
铜	0.4 mg/L	0.5 mg/L	0.25～0.40 mg/L
锌	5.40 mg/L	N/A	1.20 mg/L
碘	120 mg/L	N/A	110 mg/L

改编自 Erick M. Breast Milk is Conditionally Perfect [315]。

　　母乳矿物质含量的研究另一部分是对母乳矿物质含量变化趋势、吸收和代谢机理，以及功能的研究。在母乳矿物质功能方面，主要集中在母乳钙水平与婴儿佝偻病、母亲骨质疏松的关系，以及母乳中碘、硒水平与婴儿尿液碘、硒含量间的关系[316]。值得一提的是，有很多关于母乳矿物质分泌与母亲食物或补充剂的摄入的研究，但由于研究种族和人群、饮食评价工具和食品制备方法等异质性往往导致结果的争议[317]。总的可以将其概括为两类：一类是分泌量会因母体消耗而迅速显著减少的矿物质，如硒和碘，即可以通过补充这些矿物质以提高母乳中浓度，改善婴儿状况；相对地，钙、铁、铜和锌等的浓度受母亲摄入或状态的影响小甚至不受影响，母亲补充营养对母亲而不是婴儿有利[318]。

二、常量元素

　　母乳矿物质最早期的研究是对常量元素和必需微量元素含量的研究，之后逐渐开始对其含量的影响因素和趋势变化进行讨论。例如国内就有学者研究了城乡不同泌乳阶段母乳中部分宏量元素含量，发现其均存在差异且整体上随泌乳期推移呈降低趋势[319]。国外也有学者连续收集了 4 个月的早产儿和足月儿母亲的母乳，发现其浓度变化可分为 3 种主要模式：矿物质浓度在产后第 1 周增加，而后在哺乳期间下降，如磷和铜；浓度在第 1 周最高，而后在泌乳期间迅速下降（锌、钾），或逐渐下降（钙、硒、钠），或在成熟乳中保持稳定（碘、铁）；而镁的浓度在哺乳过程中保持相对稳定[320]。奶中的电解质（钠、钾和氯）关注度较低，这里会对研究较多的主要矿物质（钙、磷、镁）展开叙述。

（一）钙（calcium）

钙是人体内含量最丰富的矿物质元素，人体内 99% 的钙以羟基磷灰石的形式存在于骨骼和牙齿中，保持着骨骼的强度和硬度；其余 1% 的钙在混溶钙池（miscible calcium）中游离存在，维持着各种细胞的生理功能。

目前研究所报告的母乳钙浓度在 250 ～ 350 mg/L 之间变化，其主要来源是泌乳期间骨吸收的增加，而肠钙吸收上调以及饮食摄入增加的占比较小。在泌乳期间，母乳钙是通过"脑 - 乳腺 - 骨回路"调节的，乳腺表达钙传感受体（CaR）水平升高并分泌 PTH 相关蛋白（PTHrP）。PTHrP 刺激骨吸收，以释放更多的钙进入母乳[321]。同时，吸吮和催乳通过促性腺激素轴抑制雌二醇和孕酮的分泌，从而加速骨吸收。如果钙输送到乳腺下降，会产生更多的 PTHrP，这反过来又会增加母体骨骼中钙的流出。然后，这种钙会反馈到乳腺上，以抑制 PTHrP 的进一步产生[322]。泌乳期内较高的膳食钙摄入量不会抑制母亲骨量的损失，且断奶后并不是所有的母亲都能完全恢复体内矿物质含量和骨强度，但对大多数女性来说这种暂时的生理性的钙和骨代谢变化从长远来看没有不良后果[323]。不过目前关于多危险因素（低钙摄入量、维生素 D 缺乏风险）对母乳钙含量的交互影响还需要更多的研究证据[324]。

（二）磷（phosphorous）

磷在人体含量也较多，绝大部分磷与钙形成化合物存在于骨与牙齿中；其余大部分以有机磷酯形式存在，少部分为磷蛋白和磷脂等形式，是细胞膜和核酸的组成成分之一。磷广泛存在于各种食物中，机体不易缺乏。

母乳中磷浓度一般稳定维持在 130 ～ 170 mg/L，与母亲的磷摄入量无关。与大多数其他种类的奶相比，母乳中磷相对于酪蛋白和钙的比例会更低。钙和钙磷比例（Ca/P）在整个哺乳期间会逐渐降低，有研究发现产下女孩的母亲的母乳中钠和钙磷比例较高，产下男孩的母亲的母乳磷水平较高，而两组母乳的钙水平无统计学差异[325]。值得注意的是，极低出生体重儿体内钙、磷储备不足，胃肠功能发育不成熟，单纯喂养母乳，钙、磷摄入不足易导致代谢性骨病（metabolic bone disease，MBD）。故在全胃肠喂养前应积极补充口服磷制剂、维生素 D 和钙制剂，早期还要定期监测血磷和血清碱性磷酸酶[326]。

（三）镁（magnesium）

镁是人体中仅次于钠、钾和钙的第四大最丰富的阳离子，身体大部分镁沉积在骨骼中，其余存在于肌肉、肝、心脏和胰等组织。除了与钙共享储存部位外，镁代谢还与甲状旁腺激素和雌激素相互作用。

母乳中镁的浓度一般为 25 ~ 40 mg/L。大部分镁与低分子量部分 *（53.6%）和乳清蛋白（43.8%）结合，只有小部分存在于乳脂（1.8%）和颗粒（0.8%）中 [327]。膳食镁摄入量和可能影响其代谢的药物对母乳镁含量没有系统性影响。母乳中的镁能被很好地吸收，并且没有关于纯母乳喂养的婴儿缺乏足够的镁营养的报道。虽然母乳镁浓度可能因母亲而异，但其浓度在母亲体内相对稳定 [328]。新生儿低镁血症或高镁血症的发生与母乳中镁的浓度无关，但早产儿出生后 48 h 内易出现低镁血症。

三、微量元素

随着电感耦合等离子体测定技术的使用，针对母乳其他的微量元素和痕量元素（尤其是重金属污染）的研究越来越多，也有更多的研究对其机制进行探索。比如有研究者量化了工业 / 采矿和农业地区妇女母乳样本中重金属和微量元素的量，并讨论了地区污染和饮食对其的影响；也有研究者关心母乳比婴儿配方奶中微量元素生物利用度高的现象，认为这很大程度上与母乳中的微量元素与母乳脂肪的乳脂肪球膜蛋白相结合有关 [329]。我们下面会对铁、铜、锌、碘和一些痕量元素进行叙述。

（一）铁（iron）

铁是人体重要的必需微量元素，分为功能性铁和储存铁，前者主要是血红蛋白铁；后者主要以铁蛋白和含铁血黄素形式存在于肝、脾和骨髓网状内皮系统中。铁的生理功能主要是参与体内氧的运送和组织呼吸、维持正常的造血功能以及免疫、抗脂质过氧化等。

母乳中铁主要与低分子量多肽（18% ~ 56%）、脂肪球（15% ~ 46%）和乳铁蛋白（16% ~ 40%）结合。乳铁蛋白是牛奶中很丰富的蛋白质之一，是一种单多肽链（分子量 75 ~ 90 K），可以结合 2 个铁分子，并且与转铁蛋白（血清中携带铁的蛋白质）非常相似。它既可作为铁载体分子，又可作为铁螯合剂发挥作用，其平均铁饱和度从 2.252% 到 12% 不等（转铁蛋白的 30% ~ 40% 被铁饱和），这也与其抑菌活性有关 [330]。母乳中的铁具有高度的生物利用度（50%，而婴儿配方奶粉中为 3% ~ 4%），这可能跟其乳铁蛋白通过一种特定的乳铁蛋白

---

* 脱脂奶 150 000×g 超离心后，用 10 000 道尔顿的 Diaflo 膜超滤获得的部分。可能是金属的柠檬酸螯合盐，也可能有肽氨酸结合。

受体（LfR）被肠细胞吸收有关。而其他形式的铁可能被十二指肠细胞色素 B 铁还原酶还原成亚铁，通过二价金属离子转运体（DMT1）吸收[331]。

研究表明，人乳腺上皮细胞缺乏跨膜排泄铁的能力，分泌母乳的唯一途径是通过铁 - 乳铁蛋白复合物[332]。母亲的铁储备似乎对母乳铁浓度没有太大影响，但严重铁缺乏确实会对新生儿的铁营养状况产生不利影响。大多数研究发现，补铁并未显著改变母乳中的铁含量，但能增加母乳中的总铁配合物，并增加乳铁蛋白在总分泌蛋白质中的比例。虽然母乳中铁含量非常低，只有 0.4 mg/L 左右，但健康足月儿具有较多的铁储备，约为 75 mg/kg，并不需要额外补充铁，且目前没有 6 个月内婴儿含铁辅食之外的铁添加标准。目前关于补充铁的研究，争论最多的是补充时间是否需要从 6 个月提前至 4 个月，并持续补充至服用富含铁的辅食[333]。而值得注意的是，婴儿过量铁补充会导致生长减退，这可能与铁的促氧化作用或与生长营养物质（如锌）的相互作用有关[334]。

（二）铜（copper）

成人体内铜含量约为 50 ～ 120 mg，各组织器官以肝、脑、肾、心脏和头发含量最高。铜的生理作用有维持正常造血功能、维持中枢神经系统完整性、抗氧化、促进血管和皮肤健康等。

母乳铜浓度跟铁相似，会随泌乳期推移而显著降低。血清铜大部分与铜蓝蛋白结合（82.8% ～ 99.9%），母乳中的铜主要分布在脂质层中，铜蓝蛋白也存在于母乳中，携带总铜的 20% ～ 25%。但乳腺细胞中铜蓝蛋白基因表达的活性水平不取决于女性饮食中铜的可用性或血液中的铜蓝蛋白水平[335]。在铜代谢改变的极端情况下，如威尔逊氏症，母乳铜浓度似乎没有变化。

母乳铜和铁有很多相似性，比如控制铁和铜从血液到母乳的转移机制尚不完全清楚，但它们似乎不依赖于母体铁和铜的摄入量或母体金属储备；无论影响母体铁和铜代谢的因素如何，如口服避孕药的使用、吸烟或感染，没有证据表明这些金属在母乳中的浓度会受到影响；此外，显著改变铁（贫血、β- 地中海贫血）和铜（威尔逊氏症）代谢的特定母亲疾病对母乳铁和铜的浓度没有显著影响。婴儿对铁和铜的需求大部分由这些金属的肝储备满足。母乳中低水平的铁和铜对母乳的抑菌特性很重要，并且至少在生命的前 6 个月，不会对母乳喂养的足月婴儿的营养状况构成风险[336]。

（三）锌（zinc）

锌在人体内广泛存在，有三大基本功能：催化功能、构建结构功能和调节功能。通过这三种功能，锌在生长发育、认知行为、物质代谢、维持细胞膜结构、味觉和免疫调节等方面发挥重要作用。

锌会在孕晚期积聚在胎儿体内，其主要与肝中的金属硫蛋白结合，使得新生儿出生时含有大量锌，且肝锌储量会在大约 4 个月时减少至恒定水平。然而，与铁和铜不同，新生儿期锌的主要来源是母乳。母乳中的锌浓度在初乳中最高（约 8 mg/L），随后在泌乳期的第 1 周迅速下降至初始浓度的 50%。之后，母乳锌浓度的下降速度减缓，2 个月达到约 2 mg/L，这也使早产儿在大约 2 个月时极易处于锌负平衡状态，需要提前及时使用锌补充剂。

母乳中约 85% 的锌与乳清蛋白、低分子量配体和脂肪球结合。母乳中结合锌的乳清蛋白的主要成分是血清白蛋白，α- 乳清蛋白和乳铁蛋白。α- 乳清蛋白是主要的奶蛋白，占总奶蛋白的 20% ~ 25%，与锌结合可能促进其吸收。乳铁蛋白也是一种主要的锌结合蛋白，使锌被吸收，尽管另一项研究报道乳铁蛋白只能在高锌浓度下在体外结合锌。母乳含有许多低分子量因子，包括肽、氨基酸和生长因子。其中柠檬酸盐是主要的锌结合配体，可结合母乳中约 23% 与低分子量配体相关的锌。在动物实验中，添加柠檬酸盐的配方奶粉能促进乳鼠对锌的吸收。

母乳中锌的吸收比例较高（54%）。影响锌生物利用度的一个重要因素是乳清与酪蛋白的比例，与酪蛋白相比，乳清锌的生物利用度会更高。另外，微量营养素相互作用会影响锌的生物利用度和吸收 [337]。两项研究表明，泌乳期妇女补锌对母乳锌水平和母体的锌储存有积极影响。然而，另一项研究发现，所有泌乳期女性的乳锌水平均显著下降，在泌乳期开始补锌的女性和未补锌的女性锌水平下降率无显著差异。

（四）碘（iodine）

碘主要以碘酸盐等化合物的形式存在，在自然界分布广泛。乳腺能在孕期和泌乳期浓缩碘，并且这种浓缩机制似乎可以确保新生儿获得充足的碘供应。母乳中的碘浓度通常比血清中的碘浓度高 20 ~ 50 倍。乳腺对碘的摄取似乎也受到钠 - 碘转运体（NIS）的控制，在泌乳期 NIS 的表达增加。NIS 是一种固有的膜蛋白，介导碘进入甲状腺。碘转运的主要机制可能是钠依赖性代谢，但研究者也发现了一种选择性阴离子交换途径。

成熟母乳中近 80% 的总碘以碘化物（I^-）的形式存在，其余为有机碘。T_3 和 T_4 也存在于母乳中，在母乳中占总碘的一小部分。早期的研究表明，母乳中蛋白质的生物碘化，即乳腺形成单碘酪氨酸、二碘酪氨酸和其他碘化物，碘化的部位主要在腺泡内 [338]。

母乳碘是衡量婴儿碘营养状况的一个尤其重要的指标，因为婴儿期是大脑发育的关键时期。母乳中的碘含量变化极大，从严重缺碘人群的 9 µg/L 到北美人群的 146 µg/L 不等。研究发现，通过碘补充剂、食盐加碘可以有效提高母乳中的碘含量。在营养良好的母亲中，碘补充剂对母乳碘没有影响。在泌乳期前 6 个月，母乳碘浓度在 150 µg/L 的范围内就可以防止婴儿缺碘的发育后果[339]。

（五）痕量元素

硒（selenium）是谷胱甘肽过氧化物酶的必要组分。胎儿体内的硒储备主要发生于孕后期，初乳中硒含量为成熟乳中的 2 倍，成熟乳含有 17.4 µg/L。母乳中和配方粉中硒的吸收率都很高，可达 60% ~ 80%，而且与胎龄和出生体重无关。研究表明，母亲补充硒会增加母乳中硒水平；然而，最近的一项研究发现，补充亚硒酸盐与血浆或母乳硒浓度的变化无关[340]。

锰（manganese）在人体内主要作为锰金属酶或锰激活酶发挥生理作用。在母乳中，锰主要与乳铁蛋白结合存在于乳清中（71%），11% 存在于酪蛋白中，18% 存在于脂质部分[341]。目前还没有证据证实母乳喂养的婴儿或早产儿锰的摄入减少与锰缺乏有关。但是早产儿肠道屏障、血 - 脑脊液屏障和肝功能差，有锰中毒的风险。

钼（molybdenum）对黄嘌呤、乙醛和亚硫酸盐氧化酶发挥功能是必需的。母乳中钼的含量仅有 2 µg/L，但其生物活性很高。虽然母乳钼含量远低于足月婴儿配方奶粉、早产儿配方奶粉含量，但母乳喂养婴儿血清钼的浓度比后两者都高[342]。

附表 1-1 来自不同大陆的成熟母乳甘油三酯的脂肪酸组成

脂肪酸重量占比的平均值（%）

脂肪酸类型	非洲		亚洲				欧洲			
	尼日利亚 (34)*	苏丹 (14)	孟加拉 (98)	中国 (103)	日本 (51)	菲律宾 (54)	丹麦 (45)	德国 (462)	英国 (44)	西班牙 (40)
6：0	—	—	—	0.06	—	—	0.05	—	—	—
8：0	—	0.04	—	0.2	0.22	0.28	0.14	—	0.16	0.11
10：0	0.28	1.48	—	1.35	2	2.35	1.71	1.83	1.5	1.63
11：0	—	—	—	0.14	—	—	—	—	—	—
12：0	9.1	10.25	—	5.49	5.86	13.28	6.74	6.62	4.4	6.28
13：0	—	—	—	0.15	0.03	0.03	—	—	0.02	—
14：0	12.5	12.83	14.2	5.06	6.11	12.12	8.54	7.27	4.91	6
15：0	0.33	—	0.3	0.2	0.29	0.21	—	—	0.29	0.23
16：0	24.2	25.21	25.2	18.05	20.2	23.02	23.83	23.26	19.26	19.48
17：0	—	—	—	0.31	0.32	0.24	—	—	0.32	0.3
18：0	4.45	5.69	3.6	6.19	6.14	4.75	6.09	8.05	6.21	6.25
20：0	0.16	0.15	0.1	0.22	0.2	0.13	0.25	0.24	0.19	0.2
22：0	0.1	0.05	0.2	0.16	0.09	0.06	0.13	0.14	0.09	0.05
23：0	—	—	—	—	—	—	—	—	—	0.05
24：0	0.1	0.02	—	0.06	0.05	0.05	0.09	0.1	0.06	0.03

续表

脂肪酸重量占比的平均值（%）

脂肪酸类型	非洲		亚洲				欧洲			
	尼日利亚(34)*	苏丹(14)	孟加拉(98)	中国(103)	日本(51)	菲律宾(54)	丹麦(45)	德国(462)	英国(44)	西班牙(40)
14：1 n-5	—	—	0.2	0.16	0.2	0.5	0.32	—	0.22	0.2
15：1 n-7	—	—	—	—	—	—	—	—	—	0.04
16：1 n-9	—	—	—	—	0.36	0.08	—	—	0.44	0.42
16：1 n-7	2.23	1.95	3.2	1.76	2.56	4.59	2	2.5	2.64	1.78
16：1 n-7t	—	—	—	—	—	—	—	0.36	—	—
16：1 n-5	—	—	—	—	0.09	0.2	—	—	0.1	—
16：1 n-3	—	—	—	—	0.12	0.06	—	—	0.11	—
17：1 n-7	—	—	—	0.19	0.25	0.23	—	—	0.26	0.19
18：1 n-11	—	—	—	—	—	—	—	—	—	—
18：1 n-9	29.1	24.61	21.1	31.6	31.43	21.85	33.43	29.91	32.77	36.35
18：1 n-7	1.45	1.45	—	—	2.32	2.25	—	1.48	2.88	—
18：1 n-7t	—	—	—	—	—	—	—	0.6	—	—
18：1 n-5	—	—	—	—	0.18	0.14	—	—	0.3	—
20：1 n-11	—	—	—	—	0.27	0.08	—	—	0.21	—
20：1 n-9	0.44	0.21	0.4	0.6	0.52	0.28	0.24	0.39	0.39	0.6
22：1 n-9	0.08	0.04	0.3	0.17	0.13	0.07	0.16	0.08	0.08	0.06
24：1 n-9	0.07	0.02	0.2	0.14	—	—	0.21	0.08	—	—
14：2 n-6	—	—	—	—	0.1	0.04	—	—	0.09	—

续表

脂肪酸重量占比的平均值（%）

脂肪酸类型	非洲		亚洲				欧洲			
	尼日利亚(34)*	苏丹(14)	孟加拉(98)	中国(103)	日本(51)	菲律宾(54)	丹麦(45)	德国(462)	英国(44)	西班牙(40)
16 : 2 n-6	—	—	—	—	0.2	0.09	—	—	0.2	—
18 : 2 n-6	13.5	12.75	8.5	20.43	12.66	7.9	10.57	11.01	14.78	16.59
18 : 2 n-6ct	—	—	—	—	0.12	0.06	—	—	0.35	—
18 : 2 n-6tt	—	—	—	—	—	—	—	0.29	—	—
CLnA 9c, 11t	—	—	—	—	0.13	0.08	—	—	0.24	—
CLnA 10t, 12c	—	—	—	—	0.03	0.03	—	—	0.06	—
18 : 3 n-6	0.14	—	0.9	0.13	0.13	0.1	0.05	0.16	0.17	0.13
20 : 2 n-6	0.36	0.28	—	0.69	0.25	0.23	0.42	0.24	0.27	0.4
20 : 3 n-6	0.49	0.45	0.3	0.52	0.25	0.31	0.42	0.31	0.35	0.48
20 : 4 n-6	0.51	0.48	0.5	0.74	0.4	0.39	0.45	0.48	0.45	0.53
22 : 2 n-6	—	—	0.1	0.16	0.02	0.05	0.08	—	0.06	—
22 : 4 n-6	0.17	0.11	—	0.16	0.08	0.11	0.17	0.11	0.11	0.15
22 : 5 n-6	0.08	0.08	—	0.25	0.05	0.08	0.15	—	0.06	0.01
18 : 3 n-3	0.66	0.2	0.2	1.3	1.33	0.43	0.67	0.75	1.05	0.75
18 : 4 n-3	—	—	—	—	0.06	0.03	—	—	0.01	—
20 : 3 n-3	—	—	—	—	0.05	0.04	—	0.05	0.04	—
20 : 4 n-3	—	—	—	—	0.12	0.09	—	—	0.08	—

续表

脂肪酸重量占比的平均值（%）

脂肪酸类型	非洲		亚洲				欧洲			
	尼日利亚(34)*	苏丹(14)	孟加拉(98)	中国(103)	日本(51)	菲律宾(54)	丹麦(45)	德国(462)	英国(44)	西班牙(40)
20：5 n-3	0.06	0.05	0.1	0.14	0.26	0.15	0.17	0.07	0.07	0.1
22：4 n-3	—	—	—	—	—	—	—	—	—	4
22：5 n-3	0.11	0.05	0.1	—	0.29	0.23	0.28	0.18	0.14	0.12
22：6 n-3	0.2	0.06	0.3	0.44	0.99	0.74	0.51	0.23	0.17	0.36
总 SFA	56.52	55.72	44.5	37.6	41.51	51.69	49.29	48.62	37.41	40.66
总 MUFA	30.33	28.65	25.6	34.62	38.43	32.65	36.9	35.97	40.4	39.63
总 PUFA	11.18	14.73	11.2	25.11	17.52	12.9	12.65	13.82	18.75	19.71
LA/ALA	20.5	63.75	35.2	15.97	9.94	19.51	—	—	15.44	24.84
AA/DHA	—	8	—	1.68	0.51	0.62	—	—	3.16	1.61

脂肪酸重量占比的平均值（%）

脂肪酸类型	北美洲				南美洲			大洋洲
	加拿大(48)*	古巴(52)	美国(49)	墨西哥(46)	阿根廷(21)	巴西(80)	智利(50)	澳大利亚(48)
6：0	—	—	—	—	—	0.2	—	—
8：0	0.17	0.17	0.16	0.19	—	1.68	0.2	0.2
10：0	1.66	1.57	1.5	1.46	0.91	—	1.87	1.62
11：0	—	—	—	—	—	—	—	—

续表

脂肪酸重量占比的平均值（%）

脂肪酸类型	北美洲				南美洲			大洋洲
	加拿大 (48)*	古巴 (52)	美国 (49)	墨西哥 (46)	阿根廷 (21)	巴西 (80)	智利 (50)	澳大利亚 (48)
12：0	5.25	7.81	4.4	4.97	4.67	6.88	6.15	5.49
13：0	0.04	—	0.02	0.03	—	—	0.04	0.03
14：0	5.84	8.97	4.91	5.57	6.02	7.02	6.8	6.28
15：0	0.33	—	0.29	0.32	0.43	0.27	0.3	0.39
16：0	18.67	19.39	19.26	19.91	20.58	17.3	18.79	22.26
17：0	0.32	—	0.32	0.33	—	0.32	0.35	0.41
18：0	5.83	4.62	6.21	6.07	9.78	5.43	5.77	6.77
20：0	0.2	—	0.19	0.18	0.26	0.12	0.21	0.2
22：0	0.1	—	0.09	0.08	0.05	—	0.09	0.08
23：0	—	—	—	—	—	—	—	—
24：0	0.06	—	0.06	0.05	—	—	0.08	0.06
14：1 n-5	0.25	—	0.22	0.2	—	0.17	0.18	0.31
15：1 n-7	—	—	—	—	—	—	—	—
16：1 n-9	0.23	—	0.44	0.35	—	1.99	0.4	0.42
16：1 n-7	2.79	4.07	2.64	2.64	3.22	—	2.7	2.7
16：1 n-7t	—	—	—	—	—	—	—	—
16：1 n-5	0.1	—	0.1	0.09	—	—	0.11	0.12

续表

脂肪酸重量占比的平均值 (%)

脂肪酸类型	北美洲				南美洲			大洋洲
	加拿大 (48)*	古巴 (52)	美国 (49)	墨西哥 (46)	阿根廷 (21)	巴西 (80)	智利 (50)	澳大利亚 (48)
16:1 n-3	0.12	—	0.22	0.13	—	—	0.06	0.19
17:1 n-7	0.28	—	0.26	0.24	—	0.17	0.27	0.34
18:1 n-11	—	—	—	—	—	—	—	—
18:1 n-9	35.18	29.68	32.77	30.79	33.36	25	26.19	32.23
18:1 n-7	2.85	—	2.88	2.72	0.28	2.25	2.67	2.37
18:1 n-7t	—	—	—	—	—	—	—	—
18:1 n-5	0.26	—	0.3	0.23	—	—	0.21	0.35
20:1 n-11	0.2	—	0.21	0.22	—	0.26	0.23	0.23
20:1 n-9	—	0.51	—	—	0.08	—	—	—
22:1 n-9	0.52	—	0.39	0.42	—	—	0.55	0.38
24:1 n-9	0.11	—	0.08	0.08	—	—	0.14	0.08
14:2 n-6	0.1	—	0.09	0.11	—	—	0.1	0.15
16:2 n-6	0.22	—	0.2	0.23	—	—	0.24	0.29
18:2 n-6	11.48	19.37	14.78	16.05	16.61	20.3	17.75	10.66
18:2 n-6ct	0.25	—	0.35	0.2	—	—	0.16	0.09
18:2 n-6tt	—	—	—	—	—	0.09	—	—
CLnA 9c, 11t	0.21	—	0.24	0.2	—	—	0.22	0.28

续表

脂肪酸类型	脂肪酸重量占比的平均值（%）							
	北美洲				南美洲			大洋洲
	加拿大 (48)*	古巴 (52)	美国 (49)	墨西哥 (46)	阿根廷 (21)	巴西 (80)	智利 (50)	澳大利亚 (48)
CLnA 10t, 12c	0.05	—	0.06	0.04	—	—	0.05	0.06
18：3 n-6	0.16	0.92	0.17	0.15	0.59	0.1	0.15	0.17
20：2 n-6	0.21	—	0.27	0.34	0.36	0.42	0.54	0.2
20：3 n-6	0.27	0.47	0.35	0.33	0.4	0.42	0.44	0.31
20：4 n-6	0.37	0.67	0.45	0.42	0.45	0.53	0.42	0.38
22：2 n-6	0.02	—	0.06	0.03	—	—	0.08	0.02
22：4 n-6	0.04	0.15	0.11	0.11	0.09	—	0.04	0.09
22：5 n-6	0.04	—	0.06	0.05	0.11	—	0.09	0.04
18：3 n-3	1.22	0.92	1.05	1.05	0.47	1.43	1.14	0.9
18：4 n-3	0.02	—	0.01	0.04	—	—	0.01	0.01
20：3 n-3	0.04	—	0.04	0.04	0.04	—	0.07	0.04
20：4 n-3	0.08	—	0.08	0.07	—	—	0.09	0.08
20：5 n-3	0.08	0.12	0.07	0.07	0.09	—	0.09	0.1
22：4 n-3	—	—	—	—	0.03	—	—	—
22：5 n-3	0.16	0.15	0.14	0.16	0.13	—	0.22	0.18
22：6 n-3	0.17	0.43	0.17	0.26	0.78	0.14	0.43	0.23
总 SFA	38.47	42.54	37.41	39.16	42.7	39.7	40.65	43.79

续表

| 脂肪酸类型 | 脂肪酸重量占比的平均值（%） | | | | | | | |
| | 北美洲 | | | | 南美洲 | | 大洋洲 |
	加拿大（48）*	古巴（52）	美国（49）	墨西哥（46）	阿根廷（21）	巴西（80）	智利（50）	澳大利亚（48）
总 MUFA	42.89	34.25	40.51	38.11	36.94	27.6	33.71	39.72
总 PUFA	15.19	23.2	18.75	19.95	19.37	23.4	22.33	14.28
LA/ALA	9.89	22.73	15.44	16.91	35.3	15.3	17.85	12.85
AA/DHA	2.35	—	3.16	2.01	—	—	1.04	2.11

*，括号里数字为各国家纳入的文献数量。

附表 1-2 近十年部分国内外母乳的矿物质含量

发表年份	国家和地区	泌乳期时间	钠 (mg/L)	钾 (mg/L)	钙 (mg/L)	磷 (mg/L)	镁 (mg/L)	铁 (mg/L)	铜 (mg/L)	锌 (mg/L)	碘 (μg/L)	硒 (μg/L)	备注
2021	中国11省[319]	≤7 d	370.6±204.7	624.2±116.4	278.3±63.1	157.6±50.4	27.9±5.9	—	—	—	—	—	横断面研究,只取了总的数据,未取城乡分组数据,原单位mg/kg,本表均取母乳浓度1 kg/L换算。
		8～14 d	242.2±123.1	575.7±95.7	289.3±69.9	176.7±53.2	24.8±4.8	—	—	—	—	—	
		15～180 d	128.3±69.2	490.0±86.8	270.7±65.9	144.2±41.6	25.0±5.3	—	—	—	—	—	
		≥181 d	88.6±44.1	428.3±65.1	241.0±58.6	128.0±31.5	26.1±5.6	—	—	—	—	—	
2020	黑龙江[343]	20～180 d	173.00	447.80	289.00	147.00	35.50	2.40	0.29	2.36	80.10	12.90	为均值数据,未取极值
2016	中国[343-344]	—	230.00	443.00	242.00	130.00	26.00	0.45	0.38	2.67	112.00	19.80	
2014	兰州[345]	3 m	270.66±222.96	536.15±129.53	245.72±28.74	—	30.53±4.96	13.79±11.39	0.40±0.28	2.77±1.30	—	—	原单位为摩尔浓度
2016	呼和浩特[347]	3～7 d	121±15	483±108	293±23	—	42±5	0.7±0.1	—	3±1	—	16±5	
		8～21 d	159±9	468±123	285±34	—	29±7	0.6±0.1	—	4±1	—	15±6	
		22～180 d	187±16	491±113	341±75	—	27±6	0.7±0.3	—	4±2	—	17±8	

续表

发表年份	国家和地区	泌乳期时间	钠 (mg/L)	钾 (mg/L)	钙 (mg/L)	磷 (mg/L)	镁 (mg/L)	铁 (mg/L)	铜 (mg/L)	锌 (mg/L)	碘 (μg/L)	硒 (μg/L)	备注
2014	深圳[348]	1～2 m	188.96±85.16	531.45±61.84	296.55±46.97	—	28.22±5.19	0.27±0.12	—	2.36±0.82	—	—	
2020	波兰[349]	3～4 m	159±15	713±90	276±29	—	38±14	2.0±1.0	—	4.6±0.2	—	—	原单位为摩尔浓度，有修改
2019	瑞士[320]	8 w	235±237	575±92	286±47	148±30	32±7	0.44±0.26	0.44±0.15	3.2±1.9	87±41	15.0±4.2	8周，每周取样一次
2016	危地马拉[350]	5～17 d	145.99±33.11	590.38±82.11	262.91±48.9	—	22.60±4.37	0.56±0.44	0.59±0.12	4.36±0.94	—	16.58±4.74	
		18～46 d	124.38±26.9	523.91±70.38	266.13±36.07	—	22.60±3.89	0.58±0.45	0.46±0.1	3.47±1.16	—	16.58±6.32	
		4～6 m	95.87±22.07	430.08±54.74	255.31±33.67	—	35.24±5.35	0.32±0.25	0.26±0.08	1.31±0.78	—	13.42±5.53	
2018	危地马拉[351]	5～17 d	—	—	264±38	170±12	23.0±3.0	1.927±1.151	0.634±0.081	4.627±1.029	—	19.1±7.3	选取非亚临床乳腺炎(SCM)组数据（Na与K比值≤0.6，视为正常）Fe、Se和Zn经过[Ln(y)]转化
		18～46 d	—	—	280±34	152±22	23.9±4.0	1.130±0.850	0.497±0.098	3.554±1.261	—	21.0±8.7	
		4～6 m	—	—	263±41	112±11	35.7±5.4	0.519±0.400	0.280±0.086	1.596±1.208	—	17.9±6.8	

续表

发表年份	国家和地区	泌乳期时间	钠 (mg/L)	钾 (mg/L)	钙 (mg/L)	磷 (mg/L)	镁 (mg/L)	铁 (mg/L)	铜 (mg/L)	锌 (mg/L)	碘 (μg/L)	硒 (μg/L)	备注
2020	西班牙[325]	< 6 m	133.53± 55.16	465.37± 64.57	295.15± 55.18	126.79± 26.56	32.96± 6.82	0.22± 0.10	—	—	110.92± 53.61	11.41± 5.00	
		> 6 m	256.37± 242.31	438.03± 60.29	251.94± 58.24	127.02± 34.10	33.63± 5.75	0.24± 0.17	—	—	75.27± 61.61	21.99± 33.55	
2017	塞尔维亚[352]	1~7 d	529±20	764±42	282±13	—	49.3± 10.4	—	—	—	—	—	
		8~ 14 d	299±22	567±15	275±12	—	34.7±2.8	—	—	—	—	—	
		≥15 d	217±25	543±10	264±14	—	38.9±1.6	—	—	—	—	—	
2015	伊朗大不里士[353]	80 d	—	—	195± 17.4	—	16.92± 0.75	0.36± 0.28	0.39± 0.23	2.34± 0.79	—	—	合生元干预的随机对照试验,分为:安慰剂组干预前,安慰剂组干预后
		120 d	—	—	174.9± 16.6	—	16.22± 0.71	0.18± 0.20	0.23± 0.27	1.74± 0.79	—	—	
2016	韩国首尔[354]	5~ 15 d	—	—	—	—	—	5.85± 8.53	0.69± 0.25	3.88± 1.74	—	—	
2012	瑞典[355]	14~ 21 d	217±77	633±40	305±45	172±23	28±48	0.339± 0.134	0.471± 0.075	3.471± 0.979	—	13±2.6	

参考文献

［1］ Coppa GV，Gabrielli O，Pierani P，et al. Changes in carbohydrate composition in human milk over 4 months of lactation［J］. Pediatrics，1993，91（3）：637-641.

［2］ 陈桂霞，费芯筑，曾国章. 母乳成分分析新进展促进儿童健康［J］. 中国妇幼卫生杂志，2018，9（05）：77-80.

［3］ Adam AC，Rubio-Texeira M，Polaina J. Lactose：the milk sugar from a biotechnological perspective［J］. Crit Rev Food Sci Nutr，2004，44（7-8）：553-557.

［4］ Boyce C，Watson M，Lazidis G，et al. Preterm human milk composition：a systematic literature review［J］. Brit J Nutr，2016，116（6）：1033-1045.

［5］ Chang N，Jung JA，Kim H，et al. Macronutrient composition of human milk from Korean mothers of full term infants born at 37-42 gestational weeks［J］. Nutr Res Pract，2015，9（4）：433-438.

［6］ 施茜. 母乳成分含量及其影响因素［D］. 苏州市：苏州大学，2018.

［7］ Petschacher B，Nidetzky B. Biotechnological production of fucosylated human milk oligosaccharides：prokaryotic fucosyltransferases and their use in biocatalytic cascades or whole cell conversion systems［J］. J Biotechnol，2016，235：61-83.

［8］ Seppo AE，Kukkonen AK，Kuitunen M，et al. Association of maternal probiotic supplementation with human milk oligosaccharide composition［J］. JAMA Pediatrics，2019，173（3）：286-288.

［9］ Bode L. The functional biology of human milk oligosaccharides［J］. Early Hum Dev，2015，91（11）：619-622.

［10］ Totten SM，Zivkovic AM，Wu S，et al. Comprehensive profiles of human milk oligosaccharides yield highly sensitive and specific markers for determining secretor status in lactating mothers［J］. J Proteome Res，2012，11（12）：6124-33.

［11］ Kunz C，Rudloff S，Baier W，et al. Oligosaccharides in human milk：structural，functional，and metabolic aspects［J］. Annu Rev Nutr，2000，20：699-722.

［12］ Stahl B，Thurl S，Henker J，et al. Detection of four human milk groups with respect to Lewis-blood-group-dependent oligosaccharides by serologic and chromatographic analysis［J］. Adv Exp Med Biol，2001，501：299-306.

［13］ Kumazaki T，Yoshida A. Biochemical evidence that secretor gene，Se，is a structural gene encoding a specific fucosyltransferase［J］. Proc Natl Acad Sci USA，1984，81（13）：4193-4197.

［14］ Johnson PH，Watkins WM. Purification of the Lewis blood-group gene associated alpha-3/4-fucosyltransferase from human milk：an enzyme transferring fucose primarily to type 1 and lactose-based oligosaccharide chains［J］. Glycoconj J，1992，9（5）：241-249.

［15］ Soejima M，Fujimoto R，Agusa T，et al. Genetic variation of FUT2 in a Vietnamese population：identification of two novel Se enzyme-inactivating mutations［J］. Transfusion，2012，52（6）：1268-1275.

［16］ Gabrielli O，Zampini L，Galeazzi T，et al. Preterm milk oligosaccharides during the first month of lactation［J］. Pediatrics，2011，128（6）：e1520-1531.

［17］ Plaza-Díaz J，Fontana L，Gil A. Human milk oligosaccharides and immune system development［J］. Nutrients，2018，10（8）：1038.

［18］ Pannaraj PS，Li F，Cerini C，et al. Association between breast milk bacterial communities and establishment and development of the infant gut microbiome［J］. JAMA Pediatrics，2017，171（7）：647-654.

［19］ Putignani L，Del Chierico F，Petrucca A，et al. The human gut microbiota：a dynamic interplay with the host from birth to senescence settled during childhood［J］. Pediatr Res，2014，76（1）：2-10.

［20］ Jantscher-krenn E，Lauwaet T，Bliss LA，et al. Human milk oligosaccharides reduce Entamoeba histolytica attachment and cytotoxicity in vitro［J］. Brit J Nutr，2012，108（10）：1839-1846.

［21］ Zopf D，Roth S. Oligosaccharide anti-infective agents［J］. Lancet，1996，347（9007）：1017-1021.

［22］ Sela DA，Chapman J，Adeuya A，et al. The genome sequence of Bifidobacterium longum subsp. infantis reveals adaptations for milk utilization within the infant microbiome［J］. Proc Natl Acad Sci USA，2008，105（48）：18964-18969.

[23] Chichlowski M, De Lartigue G, German JB, et al. Bifidobacteria isolated from infants and cultured on human milk oligosaccharides affect intestinal epithelial function [J]. J Pedir Gastr Nutr, 2012, 55 (3): 321-327.

[24] Ruiz-Palacios GM, Cervantes LE, Ramos P, et al. Campylobacter jejuni binds intestinal H (O) antigen (Fuc alpha 1, 2Gal beta 1, 4GlcNAc), and fucosyloligosaccharides of human milk inhibit its binding and infection [J]. JBC, 2003, 278 (16): 14112-14120.

[25] Huang P, Farkas T, Marionneau S, et al. Noroviruses bind to human ABO, Lewis, and secretor histo-blood group antigens: identification of 4 distinct strain-specific patterns [J]. J Infect Dis, 2003, 188 (1): 19-31.

[26] Xu HT, Zhao YF, Lian ZX, et al. Effects of fucosylated milk of goat and mouse on Helicobacter pylori binding to Lewis B antigen [J]. World J Gastroenterol, 2004, 10 (14): 2063-2066.

[27] Newburg DS, Pickering LK, Mccluer RH, et al. Fucosylated oligosaccharides of human milk protect suckling mice from heat-stabile enterotoxin of Escherichia coli [J]. J Infect Dis, 1990, 162 (5): 1075-1080.

[28] Crane JK, Azar SS, Stam A, et al. Oligosaccharides from human milk block binding and activity of the Escherichia coli heat-stable enterotoxin (STa) in T84 intestinal cells [J]. J Nutr, 1994, 124 (12): 2358-2364.

[29] Martín-Sosa S, Martín MJ, Hueso P. The sialylated fraction of milk oligosaccharides is partially responsible for binding to enterotoxigenic and uropathogenic Escherichia coli human strains [J]. J Nutr, 2002, 132 (10): 3067-3072.

[30] Coppa GV, Zampini L, Galeazzi T, et al. Human milk oligosaccharides inhibit the adhesion to Caco-2 cells of diarrheal pathogens: Escherichia coli, Vibrio cholerae, and Salmonella fyris [J]. Pediatr Res, 2006, 59 (3): 377-382.

[31] Li M, Monaco MH, Wang M, et al. Human milk oligosaccharides shorten rotavirus-induced diarrhea and modulate piglet mucosal immunity and colonic microbiota [J]. ISME J, 2014, 8 (8): 1609-1620.

[32] Lin AE, Autran CA, Espanola SD, et al. Human milk oligosaccharides protect bladder epithelial cells against uropathogenic Escherichia coli invasion and cytotoxicity [J]. J Infect Dis, 2014, 209 (3): 389-398.

[33] Manthey CF, Autran CA, Eckmann L, et al. Human milk oligosaccharides protect against enteropathogenic Escherichia coli attachment in vitro and EPEC colonization in suckling mice [J]. J Pediatr Gastr Nutr, 2014, 58 (2): 165-168.

[34] Gonia S, Tuepker M, Heisel T, et al. Human milk oligosaccharides inhibit candida albicans invasion of human premature intestinal epithelial cells [J]. J Nutr, 2015, 145 (9): 1992-1998.

[35] Lin AE, Autran CA, Szyszka A, et al. Human milk oligosaccharides inhibit growth of group B Streptococcus [J]. JBC, 2017, 292 (27): 11243-11249.

[36] Canfora EE, Jocken JW, Blaak EE. Short-chain fatty acids in control of body weight and insulin sensitivity [J]. Nat Rev Endocrinol, 2015, 11 (10): 577-591.

[37] Hur KY, Lee MS. Gut microbiota and metabolic disorders [J]. Diabetes Metab J, 2015, 39 (3): 198-203.

[38] Weichert S, Koromyslova A, Singh BK, et al. Structural basis for norovirus inhibition by human milk oligosaccharides [J]. J Virol, 2016, 90 (9): 4843-4848.

[39] Bode L. Human milk oligosaccharides: every baby needs a sugar mama [J]. Glycobiology, 2012, 22 (9): 1147-1162.

[40] Lane JA, O'callaghan J, Carrington SD, et al. Transcriptional response of HT-29 intestinal epithelial cells to human and bovine milk oligosaccharides [J]. Brit J Nutr, 2013, 110 (12): 2127-2137.

[41] He Y, Liu S, Kling DE, et al. The human milk oligosaccharide 2'-fucosyllactose modulates CD14 expression in human enterocytes, thereby attenuating LPS-induced inflammation [J]. Gut, 2016, 65 (1): 33-46.

[42] Wang J, Chen C, Yu Z, et al. Relative fermentation of oligosaccharides from human milk and plants by gut microbes [J]. Eur Food Res Technol, 2017, 243 (1): 133-146.

[43] Bode L, Kunz C, Muhly-Reinholz M, et al. Inhibition of monocyte, lymphocyte, and neutrophil adhesion to endothelial cells by human milk oligosaccharides [J]. Thromb Haemost, 2004, 92 (6): 1402-1410.

[44] Yu ZT, Nanthakumar NN, Newburg DS. The human milk oligosaccharide 2'-fucosyllactose quenches campylobacter jejuni-induced inflammation in human epithelial cells HEp-2 and HT-29 and in mouse intestinal mucosa [J]. J Nutr, 2016, 146 (10): 1980-1990.

[45] Morozov V, Hansman G, Hanisch FG, et al. Human milk oligosaccharides as promising antivirals [J]. Mol Nutr Food Res, 2018, 62 (6): e1700679.

[46] Duska-Mcewen G, Senft AP, Ruetschilling TL, et al. Human milk oligosaccharides enhance innate immunity to respiratory syncytial virus and influenza in vitro [J]. FNS, 2014, 5: 1387-1398.

[47] Hanisch FG, Hansman GS, Morozov V, et al. Avidity of α-fucose on human milk oligosaccharides and blood group-unrelated oligo/polyfucoses is essential for potent norovirus-binding targets [J]. JBC, 2018, 293 (30): 11955-11965.

[48] Albenberg L, Esipova TV, Judge CP, et al. Correlation between intraluminal oxygen gradient and radial partitioning of intestinal microbiota [J]. Gastroenterology, 2014, 147 (5): 1055-1063.

[49] Chu DM, Ma J, Prince AL, et al. Maturation of the infant microbiome community structure and function across multiple body sites and in relation to mode of delivery [J]. Nat Med, 2017, 23 (3): 314-326.

[50] Van Daele E, Knol J, Belzer C. Microbial transmission from mother to child: improving infant intestinal microbiota development by identifying the obstacles [J]. Crit Rev Microbiol, 2019, 45 (5-6): 613-648.

[51] Yu ZT, Chen C, Newburg DS. Utilization of major fucosylated and sialylated human milk oligosaccharides by isolated human gut microbes [J]. Glycobiology, 2013, 23 (11): 1281-1292.

[52] Thomson P, Medina DA, Garrido D. Human milk oligosaccharides and infant gut bifidobacteria: Molecular strategies for their utilization [J]. Food Microbiol, 2018, 75: 37-46.

[53] Zhang B, Li LQ, Liu F, et al. Human milk oligosaccharides and infant gut microbiota: Molecular structures, utilization strategies and immune function [J]. Carbohydr Polym, 2022, 276: 118738.

[54] Lewis ZT, Totten SM, Smilowitz JT, et al. Maternal fucosyltransferase 2 status affects the gut bifidobacterial communities of breastfed infants [J]. Microbiome, 2015, 3: 13.

[55] Yu ZT, Chen C, Kling DE, et al. The principal fucosylated oligosaccharides of human milk exhibit prebiotic properties on cultured infant microbiota [J]. Glycobiology, 2013, 23 (2): 169-177.

[56] Berger B, Porta N, Foata F, et al. Linking human milk oligosaccharides, infant fecal community types, and later risk to require antibiotics [J]. mBio, 2020, 11 (2): 157-168.

[57] Yu JC, Khodadadi H, Malik A, et al. Innate immunity of neonates and infants [J]. Front Immunol, 2018, 9: 1759.

[58] Zhang W, Yan J, Wu L, et al. In vitro immunomodulatory effects of human milk oligosaccharides on murine macrophage RAW264.7 cells [J]. Carbohydr Polym, 2019, 207: 230-238.

[59] Vancamelbeke M, Vermeire S. The intestinal barrier: a fundamental role in health and disease [J]. Expert Rev Gastroenterol Hepatol, 2017, 11 (9): 821-834.

[60] Cheng L, Kong C, Walvoort MTC, et al. Human milk oligosaccharides differently modulate goblet cells under homeostatic, proinflammatory conditions and ER stress [J]. Mol Nutr Food Res, 2020, 64 (5): e1900976.

[61] Wu RY, Li B, Koike Y, et al. Human milk oligosaccharides increase mucin expression in experimental necrotizing enterocolitis [J]. Mol Nutr Food Res, 2019, 63 (3): e1800658.

[62] Kong C, Elderman M, Cheng L, et al. Modulation of intestinal epithelial glycocalyx development by human milk oligosaccharides and non-digestible carbohydrates [J]. Mol Nutr Food Res, 2019, 63 (17): e1900303.

[63] Kuntz S, Rudloff S, Kunz C. Oligosaccharides from human milk influence growth-related characteristics of intestinally transformed and non-transformed intestinal cells [J]. Brit J Nutr, 2008, 99 (3): 462-471.

[64] Zenhom M, Hyder A, De Vrese M, et al. Prebiotic oligosaccharides reduce proinflammatory cytokines in intestinal Caco-2 cells via activation of PPARγ and peptidoglycan recognition protein 3 [J]. J Nutr, 2011, 141 (5): 971-977.

[65] Holscher HD, Davis SR, Tappenden KA. Human milk oligosaccharides influence maturation of

human intestinal Caco-2Bbe and HT-29 cell lines [J]. J Nutr, 2014, 144 (5): 586-591.

[66] Holscher HD, Bode L, Tappenden KA. Human milk oligosaccharides influence intestinal epithelial cell maturation in vitro [J]. J Pediatr Gastr Nutr, 2017, 64 (2): 296-301.

[67] Jensen RG. The lipids in human milk [J]. Prog Lipid Res, 1996, 35 (1): 53-92.

[68] Liu Z, Rochfort S, Cocks B. Milk lipidomics: what we know and what we don't [J]. Prog Lipid Res, 2018, 71: 70-85.

[69] Prell C, Koletzko B. Breastfeeding and complementary feeding [J]. Dtsch Arztebl Int, 2016, 113 (25): 435-444.

[70] Delplanque B, Gibson R, Koletzko B, et al. Lipid quality in infant nutrition: current knowledge and future opportunities [J]. J Pediatr Gastr Nutr, 2015, 61 (1): 8-17.

[71] Martini M, Salari F, Altomonte I. The macrostructure of milk lipids: the fat globules [J]. Crit Rev Food Sci Nutr, 2016, 56 (7): 1209-1221.

[72] Innis SM. Dietary triacylglycerol structure and its role in infant nutrition [J]. Adv Nutr (Bethesda, Md), 2011, 2 (3): 275-283.

[73] Harzer G, Haug M, Dieterich I, et al. Changing patterns of human milk lipids in the course of the lactation and during the day [J]. Am J Clin Nutr, 1983, 37 (4): 612-621.

[74] Daly SE, Di Rosso A, Owens RA, et al. Degree of breast emptying explains changes in the fat content, but not fatty acid composition, of human milk [J]. Exp Physiol, 1993, 78 (6): 741-755.

[75] Gibson RA, Kneebone GM. Effect of sampling on fatty acid composition of human colostrum [J]. J Nutr, 1980, 110 (8): 1671-1675.

[76] Khan S, Hepworth AR, Prime DK, et al. Variation in fat, lactose, and protein composition in breast milk over 24 hours: associations with infant feeding patterns [J]. J Hum Lact, 2013, 29 (1): 81-89.

[77] Jensen RG, Ferris AM, Lammi-Keefe CJ, et al. Lipids of bovine and human milks: a comparison [J]. J Dairy Sci, 1990, 73 (2): 223-240.

[78] Anderson JW, Johnstone BM, Remley DT. Breast-feeding and cognitive development: a meta-analysis [J]. Am J Clin Nutr, 1999, 70 (4): 525-535.

[79] Murthy AV, Guyomarc'h F, Lopez C. Cholesterol decreases the size and the mechanical resistance to rupture of sphingomyelin rich domains, in lipid bilayers studied as a model of the milk fat globule membrane [J]. Langmuir, 2016, 32 (26): 6757-6765.

[80] Lee H, Padhi E, Hasegawa Y, et al. Compositional dynamics of the milk fat globule and its role in infant development [J]. Front Pediatr, 2018, 6: 313.

[81] Argov N, Wachsmann-Hogiu S, Freeman SL, et al. Size-dependent lipid content in human milk fat globules [J]. J Agr Food Chem, 2008, 56 (16): 7446-7450.

[82] Zou XQ, Guo Z, Huang JH, et al. Human milk fat globules from different stages of lactation: a lipid composition analysis and microstructure characterization [J]. J Agr Food Chem, 2012, 60 (29): 7158-7167.

[83] Brockerhoff H. Fatty acid distribution patterns of animal depot fats [J]. Comp Biochem Physiol, 1966, 19 (1): 1-12.

[84] Kallio H, Nylund M, Boström P, et al. Triacylglycerol regioisomers in human milk resolved with an algorithmic novel electrospray ionization tandem mass spectrometry method [J]. Food Chem, 2017, 233: 351-360.

[85] Demmelmair H, Koletzko B. Lipids in human milk [J]. Best Pract Res Clin Endocrinol Metab, 2018, 32 (1): 57-68.

[86] Neville MC, Picciano MF. Regulation of milk lipid secretion and composition [J]. Annu Rev Nutr, 1997, 17: 159-183.

[87] Lönnerdal B. Effects of maternal dietary intake on human milk composition [J]. The J Nutr, 1986, 116 (4): 499-513.

[88] Zhao P, Zhang S, Liu L, et al. Differences in the triacylglycerol and fatty acid compositions of human colostrum and mature milk [J]. J Agr Food Chem, 2018, 66 (17): 4571-4579.

[89] Koletzko B, Thiel I, Abiodun PO. Fatty acid composition of mature human milk in Nigeria [J]. Z Ernahrungswiss, 1991, 30 (4): 289-297.

[90] Nasser R, Stephen AM, Goh YK, et al. The effect of a controlled manipulation of maternal dietary fat intake on medium and long chain fatty acids in human breast milk in Saskatoon, Canada [J].

Int Breastfeed J，2010，5：3.

[91] Wei W，Jin Q，Wang X. Human milk fat substitutes：past achievements and current trends [J]．Prog Lipid Res，2019，74：69-86.

[92] Lopez C，Ménard O. Human milk fat globules：polar lipid composition and in situ structural investigations revealing the heterogeneous distribution of proteins and the lateral segregation of sphingomyelin in the biological membrane [J]．Colloids Surf B Biointerfaces，2011，83（1）：29-41.

[93] Cilla A，Diego QK，Barberá R，et al. Phospholipids in human milk and infant formulas：benefits and needs for correct infant nutrition [J]．Crit Rev Food Sci Nutr，2016，56（11）：1880-1892.

[94] Deeth HC. The role of phospholipids in the stability of milk fat globules [J]．Aust J Dairy Technol，1997，52（1）：44-46.

[95] Wang L，Shimizu Y，Kaneko S，et al. Comparison of the fatty acid composition of total lipids and phospholipids in breast milk from Japanese women [J]．Pediatr Int，2000，42（1）：14-20.

[96] Bitman J，Wood DL，Mehta NR，et al. Comparison of the phospholipid composition of breast milk from mothers of term and preterm infants during lactation [J]．Am J Clin Nutr，1984，40（5）：1103-1119.

[97] Motouri M，Matsuyama H，Yamamura J，et al. Milk sphingomyelin accelerates enzymatic and morphological maturation of the intestine in artificially reared rats [J]．J Pediatr Gastr Nutrition，2003，36（2）：241-247.

[98] Zeisel SH. The fetal origins of memory：the role of dietary choline in optimal brain development [J]．J Pediatr，2006，149（5 Suppl）：S131-136.

[99] Elisa Pane. Scientific opinion on the substantiation of health claims related to choline and contribution to normal lipid metabolism（ID 3186），maintenance of normal liver function（ID 1501），contribution to normal homocysteine metabolism（ID 3090），maintenance of nor [J]．Efsa Journal，2011（8）：172-175.

[100] Sánchez-Hernández S，Esteban-Muñoz A，Giménez-Martínez R，et al. A comparison of changes in the fatty acid profile of human milk of spanish lactating women during the first month of lactation using gas chromatography-mass spectrometry. a comparison with infant formulas [J]．Nutrients，2019，11（12）：82-87.

[101] Jensen C，Buist NR，Wilson T. Absorption of individual fatty acids from long chain or medium chain triglycerides in very small infants [J]．Am J Clin Nutr，1986，43（5）：745-751.

[102] Béghin L，Marchandise X，Lien E，et al. Growth，stool consistency and bone mineral content in healthy term infants fed sn-2-palmitate-enriched starter infant formula：a randomized，double-blind，multicentre clinical trial [J]．Clin Nutr，2019，38（3）：1023-1030.

[103] Lien EL. The role of fatty acid composition and positional distribution in fat absorption in infants [J]．J Pediatr，1994，125（5 Pt 2）：S62-S68.

[104] Nelson SE，Rogers RR，Frantz JA，et al. Palm olein in infant formula：absorption of fat and minerals by normal infants [J]．Am J Clin Nutr，1996，64（3）：291-296.

[105] Yao M，Lien EL，Capeding MR，et al. Effects of term infant formulas containing high sn-2 palmitate with and without oligofructose on stool composition，stool characteristics，and bifidogenicity [J]．J Pediatr Gastr Nutr，2014，59（4）：440-448.

[106] Jiang T，Liu B，Li J，et al. Association between sn-2 fatty acid profiles of breast milk and development of the infant intestinal microbiome [J]．Food Funct，2018，9（2）：1028-1037.

[107] Gutiérrez-García AG，Contreras CM，Díaz-Marte C. Myristic acid in amniotic fluid produces appetitive responses in human newborns [J]．Early Hum Dev，2017，115：32-37.

[108] Giuffrida F，Fleith M，Goyer A，et al. Human milk fatty acid composition and its association with maternal blood and adipose tissue fatty acid content in a cohort of women from Europe [J]．Eur J Nutr，2022，61（4）：2167-2182.

[109] Khor GL，Tan SS，Stoutjesdijk E，et al. Temporal changes in breast milk fatty acids contents：a case study of malay breastfeeding women [J]．Nutrients，2020，13（1）：101.

[110] Schwingshackl L，Hoffmann G. Monounsaturated fatty acids，olive oil and health status：a systematic review and meta-analysis of cohort studies [J]．Lipids Health Dis，2014，13：154.

[111] Antonakou A，Skenderi KP，Chiou A，et al. Breast milk fat concentration and fatty acid pattern during the first six months in exclusively breastfeeding Greek women [J]．Eur J Nutr，2013，52（3）：963-973.

[112] Wu W, Balter A, Vodsky V, et al. Chinese breast milk fat composition and its associated dietary factors: a pilot study on lactating mothers in Beijing [J]. Frontiers in Nutrition, 2021, 8: 606950.

[113] Finley DA, Lönnerdal B, Dewey KG, et al. Breast milk composition: fat content and fatty acid composition in vegetarians and non-vegetarians [J]. Am J Clin Nutr, 1985, 41 (4): 787-800.

[114] Zhang N, Zeng JP, Wu YP, et al. Human milk sn-2 palmitate triglyceride rich in linoleic acid had lower digestibility but higher absorptivity compared with the sn-2 palmitate triglyceride rich in oleic acid in vitro [J]. J Agr Food Chem, 2021, 69 (32): 9137-9146.

[115] Estévez-González MD, Saavedra-Santana P, Betancor-León P. Reduction of serum cholesterol and low-density lipoprotein cholesterol levels in a juvenile population after isocaloric substitution of whole milk with a milk preparation (skimmed milk enriched with oleic acid) [J]. J Pediatr, 1998, 132 (1): 85-89.

[116] Mclaren DS, Ajans ZA, Awdeh Z. Composition of human adipose tissue, with special reference to site and age differences [J]. Am J Clin Nutr, 1965, 17 (3): 171-176.

[117] Cao H, Gerhold K, Mayers JR, et al. Identification of a lipokine, a lipid hormone linking adipose tissue to systemic metabolism [J]. Cell, 2008, 134 (6): 933-944.

[118] Warensjö E, Ohrvall M, Vessby B. Fatty acid composition and estimated desaturase activities are associated with obesity and lifestyle variables in men and women [J]. Nutr Metab Cardiovasc Dis, 2006, 16 (2): 128-136.

[119] Guxens M, Mendez MA, Moltó-Puigmartí C, et al. Breastfeeding, long-chain polyunsaturated fatty acids in colostrum, and infant mental development [J]. Pediatrics, 2011, 128 (4): e880-e889.

[120] Brenna JT, Varamini B, Jensen RG, et al. Docosahexaenoic and arachidonic acid concentrations in human breast milk worldwide [J]. Am J Clin Nutr, 2007, 85 (6): 1457-1464.

[121] Salem N Jr., Wegher B, Mena P, et al. Arachidonic and docosahexaenoic acids are biosynthesized from their 18-carbon precursors in human infants [J]. Proc Natl Acad Sci U S A, 1996, 93 (1): 49-54.

[122] Harris WS, Connor WE, Lindsey S. Will dietary omega-3 fatty acids change the composition of human milk? [J]. Am J Clin Nutr, 1984, 40 (4): 780-785.

[123] Smit EN, Koopmann M, Boersma ER, et al. Effect of supplementation of arachidonic acid (AA) or a combination of AA plus docosahexaenoic acid on breastmilk fatty acid composition [J]. Prostaglandins Leukot Essent Fatty Acids, 2000, 62 (6): 335-340.

[124] Del Prado M, Villalpando S, Elizondo A, et al. Contribution of dietary and newly formed arachidonic acid to human milk lipids in women eating a low-fat diet [J]. Am J Clin Nutr, 2001, 74 (2): 242-247.

[125] Carnielli VP, Simonato M, Verlato G, et al. Synthesis of long-chain polyunsaturated fatty acids in preterm newborns fed formula with long-chain polyunsaturated fatty acids [J]. Am J Clin Nutr, 2007, 86 (5): 1323-1330.

[126] Hadley KB, Ryan AS, Forsyth S, et al. The Essentiality of arachidonic acid in infant development [J]. Nutrients, 2016, 8 (4): 216.

[127] Carlson SE, Werkman SH, Peeples JM, et al. Arachidonic acid status correlates with first year growth in preterm infants [J]. Proc Natl Acad Sci USA, 1993, 90 (3): 1073-1077.

[128] Makrides M, Neumann MA, Byard RW, et al. Fatty acid composition of brain, retina, and erythrocytes in breast- and formula-fed infants [J]. Am J Clin Nutr, 1994, 60 (2): 189-194.

[129] Martinez M. Tissue levels of polyunsaturated fatty acids during early human development [J]. J Pediatr, 1992, 120 (4 Pt 2): S129-S138.

[130] Auestad N, Scott DT, Janowsky JS, et al. Visual, cognitive, and language assessments at 39 months: a follow-up study of children fed formulas containing long-chain polyunsaturated fatty acids to 1 year of age [J]. Pediatrics, 2003, 112 (3 Pt 1): e177-e183.

[131] Colombo J, Jill SD, Kerling EH, et al. Docosahexaenoic acid (DHA) and arachidonic acid (ARA) balance in developmental outcomes [J]. Prostaglandins Leukot Essent Fatty Acids, 2017, 121: 52-56.

[132] Hsieh AT, Anthony JC, Diersen-Schade DA, et al. The influence of moderate and high dietary long chain polyunsaturated fatty acids (LCPUFA) on baboon neonate tissue fatty acids [J]. Pediatr Res, 2007, 61 (5 Pt 1): 537-545.

[133] Hoffman DR, Birch EE, Castañeda YS, et al. Visual function in breast-fed term infants weaned to formula with or without long-chain polyunsaturates at 4 to 6 months: a randomized clinical trial [J]. J Pediatr, 2003, 142 (6): 669-677.

[134] Calder PC. N-3 polyunsaturated fatty acids and inflammation: from molecular biology to the clinic [J]. Lipids, 2003, 38 (4): 343-352.

[135] Neu J, Wu-Wang CY, Measel CP, et al. Prostaglandin concentrations in human milk [J]. Am J Clin Nutr, 1988, 47 (4): 649-652.

[136] Craig-Schmidt MC, Weete JD, Faircloth SA, et al. The effect of hydrogenated fat in the diet of nursing mothers on lipid composition and prostaglandin content of human milk [J]. Am J Clin Nutr, 1984, 39 (5): 778-786.

[137] Robert A, Nezamis JE, Lancaster C, et al. Cytoprotection by prostaglandins in rats. Prevention of gastric necrosis produced by alcohol, HCl, NaOH, hypertonic NaCl, and thermal injury [J]. Gastroenterology, 1979, 77 (3): 433-443.

[138] Baker EJ, Miles EA, Burdge GC, et al. Metabolism and functional effects of plant-derived omega-3 fatty acids in humans [J]. Prog Lipid Res, 2016, 64: 30-56.

[139] Lin YH, Llanos A, Mena P, et al. Compartmental analyses of 2H5-alpha-linolenic acid and C-U-eicosapentaenoic acid toward synthesis of plasma labeled 22: 6n-3 in newborn term infants [J]. Am J Clin Nutr, 2010, 92 (2): 284-293.

[140] Burdge GC, Calder PC. Conversion of alpha-linolenic acid to longer-chain polyunsaturated fatty acids in human adults [J]. Reprod Nutr Dev, 2005, 45 (5): 581-597.

[141] Olafsdottir AS, Thorsdottir I, Wagner KH, et al. Polyunsaturated fatty acids in the diet and breast milk of lactating icelandic women with traditional fish and cod liver oil consumption [J]. Ann Nutr Metab, 2006, 50 (3): 270-276.

[142] Jensen RG, Lammi-Keefe CJ, Henderson RA, et al. Effect of dietary intake of n-6 and n-3 fatty acids on the fatty acid composition of human milk in North America [J]. J Pediatr, 1992, 120 (4 Pt 2): S87-S92.

[143] Lehner A, Staub K, Aldakak L, et al. Impact of omega-3 fatty acid DHA and EPA supplementation in pregnant or breast-feeding women on cognitive performance of children: systematic review and meta-analysis [J]. Nutr Rev, 2021, 79 (5): 585-598.

[144] Chen CT, Kitson AP, Hopperton KE, et al. Plasma non-esterified docosahexaenoic acid is the major pool supplying the brain [J]. Sci Rep, 2015, 5: 15791.

[145] Umhau JC, Zhou W, Carson RE, et al. Imaging incorporation of circulating docosahexaenoic acid into the human brain using positron emission tomography [J]. J Lipid Res, 2009, 50 (7): 1259-1268.

[146] Pan Y, Scanlon MJ, Owada Y, et al. Fatty acid-binding protein 5 facilitates the blood-brain barrier transport of docosahexaenoic acid [J]. Mol Pharm, 2015, 12 (12): 4375-4385.

[147] Kennedy EP, Weiss SB. The function of cytidine coenzymes in the biosynthesis of phospholipides [J]. JBC, 1956, 222 (1): 193-214.

[148] Mun JG, Legette LL, Ikonte CJ, et al. Choline and DHA in maternal and infant nutrition: synergistic implications in brain and eye health [J]. Nutrients, 2019, 11 (5).

[149] Weiser MJ, Butt CM, Mohajeri MH. Docosahexaenoic acid and cognition throughout the lifespan [J]. Nutrients, 2016, 8 (2): 99.

[150] Hashimoto M, Hossain S, Al Mamun A, et al. Docosahexaenoic acid: one molecule diverse functions [J]. Crit Rev Biotechnol, 2017, 37 (5): 579-597.

[151] Yehuda S, Rabinovitz S, Mostofsky DI, et al. Essential fatty acid preparation improves biochemical and cognitive functions in experimental allergic encephalomyelitis rats [J]. Eur J Pharmacol, 1997, 328 (1): 23-29.

[152] Barkley RA. The executive functions and self-regulation: an evolutionary neuropsychological perspective [J]. Neuropsychol Rev, 2001, 11 (1): 1-29.

[153] Hart SL, Boylan LM, Carroll SR, et al. Brief report: newborn behavior differs with decosahexaenoic acid levels in breast milk [J]. J Pediatr Psychol, 2006, 31 (2): 221-226.

[154] Zheng L, Fleith M, Giuffrida F, et al. Dietary polar lipids and cognitive development: a narrative review [J]. Adv Nutr (Bethesda, Md), 2019, 10 (6): 1163-1176.

[155] Jensen CL, Voigt RG, Prager TC, et al. Effects of maternal docosahexaenoic acid intake on visual function and neurodevelopment in breastfed term infants [J]. Am J Clin Nutr, 2005, 82 (1):

125-132.

[156] Jensen CL, Voigt RG, Llorente AM, et al. Effects of early maternal docosahexaenoic acid intake on neuropsychological status and visual acuity at five years of age of breast-fed term infants [J]. J Pediatr, 2010, 157 (6): 900-905.

[157] Anderson RE, Risk M. Lipids of ocular tissues. IX. The phospholipids of frog photoreceptor membranes [J]. Vision Res, 1974, 14 (1): 129-131.

[158] Neuringer M, Anderson GJ, Connor WE. The essentiality of n-3 fatty acids for the development and function of the retina and brain [J]. Annu Rev Nutr, 1988, 8: 517-541.

[159] Birch EE, Hoffman DR, Castañeda YS, et al. A randomized controlled trial of long-chain polyunsaturated fatty acid supplementation of formula in term infants after weaning at 6 wk of age [J]. Am J Clin Nutr, 2002, 75 (3): 570-580.

[160] Birch EE, Hoffman DR, Uauy R, et al. Visual acuity and the essentiality of docosahexaenoic acid and arachidonic acid in the diet of term infants [J]. Pediatr Res, 1998, 44 (2): 201-209.

[161] Hoffman DR, Birch EE, Birch DG, et al. Impact of early dietary intake and blood lipid composition of long-chain polyunsaturated fatty acids on later visual development [J]. J Pediatr Gastr Nutr, 2000, 31 (5): 540-553.

[162] Goyens PL, Spilker ME, Zock PL, et al. Compartmental modeling to quantify alpha-linolenic acid conversion after longer term intake of multiple tracer boluses [J]. J Lipid Res, 2005, 46 (7): 1474-1483.

[163] Hussein N, Ah-Sing E, Wilkinson P, et al. Long-chain conversion of [13C] linoleic acid and alpha-linolenic acid in response to marked changes in their dietary intake in men [J]. J Lipid Res, 2005, 46 (2): 269-280.

[164] Rees D, Miles EA, Banerjee T, et al. Dose-related effects of eicosapentaenoic acid on innate immune function in healthy humans: a comparison of young and older men [J]. Am J Clin Nutr, 2006, 83 (2): 331-342.

[165] Healy DA, Wallace FA, Miles EA, et al. Effect of low-to-moderate amounts of dietary fish oil on neutrophil lipid composition and function [J]. Lipids, 2000, 35 (7): 763-768.

[166] Harbige LS. Dietary n-6 and n-3 fatty acids in immunity and autoimmune disease [J]. Proc Nutr Soc, 1998, 57 (4): 555-562.

[167] Smilowitz JT, Zivkovic AM, Wan YJ, et al. Nutritional lipidomics: molecular metabolism, analytics, and diagnostics [J]. Mol Nutr Food Res, 2013, 57 (8): 1319-1335.

[168] Jiang S, Pan J, Li Y, et al. Comprehensive human milk patterns are related to infant growth and allergy in the CHMP study [J]. Mol Nutr Food Res, 2021, 65 (17): e2100011.

[169] Zhu H, Liang A, Wang X, et al. Comparative analysis of triglycerides from different regions and mature lactation periods in Chinese Human Milk Project (CHMP) Study [J]. Frontiers in Nutrition, 2021, 8: 798821.

[170] Nutten S. Proteins, Peptides and amino acids: role in infant nutrition [J]. Nestle Nutr Inst Workshop Ser, 2016, 86: 1-10.

[171] National Research Council Subcommittee On The Tenth Edition Of The Recommended Dietary A. The National Academies Collection: Reports funded by National Institutes of Health [M]. Washington: National Academies Press, 1989.

[172] Coscia A, Orrù S, Di Nicola P, et al. Detection of cow's milk proteins and minor components in human milk using proteomics techniques [J]. J Matern-Fetal Neo M, 2012, 25 (Suppl 4): S54-S56.

[173] Dallas DC, Guerrero A, Khaldi N, et al. Extensive in vivo human milk peptidomics reveals specific proteolysis yielding protective antimicrobial peptides [J]. J Proteome Res, 2013, 12 (5): 2295-2304.

[174] Donovan SM. The Role of lactoferrin in gastrointestinal and immune development and function: a preclinical perspective [J]. J Pediatr, 2016, 173 (Suppl): S16-S28.

[175] 毕烨, 洪新宇, 董彩霞, 等. 中国城乡乳母不同泌乳阶段乳汁中宏量营养素含量的研究 [J]. 营养学报, 2021, 43 (04): 322-327.

[176] 王杰, 许丽丽, 任一平, 等. 中国城乡乳母不同泌乳阶段母乳蛋白质组成含量的研究 [J]. 营养学报, 2021, 43 (04): 328-333.

[177] Gidrewicz DA, Fenton TR. A systematic review and meta-analysis of the nutrient content of preterm and term breast milk [J]. BMC Pediatr, 2014, 14: 216.

[178] Kreissl A, Zwiauer V, REPA A, et al. Human Milk Analyser shows that the lactation period affects protein levels in preterm breastmilk [J]. Acta Paediatrica, 2016, 105 (6)：635-640.

[179] 何必子, 孙秀静, 全美盈, 等. 早产母乳营养成分的分析 [J]. 中国当代儿科杂志, 2014, 16 (07)：679-683.

[180] Nommsen LA, Lovelady CA, Heinig MJ, et al. Determinants of energy, protein, lipid, and lactose concentrations in human milk during the first 12 mo of lactation：the DARLING Study [J]. Am J Clin Nutr, 1991, 53 (2)：457-465.

[181] 柏丹丹. 母乳营养成分含量的测定 [D]. 苏州：苏州大学, 2013.

[182] 景萌娜, 姜铁民, 刘斌, 等. 母乳和牛乳中乳脂肪球膜蛋白质的差异分析 [J]. 食品科学, 2016, 37 (20)：69-74.

[183] 靳登鹏, 周雄, 刘焕, 等. 基于免疫亲和层析和 ProteoMiner 处理的母乳乳清蛋白质组学分析 [J]. 食品科学, 2020, 41 (24)：54-60.

[184] Walker WA, Iyengar RS. Breast milk, microbiota, and intestinal immune homeostasis [J]. Pediatr Res, 2015, 77 (1-2)：220-228.

[185] Rochow N, Landau-Crangle E, Fusch C. Challenges in breast milk fortification for preterm infants [J]. Curr Opin Clin Nutr Metab Care, 2015, 18 (3)：276-284.

[186] Dallas DC, Guerrero A, Khaldi N, et al. A peptidomic analysis of human milk digestion in the infant stomach reveals protein-specific degradation patterns [J]. J Nutr, 2014, 144 (6)：815-820.

[187] Kibangou IB, Bouhallab S, Henry G, et al. Milk proteins and iron absorption：contrasting effects of different caseinophosphopeptides [J]. Pediatr Res, 2005, 58 (4)：731-734.

[188] Gao X, Mcmahon RJ, Woo JG, et al. Temporal changes in milk proteomes reveal developing milk functions [J]. J Proteome Res, 2012, 11 (7)：3897-3907.

[189] Zhang Q, Cundiff JK, Maria SD, et al. Quantitative analysis of the human milk whey proteome reveals developing milk and mammary-gland functions across the first year of lactation [J]. Proteomes, 2013, 1 (2)：128-158.

[190] Lawrence RM, Lawrence RA. Breast milk and infection [J]. Clin Perinatol, 2004, 31 (3)：501-528.

[191] Jatsyk GV, Kuvaeva IB, Gribakin SG. Immunological protection of the neonatal gastrointestinal tract：the importance of breast feeding [J]. Acta Paediatr Scand, 1985, 74 (2)：246-249.

[192] Goldman AS. Modulation of the gastrointestinal tract of infants by human milk. Interfaces and interactions. An evolutionary perspective [J]. J Nutr, 2000, 130 (2S Suppl)：426s-431s.

[193] Shahid NS, Steinhoff MC, Roy E, et al. Placental and breast transfer of antibodies after maternal immunization with polysaccharide meningococcal vaccine：a randomized, controlled evaluation [J]. Vaccine, 2002, 20 (17-18)：2404-2409.

[194] Mather IH. A review and proposed nomenclature for major proteins of the milk-fat globule membrane [J]. J Dairy Sci, 2000, 83 (2)：203-247.

[195] Black ME, Armstrong D. Human-milk lactadherin in protection against rotavirus [J]. Lancet, 1998, 351 (9118)：1815-1816.

[196] Singh KS, Singh BP, Rokana N, et al. Bio-therapeutics from human milk：prospects and perspectives [J]. J Appl Microbiol, 2021, 131 (6)：2669-2687.

[197] Panwar H. Biologically active components of human and bovine milk as potent antimicrobial agents, [J]. J Inno Biol, 2014, 1 (2)：97-104.

[198] Korhonen H, Pihlanto A. Bioactive peptides：production and functionality [J]. Int Dairy J, 2006, 16 (9)：945-960.

[199] 蒋海萍, 廖丹葵, 童张法. 抗氧化活性肽的研究进展 [J]. 广西科学, 2015, 22 (01)：60-64.

[200] 王立博, 陈复生. 大豆活性肽生理保健功能研究进展 [J]. 食品与机械, 2016, 32 (02)：198-201.

[201] Matos C, Ribeiro M, Guerra A. Breastfeeding：antioxidative properties of breast milk [J]. J Appl Biomed, 2015, 13 (3)：169-180.

[202] Mohanty DP, Mohapatra S, Misra S, et al. Milk derived bioactive peptides and their impact on human health - A review [J]. Saudi J Biol Sci, 2016, 23 (5)：577-583.

[203] 包晓明. 一种新型母乳抗菌肽 CN20 在大肠杆菌中的融合表达、纯化及其活性研究 [D]. 南京：南京师范大学, 2017.

[204] 于文皓. 人乳内源肽组成及其与泌乳期的相关性研究 [D]. 大连：大连海洋大学，2019.

[205] Sun Y，Zhou Y，Liu X，et al. Antimicrobial activity and mechanism of PDC213，an endogenous peptide from human milk [J]. Biochem Biophys Res Commun，2017，484（1）：132-137.

[206] Wang X，Sun Y，Wang F，et al. A novel endogenous antimicrobial peptide CAMP（211-225）derived from casein in human milk [J]. Food Funct，2020，11（3）：2291-2298.

[207] Fu Y，Ji C，Chen X，et al. Investigation into the antimicrobial action and mechanism of a novel endogenous peptide β-casein 197 from human milk [J]. AMB Express，2017，7（1）：119.

[208] Zhu J，Liu M，Xing Y. Preterm birth and human milk proteome：are we ready for individualized fortification? [J]. Curr Opin Clin Nutr Metab Care，2022，25（3）：216-222.

[209] Haschke F，Haiden N，Thakkar SK. Nutritive and bioactive proteins in breastmilk [J]. Ann Nutr Metab，2016，69（Suppl 2）：17-26.

[210] Singh A，Enjapoori A K，Gibert Y，et al. The protective effects of human milk-derived peptides on the pancreatic islet biology [J]. Biol Open，2020，9（8）.

[211] Xiao T，Zeng J，Qiu L，et al. Combining in silico and in vitro approaches to identify endogenous hypoglycemic peptides from human milk [J]. Food Funct，2022，13（5）：2899-2912.

[212] Rubak YT，Nuraida L，Iswantini D，et al. Angiotensin-I-converting enzyme inhibitory peptides in goat milk fermented by lactic acid bacteria isolated from fermented food and breast milk [J]. Food Sci Anim Resour，2022，42（1）：46-60.

[213] Demers-Mathieu V，Underwood MA，Beverly RL，et al. Comparison of human milk immunoglobulin survival during gastric digestion between preterm and term infants [J]. Nutrients，2018，10（5）：631.

[214] Cai J，Li X，Wang X，et al. A human β-casein-derived peptide BCCY-1 modulates the innate immune response [J]. Food Chem，2021，348：129111.

[215] Cai J，Cui X，Wang X，et al. A novel anti-infective peptide BCCY-1 with immunomodulatory activities [J]. Front Immunol，2021，12：713960.

[216] 张玉梅，石羽杰，张健，等. 母乳 α- 乳清蛋白、β- 酪蛋白与婴幼儿健康的研究进展 [J]. 营养学报，2020，42（01）：78-82.

[217] Berthou J，Migliore-Samour D，Lifchitz A，et al. Immunostimulating properties and three-dimensional structure of two tripeptides from human and cow caseins [J]. FEBS Lett，1987，218（1）：55-58.

[218] Jaziri M，Migliore-Samour D，Casabianca-Pignède MR，et al. Specific binding sites on human phagocytic blood cells for Gly-Leu-Phe and Val-Glu-Pro-Ile-Pro-Tyr，immunostimulating peptides from human milk proteins [J]. Biochim Biophys Acta，1992，1160（3）：251-261.

[219] Thiruvengadam M，Venkidasamy B，Thirupathi P，et al. β-casomorphin：a complete health perspective [J]. Food Chem，2021，337：127765.

[220] Lopez C，Adelfio A，Wall AM，et al. Human milk and infant formulae：peptide differences and the opportunity to address the functional gap [J]. Curr Res Food Sci，2020，3：217-226.

[221] Hsieh CC，Hernández-Ledesma B，Fernández-Tomé S，et al. Milk proteins，peptides，and oligosaccharides：effects against the 21st century disorders [J]. Biomed Res Int，2015，2015：146840.

[222] Chiangjong W，Panachan J，Vanichapol T，et al. HMP-S7 is a novel anti-leukemic peptide discovered from human milk [J]. Biomedicines，2021，9（8）：981.

[223] Suwaydi MA，Gridneva Z，Perrella S L，et al. Human milk metabolic hormones：analytical methods and current understanding [J]. Int J Mol Sci，2021，22（16）：8708.

[224] Gila-Diaz A，Arribas SM，Algara A，et al. A review of bioactive factors in human breastmilk：a focus on prematurity [J]. Nutrients，2019，11（6）：1307.

[225] 谢咏梅，高珊，王丽媛，等. 母乳胃肠肽表达与其过敏症的临床分析 [J]. 四川大学学报（医学版），2017，48（01）：147-150.

[226] Kim SY，Yi DY. Components of human breast milk：from macronutrient to microbiome and microRNA [J]. Clin Exp Pediatr，2020，63（8）：301-309.

[227] Shimizu H，Ohsaki A，Oh IS，et al. A new anorexigenic protein，nesfatin-1 [J]. Peptides，2009，30（5）：995-998.

[228] Ballard O，Morrow AL. Human milk composition：nutrients and bioactive factors [J]. Pediatr Clin North Am，2013，60（1）：49-74.

[229] Garofalo R. Cytokines in human milk [J]. J Pediatr，2010，156（2 Suppl）：S36-S40.

[230] 孙延春. 酪蛋白磷酸肽应用研究进展 [J]. 中国乳品工业, 2011, 39 (02): 53-55.

[231] Etcheverry P, Wallingford JC, Miller DD, et al. Calcium, zinc, and iron bioavailabilities from a commercial human milk fortifier: a comparison study [J]. J Dairy Sci, 2004, 87 (11): 3629-3637.

[232] Li Y, Cui X, Wang X, et al. Human milk derived peptide AOPDM1 attenuates obesity by restricting adipogenic differentiation through MAPK signalling [J]. Biochim Biophys Acta Gen Subj, 2021, 1865 (3): 129836.

[233] Froehlich JW, Dodds ED, Barboza M, et al. Glycoprotein expression in human milk during lactation [J]. J Agr Food Chem, 2010, 58 (10): 6440-6448.

[234] Chung CY, Majewska NI, Wang Q, et al. SnapShot: N-glycosylation processing pathways across kingdoms [J]. Cell, 2017, 171 (1): 258.

[235] Orczyk-Pawiłowicz M, Hirnle L, Berghausen-Mazur M, et al. Lactation stage-related expression of sialylated and fucosylated glycotopes of human milk α-1-acid glycoprotein [J]. Breastfeed Med, 2014, 9 (6): 313-319.

[236] Georgi G, Bartke N, Wiens F, et al. Functional glycans and glycoconjugates in human milk [J]. Am J Clin Nutr, 2013, 98 (2): 578s-585s.

[237] Goonatilleke E, Huang J, Xu G, et al. Human milk proteins and their glycosylation exhibit quantitative dynamic variations during lactation [J]. J Nutr, 2019, 149 (8): 1317-1325.

[238] 任向楠, 荫士安, 杨晓光, 等. 人乳中氨基酸的含量及分析方法研究进展 [J]. 氨基酸和生物资源, 2013, 35 (03): 63-7.

[239] 翁梅倩, 田小琳, 吴圣楣, 等. 足月儿和早产儿母乳中游离和构成蛋白质的氨基酸含量动态比较 [J]. 上海医学, 1999, (04): 25-30.

[240] Zhang Z, Adelman AS, Rai D, et al. Amino acid profiles in term and preterm human milk through lactation: a systematic review [J]. Nutrients, 2013, 5 (12): 4800-4821.

[241] Pamblanco M, Portolés M, Paredes C, et al. Free amino acids in preterm and term milk from mothers delivering appropriate-or small-for-gestational-age infants [J]. Am J Clin Nutr, 1989, 50 (4): 778-781.

[242] 刘家浩, 李玉珍, 叶永军, 等. 人乳游离氨基酸的含量及动态变化 [J]. 营养学报, 1992, (02): 171-175.

[243] 段一凡, 任一平, 喻颖杰, 等. 中国城乡不同泌乳阶段母乳中氨基酸构成与含量的研究 [J]. 营养学报, 2021, 43 (04): 334-341.

[244] 穆闯录. 不同泌乳阶段牛羊乳及母乳中蛋白质和总氨基酸分析及评价 [D]. 咸阳: 西北农林科技大学, 2017.

[245] 任琦琦, 蒋士龙, 鄂志强, 等. 中国市售婴儿奶粉氨基酸与中国母乳成分动态变化差异研究 [J]. 中国乳品工业, 2020, 48 (05): 20-24, 64.

[246] 李娜, 田芳, 钱昌丽, 等. 中国不同哺乳阶段母乳中氨基酸含量研究 [J]. 营养学报, 2020, 42 (05): 435-441.

[247] 逄金柱, 刘正冬, 贾妮, 等. 我国南北城市 0 ~ 12 月不同泌乳阶段母乳蛋白质和氨基酸构成的纵向研究 [J]. 食品科学, 2019, 40 (05): 167-174.

[248] Larnkjær A, Bruun S, Pedersen D, et al. Free amino acids in human milk and associations with maternal anthropometry and infant growth [J]. J Pediatr Gastr Nutr, 2016, 63 (3): 374-378.

[249] Agostoni C, Carratù B, Boniglia C, et al. Free glutamine and glutamic acid increase in human milk through a three-month lactation period [J]. J Pediatr Gastr Nutr, 2000, 31 (5): 508-512.

[250] Van Sadelhoff JHJ, Wiertsema SP, Garssen J, et al. Free amino acids in human milk: a potential role for glutamine and glutamate in the protection against neonatal allergies and infections [J]. Front Immunol, 2020, 11: 1007.

[251] Tochitani S. Taurine: a maternally derived nutrient linking mother and offspring [J]. Metabolites, 2022, 12 (3): 228.

[252] Zanardo V, Bacolla G, Biasiolo M, et al. Free and bound tryptophan in human milk during early lactation [J]. Biol Neonate, 1989, 56 (1): 57-59.

[253] 杨王浩, 赵淑琴, 闫美淋, 等. 松果体外褪黑素研究进展 [J]. 动物医学进展, 2022, 43 (04): 74-81.

[254] Sánchez CL, Cubero J, Sánchez J, et al. Evolution of the circadian profile of human milk amino acids during breastfeeding [J]. J Appl Biomed, 2013, 11 (2): 59-70.

[255] Hołubiec P, Leończyk M, Staszewski F, et al. Pathophysiology and clinical management of

pellagra-a review [J]．Folia Med Cracov，2021，61（3）：125-137.

[256] Elisia I，Tsopmo A，Friel J K，et al. Tryptophan from human milk induces oxidative stress and upregulates the Nrf-2-mediated stress response in human intestinal cell lines [J]．J Nutr，2011，141（8）：1417-1423.

[257] Bulman A，D'cunha NM，Marx W，et al. Nutraceuticals as potential targets for the development of a functional beverage for improving sleep quality [J]．Beverages，2021，7（2）：33.

[258] Heine W. Is mother's milk the most suitable food for very low birth weight infants? [J]．Ear Hum Dev，1992，29（1-3）：345-350.

[259] 贾梦茵，侯建平，许淑芳，等．中国母乳中维生素状况综述及在配方奶粉产品中的思考 [C]．//2015 中国乳制品工业协会第二十一次年会论文集．[出版者不详] 2015：83-89.

[260] 孙丽，张士发．芜湖地区 622 例母乳营养成分检测分析 [J]．右江民族医学院学报，2020，42（06）：749-753.

[261] Soares MM，Silva MA，Garcia PPC，et al. Effect of vitamin A suplementation：a systematic review [J]．Cien Saude Colet，2019，24（3）：827-838.

[262] Dror DK，Allen LH. Retinol-to-fat ratio and retinol concentration in human milk show similar time trends and associations with maternal factors at the population level：a systematic review and meta-analysis [J]．Adv in Nutr（Bethesda，Md），2018，9（suppl 1）：332s-346s.

[263] Deminice TMM，Ferraz IS，Monteiro JP，et al. Vitamin A intake of Brazilian mothers and retinol concentrations in maternal blood，human milk，and the umbilical cord [J]．J Int Med Res，2018，46（4）：1555-1569.

[264] Tanumihardjo SA，Russell RM，Stephensen CB，et al. Biomarkers of nutrition for development（bond）-vitamin a review [J]．J Nutr，2016，146（9）：1816s-1848s.

[265] Parigi SM，Eldh M，Larssen P，et al. Breast milk and solid food shaping intestinal immunity [J]．Front Immunol，2015，6：415.

[266] 中国营养学会．中国居民膳食营养素参考摄入量（2013 版）[M]．北京：科学出版社，2014：322-323.

[267] De Vries JY，Pundir S，Mckenzie E，et al. Maternal circulating vitamin status and colostrum vitamin composition in healthy lactating women-a systematic approach [J]．Nutrients，2018，10（6）：5-11.

[268] Tomiya MT，De Arruda IK，Da Silva Diniz A，et al. The effect of vitamin A supplementation with 400 000 IU vs 200 000 IU on retinol concentrations in the breast milk：a randomized clinical trial [J]．Clin Nutr，2017，36（1）：100-106.

[269] Bechoff A，Dhuique-Mayer C. Factors influencing micronutrient bioavailability in biofortified crops [J]．Ann N Y Acad Sci，2017，1390（1）：74-87.

[270] Yang C，Chen J，Liu Z，et al. Prevalence and influence factors of vitamin A deficiency of Chinese pregnant women [J]．Nutr J，2016，15：12.

[271] 陈忱．各阶段母乳中维生素 A 含量测定与比较 [J]．中国乳业，2021，（05）：100-104.

[272] Fujita M，Lo YJ，Brindle E. Nutritional，inflammatory，and ecological correlates of maternal retinol allocation to breast milk in agro-pastoral Ariaal communities of northern Kenya [J]．Am J Hum Biol，2017，29（4）：10.

[273] Sámano R，Martínez-Rojano H，Hernández RM，et al. Retinol and α-tocopherol in the breast milk of women after a high-risk pregnancy [J]．Nutrients，2017，9（1）：213-220.

[274] 苏宜香．孕妇乳母膳食指南食物推荐摄入量解读 [J]．临床儿科杂志，2018，36（08）：645-648.

[275] 姚梅，赵琳．母乳中维生素 D 影响因素的分析 [J]．世界最新医学信息文摘（连续型电子期刊），2021，21（15）：127-131.

[276] Thorne-Lyman A，Fawzi WW. Vitamin D during pregnancy and maternal，neonatal and infant health outcomes：a systematic review and meta-analysis [J]．Paediatr Perinat Epidemiol，2012，26 Suppl 1（01）：S75-S90.

[277] 阎雪，韩笑，张会丰．2016 版营养性佝偻病防治全球共识"解读 [J]．中华儿科杂志，2016，54（12）：891-895.

[278] Við Streym S，Højskov CS，Møller UK，et al. Vitamin D content in human breast milk：a 9-mo follow-up study [J]．Am J Clin Nutr，2016，103（1）：107-114.

[279] Pasqualini L，Ministrini S，Macura A，et al. Increased bone resorption：a possible pathophysiological link between hypovitaminosis d and peripheral arterial disease [J]．Eur J Vasc

Endovasc Surg, 2016, 52 (3): 352-359.

[280] Stoutjesdijk E, Schaafsma A, Nhien NV, et al. Milk vitamin D in relation to the'adequate intake' for 0-6-month-old infants: a study in lactating women with different cultural backgrounds, living at different latitudes [J]. Brit J Nutr, 2017, 118 (10): 804-812.

[281] Wall CR, Stewart AW, Camargo CA Jr., et al. Vitamin D activity of breast milk in women randomly assigned to vitamin D3 supplementation during pregnancy [J]. Am J Clin Nutr, 2016, 103 (2): 382-388.

[282] Mustafa G, Asadi MA, Iqbal I, et al. Low vitamin D status in nursing Pakistani mothers in an environment of ample sunshine: a cross-sectional study [J]. BMC Pregnancy and Childbirth, 2018, 18 (1): 426.

[283] O'sullivan F, Raftery T, Van Weele M, et al. Sunshine is an important determinant of vitamin d status even among high-dose supplement users: secondary analysis of a randomized controlled trial in crohn's disease patients [J]. Photochem Photobiol, 2019, 95 (4): 1060-1067.

[284] Tsugawa N, Nishino M, Kuwabara A, et al. Comparison of vitamin D and 25-hydroxyvitamin D concentrations in human breast milk between 1989 and 2016-2017 [J]. Nutrients, 2021, 13 (2): 573.

[285] Hollis BW, Wagner CL, Howard CR, et al. Maternal versus infant vitamin d supplementation during lactation: a randomized controlled trial [J]. Pediatrics, 2015, 136 (4): 625-634.

[286] Panagos PG, Vishwanathan R, Penfield-Cyr A, et al. Breastmilk from obese mothers has pro-inflammatory properties and decreased neuroprotective factors [J]. J Perinatol, 2016, 36 (4): 284-290.

[287] Martysiak-Żurowska D, Szlagatys-Sidorkiewicz A, Zagierski M. Concentrations of alpha- and gamma-tocopherols in human breast milk during the first months of lactation and in infant formulas [J]. Matern Child Nutr, 2013, 9 (4): 473-482.

[288] Garcia L, Ribeiro K, Araújo K, et al. Alpha-tocopherol concentration in the colostrum of nursing women supplemented with retinyl palmitate and alpha-tocopherol [J]. J Hum Nutr Diet, 2010, 23 (5): 529-534.

[289] Lou Z, Wu K, Xu Y, et al. Contents and isomers distribution of vitamin E in human mature breast milk from six regions of China in 2018-2019 [J]. Journal of Hygiene Research, 2021, 50 (6): 914-918.

[290] Lima MS, Dimenstein R, Ribeiro KD. Vitamin E concentration in human milk and associated factors: a literature review [J]. Jornal de pediatria, 2014, 90 (5): 440-448.

[291] Vissers LET, Dalmeijer GW, Boer JMA, et al. The relationship between vitamin K and peripheral arterial disease [J]. Atherosclerosis, 2016, 252: 15-20.

[292] 梁俊英, 朱文彬. 浅谈维生素 K [J]. 医药前沿, 2017, 7 (9): 318-319.

[293] Shahrook S, Ota E, Hanada N, et al. Vitamin K supplementation during pregnancy for improving outcomes: a systematic review and meta-analysis [J]. Sci Rep, 2018, 8 (1): 11459.

[294] Araki S, Shirahata A. Vitamin K Deficiency Bleeding in Infancy [J]. Nutrients, 2020, 12 (3): 780.

[295] Hussein AG, Mohamed RH, Shalaby SM, et al. Vitamin K (2) alleviates type 2 diabetes in rats by induction of osteocalcin gene expression [J]. Nutrition (Burbank, Los Angeles County, Calif), 2018, 47: 33-38.

[296] Dihingia A, Ozah D, Ghosh S, et al. Vitamin K1 inversely correlates with glycemia and insulin resistance in patients with type 2 diabetes (T2D) and positively regulates SIRT1/AMPK pathway of glucose metabolism in liver of T2D mice and hepatocytes cultured in high glucose [J]. J Nutr Biochem, 2018, 52: 103-114.

[297] Dror DK, Allen LH. Overview of nutrients in human milk [J]. Adv Nutr (Bethesda, Md), 2018, 9 (suppl 1): 278s-294s.

[298] Stuetz W, Carrara VI, Mcgready R, et al. Thiamine diphosphate in whole blood, thiamine and thiamine monophosphate in breast-milk in a refugee population [J]. PloS one, 2012, 7 (6): e36280.

[299] Coats D, Frank EL, Reid JM, et al. Thiamine pharmacokinetics in Cambodian mothers and their breastfed infants [J]. Am J Clin Nutr, 2013, 98 (3): 839-844.

[300] Swaminathan S, Thomas T, Kurpad AV. B-vitamin interventions for women and children in low-income populations [J]. Curr Opin Clin Nutr Metab Care, 2015, 18 (3): 295-306.

[301] Johnston L, Vaughan L, Fox HM. Pantothenic acid content of human milk [J]. Am J Clin Nutr, 1981, 34 (10): 2205-2209.

[302] Page R, Robichaud A, Arbuckle TE, et al. Total folate and unmetabolized folic acid in the breast milk of a cross-section of Canadian women [J]. Am J Clin Nutr, 2017, 105 (5): 1101-1109.

[303] West AA, Yan J, Perry CA, et al. Folate-status response to a controlled folate intake in nonpregnant, pregnant, and lactating women [J]. Am J Clin Nutr, 2012, 96 (4): 789-800.

[304] Dror DK, Allen LH. Vitamin B-12 in Human Milk: A Systematic Review [J]. Adv Nutr, 2018, 9 (suppl 1): 358s-366s.

[305] Chebaya P, Karakochuk CD, March KM, et al. Correlations between maternal, breast milk, and infant vitamin b12 concentrations among mother-infant dyads in vancouver, canada and prey veng, cambodia: an exploratory analysis [J]. Nutrients, 2017, 9 (3): 437-438.

[306] Bae S, West AA, Yan J, et al. Vitamin B-12 status differs among pregnant, lactating, and control women with equivalent nutrient intakes [J]. J Nutr, 2015, 145 (7): 1507-1514.

[307] Bernhard W, Poets CF, Franz AR. Choline and choline-related nutrients in regular and preterm infant growth [J]. Eur J Nutr, 2019, 58 (3): 931-945.

[308] Maas C, Franz AR, Shunova A, et al. Choline and polyunsaturated fatty acids in preterm infants' maternal milk [J]. Eur J Nutr, 2017, 56 (4): 1733-1742.

[309] Ren X, Yang Z, Shao B, et al. B-vitamin levels in human milk among different lactation stages and areas in china [J]. PloS one, 2015, 10 (7): e0133285.

[310] Byerley LO, Kirksey A. Effects of different levels of vitamin C intake on the vitamin C concentration in human milk and the vitamin C intakes of breast-fed infants [J]. Am J Clin Nutr, 1985, 41 (4): 665-671.

[311] Daneel-Otterbech S, Davidsson L, Hurrell R. Ascorbic acid supplementation and regular consumption of fresh orange juice increase the ascorbic acid content of human milk: studies in European and African lactating women [J]. Am J Clin Nutr, 2005, 81 (5): 1088-1093.

[312] Wu XL, Jackson RT, Khan SA, et al. Human milk nutrient composition in the United States: current knowledge, challenges, and research needs [J]. Curr Dev Nutr, 2018, 2 (7): nzy025.

[313] Bilston-John SH, Narayanan A, Tat Lai C, et al. Daily and within-feed variation of macro- and trace-element concentrations in human milk and implications for sampling [J]. Food Chem, 2021, 363: 130179.

[314] Codo CRB, Caldas JPDS, Peixoto RRA, et al. Composição eletrolítica e mineral do leite de lactantes a termo pré e pós-pasteurização e de leite cru de mães de recém-nascidos pré-termo [J]. Revista Paulista de Pediatria, 2018, 36 (2): 141-147.

[315] Erick M. Breast milk is conditionally perfect [J]. Med Hypotheses, 2018, 111: 82-89.

[316] 杨振宇, 周杨, 赖建强. 我国母乳成分研究的历史与现状 [J]. 中华围产医学杂志, 2021, 24 (07): 490-496.

[317] Mojtaba Keikha MB, Mohammad Saleki, Roya Kelishadi. Macro-and micronutrients of human milk composition: are they related to maternal diet? a comprehensive systematic review [J]. Breastfeeding Medicine, 2017, 11 (5): 360-364.

[318] Allen LH. B Vitamins in breast milk: relative importance of maternal status and intake, and effects on infant status and function [J]. Adv Nutr, 2012, 3 (3): 362-369.

[319] 庞学红, 赵耀, 孙忠清, 等. 中国城乡不同泌乳阶段母乳中宏量元素含量的研究 [J]. 营养学报, 2021, 43 (04): 342-346.

[320] Sabatier, Garcia R, Castro, et al. Longitudinal changes of mineral concentrations in preterm and term human milk from lactating Swiss women [J]. Nutrients, 2019, 11 (8): 1855.

[321] Wysolmerski JJ. Interactions between breast, bone, and brain regulate mineral and skeletal metabolism during lactation [J]. Ann N Y A Cad Sci, 2010, 1192 (1): 161-169.

[322] Bae YJ, Kratzsch J. Vitamin D and calcium in the human breast milk [J]. Best Pract Res Cl En, 2018, 32 (1): 39-45.

[323] Kovacs CS. Calcium and phosphate metabolism and related disorders during pregnancy and lactation [M]. South Dartmouth (MA): MDText.com Inc.: 2000.

[324] Olausson H, Goldberg GR, Ann Laskey M, et al. Calcium economy in human pregnancy and lactation [J]. Nutr Res Rev, 2012, 25 (1): 40-67.

[325] Sánchez C, Fente C, Barreiro R, et al. Association between breast milk mineral content and

maternal adherence to healthy dietary patterns in Spain: a transversal study [J]. Foods, 2020, 9 (5): 659.

[326] 李展莉, 王玮, 薛茹, 等. 早期预防极低出生体重儿 MBD 的临床疗效观察 [J]. 中国妇幼健康研究, 2020, 31 (05): 635-639.

[327] Fransson GB, Lonnerdal B. Zinc, copper, calcium, and magnesium in human-milk [J]. J Pediatr-Us, 1982, 101 (4): 504-508.

[328] Dórea JG. Magnesium in human milk [J]. AJCN, 2000, 19 (2): 210-219.

[329] Fransson GB, Lonnerdal B. Iron, copper, zinc, calcium, and magnesium in human-milk fat [J]., 1984, 39 (2): 185-189.

[330] Cerami C. Iron nutriture of the fetus, neonate, infant, and child [J]. Ann Nutr Metab, 2017, 71 (Suppl. 3): S8-S14.

[331] Lönnerdal B, Hernell O. Homeostatic regulation of iron and its role in normal and abnormal iron status in infancy and childhood [J]. Annales Nestlé (English ed), 2010, 68 (3): 96-104.

[332] Cai CX, Eck P, Friel JK. Gene expression profiles suggest iron transport pathway in the lactating human epithelial cell [J]. J Pediatr Gastr Nutr, 2017, 64 (3): 460-464.

[333] Friel JK. There is no Iron in human milk [J]. J Pediatr Gastr Nutr, 2017, 64 (3): 339-340.

[334] Friel J, Qasem W, Cai C. Iron and the breastfed infant [J]. Antioxidants, 2018, 7 (4): 54.

[335] Puchkova L, Babich P, Zatulovskaia Y, et al. Copper metabolism of newborns is adapted to milk ceruloplasmin as a nutritive source of copper: overview of the current data [J]. Nutrients, 2018, 10 (11): 1591.

[336] Dorea JG. Iron and Copper in human milk [J]. Nutrition (Burbank, Los Angeles County, Calif), 2000, 16 (3): 209-220.

[337] Ackland ML, Michalczyk AA. Zinc and infant nutrition [J]. Arch Biochem Biophy, 2016, 611: 51-57.

[338] Semba RD, Delange F. Iodine in human milk: perspectives for infant health [J]. Adv Rev, 2009, 59 (8): 269-278.

[339] Dror DK, Allen LH. Iodine in human milk: a systematic review [J]. Adv Nutr, 2018, 9 (suppl 1): 347S-357S.

[340] Alaejos MS, Romero CD. Selenium in human lactation [J]. Adv Rev, 2009, 53 (6): 159-166.

[341] Lönnerdal B, Keen CL, Hurley LS. Manganese binding proteins in human and cow's milk [J]. AJCN, 1985, 41 (3): 550-559.

[342] 崔玉涛. 早产儿对微量元素的需求 [J]. 中国儿童保健杂志, 2010, 18 (11): 830-831, 385.

[343] 赵臻, 王丹, 王青云, 等. 黑龙江省哈尔滨市母乳中矿物质含量的检测 [J]. 中国乳业, 2020, (03): 71-73.

[344] 中国营养学会. 中国居民营养膳食 [Z]. 北京: 人民卫生出版社. 2016

[345] 刘爱萍. 兰州地区母乳与全血微量元素水平调查 [J]. 中国优生优育, 2014, 20 (02): 99-100.

[346] 许晓英, 杨琳, 杨得花, 等. 兰州城区母乳供能物质与部分矿物质成分研究 [J]. 中华临床营养杂志, 2019, (01): 62-64.

[347] 刘静. 呼和浩特市 113 例母乳中矿物质含量的分析 [J]. 食品研究与开发, 2016, 37 (05): 117-119.

[348] 李瑞园, 齐辰, 姜杰, 等. 深圳市母乳营养水平及影响因素的评估 [J]. 卫生研究, 2014, 43 (04): 550-555, 561.

[349] Pietrzak-Fiećko R, Kamelska-Sadowska AM. The comparison of nutritional value of human milk with other mammals' milk [J]. Nutrients, 2020, 12 (5): 1404.

[350] Li C, Solomons NW, Scott ME, et al. Minerals and trace elements in human breast milk are associated with guatemalan infant anthropometric outcomes within the first 6 months [J]. J Nutr, 2016, 146 (10): 2067-2074.

[351] Li C, Solomons NW, Scott ME, et al. Subclinical mastitis (SCM) and proinflammatory cytokines are associated with mineral and trace element concentrations in human breast milk [J]. J Trace Elem Med Bio, 2018, 46: 55-61.

[352] Sunarić S, Denić M, Lalić J, et al. Physicochemical and biochemical parameters in milk of Serbian breastfeeding women [J]. Turk J Med Sci, 2017, 47 (1): 246-251.

[353] Mahdavi R, Taghipour S, Ostadrahimi A, et al. A pilot study of synbiotic supplementation on

breast milk mineral concentrations and growth of exclusively breast fed infants [J]. J Trace Elem Med Biol, 2015, 30: 25-29.

[354] Choi YK, Kim JM, Lee JE, et al. Association of maternal diet with zinc, copper, and iron concentrations in transitional human milk produced by korean mothers [J]. CNR, 2016, 5 (1): 15.

[355] Björklund KL, Vahter M, Palm B, et al. Metals and trace element concentrations in breast milk of first time healthy mothers: a biological monitoring study [J]. JEH, 2012, 11 (1): 92.

第二章

母乳中的生物活性物质

第一节 母乳中的活性蛋白

母乳蛋白质分为乳清蛋白（whey protein）、酪蛋白（caseins）和黏蛋白（mucins）。母乳中含量最高的是乳清蛋白，牛乳是酪蛋白。黏蛋白包裹乳脂肪球，形成一个化学屏障，也被称为乳脂肪球膜蛋白（milk fat globule membrane protein，MFGMP）。母乳中蛋白质种类丰富，含有许多具有生物活性的蛋白质。母乳中的生物活性蛋白指的是有些完整的蛋白质或经过部分消化的产物（肽）对婴儿表现出有益的作用，包括激活酶活性、促进营养吸收、刺激生长、调节免疫系统和抵御病原体等[1]。母乳中的活性蛋白主要包括：α-乳清蛋白（α-lactalbumin）、乳铁蛋白（lactoferrin，LF）、分泌型免疫球蛋白 A（secretory IgA，SIgA）、免疫球蛋白 G（IgG）、免疫球蛋白 M（IgM）、溶菌酶（lysozyme）、胆盐刺激脂肪酶（bile salt-stimulated lipase，BSSL）、维生素 B_{12} 结合蛋白（vitamin B_{12}-binding protein）、骨桥蛋白（osteopontin，OPN）、β-酪蛋白（β-casein）、κ-酪蛋白（κ-casein）以及乳脂肪球膜蛋白等。从母乳生物活性蛋白的生理功能上划分，主要包括：①免疫调节作用，相关蛋白质包括 α-乳清蛋白、乳铁蛋白、SIgA、IgG、IgM、骨桥蛋白；②抗菌活性，相关蛋白包括乳铁蛋白、SIgA、溶菌酶、胆盐刺激脂肪酶、维生素 B_{12} 结合蛋白、乳脂肪球膜蛋白、κ-酪蛋白；③益生元，相关蛋白质包括 α-乳清蛋白、乳铁蛋白、乳脂肪球膜蛋白；④促进营养素的消化和吸收，相关蛋白质包括 α-乳清蛋白、乳铁蛋白、胆盐刺激酯酶、维生素 B_{12} 结合蛋白、β-酪蛋白。需要注意的是，母乳中生物活性蛋白成分多样，其生理功能还远远未被研究清楚[2-5]。已知的母乳中的活性蛋白的消化特性及生物活性功能见表 2-1。

Ren[6] 等一项有关中国母乳的系统综述研究了 11 种母乳中的活性蛋白在不

同哺乳期的浓度，见表2-2。母乳中α-乳清蛋白、乳铁蛋白和酪蛋白的含量在整个泌乳过程中下降。SIgA、IgM 和 IgG 的浓度在哺乳的前 14 天急剧下降。相反，溶菌酶水平在哺乳期增加。血清白蛋白、骨桥蛋白和胆汁盐刺激脂肪酶的变化模式尚不明确。Ren[6] 等研究也将中国人群中母乳中的生物活性蛋白的纵向变化与其他人群的研究进行了比较（表2-3），发现中国与非中国人群母乳中的活性蛋白随哺乳期变化的趋势基本一致。

表 2-1　母乳中的活性蛋白的消化特性及生物活性功能

活性蛋白	分子量（kDa）	分类	婴儿肠道消化情况	功能
α-乳清蛋白	14	乳清蛋白	部分消化	益生元，促进 Zn 和 Fe 吸收，免疫调节
乳铁蛋白	80	乳清蛋白	不消化或有限的消化，粪便中发现完整蛋白质	益生元，提高抗菌活性，促进 Fe 吸收，免疫调节，肠道发育，认知发育
血清白蛋白	67	乳清蛋白	容易消化	不明确
SIgA	60	乳清蛋白	不消化或有限的消化，粪便中发现完整蛋白质	促进免疫调节，提高抗菌活性
IgM	74	乳清蛋白	容易消化	促进免疫调节
IgG	50	乳清蛋白	容易消化	促进免疫调节
溶菌酶	14	乳清蛋白	不消化或有限的消化，粪便中发现完整蛋白质	提高抗菌活性
骨桥蛋白	44～75	乳清蛋白	部分消化	促进免疫调节
胆盐刺激脂肪酶	90	乳清蛋白	不消化或有限的消化，粪便中发现完整蛋白质	促进脂质消化和吸收，提高抗菌活性
维生素 B_{12} 结合蛋白	60	乳清蛋白	不消化或有限的消化，粪便中发现完整蛋白质	维生素 B_{12} 吸收，提高抗菌活性
β-酪蛋白	24	酪蛋白	部分消化	Ca、Zn 和 P 吸收
κ-酪蛋白	37	酪蛋白	部分消化	提高抗菌活性
乳脂肪球膜蛋白	N/A	黏蛋白	不明确	益生元，提高抗菌活性

注：引自 Ren 等[6]，2020。

表2-2 中国人群母乳的活性蛋白的活性蛋白浓度及活性蛋白占总蛋白的百分比的纵向变化

活性蛋白种类	泌乳期1~7天		泌乳期8~14天		泌乳期15~30天		泌乳期31~60天		泌乳期61~90天		泌乳期91~365天	
	含量(mg/100ml)	占比(%)	含量(mg/100ml)	占比(%)	含量(mg/100ml)	占比(%)	含量(mg/100ml)	占比(%)	含量(mg/100ml)	占比(%)	含量(mg/100ml)	占比(%)
α-乳清蛋白	377.14±58.90 a	17.71±2.77 E	335.99±6.98 b	19.31±0.40 D	316.00±0.00 c	19.75±0.00 C	300.24±18.18 d	22.75±1.38 A	—	—	228.00±0.00 e	20.92±0.00 B
乳铁蛋白	268.11±69.97 a	12.59±3.29 B	215.52±70.23 b	12.39±4.04 B	162.82±26.41 d	10.18±1.65 C	125.29±9.02 e	9.49±0.68 D	175.71±70.53 c	15.41±6.19 A	99.06±23.22 f	9.09±2.13 D
血清白蛋白	29.40±20.59 c	1.4±0.97 E	48.00±0.00 b	2.76±0.00 C	48.00±0.00	3±0.00 B	29.40±0.00	2.23±0.00 D	—	—	42.00±0.00 b	3.85±0.91 A
SIgA	331.67±140.30 a	15.57±6.59 A	113.20±62.05 b	6.51±3.56 B	57.58±11.34 c	3.6±0.71 C	61.42±30.70 c	4.65±2.32 C	24.31±2.53 d	2.13±0.23 D	38.43±15.50 cd	3.53±1.42 C
IgM	42.03±35.75 a	1.97±1.68 A	11.99±0.92 b	0.69±0.05 B	4.58±2.97 c	0.29±0.19 C	2.77±1.10 d	0.21±0.08 C	0.98±0.18 c	0.09±0.02 C	1.74±0.88 c	0.16±0.08 C
IgG	37.08±36.12 a	1.74±1.70 A	2.31±0.34 b	0.14±0.02 B	4.55±2.32 b	0.28±0.15 B	6.11±4.93 b	0.46±0.37 B	4.64±2.01 b	0.41±0.18 B	2.85±1.50 b	0.26±0.14 B
溶菌酶	10.09±4.45 c	0.6±0.33 D	7.71±2.04 d	0.44±0.11 E	9.63±2.30 c	0.6±0.14 D	9.89±1.08 c	0.75±0.08 C	11.19±0.91 b	0.98±0.08 B	13.58±1.30 a	1.25±0.12 A
骨桥蛋白	17.00±0.00	0.80±0.00	—	—	—	—	26.62±0.00	2.02±0.00	—	—	—	—
BSSL	9.64±0.00	0.45±0.00	—	—	—	—	—	—	—	—	19.88±0.00	1.82±0.00

续表

活性蛋白种类	泌乳期 1~7天 含量 (mg/100 ml)	泌乳期 1~7天 占比 (%)	泌乳期 8~14天 含量 (mg/100 ml)	泌乳期 8~14天 占比 (%)	泌乳期 15~30天 含量 (mg/100 ml)	泌乳期 15~30天 占比 (%)	泌乳期 31~60天 含量 (mg/100 ml)	泌乳期 31~60天 占比 (%)	泌乳期 61~90天 含量 (mg/100 ml)	泌乳期 61~90天 占比 (%)	泌乳期 91~365天 含量 (mg/100 ml)	泌乳期 91~365天 占比 (%)
β-酪蛋白	333.97± 107.85[a]	15.7± 5.06[C]	296.08± 0.00[b]	17.02± 0.00[B]	—	—	310.52± 71.31[b]	23.52± 5.40[A]	—	—	—	—
κ-酪蛋白	41.72± 14.78	1.96± 0.30	23.1± 0.00	1.75± 0.00	—	—	—	—	—	—	—	—

注：引自 Ren 等[6]，2020。不同小写字母表示活性蛋白在不同泌乳期的含量有显著差异（$P < 0.05$），不同大写字母表示活性蛋白在不同泌乳期的占比有显著差异（$P < 0.05$）。

表2-3　非中国人群母乳的活性蛋白浓度及活性蛋白占总蛋白的百分比的研究

研究类型	国家	活性蛋白种类	泌乳期 0~5天 含量 (mg/100 ml)	占比 (%)	泌乳期 6~15天 含量 (mg/100 ml)	占比 (%)	泌乳期 16~30天 含量 (mg/100 ml)	占比 (%)	泌乳期 31~60天 含量 (mg/100 ml)	占比 (%)	泌乳期 61~90天 含量 (mg/100 ml)	占比 (%)	泌乳期 91~365天 含量 (mg/100 ml)	占比 (%)
系统综述	瑞典、埃塞俄比亚、西班牙、阿根廷、日本、法国、秘鲁、巴基斯坦、美国	α-乳清蛋白	456	22.14	430	25.29	352	22.43	310	23.85	284	23.67	262	23.82
		乳铁蛋白	615	29.85	365	21.47	246	15.68	195	15.00	189	15.75	144	13.09
		血清白蛋白	35	1.70	62	3.65	67	4.27	69	5.31	45	3.75	37	3.36
		SIgA	545	26.46	150	8.82	110	7.01	100	7.69	130	10.83	—	—
		IgM	—	—	12	0.71	5	0.32	—	—	3	0.25	3	0.27
		IgG	—	—	5	0.29	5	0.32	—	—	3	0.25	4	0.36
		溶菌酶	32	1.55	30	1.76	28	1.78	110	8.46	85	7.08	—	—
原始研究	丹麦、日本、美国	骨桥蛋白	17.8	0.86	13.1	0.77	11.44	0.73	9.63	0.74	—	—	5.1	0.46
原始研究	美国	β-酪蛋白	125.4	6.09	139.89	8.23	136	8.66	120	9.23	127	10.58	95.2	8.65
原始研究	美国	κ-酪蛋白	85.6	4.16	83	4.88	73	4.65	59	4.54	62	5.17	52.6	4.78

注：引自 Ren 等[6]，2020。

一、α- 乳清蛋白

α- 乳清蛋白是一种含有 129 个氨基酸的水溶性蛋白质，分子量约为 14 kDa。母乳中，α- 乳清蛋白约占总蛋白的 22%，约占乳清蛋白的 36%；而牛乳中，α- 乳清蛋白约占总蛋白的 3.5%，约占乳清蛋白的 17%[7-8]。α- 乳清蛋白利用率较高，在小肠中几乎完全消化，并且其中色氨酸、赖氨酸、半胱氨酸、亮氨酸、缬氨酸和异亮氨酸等必需氨基酸比例很高，是婴儿必需氨基酸的优质来源[9-10]。

α- 乳清蛋白除了支持生长和发育，还具有多种生物活性，涉及睡眠、情绪、胃肠功能、矿物质吸收和免疫等[11]。关于这些观察到的生物活性的精确机制还没有共识，但大多数研究都指向与 α- 乳清蛋白的氨基酸组成有关，特别是色氨酸和半胱氨酸浓度[12]。色氨酸是血清素的直接前体，血清素是大脑、肾、肺和肠道上皮细胞产生的神经递质。在大脑中，血清素被证明可以改善睡眠，改善情绪，调节食物摄入。半胱氨酸是产生抗氧化剂谷胱甘肽的直接前体。此外，α- 乳清蛋白结构包含 4 个独特的二硫键，有助于其三级结构，并且可能使 α- 乳清蛋白发挥益生元的作用。α- 乳清蛋白的生物活性可能与其在小肠胰蛋白酶消化下产生的肽有关，如由二硫键连接的五肽或甘氨酸 - 亮氨酸 - 苯丙氨酸，这些已被证明在动物和细胞研究中具有抗菌活性。然而，这些肽在人类胃肠道中的生理意义仍不清楚[13-14]。

由于 α- 乳清蛋白在母乳中的高浓度、氨基酸模式以及相应的生物活性功能，其被广泛应用于婴幼儿配方奶粉的研制。研究表明，添加富集 α- 乳清蛋白的牛乳清粉可在防止配方中总蛋白过量添加的同时，提供足够数量的必需氨基酸，支持婴儿的生长[15]。与普通婴儿配方奶粉的喂养婴儿相比，喂养添加 α- 乳白蛋白的配方奶粉的婴儿体内铁元素浓度升高[16]。

二、乳铁蛋白

乳铁蛋白（lactoferrin，LF）是一种来自转铁蛋白家族的糖蛋白，母乳中乳铁蛋白的浓度很高。自 20 世纪 50 年代起人们开始重视和研究其科学意义及应用价值，1939 年时最先从牛乳中鉴定出乳铁蛋白，1960 年分别从人乳和牛奶中分离出乳铁蛋白。每个乳铁蛋白分子的主体结构是由约 700 个氨基酸残基构成的多肽链，该多肽链的末端折叠成两个球状叶，一端是氨基末端（amino）叶，另一端是乙酰基末端（acetyl）叶，每一叶状结构都含有一个 Fe^{3+} 或 Fe^{2+} 和一个碳酸氢根阴离子结构部位，每一叶都能高亲和地可逆性与铁结合。

乳铁蛋白约占母乳总蛋白质含量的 10% ~ 20%[6]，是人乳中第二丰富的乳清蛋白。Rai[17] 等荟萃分析了关于全世界母乳中乳铁蛋白浓度的纵向变化，乳铁蛋白浓度在泌乳早期最高，随后迅速下降，在泌乳 1 个月至 2 年期间，保持相对不变。在泌乳 28 天的母乳中，乳铁蛋白平均浓度为 4.91 ± 0.31 g/L（均值范围为 $0.34 \sim 17.94$ g/L，中位数为 4.03 g/L）。成熟乳中，乳铁蛋白平均浓度为 2.10 ± 0.87 g/L（均值范围为 $0.44 \sim 4.4$ g/L，中位数为 1.91 g/L）。其中，大部分数据来自欧洲，来自非洲和南美洲的研究较少。关于早产儿母亲的母乳的数据很少。

自 20 世纪 50 年代起人们开始重视和研究乳铁蛋白的科学意义及应用价值，1939 年最先从牛乳中鉴定出乳铁蛋白，1960 年分别从人乳和牛乳中分离出乳铁蛋白。乳铁蛋白是一种单链多肽糖蛋白，分子量约 78 kDa。人乳乳铁蛋白和牛乳乳铁蛋白分别含有 691 个和 696 个氨基酸[18-19]。乳铁蛋白是一种非血红素铁结合蛋白，它含有两个矿物结合位点，可以强烈结合铁，也可以结合铜、锌和锰[20-21]。母乳中的铁含量相对较低，主要以不饱和形式与乳铁蛋白结合[22]，乳铁蛋白有助于新生儿对铁的吸收。它的结构使其相对不易消化，在纯母乳喂养的婴儿粪便中发现大量完整的乳铁蛋白[10]。

乳铁蛋白除了是铁传递的重要来源外，还表现出广泛的与宿主防御相关的生物活性，包括抗菌、抗病毒、促进肠道细胞发育和免疫等，这些生物活性的机制已被广泛研究[23]。母乳很早就被发现对大肠杆菌有抑菌活性，后来研究人员发现乳铁蛋白能够附着在细菌细胞壁上，其强大的铁结合能力使其能够与细菌竞争铁，从而抑制需要铁的病原体[24-25]。乳铁蛋白也被发现对幽门螺杆菌、霍乱弧菌和变形链球菌等病原体具有抑菌活性[26]。此外，乳铁蛋白可以与溶菌酶（另一种存在于母乳中相对高浓度的蛋白质）协同作用杀死革兰氏阴性细菌。电子显微镜显示乳铁蛋白直接结合到细菌的细胞表面，通过与脂多糖的相互作用破坏外细胞膜，导致通透性增加，形成孔洞，溶菌酶可以通过孔洞穿透并降解内部的蛋白多糖基质，从而杀死革兰氏阴性细菌[25, 27]。

一项体外研究报道，乳铁蛋白通过诱导抗病毒细胞因子干扰素（IFN）-α/β 抑制小鼠诺如病毒（一种与人类诺如病毒密切相关的病毒）的细胞附着和细胞内的病毒复制。Wakabayashi H[28] 等就乳铁蛋白对常见病毒感染的保护作用进行综述，表明乳铁蛋白对引起常见感染的病毒病原体具有体外抗病毒活性，如普通感冒、流感、胃肠炎、夏季感冒和疱疹，摄入乳铁蛋白可能通过抑制病毒在细胞上的黏附、细胞内的复制和增强全身免疫功能来保护宿主免受病毒感染。

在动物研究中，乳铁蛋白已被证明可以使肠道细胞增殖、调节辅助 T 细胞 50% 的细胞因子分泌的平衡来调节肠道免疫系统[29]。Vega-Bautista A 等[30] 综述了乳铁蛋白对肠道菌群生长和多样性的影响可能包括：①加强单层上皮细胞的渗透性；②有利于抑制肠道病原体的定植和增殖的微生物拮抗作用；③促进单层细胞成分和肠道神经纤维的生长和成熟；④提供信号以平衡抗炎和促炎症反应，从而实现肠内稳态。

由于乳铁蛋白在母乳中的高浓度及对婴儿铁吸收、抗菌等影响，其被广泛应用于婴幼儿配方奶粉的研制。在临床研究中，一项在婴儿配方奶粉中添加牛乳铁蛋白的研究表明，6～12月龄婴儿的上呼吸道疾病发生率降低[31]。另一项研究表明，口服牛乳铁蛋白可显著降低早产儿败血症发生率[32]。

三、免疫球蛋白

免疫球蛋白（immunoglobulins，Igs）是适应性免疫系统的重要效应因子。在孕晚期，母亲的胎盘通过新生儿 Fc 受体将 IgG 传递给胎儿。在婴儿出生后的前 6 个月，当婴儿自身的免疫系统正在发育时，这些母体的 IgG 抗体保护着婴儿[33]。婴儿出生后，母乳为婴儿提供了另一种形式的保护，母乳中含有一系列 Igs，包括 IgA、SIgA、IgM、分泌型 IgM（SIgM）和 IgG[34-35]。母乳中免疫球蛋白抗体通过母乳转运给婴儿，发挥被动免疫的功能。

母乳中存在的免疫球蛋白以 SIgA 最为丰富，占抗体的 90% 以上。SIgA 大多为二聚体结构。SIgA 在泌乳早期浓度非常高，并在整个泌乳期间仍保持较高浓度。婴幼儿的免疫系统发育缓慢，即使出生 6 个月后，婴幼儿的 SIgA 虽可由自身肠黏膜固有层的浆细胞合成，但合成能力不及成人一半[36]，母乳中 SIgA 的存在暂时取代了婴儿肠道中正常分泌的 SIgA，直到出生后 4 周[37]。母乳喂养婴儿的粪便中发现了完整的 SIgA[10]。SIgA 参与保护新生儿和婴儿上皮细胞免受病原体侵袭，即通过细胞内中和病毒、抑制病原体黏附、病毒和细菌凝集提供抗病原体作用[38-41]。此外，SIgA 由于与 M 细胞的相互作用，保护肠道表面免受致病菌的易位[42]。母乳喂养时转入新生儿体内的乳免疫球蛋白参与新生儿肠道菌群的形成。然而，转移免疫球蛋白的特异性仅限于母亲免疫系统较早接触的病原体范围[43]。新生儿消化道和呼吸道等防御病原微生物的免疫力主要来源于母乳中的 SIgA，保护婴幼儿免受病原微生物的感染，在维持婴儿肠道的微生物稳态和婴儿肠道免疫功能方面具有重要意义[44-45]。相关研究证明母乳中的 SIgA 含量与喂养婴儿的患病率有相关性，较高的 SIgA 含量可被认为是健康婴儿的生物标志物[46]。

母乳中 IgG 和 IgM 的浓度明显较低，但两者都支持 SIgA 的保护和调节作用。IgG 是唯一能够从母体通过胎盘转移到胎儿体内的免疫球蛋白。IgG 能够帮助新生儿有效抵抗肺炎球菌的感染[47]。然而，与 SIgA 相比，IgG 与病毒结合以防止黏液表面附着或在黏液中诱捕病原体的能力似乎效率较低[48]。IgM 在补体系统的参与下促进细胞吞噬作用。目前还没有研究确定 IgM 在成人或婴儿肠黏膜免疫防御中发挥作用的程度。综上所述，母乳喂养的免疫球蛋白提供了对婴儿的被动免疫，是哺乳母亲保护母乳喂养的新生儿免受多种病原体侵害的关键因素之一。

四、溶菌酶

母乳为婴儿提供了保护和促进肠道和黏膜免疫系统成熟的物质，如溶菌酶是一种抗菌和免疫调节蛋白，在母乳中非常丰富。母乳中溶菌酶的平均浓度为420 mg/L。相反，牛乳和山羊奶中的溶菌酶含量非常低，牛乳中溶菌酶平均含量为 0.13 mg/L，山羊奶中溶菌酶平均含量为 0.25 mg/L，母乳中溶菌酶含量比牛乳高出 3 000 倍[49-50]。溶菌酶是一种球状蛋白，分子量约为 14 kDa，是含有 129 个氨基酸残基的糖蛋白。

溶菌酶是人体先天免疫系统的重要组成部分。母乳中的溶菌酶除与乳铁蛋白对革兰氏阴性菌有协同作用外，还可以通过降解革兰氏阳性菌的外膜而独立杀灭革兰氏阳性菌，主要通过破坏细胞壁中的 N- 乙酰胞壁酸和 N- 乙酰氨基葡糖之间的 β-1,4 糖苷键，使细胞壁不溶性黏多糖分解成可溶性糖肽，导致细胞壁破裂、内容物逸出而使细菌溶解。溶菌酶还可与带负电荷的病毒蛋白直接结合，与DNA、RNA、脱辅基蛋白形成复盐，使病毒失活[51-53]。研究表明，重组人乳铁蛋白和溶菌酶结合能治疗因急性腹泻住院的秘鲁儿童[54]。溶菌酶在母乳喂养的婴儿的粪便中发现，因此，可能会在母乳喂养的婴儿的肠道中发挥抗菌活性。

五、骨桥蛋白

骨桥蛋白（OPN）首次发现为在骨骼中，也存在于多种组织和体液中。母乳中的 OPN 浓度相对较高，为 140 mg/L，约占总蛋白的 2.1%，而牛乳和婴儿配方奶粉中的含量则要低得多，牛乳中 OPN 的含量仅为 18 mg/L，婴儿配方奶粉中 OPN 的含量更低，约 8 mg/L[55]。中国疾病预防控制中心基于 2011—2013 年中国母乳成分数据库项目样本和数据，按照泌乳阶段分层后，发现中国母乳 OPN 浓度（P25，P75）为 44.0（30.1，72.0）mg/L，初乳、过渡乳及成熟乳 OPN 浓度分别为 45.6（31.8，80.7）mg/L、41.3（29.2，70.0）mg/L 和 46.9（30.2，71.9）mg/L，占母乳总蛋白质比例分别为 0.40%、0.42% 和 0.65%。各泌乳阶段母乳中 OPN 浓度接近，占母乳总蛋白质比例随着泌乳阶段推移呈现增加的趋势[56]。

母乳 OPN 由 298 个氨基酸组成，是一种酸性、糖基化和高度磷酸化的蛋白质，牛乳中 OPN 的一些结构特征与母乳 OPN 相似，都是高糖基化和磷酸化，富含天冬氨酸，骨桥蛋白分子量在 44 ~ 75 kDa 之间[57-58]。母乳 OPN 相对不易消化，而摄入的母乳 OPN 可被吸收到循环系统中，因此在婴儿期，它在肠道和全身都能发挥重要作用。根据体外和体内研究结果，母乳 OPN 有助于早期生命的肠道发育和成熟、脑髓鞘形成和神经发育以及免疫发育[59]。

OPN 是一种多功能蛋白。OPN 通过调节白细胞介素 -10（IL-10）、白细胞介素 -12（IL-12）、白细胞介素 -3（IL-3）、干扰素 -γ（IFN-γ）、整合素 αvβ3、核因子 κB（NF-kB）、巨噬细胞和 T 细胞的分泌水平，调节破骨细胞功能和影响 CD44 受体发挥作用，影响生物矿化、组织重塑和免疫调节[55, 60]。OPN 在炎症、生物矿化、心血管疾病、细胞活力等过程和心血管疾病癌症、糖尿病和肾结石等疾病中也发挥着重要作用[61]。

有研究表明，LF 和 OPN 由于电荷相反而具有很高的亲和性，可以结合在一起形成 LF-OPN 复合物，与单独使用 LF 和 OPN 相比，人乳 LF-OPN 复合物对体外消化表现出更强的稳定性，并更有效地结合和被人肠道细胞吸收。人乳 LF-OPN 复合物对肠道细胞增殖和分化的促进作用明显大于单个蛋白质。此外，LF-OPN 显示抗菌和免疫刺激活性介于 LF 和 OPN 之间。与人乳 LF-OPN 复合物类似，牛乳 LF-OPN 复合物对胃肠道消化具有相对抗性，对人肠道细胞增殖的促进作用强于单独使用牛乳 LF 和 OPN[62-64]。Jiang 等评估了牛乳 LF-OPN 复合物（LF：OPN 摩尔比为 3：1、5：1 或 8：1）在包括 LF、OPN、牛乳清蛋白水解物和 α- 乳清蛋白的配方蛋白基质中的生物活性。结果表明，牛乳 LF-OPN 复合物与配方蛋白共同抗体外消化，促进肠道细胞增殖和分化，提高抗菌活性，增强肠道免疫。与其他两种比例相比，LF 与 OPN 的比例为 3：1 时效果最好。研究认为，在婴儿配方奶粉中添加牛 LF 和 OPN 可以提高这两种成分的稳定性和生物活性，可能改善婴儿的发育情况[65]。

近年来，OPN 逐步在婴儿配方食品中应用。一项动物研究表明，用含牛 OPN 配方粉喂养恒河猴，影响了 2 000 个肠道基因的表达，包括与细胞增殖、迁移、通信和生存相关的基因，以及整合素和 CD44 受体下游通路中的基因，并改变了整体表达模式，使其更接近母乳喂养的猴子[66]。一项随机对照试验表明，含有 65 mg/L 或 130 mg/L 牛 OPN 的配方具有良好的耐受性，并支持正常生长，食用含牛 OPN 配方粉的婴儿发热的发生率低于标准配方奶粉，与母乳喂养的对照组相似。与标准配方组相比，喂养添加牛 OPN 配方奶粉的婴儿 TNF-α 水平较低，白细胞介素 -2 水平较高，CD3+、CD45+ T 细胞比例较高[67-68]。这些研究表明口服 OPN 有利于新生儿肠道和免疫发育。

六、乳脂肪球膜蛋白

母乳中乳脂肪球膜蛋白约占总蛋白含量的 1% ～ 4%。乳脂肪球膜蛋白以不对称的形式分布在 MFGM 中，占 MFGM 总量的 25% ～ 60%[69]。MFGMP 含有嗜乳脂蛋白（BTN）、黏蛋白 1（MUC1）、黄嘌呤氧化还原酶 / 黄嘌呤脱氢酶（XO/XDH）、乳凝集素（MFG-E8 或 PAS6/7）、黏液素 15（PAS3）、CD36（或 PAS Ⅳ）、脂肪分化相关蛋白（ADRP）和脂肪酸结合蛋白（FABP）等多种生物活性蛋白，在免疫调节、肠道健康以及改善认知能力上发挥功能作用[70]。嗜乳脂蛋白 BTN3A1 可抑制 T 细胞激活，Btnl1 可调节肠上皮 T 细胞活性[71-72]。黏 VC1 对于幽门螺杆菌具有抗菌活性，还可以抑制大肠杆菌感染消化道上皮细胞[73]。XO/XDH 在不同的胃肠道细胞中具有抑菌活性[74]。乳凝集素对轮状病毒有一定的抑制作用[75]。

近年来，由于母乳中 MFGM 在婴幼儿认知、免疫力等方面的重要作用，富含乳脂肪球膜的浓缩乳清蛋白在婴幼儿配方食品中的应用越来越多。Timby 等研究显示，与标准配方对照组相比，喂养添加了富含乳脂肪球膜浓缩乳清蛋白的配方奶的婴儿患急性中耳炎的风险降低，与母乳喂养相一致，并降低了退热药的使用频次，以及对注射肺炎链球菌疫苗后的体液应答具有免疫调节作用；同时，与标准配方对照组相比，喂养添加乳脂肪球膜的配方奶的婴儿在认知发育方面的得分更高[76]。Zavaleta 等研究发现喂养添加乳脂肪球膜蛋白的配方奶的试验组婴儿血性腹泻次数减少[77]。

七、胆盐刺激脂肪酶

胆盐刺激脂肪酶是母乳中的活性酶，母乳 BSSL 的分子量为 90 kDa。BSSL 能够催化母乳中甘油三酯的消化，其独特之处在于能在 sn-2 位打断棕榈酸和甘油的键合，但许多其他脂肪酶不能，这也是母乳喂养婴儿脂肪消化更好的原因[78]。Andersson 等[79] 在一项交叉设计研究中有力地支持了 BSSL 在脂质消化和利用方面的作用，该研究中，早产儿被喂食未经巴氏杀菌或经过巴氏杀菌的母乳，其中巴氏杀菌的母乳 BSSL 被灭活。喂养 1 周后，未经巴氏消毒母乳喂养的婴儿粪便脂肪损失显著低于巴氏消毒母乳喂养的婴儿，其体重增加和膝足长度显著高于巴氏杀菌母乳喂养的婴儿。牛乳中没有 BSSL，但在人类细胞中培养出了重组人BSSL，但是由于对转基因生物广泛使用的担忧，重组人乳 BSSL 的使用还需要进一步的研究[80]。

八、维生素 B_{12} 结合蛋白

母乳中几乎所有的维生素 B_{12} 都与维生素 B_{12} 结合蛋白结合，而这种结合蛋白被认为是婴幼儿早期从母乳中吸收维生素 B_{12} 的主要方式。维生素 B_{12} 结合蛋白与维生素 B_{12} 结合形成复合物，这种复合物可以与人肠道刷状边界膜结合，肠道细胞吸收维生素 B_{12}[81]。维生素 B_{12} 结合蛋白有很强的抗菌活性，因此可能有

助于防止母乳喂养婴儿的感染[82]。

九、β- 酪蛋白

母乳酪蛋白主要由 β- 酪蛋白和 κ- 酪蛋白组成，还有少量的 α_{s1}- 酪蛋白。母乳中的主要酪蛋白亚基是 β- 酪蛋白，它是高度磷酸化的，分子量约为 24 kDa，约由 212 个氨基酸组成。在成熟乳中，β- 酪蛋白约占母乳总蛋白质含量的 25%，约 2.7 g/L [6, 83]。β- 酪蛋白是生物活性肽的重要来源，一项体内母乳肽组学研究鉴定了 300 多种乳肽，其中，59% 来自 β- 酪蛋白，少量来自 α_{s1}- 酪蛋白，其余来自乳清蛋白[84]。

β- 酪蛋白在消化过程中形成大量的磷酸肽，其中一些磷酸肽已被证明与二价阳离子结合，如钙和锌。酪蛋白磷酸肽（CPPs）在肠道中，通过磷酸丝氨酸与钙离子结合，由小肠肠壁细胞吸收后再释放进入血液，从而避免了这些离子在小肠的中性或偏碱性环境中沉淀，促进了它们的吸收[85]。酪蛋白磷酸肽对铁吸收也具有增强作用[86]。β- 酪蛋白水解后可产生免疫刺激肽（immunostimulating peptide），刺激巨噬细胞吞噬活性，发挥免疫调节作用[87]。β- 酪蛋白产生的抗菌肽（antibacterial peptides）可破坏大肠杆菌、金黄色葡萄球菌和小肠结肠炎耶尔森菌的结构，起到抗菌作用[88-89]。β- 酪蛋白水解后还可以产生具有肠道保护力的多肽，其促进杯状细胞（GC）分泌的黏蛋白 MUC2 和 MUC4 的表达，MUC2 和 MUC4 是肠道保护的关键因子，以维持肠道的屏障功能[90]。β- 酪蛋白还具有阿片样作用，β- 酪蛋白在体内水解产生的阿片肽（opioid peptides）参与神经调节，改善婴儿睡眠模式[91]。

牛乳 A2 β- 酪蛋白是近年来的热议话题，牛乳中的 β- 酪蛋白有两个主要的变异型，称为 A1 和 A2，此外尚有一些罕见的亚变异型，其中 A2 为野生型，A1 为突变型。A1 与 A2 β- 酪蛋白的区别在于第 67 位的氨基酸。A1 β- 酪蛋白的第 67 位为组氨酸，因此其前 7 个氨基酸残基可以被裂解产生 β- 酪啡肽 -7（BCM-7），BCM-7 能够被人体直接吸收，BCM-7 能穿过胃肠壁进入血液循环，并通过阿片受体影响全身和细胞活动。此外，BCM-7 和其他 β- 酪蛋白衍生物为阿片受体的强效外源性激动剂——外啡肽，其中与 μ 受体的亲合力最大。因此，BCM-7 可能影响多个器官 / 系统的活动，尤其消化系统和免疫细胞。A2 β- 酪蛋白的第 67 位则为脯氨酸，因此无法裂解。人乳中的 β- 酪蛋白与牛乳中的 A2 β- 酪蛋白结构相似，因此人乳 β- 酪蛋白也不发生裂解。为保护婴儿免受潜在的牛 A1 β- 酪蛋白的相关临床影响，目前市面上已有只含有牛 A2 β- 酪蛋白的婴儿配方奶[92]。

十、κ- 酪蛋白

κ- 酪蛋白是母乳中的一个次要酪蛋白亚基。产后 1 年内，母乳中 κ- 酪蛋白浓度范围为 0.10 ～ 1.72 g/L [93]。κ- 酪蛋白是高度糖基化的，分子量约为 37 kDa，约由 158 个氨基酸组成。κ- 酪蛋白约 40% 的结构量是碳水化合物，这些复杂的碳水化合物具有与小肠上皮屏障表面类似的结构，因此被认为是诱饵，从而阻止病原体的附着和入侵。在体外实验中，高度糖基化的 κ- 酪蛋白已经被证明可以抑制幽门螺杆菌与人胃黏膜的结合，这可能解释了为什么母乳喂养似乎提供了一些对幽门螺杆菌的保护 [94]。在 κ- 酪蛋白的消化过程中，形成了一个大的糖基化片段，称为糖聚肽。研究表明，这种糖聚肽能增强幼龄猕猴对锌的吸收，原因可能是 κ- 酪蛋白含有带电的唾液酸残基 [95]。

第二节 人乳低聚糖

尽管目前配方奶粉已经从蛋白质模式、氨基酸组成、脂肪酸结构等方面尽可能接近母乳成分。但与母乳喂养婴儿相比，配方奶粉喂养在某些方面仍存在差距，例如体重增长过快，肠道中有益微生物丰度较低，感染的发生率比母乳喂养婴儿高等。造成这些差异的主要原因是因为母乳中还有许多重要的生物活性物质，如低聚糖、免疫球蛋白、激素，是目前配方奶粉无法提供的，也是未来母乳替代品沿着更贴近母乳成分的方向发展所必须攻克的难题。

一、人乳低聚糖研究历程

人乳低聚糖（human milk oligosaccharides，HMOs）是由乳腺上皮细胞分泌，占母乳干物质成分第三位的宏量营养素。含量仅次于乳糖（70 g/L）和脂类（40 g/L），高于蛋白质（8 g/L）[96]。HMOs 的发现历经一个多世纪，期间经历了微生物学家、儿科学家和化学家的不断探索。1926 年，Schönfeld 发现了母乳中存在一种能促进双歧杆菌生长的物质并命名为"双歧因子"（bifidus factor），1930 年，Polonowski 等发现了母乳中存在一种碳水合物组分并命名为"乳寡糖"（gynolactose），直到 1954 年化学家 Kuhn 和儿科学家 György 将微生物和母乳中的乳寡糖研究之间建立了关联，并确认了母乳中的双歧因子就是乳寡糖。同年，二维纸色谱法的引入使得单体低聚糖（oligosaccharides）得以从乳寡糖中分离出来。此后的十几年间随着质谱技术的发展，陆续分离鉴定出 100 多种 HMOs。从

2000 年之后，基于营养学家对 HMOs 益生元和抗黏附作用的发现，以及用于寡糖结构表征、鉴定和量化分析技术的进步，其更多生物学功能被人们所了解。

二、HMOs 的结构

迄今为止，已有超过 160 多种 HMOs 的化学结构被鉴定出来[97]。低聚糖的结构类型虽然复杂，但其核心结构是相同的，都是由一个乳糖末端通过 β_{1-3} 或 β_{1-6} 糖苷键连接一个由半乳糖和 N- 乙酰氨基葡萄糖组成的二糖单元形成的核心结构组成。核心结构通过 β_{1-3} 键连接属于 I 型链（type I chain），它往往会使糖链的延长终止，例如 LNT 的结构；通过 β_{1-4} 键连接属于 II 型链（type II chain），可以使糖链继续延伸。在乳糖末端或者延伸链的核心结构上进一步通过 α_{2-3} 或 α_{2-6} 糖苷键进行唾液酸化修饰；或通过 α_{1-2}、α_{1-3} 或 α_{1-4} 糖苷键进行岩藻糖化修饰。另外，在乳糖末端和核心结构这两个双糖之间通过 β_{1-3} 键连接会形成糖链的线性延长（对 -HMO，para-HMO），而 β_{1-6} 键则容易使糖链形成分支结构（同 -HMO，iso-HMO），见图 2-1。

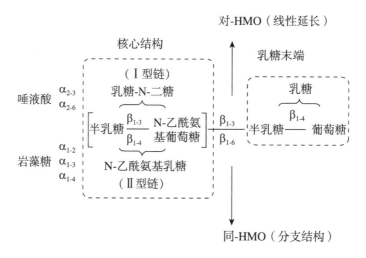

图 2-1　HMOs 核心结构的组成

根据低聚糖组成中是否存在 N- 乙酰神经氨酸（NeuAc）和 N- 羟乙酰神经氨酸（NeuGc），可分为酸性低聚糖和中性低聚糖。中性低聚糖根据是否含有岩藻糖基团又分为岩藻糖基化低聚糖和非岩藻糖基化低聚糖，例如 LNT、LNnT。岩藻糖基化低聚糖大约占总 HMOs 的 35% ～ 50%；非盐藻糖化低聚糖大约占 42% ～ 55%，总的中性低聚糖的含量能占到 75% 以上。酸性低聚糖的含量约为 12% ～ 14%。

酸性低聚糖中，非还原端的半乳糖基进行 α_{2-3}、α_{2-6} 唾液酸化修饰，形成 3′

-SL、6′-SL、LST a、LST c、DSLNT 等（图 2-2c）；在核心结构的 N- 乙酰氨基葡萄糖结构上进行 $\alpha_{2\text{-}6}$ 唾液酸化修饰，形成如 LST b（图 2-2e）

对于岩藻糖基化低聚糖，在乳糖还原末端的葡萄糖上进行 $\alpha_{1\text{-}3}$ 岩藻糖基化修饰，形成例如 3-FL 的结构（图 2-2a）；在非还原端的半乳糖进行 $\alpha_{1\text{-}2}$ 岩藻糖基化修饰，形成如 2′-FL、LNFP I 的结构（图 2-2b）。在核心结构的 N- 乙酰氨基葡萄糖结构上进行 $\alpha_{1\text{-}3}$、$\alpha_{1\text{-}4}$ 岩藻糖化修饰，分别构成了 LNFP III、LNFP II（图 2-2d）；对于非岩藻糖化的低聚糖，即在二糖单元组成的核心结构基础上通过 $\beta_{1\text{-}3}$ 或 $\beta_{1\text{-}4}$ 键继续连接 N- 乙酰氨基葡萄糖和半乳糖而形成（图 2-2f）。

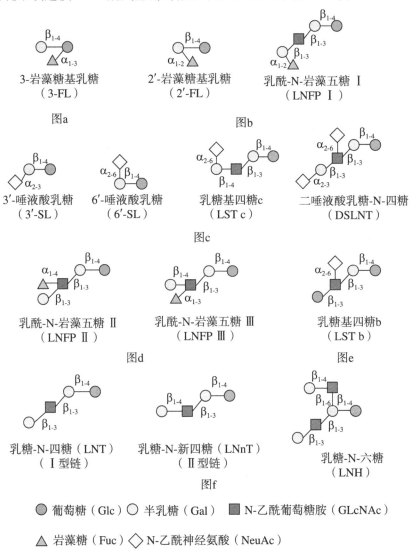

图 2-2　低聚糖的结构

三、HMOs 的含量及随泌乳期变化

（一）总量及随泌乳期变化

HMOs 含量随泌乳期变化较大，且不同结构的 HMOs 在泌乳期内变化趋势并不相同。研究报道的初乳中含量可达 20 ~ 25 g/L [98-99]，成熟乳含量大约为 5 ~ 20 g/L [98-100]。在目前已完成结构表征的 160 多种低聚糖中，能够被定量分析的大约 30 种，这些低聚糖含量占到总 HMOs 含量的 90% 以上 [97]。另一项纳入了北美洲、欧洲、亚洲、南太平洋群岛的多国 HMOs 研究数据显示 [97]，初乳 HMOs 含量最高，大约为 9 ~ 22 g/L；过渡乳（产后 8 ~ 15 天）略微下降至 8 ~ 19 g/L；产后 30 天内成熟乳含量为 6 ~ 15 g/L，而到产后 6 个月时降至 4 ~ 6 g/L。例外的是 2017 年 Kunz 等 [101] 在西班牙的一项研究发现总 HMOs 浓度在不同泌乳期并不存在差异。这可能与样品处理和检测方法或数据分析过程的差异有关。

（二）不同 HMOs 含量及其随泌乳期变化研究

个体 HMOs 浓度和占比均随泌乳期动态变化。一般来说 2′-FL 是含量最丰富的，尤其在初乳中能占到 20% ~ 40%，6′-SL 和 3′-SL 分别是前期和后期泌乳阶段主要的酸性低聚糖。

2017 年 Thurl 团队发表的系统综述 [102]，纳入了 21 篇文献，数据来源于十余个国家的 33 种 HMOs 成分，其中包括 22 种中性低聚糖和 11 种酸性低聚糖。数据分析发现足月儿中性低聚糖的平均浓度为 14.8 g/L，早产儿为 11.6 g/L。其中，2′-FL（2.74 g/L）、LNFP Ⅰ（1.31 g/L）、乳酰 -N- 二岩藻黄素六糖 Ⅰ（LNDFH Ⅰ，0.80 g/L）以及两种非岩藻糖基化低聚糖 LNT（0.79 g/L）、LNnT（0.74 g/L）是占分泌型母亲母乳中含量较高的几种中性低聚糖。酸性低聚糖中含量最高是 6′-SL 和 DSLNT，在不考虑分泌型的情况下，其在足月儿母亲母乳中浓度分别为 0.35 g/L 和 0.54 g/L。3-FL 在产后 3 ~ 4 个月期间浓度升高超过 2 倍，而 LNFP Ⅰ 显著降低近 1/2，LST c 浓度降低达 1/4。2′-FL、LNFP Ⅱ、3′-SL 的含量呈降低趋势，但不显著。6′-SL 和 LST a 的含量则随泌乳期显著降低。

Thurl 团队的系统性综述缺少来自中国大陆地区的数据。因此，为了探究中国哺乳期母亲母乳中的低聚糖含量，团队全面收集了中国母乳低聚糖研究文献，按照系统综述和荟萃分析 PRISMA 声明和 PICOS 原则制定纳入标准 [103]，对数据进行收集和科学的统计分析 [104]。最终确定 8 篇原始研究文献，数据涵盖全国 9 个城市的 868 份母乳样本，纳入研究基本情况见表 2-4。团队共统计到 14 种低聚糖在不同泌乳期的含量数据，包括 8 种岩藻糖基化低聚糖、2 种非岩藻糖基化中性低聚糖、4 种酸性低聚糖（表 2-5）。含量最高的 3 种低聚糖是 2′-FL、

表 2-4　中国母乳低聚糖纳入研究文献情况

参考文献编号	研究城市	产后采样时间（天）	参与采样母亲人数（人）	采集母乳样本数量（份）	足月/早产	是否为分泌型	检测方法	单位
105	北京 广州 苏州	5～11 12～30 31～60 61～120 121～240	446	88 88 90 90 90	足月	未报道	UHPLC	mg/L
106	上海	8～14	30	27	足月	FUT2 (AA) FUT2 (AT) FUT2 (TT)	HPLC	mg/L
107	广州	14、30、60、90、120、180、240	未报道	20	足月	非分泌型占37%	HPLC-MS	mg/L
108	北京	3、20	5	5 5	未报道	未报道	UPLC-QqQ-MS	mg/L
109	南京 齐齐哈尔	0～7、8～15、16～180	未报道	102	未报道	未报道	UHPLC-FLD	μg/g
110	北京 广州 南京 郑州 牡丹江 成都	90±15	96	10 6 20 20 20 20	足月	未报道	UHPLC-FLD	μg/ml
111	上海	8～14 15～21 22～28	51	51 44 11	足月	Le (a−, b+): 56.8%; Le (a−, b−): 19.6%; Le (a+, b−): 23.6%	HPLC	mg/L
112	北京	31～180	61	61	足月	未报道	UPLC- tandem MS	mg/ml

注：HPLC，高效液相色谱；UHPLC，超高效液相色谱；HPLC-MS，液质联用；HPLC-QqQ-MS，高效液相色谱串联三重四级杆质谱；UHPLC-FLD，超高效液相色谱串联荧光检测；UPLC-tandem MS，超高效液相色谱串联质谱；FUT2，岩藻糖基转移酶 2。

表 2-5　14 种 HMOs 含量及随泌乳期变化情况分析

| | 泌乳期 1～7天 | | 泌乳期 8～14天 | | 泌乳期 15～60天 | | 泌乳期 61～120天 | | 泌乳期 >121天 | | Q | υ | P | I^2 |
	$\bar{x}$ (mg/L)	SE	$\bar{x}$ (mg/L)	SE	$\bar{x}$ (mg/L)	SE	$\bar{x}$ (mg/L)	SE	$\bar{x}$ (mg/L)	SE				
2'-FL	2932.5	1082.5	1827.4	571.4	1717.9	453.2	1186.1	259.8	928.4	194.9	7.0	4	0.137	42.7
3-FL	299.5	47.8	359.0	175.2	548.5	174.2	743.2	159.7	1324.6	89.7	104.5	4	1.1×10^{-21}	96.2
2'-FL+3-FL	3265.1	1131.7	1905.0	691.7	2111.0	567.6	1947.5	322.2	2365.4	135.7	2.6	4	0.629	0.0
3'-SL	171.0	44.9	102.1	7.2	80.3	2.2	109.2	11.7	103.7	25.2	18.1	4	0.001	78.0
6'-SL	433.8	81.3	584.0	25.2	197.6	43.2	293.0	178.2	34.6	5.8	484.9	4	1.2×10^{-103}	99.2
DSLNT	1098.7	53.9	N/A	N/A	1363.8	92.7	4443.0	501.6	N/A	N/A	48.4	2	3.1×10^{-11}	95.9
LNDFH I	N/A	N/A	1015.9	535.1	352.2	6.6	356.8	31.5	N/A	N/A	1.6	2	0.459	0.0
LNDFH II	147.3	8.1	8.9	0.3	158.6	140.0	251.8	236.6	N/A	N/A	290.7	3	1.0×10^{-62}	99.0
LNFP I	N/A	N/A	684.4	365.3	352.2	6.6	356.8	31.5	N/A	N/A	0.8	2	0.655	0.0
LNFP II	N/A	N/A	232.4	5.8	234.0	7.2	292.7	25.7	N/A	N/A	5.3	2	0.072	62.0
LNFP III	194.3	41.9	105.6	1.3	136.2	22.2	238.1	6.6	N/A	N/A	393.2	3	6.7×10^{-85}	99.2
LNFP V	101.6	10.7	57.7	38.0	22.8	2.4	120.0	24.5	20.0	1.6	73.5	4	4.1×10^{-15}	94.6
LNnT	421.1	25.2	663.6	363.2	349.6	277.4	224.9	56.3	240.6	198.2	11.3	4	0.024	64.5
LNT	1247.6	110.4	1678.9	287.1	679.4	333.1	667.4	190.5	507.7	276.1	17.1	4	0.002	76.6
LSTc	118.9	7.8	940.9	118.1	122.5	29.9	105.7	34.4	44.8	9.9	87.3	4	4.9×10^{-18}	95.4

注：$\bar{x}$，加权平均值，SE，标准误，Q，Cochran Q 统计量，遵循自由度为 υ 的卡方分布，υ，自由度；P，P 值，I^2，Higgins 和 Thompson I^2；N/A，无数据。

LNT、DSLNT。

8种岩藻糖基化低聚糖中（图2-3），2′-FL含量随泌乳期逐渐降低，尤其是从初乳到过渡乳阶段下降趋势较为明显，过渡乳2′-FL含量大约是初乳中含量的60%，而3-FL则是随泌乳期显著增长，与2′-FL呈现出显著负相关，由此可以推断，2′-FL和3-FL合成酶之间存在共同调控，或对有限供应的同一底物（如GDP-L-岩藻糖）有竞争作用。LNDFH Ⅰ在泌乳期呈现降低的趋势。而LNDFH Ⅱ的成熟乳阶段相比初乳和过渡乳则显著升高。LNFP Ⅰ、LNFP Ⅱ，只采集到3个泌乳期的数据，分别呈下降与上升的趋势，但没有显著性。LNFP Ⅲ和LNFP Ⅴ没有明显升高或降低的趋势。

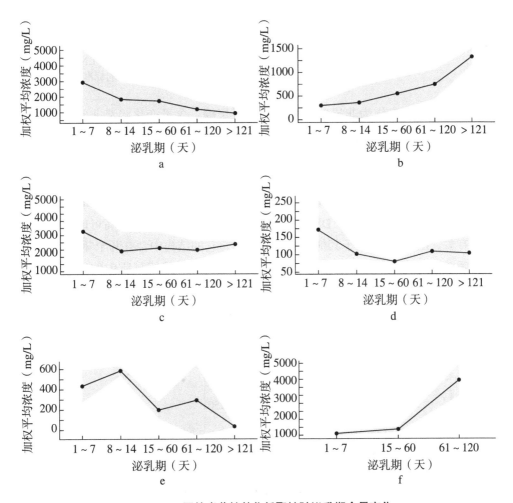

图2-3 不同的岩藻糖基化低聚糖随泌乳期含量变化
a. 2′-FL，b. 3-FL，c. 2′-FL + 3-FL，d. LNDFH Ⅰ，e. LNDFH Ⅱ，f. LNFP Ⅰ。

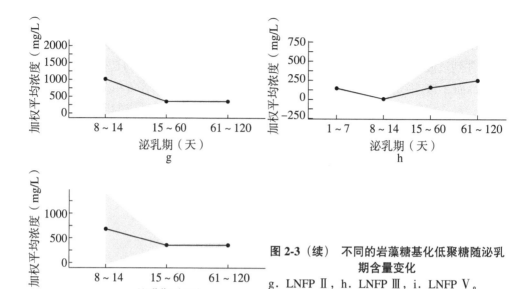

图 2-3（续） 不同的岩藻糖基化低聚糖随泌乳期含量变化

g. LNFP Ⅱ，h. LNFP Ⅲ，i. LNFP Ⅴ。

注：阴影部分表示表 2-5 中的标准误（SE）。

LNT 和 LNnT 作为非岩藻糖基化中性低聚糖，含量变化趋势非常接近，过渡乳较初乳短暂升高之后逐渐降低（图 2-4）。

4 种酸性低聚糖随泌乳期均呈现出显著性变化（图 2-5），其中 3′-SL、6′-SL 随泌乳期逐渐降低，尤其 3′-SL 从初乳到成熟乳降低趋势较明显，成熟乳阶段则较为平稳。DSLNT 随泌乳期显著升高，尤其是在泌乳期 3 ~ 4 个月时它的含量甚至达到初乳的 3 倍之多。DSLNT 在泌乳期 3 ~ 4 个月含量升高可能与其生理功能有关。DSLNT 不同于其他的酸性低聚糖，它的结构中含有两个唾液酸基团，尽管唾液酸在人体组织中广泛存在，但其在中枢神经系统灰质中的浓度比在所

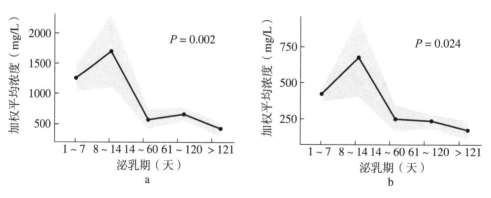

图 2-4 非岩藻糖基化中性低聚糖随泌乳期含量变化

a. LNT，b. LNnT。

注：阴影部分表示表 2-5 中的标准误。

有其他器官中的浓度高 10 倍以上 [113]，是构成大脑神经节苷脂的重要成分，并通过结合和储存细胞外钙离子参与神经元信号传导过程 [114]。有研究指出，婴儿大脑神经突触发生的速度在生后 3 个月时达到高峰 [115]，而且我们观察到不论是 DSLNT 还是总唾液酸化低聚糖含量的高峰同样出现在泌乳期第 3 个月左右。说明唾液酸化低聚糖很可能与神经元突触的发生密切相关。

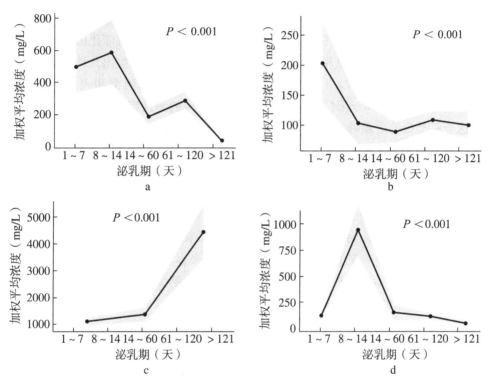

图 2-5 不同的酸性低聚糖随泌乳期含量变化
a. 6'-SL，b. 3'-SL，c. DSLNT，d. LSTc。
注：阴影部分表示表 2-5 中的标准误。

四、HMOs 个体间差异及其影响因素

HMOs 在个体间差异较大，这种差异可以从研究文献中较大的标准差得知，并被很多研究证实，目前已知多种遗传和非遗传因素决定了 HMOs 的个体间差异。

（一）遗传因素

HMOs 的含量除了前面介绍的随泌乳期动态变化之外，还受遗传因素的影

响。人类血型的一个旁支——Lewis 血型系统，与母乳低聚糖的含量有关。Lewis 血型系统有 Le^a、Le^b 两种抗原，它的基链结构与 ABO 血型系统的抗原是一致的，但不同的是 Le^a、Le^b 两种抗原是游离在血浆中，偶尔被红细胞吸附到细胞膜表面，所以它们极少引起溶血反应。

Le^a 抗原是由 Lewis 基因（Le 或 FUT3）控制，它的表达产物是 α-1-3/4- 岩藻糖基转移酶；Le^b 抗原是由分泌基因（Se 或 FUT2）和 Lewis 基因共同控制，产生表达产物为 α-1-2- 岩藻糖基转移酶。当通过不同键型将岩藻糖基连接到糖链上的不同位置时，键型之间链接的形成由相应的岩藻糖基转移酶催化而成。

根据 Lewis 血型抗原和分泌基因表达之间的关系，可产生出几种表现型：Le（a+b-）、Le（a-b+）、Le（a-b-）、Le（a+b+）。它们的基因型和表现型的关系是：当基因型是 Lewis 阳性并且为分泌型时，对应的表现型为 Le（a-b+），即能表达全部类型的岩藻糖基转移酶；当基因型是 Lewis 阳性，非分泌型时，对应表现型为 Le（a+b-），产生含有 α-1,3- 键或 α-1,4- 键的岩藻糖低聚糖，缺少含有 α-1,2- 键的低聚糖；当 Lewis 基因型为阴性，不论分泌型还是非分泌型，均表现为 Le（a-b-），能产生含 α-1,2- 和 α-1,3- 键链接的低聚糖，不能产生含 α-1,4- 键链接的低聚糖，因为 FUT3 由 Lewis 基因编码，只有 FUT3 阳性时才能将岩藻糖转移到 α-1,4- 键上。另外还有一种情况是 Lewis 阳性，FUT2 酶部分失活，属于弱分泌型时，对应表现型为 Le（a+b+），表现出来容易与 Le（a+b-）型难以区分，通常就被归类于 Le（a+b-）。由此可见，母亲的分泌型和 Lewis 血型决定了岩藻糖基化模式，由此决定了 HMOs 在母乳中的存在形式（表 2-6）。

表 2-6　不同基因型对应的表现型以及所产生的键型和相应 HMO 类型

基因型	表现型	产生键型	低聚糖举例
Le^+Se^+	Le（a-b+）	α-1,2-	2'-FL、LNFP Ⅰ、LNDFH Ⅰ
		α-1,3-	3-FL、LNFP Ⅲ、LNFP Ⅴ
		α-1,4-	LNFP Ⅱ、LNDFH Ⅱ
Le^+Se^- (Le^+Se^{weak})	Le（a+b-）	α-1,3-	3-FL、LNFP Ⅲ、LNFP Ⅴ
		α-1,4-	LNFP Ⅱ、LNDFH Ⅱ
Le^-Se^+	Le（a-b-）	α-1,2-	2'-FL、LNFP Ⅰ、LNDFH Ⅰ
		α-1,3-	3-FL、LNFP Ⅲ、LNFP Ⅴ
Le^-Se^-	Le（a-b-）	α-1,3-	3-FL、LNFP Ⅲ、LNFP Ⅴ

FUT2 和 FUT3 单核苷酸基因多态性（single nucleotide polymorphisms，SNPs）

与相应酶的活性有关，进而影响母乳中特定 HMOs 的含量和组成，*FUT2* 基因多样性与母乳中 2′-FL、DFLac、LNFP Ⅰ、LNFP Ⅱ、LNT 和 LSTb 等 HMOs 的含量有关，其单核苷酸位点 rs601338 是美国和欧洲地区控制母乳 α-1,2- 岩藻糖基寡糖水平的关键位点[116-117]。张卓君等的研究发现单核苷酸位点 rs1047781 是控制中国母乳 α-1,2- 连接岩藻糖基转移酶的关键位点[116]。*FUT3* 单核苷酸位点 rs28362459、rs3894326、rs812936 是引起 Lewis 阴性的主要突变位点；*FUT3* 基因多态性影响母乳中 DFLNT 的水平[118]。

（二）地理位置

地理位置对 HMOs 的组成也有影响，但这种影响本质可以追溯到不同人群基因的差异。

1. 基因型　从全球范围来看，前述 4 种基因型 *Le⁺Se⁺*，*Le⁺Se⁻*、*Le⁻Se⁺* 和 *Le⁻Se⁻* 在不同人种中的分布存在差异，白种人母亲上述 4 种类型占比分别为 70%，20%、9% 和 1%[4]。Elwakiel 等[119] 研究结果显示，中国母亲 *Le⁺Se⁺*，*Le⁺Se⁻* 和 *Le⁻Se⁺* 3 种基因型占比分别为 73%、20% 和 7%，未发现 *Le⁻Se⁻* 类型的母亲。Guo[120] 对中国一般人群的研究结果显示，*Le⁻Se⁻* 型占比约为 3.2%。各研究均表明，不同人种中 *Le⁺Se⁺* 为主要类型，*Le⁻Se⁻* 型占比非常低。

2. 分泌型　分泌型和非分泌型母亲在不同地区的分布也存在差异，Wu 等[121] 研究显示，中国母亲分泌型（*Se⁺*）占比为 77%，非分泌型（*Se⁻*）占比为 23%；邢燕等[122] 研究北京地区母亲，其中分泌型占 79.2%（99/125）；在非洲的加纳、埃塞俄比亚，分泌型母亲的占比则不足 70%；在秘鲁和美国加利福尼亚，西班牙裔分泌型母亲占比在 95% 以上；墨西哥的数据显示分泌型母亲的比例为 100%。总体而言，中国人群母亲分泌型比例低于美国人群，高于非洲人群。另外有 20% ～ 25% 的亚洲人种的 FUT2 酶部分失活，基因型为 *Le⁺Seᵂᵉᵃᵏ*，对应产生 Le（a+b+）的表现型[123]。

3. 含量　母亲是否为分泌型基因型直接决定了母乳中 2′-FL 的含量，根据已有的研究数据[97]，亚洲（包括中国、马来西亚、日本、新加坡）母亲初乳、过渡乳和产后 1 个月成熟乳中，2′-FL 含量分别为 1 580 ～ 2 490 mg/L、220 ～ 2 000 mg/L 和 1 371 ～ 2 170 mg/L，分别低于欧美地区的数据（2 210 ～ 4 130 mg/L，2 061 ～ 3 370 mg/L，1 753 ～ 3 020 mg/L）。Gómez-Gallego 等 2018 年对芬兰、西班牙、南非、中国母亲 HMOs 的数据进行研究发现，中国和南非的母亲母乳 3-FL 和 LNFP Ⅲ含量更丰富，而芬兰和西班牙母乳中 2′-FL、LNFP Ⅰ的含量更高[124]。

个体疾病、健康或宏观表型是遗传和环境相互作用的结果，HMOs 含量的地区差异除了遗传因素的作用外，环境因素（如膳食习惯、生活方式）也与其有关[125]。

（三）胎龄

Gidrewicz 和 Fenton 的研究发现[126]，早产儿和足月儿母亲 HMOs 的总体模式具有相似性，只在产后 4 ~ 7 天的数据呈现早产儿母亲 HMOs 含量显著高于足月儿母亲。中国的研究数据同样显示[122]早产儿母亲母乳中 HMOs 总体分布情况与足月儿基本一致，早产儿母亲 HMOs 含量下降相较足月儿母亲出现较迟，并且 LNT 与 LNnT 总量、LNFP Ⅱ、LNFP Ⅴ含量在早产儿母亲母乳中较高。

（四）病理状态

1. 妊娠糖尿病（GDM） 乳糖是组成 HMOs 核心结构的重要组分，而乳腺产生乳糖依赖于通过葡萄糖转运体 -1（GLUT-1）转运至乳腺上皮细胞中的葡萄糖，或者通过己酮由乳腺上皮细胞内产生。因此，葡萄糖稳态对 HMOs 的产生至关重要。在孕期和泌乳期，乳腺对胰岛素信号产生反应或应答。研究显示，胰岛素敏感性不仅对葡萄糖的代谢至关重要，在脂类和氨基酸代谢中同样扮演着重要的角色，胰岛素信号（通过直接影响乳腺上皮细胞或间接影响其他器官）可能是 HMOs 合成的主要调节机制。GDM 患者血糖代谢紊乱，在血糖浓度过高的情况下，己糖胺合成途径增加，细胞糖基转移酶和糖苷酶的活性发生改变，而 HMOs 的合成离不开糖苷酶，因此 GDM 患者由于自身糖代谢的异常，会影响 HMOs 的含量和水平。Jantscher-Krenn 等[127]研究发现，超重或肥胖孕妇血清中的 HMOs 与糖代谢水平有关，3′-SL 和 3- 唾液基 -N- 乙酰乳糖胺（3′-SLN）与血糖水平呈正相关性，乳糖 - 二岩藻四糖（LDFT）与胰岛素水平呈正相关，2′-FL 未发现与血糖水平存在相关性。

HMOs 还存在于孕期母亲的循环系统中，在孕早期的尿液和血液中即可检测到 HMOs，其含量随孕期逐渐增加，组成模式从唾液酸化低聚糖为主向岩藻糖基化低聚糖为主要成分转化[128]。研究发现 3′-SL 是脐带血中含量最高的 HMO，并且在 GDM 妇女脐带血中的含量显著高于正常孕妇[129]，表明母亲葡萄糖代谢对 HMOs 组成产生影响。

2. 超重 / 肥胖 身体代谢状态影响母乳中 HMOs 的含量和组成，对于分泌型母亲，超重母亲母乳中岩藻糖基化低聚糖 2′-FL 和 3-FL 的水平与健康母亲存在差异，其中 2′-FL 浓度可能与母亲 BMI 呈正相关性[130-131]。

3. 过敏 研究发现不论是 Le^+Se^+ 或 Le^-Se^+ 基因型，有过敏性疾病的母亲，母乳中二岩藻糖 - 对 - 乳糖基 -N- 新六糖（DFpLNnH）浓度明显高于无过敏性疾病的母亲[35]。中国的研究发现[131]3-FL 在发生过敏的婴儿其母亲 HMOs 中的含量显著低于非过敏婴儿。还有研究发现 6′-SL 与降低 1 岁时过敏风险和 18 岁时食物过敏风险增加有关[132]。相比于高浓度，较低浓度的 LNFP Ⅲ（< 60 μg）更易引起婴儿牛乳过敏的发生[133]。

（五）婴儿性别与生长发育指标

基因型为 Le^-Se^+ 的母乳中，某些 HMOs 的浓度与婴儿的性别有关。生女孩的母亲母乳中 2′-FL 的浓度显著高于生男孩母亲（$p = 0.016$）。而生男孩母亲母乳中 LNH 的浓度、LNT+LNnT 之和以及中性低聚糖的总量都明显高于生女孩母亲的母乳（$p = 0.016$，$p = 0.038$，$p = 0.019$）。

基因型为 $Le+Se+$ 的母乳，不论是总 HMOs 的浓度（$r = -0.39$）或总的酸性 HMOs（$r = -0.61$）、中性 HMOs（$r = -0.33$）、总岩藻糖基化 HMOs 浓度（$r = -0.27$）均与婴儿体重呈负相关。婴儿身长与体重增加同样与某些 HMOs 呈负相关[130]，例如中性 HMOs 与婴儿身长的相关系数 $r = -0.32$，总岩藻糖基化 HMOs 浓度与婴儿体重增加的相关系数 $r = -0.32$，总酸性低聚糖与身长和体重增加相关系数分别为 $r = -0.35$ 和 -0.42，总 HMOs 的浓度与体重增加的相关系数为 $r = -0.37$。Lagström 等 2020 年的研究发现[134]，分泌型母亲孕前 BMI 与其母乳中 HMOs 多样性呈负相关，与 2′-FL 浓度呈正相关，与 LNnT 浓度呈负相关。分泌型母亲母乳中 HMOs 多样性与其婴儿生后第一年的身高和体重的 Z 评分呈负相关。2′-FL 浓度与 3 ～ 12 月龄和 1 ～ 5 岁的身高 Z 评分呈正相关，与 3 ～ 12 月龄的体重 Z 评分呈负相关。LNnT 浓度与 5 岁之前的身高 Z 评分呈负相关。Alderete 等发现，LNFP Ⅰ 与婴儿体重增长呈负相关，产后 1 个月 LNFP Ⅰ 每增加 1 μg/ml，婴儿体重降低 0.4 g；6 月龄时，LNFP Ⅰ 每增加 1 μg/ml，婴儿的体重、瘦体重和脂肪量分别减少 1.11 g、0.85 g 和 0.79 g。DSLNT 与 LNFP Ⅱ 与婴儿脂肪含量呈正相关[135]。冈比亚的一项研究发现，3′-SL 与婴儿年龄别体重 Z 评分（WAZ）呈正相关，DSLNT、LNFP Ⅰ 和 LNFP Ⅲ 与年龄别身长 Z 评分呈正相关[136]。Sprenger 等的研究[137]未发现母乳中 2′-FL 浓度与婴儿前 4 个月的生长发育指标有任何相关性，其他 $FUT 2$ 相关的低聚糖如 LNFP Ⅰ、二岩藻糖基乳糖（diFL）同样不会对婴儿前 4 个月的生长发育产生影响。乳中 2′-FL 浓度较低的母亲所生男孩在生后 1 个月时 BMI 略高，并且 4 个月时体重增加值较低，但未发现统计学意义。

（六）膳食因素

HMOs 的组成和含量主要受遗传因素的影响，但环境相关因素如母亲膳食是否影响 HMOs 的含量目前尚未得出一致结论。有研究显示，随着母亲膳食中水果和全谷物的摄入以及膳食纤维的摄入增加，母乳中部分岩藻糖基化 HMOs 的含量会随之增加[138-139]。

五、功能

由于人体内缺乏分解 HMOs 所需要的酶（唾液酸酶、盐藻糖苷酶），因此 HMOs 能够完整地到达结肠，发挥益生元作用，促进消化道益生菌的增殖。作为抗黏附分子，HMOs 能阻断细菌和病原体黏附在肠上皮细胞表面，抑制病原体生长，发挥免疫调节作用[140]。由于 HMOs 的结构与微生物所利用的细胞表面糖缀合物相似，因此可诱骗病原微生物与之结合，阻止这些微生物结合上皮细胞糖蛋白，减少侵染上皮细胞的机会。HMOs 还能直接作用于上皮细胞，影响其糖蛋白相关基因表达，导致上皮细胞表面糖蛋白的变化以及其他的细胞反应[141]。更高浓度的 *FUT 2* 相关的低聚糖如 2′-FL、LNFP Ⅰ 能针对某些病原体，例如空肠弯曲菌、大肠杆菌和诺如病毒，降低感染性腹泻的发生[142]。HMOs 能调节淋巴因子的产生，使 Th1/Th2 响应更加平衡。另外，HMOs 能减少凝集素介导的免疫细胞间相互作用，减少白细胞在上皮细胞上的滚动，减少白细胞下渗和活化，减轻炎症反应[143]。此外，HMOs 在蛋白质和脂质糖基化过程中提供岩藻糖和唾液酸基团，参与大脑神经系统和认知功能的发育[114]。HMOs 能预防坏死性小肠结肠炎的发生[144-145]。近几年的研究发现，在小鼠模型中 HMOs 能减缓 1 型糖尿病的发展[146]，以及通过减少骨吸收和保留成骨细胞活性促进骨生成[147]。还有研究发现，3′-SL 是脐带血中含量最丰富的 HMO，3′-SL 与半乳糖凝集素 -3 和半乳糖凝集素 -9 相结合，在胎盘血管生成中起重要作用[129]。

第三节　母乳磷脂

磷脂是含有磷酸基团的类脂，最早于 1812 年由 Uauquelin 在人脑中发现，1844 年法国科学家 Gobley 从蛋黄中分离得到磷脂，随后根据希腊语 "*lekithos*" 即蛋黄之意命名为 "*lecithin*"。磷脂主要存在于蛋黄、瘦肉、脑、肝和肾中，机体自身也可合成所需的磷脂。磷脂不仅是生物膜的重要组成成分，还对脂肪的乳化、消化、吸收及转运，脂肪酸储存与利用起到关键作用，而且对婴幼儿脑神经发育产生影响。

一、结构与种类

脂类是母乳重要的营养成分之一，它提供婴幼儿近 50% 的能量摄入。脂类是脂肪和类脂的统称，包括脂肪、磷脂（phospholipid，PL）和固醇类（steroids），为婴幼儿提供能量、必需维生素、丰富的脂肪酸，以及生物活性成分。PL 是指含有磷酸的类脂，它同时具有亲水性和亲脂性，根据组成结构不同可以分为甘油磷脂和鞘磷脂。甘油磷脂又称磷酸甘油酯，其结构以甘油三酯为骨架，在 sn-1 和 sn-2 位上酯化 2 个脂肪酸，在 sn-3 位上酯化带不同基团的磷酸盐而成（图 2-6）。根据其酯化的磷酸基团的不同，甘油磷脂常见的有磷脂酰胆碱（又称卵磷脂，phosphatidylcholine，PC）、磷脂酰乙醇胺（又称脑磷脂，phosphatidylethanolamine，PE）、磷脂酰丝氨酸（phosphatidylserine，PS）、磷脂酰肌醇（phosphatidylinositol，PI），其他还包括磷脂酸、磷脂酰甘油和双磷脂酰甘油等。

鞘磷脂是指结构中不含甘油分子，而含有鞘氨醇或者二氢鞘氨醇的磷脂，其

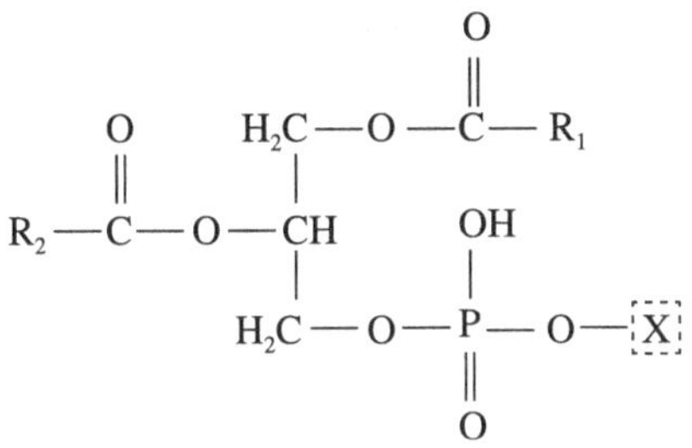

$$R_2-\overset{\overset{\displaystyle O}{\|}}{C}-O-\underset{\underset{\displaystyle H_2C-O-\overset{\overset{\displaystyle O}{\|}}{P}-O-\boxed{X}}{|}}{\underset{|}{CH}}\quad\begin{matrix}H_2C-O-\overset{\overset{\displaystyle O}{\|}}{C}-R_1\\OH\end{matrix}$$

R_1、R_2 为脂酰基的烃基，R_1 多为饱和烃基。常属不饱和烃磷酸甘油酯一般多按 X 不同而分类，重要的有：

X = — OH　　　　　　　　　　　　　磷脂酸

X = — $OCH_2CH_2N^+(CH_3)_3$　　　　　磷脂酰胆碱

X = — $OCH_2CH_2NH_3$　　　　　　　　磷脂酰乙醇胺

X = — $OCH_2CHCOO^-(NH_3)$　　　　　磷脂酰丝氨酸

X = 肌醇　　　　　　　　　　　　　磷脂酰肌醇

图 2-6　磷酸甘油酯通式
注：X 为含氮碱基或醇类物。

结构是一分子脂肪酸以酰胺键连接鞘氨醇或者二氢鞘氨醇。人体的鞘磷脂主要为神经鞘磷脂（sphingomyelin，SM）。

何扬波等对中国东北地区母乳磷脂的组成进行了定性和相对定量分析，显示母乳磷脂中 PC 为 17 种，PE 25 种，PS 4 种，PI 5 种，SM 9 种，共计 60 种[148]。

二、磷脂中脂肪酸组成

脂肪酸是磷脂的重要组成部分，母乳磷脂中脂肪酸主要来源于母亲的膳食摄入、机体脂肪库以及肝、乳腺等部分组织的自身合成[149]。一项 2022 年发表的综述研究总结，母乳磷脂脂肪酸组成中最主要为饱和脂肪酸（saturated fatty acid，SFA），其次为单不饱和脂肪酸（monounsaturated fatty acid，MUFA）、n-6 长链多不饱和脂肪酸、n-3 长链多不饱和脂肪酸，分别占磷脂总脂肪酸的 42.17% ~ 81.54%、7.50% ~ 41.97%、8.95% ~ 32.91% 和 1.46% ~ 4.76%。在 SFA 中，棕榈酸 C16：0 和硬脂酸 C18：0 含量最高，分别占磷脂总脂肪酸的 14.17% ~ 62.35% 和 6.99% ~ 32.10%；在 MUFA 中，油酸 C18：1 n-9 含量最高，占比 5.91% ~ 36.3%；在 n-6 长链多不饱和脂肪酸中，亚油酸 C18：2 n-6 含量最高，占比 7.28% ~ 23.68%；在 n-3 长链多不饱和脂肪酸，二十二碳六烯酸 C18：2 n-6（DHA）含量最高，占比 0.40% ~ 1.91%。不同种类的磷脂（PC、PE、PI、PS、SM）的脂肪酸含量组成趋势一致[150]。

三、母乳中的分布

母乳中约 60% ~ 70% 的磷脂分布在乳脂肪球膜（MFGM）上（图 2-7），其余 35% ~ 40% 则在水相中与溶液中的蛋白质或者膜片段相连[151]。MFGM 含有 3 层磷脂分子层，内侧单层膜是在乳腺上皮细胞的内质网上形成的，PE、PS、PI 主要分布在这层内膜上。当脂肪滴进一步从乳腺上皮细胞分泌至乳腺腺泡细胞时，在排出的过程中逐渐被包裹上具有两亲性的磷脂双分子层，PC、SM 则主要位于该外侧双分子层膜，其他还包括胆固醇、脑苷脂、神经节苷脂、糖基化蛋白和生物活性肽等物质[152]。磷脂是构成细胞及细胞器各种膜的重要组成成分（例如磷脂约占红细胞膜脂类的 40%、线粒体膜脂类的 95%），对其生理功能的发挥起到关键作用，然而目前关于磷脂在不同种类细胞或细胞器上的分布及其作用的研究报道尚少，该领域有待进一步研究。

四、功能

1. 维持生物膜的结构和功能 磷脂同时具备的亲水和疏水特性，能够在水溶液中形成脂质双分子层，构成细胞及细胞器的各种生物膜，包括如细胞膜、内

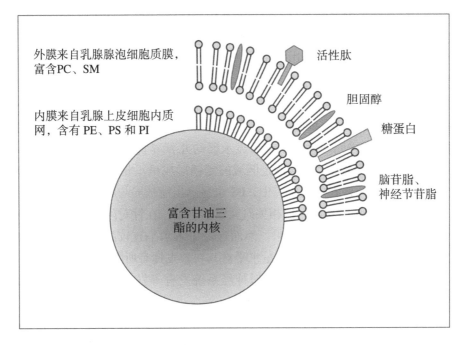

外膜来自乳腺腺泡细胞质膜，富含PC、SM

活性肽

胆固醇

内膜来自乳腺上皮细胞内质网，含有PE、PS和PI

糖蛋白

脑苷脂、神经节苷脂

富含甘油三酯的内核

图 2-7　人乳脂肪球膜示意图

引自：Koletzko B. Human Milk Lipids。

质网膜、核膜、线粒体膜、神经髓鞘膜等，维持其正常的结构与功能。磷脂同时具备的极性与非极性分子的特质，能够帮助生物膜维持良好的流动性，帮助细胞内外的物质有选择性地进行物质交换，顺利摄取营养，同时排出废物。

2. 调节脂肪的吸收和转运，影响脂肪酸吸收利用　磷脂对脂肪的吸收、运转及储存脂肪酸，特别是不饱和脂肪酸起着重要的作用。在脂肪吸收和转运的过程中，磷脂能够将脂肪乳化成微小的脂滴，并通过脂滴表面的磷脂层与脂肪酶结合，提高其吸收与利用。同时磷脂可与 DHA 和 AA 等长链多不饱脂肪酸结合，促进其在体内的生物利用。Carnielli 等开展了一项关于多不饱和脂肪酸的吸收利用率的研究，研究对比了通过不同形式（分别为磷脂来源和甘油三酯来源）添加的 n-6 和 n-3 长链多不饱和脂肪酸（LCPUFA）的早产儿的肠吸收效果，结果显示磷脂来源的 DHA 和 n-3 LCPUFA 比甘油三酯来源的 DHA 和 n-3 LCPUFA 更好吸收[153]。

3. 促进生命早期大脑和神经组织发育　磷脂是脑和神经组织的结构脂，约占脑组织干重的 25%，对生命早期大脑及神经发育起到关键作用。成熟髓鞘中不同磷脂质量百分比[154]分别为：PC 为 27.1%±2.97%，PE 为 23.3%±3.98%，PS 为 19.2%±2.17%，PI 为 < 1%，SM 为 22.3%±1.68%，乙醇胺醛缩磷脂为 7.6%±

4.16%。大脑神经细胞之间通过乙酰胆碱来传递信息，PC 是体内胆碱的主要储存形式，是乙酰胆碱的前体。PC 可在体内被磷脂酶水解并释放胆碱，胆碱可与乙酰 CoA 在胆碱乙酰化酶的作用下生成乙酰胆碱，可促进脑细胞活性、加快神经传递速度。SM 也是胆碱的重要来源，它富集在中枢神经系统，特别是围绕神经轴突的髓鞘中，在支持生命早期的髓鞘形成与认知成熟、调节炎症反应及信号传导等方面扮演关键角色。Schneider 等研究了婴幼儿 SM 的膳食摄入与其大脑结构生长与认知发育之间的关系，结果显示婴幼儿营养食品中的 SM 水平（28 ～ 71 mg/L）与出生后前两年大脑特定区域的髓鞘形成呈正相关，同时对其认知表现产生正向影响[155]。在动物研究中，PS 也显示出能减弱与年龄有关的神经元效应，并恢复正常记忆的功能，但相关研究数据有限。在针对阿尔茨海默病患者的临床试验中发现了 PS 积极的效果，然而这对摄入水平有较高需求（200 mg/d），相比之下，普通乳制品中 PS 的含量水平对其功效发挥有所限制[156]。

4. 降低胆固醇浓度 SM 除了对神经系统发育等发挥作用外，一些研究表明它还有降低胆固醇浓度的益处。Rombaut 等在小鼠实验中发现，SM 的摄入（分别为 0.1% 和 5.0%）能够抑制 20.4% ～ 85.5% 的胆固醇的吸收，并且牛乳 SM 对胆固醇吸收的抑制作用相比于其他食物来源更明显[157]。

5. 帮助肝解毒与功能恢复 PC 除了作为胆碱的来源，还能通过提供甲基促进肝再生，帮助肝从中毒或慢性病毒损伤中恢复，可抵抗药物中毒，对酒精性肝损伤及乙型肝炎病毒感染具有保护作用[157]。

6. 乳化功能，提升乳原料及制品的物理稳定性 磷脂的两亲性可以在两种不互溶的液体交接面相互作用，使两者相互融合、稳定共存。磷脂的这种特性能够帮助脂肪和胆固醇稳定地悬浮在体液中，防止其与体液分离，阻止其沉积在血管上，保持血液流畅，防止心脑血管硬化，并帮助脂肪等营养得到更好的吸收利用。因为磷脂良好的乳化功能，在食品加工领域磷脂常被用做乳化剂，广泛用于如人造奶油、色拉酱、冰淇淋及婴儿配方食品中。

五、磷脂的含量及随泌乳期变化

（一）总量及随泌乳期变化

母乳磷脂约占总脂类的 0.2% ～ 2%，不同地域母亲母乳中磷脂水平有较大差异（110.3 ～ 677.4 mg/L），但随着泌乳期的总体变化趋势一致，即母乳磷脂的平均含量随着泌乳期推移而逐步下降，直至成熟乳时趋于稳定。母乳中磷脂的平均含量为初乳 125.6 ～ 677.4 mg/L、过渡乳 156.8 ～ 486.5 mg/L、成熟乳（前期）110.3 ～ 391.8 mg/L、成熟乳 134.9 ～ 359.0 mg/L[150]。

（二）不同种类磷脂含量及随泌乳期变化

母乳中磷脂的种类主要为 PC、PE、PI、PS、SM、溶血磷脂酰胆碱（lysophosphatidyl choline，LPC）和溶血磷脂酰乙醇胺（lysophosphatidyl ethanolamine，LPE）。PC 和 SM 含量随着泌乳期的推移逐渐降低，该变化趋势在不同国家地区之间一致；而 PE、PI、PS、LPC 和 LPE 的含量在不同国家母乳中的变化趋势则有所差异。总体而言，母乳磷脂中 SM、PC、PE 含量较高，其次为 PI 和 PS，含量最低的为 LPC 和 LPE[150]。

（三）中国母亲母乳磷脂含量及随泌乳期变化

Meng-Tao Yang 等对中国 6 个地区（成都、广州、长春、兰州、上海、天津）母亲产后 0 ～ 400 天收集的 2 270 份母乳样本的磷脂含量进行测定，显示中国母乳总磷脂含量中位数在 170.38±96.52 ～ 195.69±81.80 mg/L 之间，初乳期和泌乳后期（产后 200 天之后）含量较高。5 种主要的磷脂中位数含量也随泌乳期的推移变化，PE 为 52.61±29.05 ～ 59.95±41.74 mg/L，PI 为 17.65±10.68 ～ 20.38±8.55 mg/L，PS 为 15.98±9.02 ～ 22.77±11.17 mg/L，PC 为 34.13±25.33 ～ 48.64±19.73 mg/L，SM 为 41.35±20.31 ～ 54.79 ±35.26 mg/L。其中，PE、PC 和 SM 是中国母乳整个泌乳期的主要磷脂类型，分别占比 29.18% ～ 32.52%、19.90% ～ 25.04% 和 22.39% ～ 29.17%[158]。不同泌乳阶段总磷脂以及不同种类磷脂平均浓度见表 2-7。

表 2-7　不同泌乳阶段中国母乳总磷脂浓度与不同种类磷脂浓度变化（mg/L）

磷脂种类	泌乳期 0 ～ 5 天 (n = 259)	泌乳期 10 ～ 15 天 (n = 254)	泌乳期 40 ～ 45 天 (n = 630)	泌乳期 200 ～ 240 天 (n = 576)	泌乳期 300 ～ 400 天 (n = 551)
PE	61.23±1.77	60.85±1.78	56.39±1.12	62.78±1.17	65.53±1.20
PI	21.74±0.48	18.95±0.48	18.52±0.31	19.37±0.32	19.83±0.33
PS	26.55±0.67	17.44±0.67	18.89±0.42	20.86±0.44	22.12±0.45
PC	52.14±1.20	44.68±1.21	41.48±0.76	39.43±0.80	42.90±0.82
SM	46.54±1.32	43.49±1.33	47.36±0.84	53.28±0.88	60.47±0.90
总磷脂（TPL）	208.2±5.03	185.41±5.05	182.64±3.19	195.15±3.33	210.85±3.42

注：引自 Yang M.T.，LQ.T.，Liang X.，et al. Lactational changes of phospholipids content and composition in chinese breast milk，Nntrionts。

第四节　母乳中的其他特殊脂肪酸

一、支链脂肪酸

（一）支链脂肪酸的定义

支链脂肪酸（BCFA）是指碳骨架以饱和脂肪酸为主并含有一个或多个甲基支链的脂肪酸。根据碳链长度和甲基支链位置的不同，BCFA 可以分为异构型（iso）和反异构型（anteiso）两种：异构型 BCFA 的甲基位于脂肪酸分子碳链骨架倒数第 2 个碳原子上（图 2-8）；反异构型 BCFA 的甲基位于脂肪酸碳链骨架倒数第 3 个碳原子上（图 2-9）。

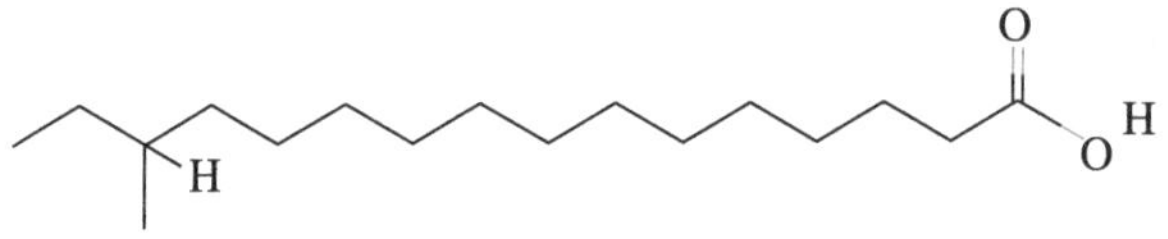

图 2-8　异构型 -C17 ∶ 0（15- 甲基十六烷酸，15-methylhexadecanoic acid）结构示意图
来源：PubChem（nih.gov）。

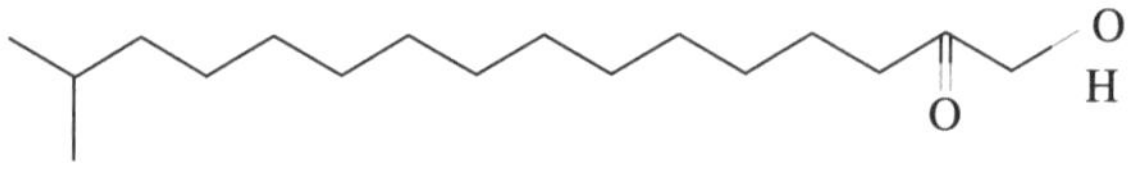

图 2-9　反异构型 -C17 ∶ 0（14- 甲基十六烷酸，14-methylhexadecanoic acid）结构示意图
来源：PubChem（nih.gov）。

（二）支链脂肪酸的来源与母乳中的含量

正常情况下，这些脂肪酸在人体内的含量较低，而在食草动物中含量较高。例如，植酸在牛乳的脂肪中的含量可以高达 389 mg/100 g 脂肪，而在人乳中的含量仅为 30 mg/100 g 脂肪；类似地，降植烷酸在牛乳中的含量约为 26 ～ 71 mg/100 g 脂肪，而在人乳中的含量约为 16 mg/100 g 脂肪[159]。

Dingess[160] 等的研究表明，母亲膳食牛肉和乳制品的摄入量与母乳中的 BCFA 的含量正相关。支链脂肪酸的膳食来源主要为乳制品、畜肉、海 / 水产品和发酵制品（如酸菜、纳豆和味噌）等食物。其中乳制品中单甲基 BCFA（mmBCFA）的含量最高，可达到总脂肪酸含量的 1.7% ～ 3.4%[161]。畜肉如牛肉中 mmBCFA 的含量也较为丰富，约为总脂肪酸含量的 1.9%[162]。淡水鱼中 mmBCFA 的含量与牛肉相当，最高约为 2.0%[163]。Ran-Ressler 等根据不同食物中 BCFA 的含量和人均摄入量，估算出美国人群 mmBCFA 的平均摄入量约为 500 mg/d，已经超过了相同人群中 EPA+DHA 的平均摄入量（100 mg/d）[162]。

目前关于母乳中 BCFA 的报道都是关于 mmBCFA 的，还未见其他 BCFA 含量的相关研究。仅有的几项研究表明，母乳中的 BCFA 以反异构型（主要为反异构型 -C17：0 和反异构型 -C15：0）为主，约占总 BCFA 的 55%（甘油三酯中的 mmBCFA 含量）[164] ～ 75%（总 BCFA 含量）[160]。根据 Dingess 等的报道[160]，成熟乳中 mmBCFA 含量存在较大的地域性差异，上海市样本中 mmBCFA 的平均含量为 4.27±0.25 mg/ml，低于墨西哥城（6.10± 0.36 mg/ml）和美国辛辛那提市（7.90±0.41 mg/ml）母乳样本中的 mmBCFA 含量。Jie 等[165] 分析了中国母乳中 mmBCFA 随泌乳期的变化规律，结果显示甘油三酯中 mmBCFA 占总脂肪酸的百分比随着泌乳期推移而下降，初乳、过渡乳和成熟乳中 BCFA 的占比分别为 0.41%、0.31% 和 0.28%。该项研究还表明，早产儿母亲初乳中的 mmBCFA 含量（不足总脂肪酸的 0.4%）比足月儿母亲初乳（接近总脂肪酸的 0.6%）中更低。母乳中的 BCFA 主要结合在甘油三酯的 sn-2 位，占比达到 68%，而牛乳中该比例仅为 33%。

（三）母乳支链脂肪酸与婴儿健康

基于胃肠细胞系的研究表明膳食 mmBCFA 具有抗炎潜力。体外研究发现，人结直肠腺癌细胞暴露于 BCFA 能有效降低脂多糖诱导的 IL-8、TLR-4 和 NF-κB 等促炎标志物的基因表达；此外，异构型 -14：0、异构型 -16：0、反异构型 -13：0 等短链 BCFA 能改善脂多糖诱导的细胞活力下降[166-167]。Ran-Ressler 等[175] 基于 Sprague-Dawley 大鼠模型研究了含有 mmBCFA 混合物（异构型 -14：0、反异构型 -15：0、异构型 -16：0、反异构型 -17：0、异构型 -18：0 和异构型 -20：0）的母乳对坏死性小肠结肠炎的影响。mmBCFA 喂养的幼崽坏死性小肠结肠炎的发生率较低，并且抗炎细胞因子 IL-10 的基因表达增强。

二、神经酸

（一）神经酸的结构与生物合成

神经酸（nervonic acid，C24：1n-9）是具有 24 个碳原子的单不饱和脂肪酸（图 2-10），不饱和双键位于甲基端第 9 个碳原子，且为顺式结构。

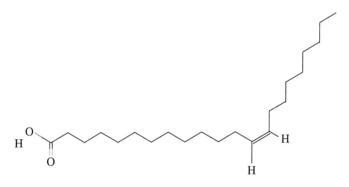

图 2-10　神经酸（nervonic acid，C24 ： 1n-9）结构示意图
来源：PubChem（nih.gov）。

（二）神经酸在母乳中的含量

早产儿母乳中的神经酸含量（0.35%）是足月儿母乳（0.05%）中含量的 7 倍。如表 2-8 所示，已有的研究表明神经酸含量随着泌乳期不断下降，神经酸在初乳中的含量为 0.20% ~ 0.99%，过渡乳中的含量为 0.06% ~ 0.21%，成熟乳中的含量为 0.02% ~ 0.28%（表 2-8）。

表 2-8　母乳中神经酸含量随泌乳期变化情况汇总

国家及地区	神经酸含量（%）			参考文献
	初乳	过渡乳	成熟乳	
中国无锡	0.20	0.15	0.06	[185]
中国台湾	0.99	—	0.28	[186]
瑞士	0.39	0.13	0.07	[187]
中国北京	0.54	—	0.25	[188]
北苏丹	0.19	0.15	0.02	[189]
中国上海	—	0.08	0.05	[190]
中国广州	—	0.06	0.06	[190]
中国南昌	—	0.12	0.11	[191]
中国哈尔滨	—	0.06	0.04	[191]
中国呼和浩特	—	0.21	0.19	[191]
西班牙格拉纳达	0.28	0.08	0.07	[192]
巴拿马	0.32	0.16	0.10	[193]
西班牙	0.24	0.17	0.10	[193]
圣卢西亚岛	0.41	0.11	0.04	[187]

（三）神经酸对婴儿的影响

神经酸是鞘磷脂中的主要脂肪酸，已有研究表明鞘磷脂中神经酸的累积对早产儿的脑髓鞘形成有重要作用[168]。Babin 等[169] 的研究表明，在孕 32 ～ 37 周期间，婴儿红细胞膜中的神经酸含量显著增加。类似地，在婴儿的发育过程中，神经酸在前脑中的含量迅速升高，这反映了大脑发育趋向成熟[170]。

三、超长链饱和脂肪酸

超长链饱和脂肪酸（very long chain saturated fatty acid，VLCSFA）主要是指花生酸（C20 ：0）、木焦油酸（C22 ：0）和山嵛酸（C24 ：0）3 种碳链长度超过 20 的直链饱和脂肪酸。这几种 VLCSFA 的主要食物来源为花生和某些坚果。人体内 VLCSFA 还可以通过碳链的延长由棕榈酸（C16 ：0）合成而来[171]。与神经酸类似，VLCSFA 也是鞘磷脂的主要构成成分。近几年来的研究表明，VLCSFA 可能具有独特的功能。2014 年的一项大型队列研究表明，血浆中磷脂中的 VLCSFA 含量与 2 型糖尿病风险负相关[172]，2019 年的一项系统性综述重复了上述研究的结果[173]。此外，还有研究表明，血液中的 VLCSFA 含量与心血管疾病的风险呈负相关[174-175]。VLCSFA 的上述保护作用的机制目前还不明确，Fretts 等认为可能与神经酰胺和鞘磷脂的代谢有关[173]。考虑到神经酰胺和鞘磷脂对大脑和神经发育的重要性，VLCSFA 在母乳中的含量可能对婴儿的生长发育有重要作用。

中国不同城市母乳中的花生酸含量为 0.09% ～ 0.22%，木焦油酸和山嵛酸的含量略低，分别为 0.05% ～ 0.16% 和 0.05% ～ 0.16%，VLCSFA 的总含量约为 0.18% ～ 0.44%，这一含量与母乳中 DHA 的含量较为接近（表 2-9）。迄今为止，还未见有母乳中 VLCSFA 与婴儿生长发育和健康关系的相关研究。

表 2-9 中国不同城市母亲母乳中超长链饱和脂肪酸含量（%）汇总

城市	C20 ：0	C22 ：0	C24 ：0	VLCSFA
长春	0.21	0.13	0.10	0.44
无锡	0.22	0.14	0.05	0.41
北京	0.22	0.10	0.10	0.42
呼和浩特	0.13	0.09	0.07	0.29
洛阳	0.20	0.16	0.16	0.52
兰州	0.17	0.08	0.05	0.30
哈尔滨	0.09	0.06	0.03	0.18

续表

城市	C20：0	C22：0	C24：0	VLCSFA
南昌	0.18	0.08	0.05	0.31
杭州	0.16	0.10	0.07	0.33
成都	0.20	0.09	0.05	0.34
重庆	0.14	0.05	0.02	0.21
常州	0.15	0.06	0.10	0.31
苏州	0.20	—	0.10	0.30
上海	0.17	0.07	0.05	0.29
广州	0.20	0.12	0.09	0.41
福州	0.21	0.09	0.06	0.36

第五节　母乳中的激素

　　母乳作为母亲与婴儿间营养传递和生物信息沟通的介质，含有多种激素和激素样生物活性物质。激素按照化学结构可以分为肽和蛋白质激素、类固醇激素、氨基酸衍生物激素。激素样生物活性物质大多属于肽类，可以分为甲状腺-甲状旁腺类、生长因子、胃肠道调节肽类、下丘脑-垂体类[176]（表2-10）。这些激素可来自于母体循环系统或乳腺上皮细胞，对婴儿的生长发育、新陈代谢、消化系统成熟、营养物质吸收等发挥着重要的作用，并随胎龄增长、泌乳期推移、新生儿和母亲的生理状态等因素变化。

表 2-10　激素和激素样生物活性物质分类

类别	具体种类
激素	
肽和蛋白质激素	胰岛素、瘦素、食欲刺激素、肥胖抑制素、脂联素、艾帕素、抵抗素等
类固醇激素	性激素（雌激素、孕激素、雄激素）、肾上腺皮质激素（糖皮质激素、盐皮质激素）
氨基酸衍生物激素	甲状腺激素

续表

类别	具体种类
激素样生物活性物质	
甲状腺 - 甲状旁腺类	降钙素、甲状旁腺激素样蛋白
生长因子	表皮生长因子、胰岛素样生长因子 - Ⅰ和胰岛素样生长因子 - Ⅱ、神经生长因子、转化生长因子 -α 和转化生长因子 -β、促红细胞生成素等
胃肠道调节肽	胃泌素、胃动素、抑胃肽、胃泌素释放肽、神经降压素、肽 YY（peptide YY）、血管活性肠肽
下丘脑 - 垂体类	生长激素抑制素、生长激素释放因子、生长激素、催乳素、促甲状腺激素释放激素、促甲状腺激素

一、与生长发育相关的肽类激素和激素样生物活性物质

从 20 世纪 90 年代起，多种与代谢相关的激素陆续在母乳中被发现，如瘦素、脂联素、食欲刺激素、肥胖抑制素、抵抗素、胰岛素、艾帕素、胰岛素样生长因子等，它们与婴儿生长发育的关系日益受到关注（表 2-11）。已有证据证明这些激素在调控婴儿的早期生长、新陈代谢中发挥重要作用[177-179]，并可能降低儿童期和成年期肥胖及糖尿病的发生风险[180-181]。

（一）瘦素

1. 定义　瘦素（leptin）是由肥胖基因（*Ob*）编码合成的多肽类激素，由 167 个氨基酸残基组成，分子量为 16 kDa[182]，主要由白色脂肪组织产生，瘦素的水平反映了体内脂肪的储存量，与体脂质量呈正相关，被认为是体重调节系统的关键要素。

母乳中瘦素可由泌乳期妇女乳腺上皮细胞产生[183]，或由母体血浆瘦素通过扩散或受体介导的方式转运进入母乳[184]。通过大鼠实验观察到在泌乳初期，胃对来自母乳中的瘦素的吸收程度极高，而此时由胃产生的瘦素含量很低，随着泌乳期进展和幼鼠胃黏膜的逐渐成熟，外源性瘦素的吸收减少，由胃黏膜产生的内源性瘦素增加[185]。由此说明在新生儿的胃尚未成熟阶段通过母乳摄入的瘦素会对日后体重控制起到重要作用。

2. 功能　胎儿在母体内通过胎盘获取的瘦素参与胎儿的生长调节，但是出生后胎盘的许多功能就被乳腺所取代。乳腺产生的瘦素参与泌乳早期婴儿的生长、食物摄入、免疫功能的调节。首先，瘦素通过作用于下丘脑弓状核上的 *Ob*

表2-11 几种主要的生长发育相关的肽类激素和激素样生物活性物质的情况汇总

激素种类	发现时间	含量变化	受疾病状态影响	受婴儿性别影响	受喂养方式或生产方式影响	与婴儿生长发育指标关系
瘦素	1994年首次发现并命名，1997年化研究结论不一致，有昼夜节律在母乳中发现	随泌乳期变不一致，有昼夜节律	GDM母亲母乳水平与正常组无差异	有影响，分娩女婴的母亲母乳瘦素水平高于分娩男婴母亲	纯母乳喂养GDM母亲成熟乳中瘦素水平低于混合喂养	呈负相关
脂联素	2006年在母乳中发现	随泌乳期推移逐渐下降	GDM母亲母乳中水平显著低于正常母乳水平	有影响，分娩男婴且为GDM母亲的母乳脂联素水平高于其他类型	纯母乳喂养GDM母亲成熟乳中脂联素水平显著低于混合喂养组	因婴儿年龄不同而表现出不同的结果，6月龄之前呈负相关，与远期（1～2岁）生长发育指标正相关
食欲刺激素	1999年首次发现，2006年在母乳中发现	随泌乳期推移逐渐增加	GDM母亲母乳中水平显著低于正常母乳水平	无影响	母乳食欲刺激素水平与日平均喂奶次数呈正相关，与平均喂奶间隔时间呈负相关	与出生时的人体测量指标负相关，与婴儿体重增长呈正相关
胰岛素	—	初乳之后含量迅速降低	GDM或妊娠期糖耐量受损（GIGT）母亲母乳中胰岛素含量显著升高	分娩女婴且BMI为肥胖类型的母亲胰岛素显著低于其他类型	纯母乳喂养母亲成熟乳中胰岛素水平显著低于混合喂养，剖宫产低于自然分娩者母乳中水平	与婴儿早期生长呈负相关
肥胖抑制素	2003年在食欲刺激素前体基因序列的末端发现，2008年在母乳中检测到	含量随泌乳期变化不大	—	无影响	—	—

续表

激素种类	发现时间	含量变化	受疾病状态影响	受婴儿性别影响	受喂养方式或生产方式影响	与婴儿生长发育指标关系
抵抗素	2001年最早在啮齿类动物血清中发现 2008年在人乳中发现	含量随泌乳期推移逐渐下降	—	无影响	母乳抵抗素浓度与其他生殖和代谢相关激素和炎症标志物浓度呈正相关。	—
艾帕素	1998年首次发现，2010年母乳首次报道母乳中含量	变化不显著	GDM母亲母乳中水平显著低于正常母乳水平	无影响	受母亲进食量和饮食模式影响	—
胰岛素样生长因子-1	1984首次报道母乳中含量	初乳之后含量迅速降低	GDM母亲母乳中水平升高	无影响	剖宫产母亲母乳中水平高于自然分娩者	IGF-1含量与婴儿时期体重增长速率呈正相关

受体，启动信号级联反应，增加能量消耗，降低食欲，减少食物摄入[186-187]，对婴儿的生长发育、能量平衡有调节作用[188]。其次，在人类 $CD4^+$ 和 $CD8^+T$ 淋巴细胞中存在瘦素受体[189]，瘦素有促进自然 T 细胞和记忆 T 细胞增殖的作用，对前者的刺激作用大于后者，从而增加白细胞介素 -2（interleukin，IL-2）的产生和 γ-干扰素（interferon，IFN-γ）的分泌，使免疫应答向 Th1 细胞方向偏移[190-191]。这些观察结果表明，母乳中的瘦素也可能参与胃肠道或免疫系统相关的各种功能。此外，母乳中的瘦素还能通过旁分泌方式作用于乳腺上皮细胞，参与细胞的增殖、分化和凋亡[192]。

3．母乳中的含量　母乳中的瘦素浓度显著低于母体循环系统中的浓度，初乳中含量最高。Yu X[193] 等在 2018 年报道，中国健康母亲产后 3 天的母乳瘦素平均水平为 1.49 ng/ml。Majed 等 2021 年报道的含量范围为 0.2 ～ 1.47 ng/ml，且含量随泌乳期推移而逐渐下降[182]。钱静等[194] 收集了聊城市 100 份母乳样本，发现瘦素水平随着月龄增长逐渐升高。国外有研究报道母乳瘦素在产后 1 ～ 6 个月期间明显降低[195]。

4．水平变化的影响因素　母乳瘦素水平随哺乳期变化的研究结论不一致，表现出昼夜节律，夜间瘦素水平极显著升高[196]。有研究发现全脂乳中瘦素的浓度是脱脂乳的 2 ～ 66 倍[197]，对 60 例中国母乳中瘦素含量的研究发现，全脂乳瘦素含量为 53.9±29.1 ng/ml，脱脂后仅为 6.2±8.3 ng/ml，这与瘦素的存在形式是与乳脂肪球结合有关[198]。母亲孕前、孕期及产后 BMI 值与产后 3 个月的成熟乳瘦素水平呈正相关[199]。早产儿与足月儿母亲的母乳，或 GDM 患者和正常母亲母乳瘦素水平均无统计学差异[199-201]。喂养方式会对 GDM 患者母乳瘦素水平产生影响，纯母乳喂养的 GDM 母亲成熟乳瘦素水平显著低于混合喂养组[199]。国外研究发现超重母亲母乳中瘦素水平较正常 BMI 母亲高出 96.5%，而肥胖母亲其瘦素浓度较正常 BMI 母亲高出 315.1%[195]。婴儿性别对母乳瘦素水平亦有影响，分娩女婴的母亲母乳瘦素水平高于分娩男婴母亲[202]。

5．与婴儿生长发育相关性研究　母乳瘦素水平相关性研究发现，母亲的BMI、血浆瘦素水平以及婴儿的血浆瘦素水平均与母乳瘦素浓度呈正相关[203-204]。泌乳期第 1 个月的母乳瘦素水平与婴儿 1 ～ 2 岁时的 BMI 呈负相关[203]，因此泌乳早期母乳中的瘦素浓度能影响 2 岁之前婴幼儿的体重增加，降低儿童肥胖风险。母乳中瘦素浓度与胎龄呈显著正相关[205]，Dundard 等的纵向研究发现小于胎龄儿母乳瘦素水平显著低于适于胎龄儿和大于胎龄儿[206]，说明乳腺组织中瘦素的产生可能会根据婴儿的生理需求和状态进行调节。对母乳瘦素与婴儿生长发育指标的研究发现，产后 1 个月的母乳瘦素浓度与婴儿身长和 6 月龄时体脂肪含量呈负相关[195]，较高浓度的母乳瘦素与 4 月龄和 1 岁时婴儿较低的身长别体重

Z 评分和体重指数 Z 评分相关[207]。也有研究发现产后 4 个月时母乳瘦素浓度仅与 4 月龄婴儿体重有短暂的负相关性，未发现长期影响[208]。

（二）脂联素

1. 定义　脂联素（adiponectin）又被称为脂肪细胞补体相关蛋白（Acrp30），由 244 个氨基酸组成，分子量为 28 kD，主要由白色脂肪组织产生，乳腺上皮细胞和胎盘也发现脂联素 mRNA 的表达。在结构上，它与肿瘤坏死因子 α、胶原蛋白Ⅷ、胶原蛋白 X 和补体 C1q 具有高度的结构同源性[209]，由 3 个结构域组成，包括羧基末端的球形结构域、氨基端信号序列和胶原样结构域[210]，其中球形结构域与脂联素的功能最为密切。

2. 母乳中的含量　脂联素是母乳中含量最丰富的一种脂肪因子，其浓度范围为 4.2 ~ 78.9 ng/ml[182]，初乳中脂联素含量平均水平的调查结果为 28.3 μg/L，成熟乳平均水平为 11.1 μg/L[211]。中国健康母亲产后 3 天的母乳脂联素平均水平为 65.81 ng/ml（29.76 ~ 126.91 ng/ml）[193]。

3. 水平变化的影响因素　母乳中的脂联素随泌乳期延长，含量逐渐降低。成熟乳脂联素水平与母亲哺乳期 BMI 呈显著正相关[205]。分娩小于胎龄儿的母亲母乳中脂联素含量较高[212]。GDM 母亲母乳中脂联素水平显著低于正常母乳水平[199]。喂养方式会对 GDM 母乳脂联素产生影响，纯母乳喂养母亲成熟乳的脂联素水平显著低于混合喂养组[199]。分娩双胞胎的母亲母乳脂联素水平显著高于分娩单胎的母亲。分娩男婴的 GDM 母亲的母乳中脂联素水平显著低于分娩女婴的 GDM 母亲和分娩男婴的非 GDM 母亲[212]，说明婴儿性别和母亲处于孕期状态对母乳脂联素水平亦有影响。

4. 与婴儿生长发育相关性研究　脂联素的表达始于胚胎中晚期，脐带血中脂联素水平显著高于儿童和成年人[201]，与新生儿体重及 BMI 呈正相关[205]。新生儿的血清脂联素在宫内促进胎儿生长，与出生体重呈正相关，早产儿低于足月儿，小于胎龄儿低于适于胎龄儿[201]。关于母乳中脂联素水平对婴儿生长发育影响研究因婴儿年龄不同而表现出不同的结果。Woo J.G 等[213]的研究表明 6 月龄之前母乳脂联素水平与婴儿体重和身长的增加呈负相关。也有研究报道早期（6 周）母乳脂联素水平与婴儿在 4 月龄时人体测量学指标呈负相关，但与 1 ~ 2 岁时的指标呈正相关[208]。Justin 等对 116 对菲律宾母亲和婴儿的研究结果显示母乳对 2 岁之前婴儿的人体测量学指标呈显著正相关[214]。也有研究并未发现母乳脂联素与婴儿 BMI 及体重增加的相关性[205, 207, 215]。这些研究结果表明脂联素对婴儿生长具有多效生物学功能[214]，脂联素对婴儿的作用机制远比目前认为的更加复杂。

(三) 食欲刺激素

1. 定义 食欲刺激素 (ghrelin) 是由 28 个氨基酸 (33.7 kDa) 组成的小分子多肽，主要由胃底黏膜 X/A 样内分泌细胞合成，少量由其他器官产生，包括胰腺、肾和胎盘[182]。循环系统中的食欲刺激素有两种异构体：乙酰化食欲刺激素 (有活性) 和去乙酰化食欲刺激素 (限制活性)。母乳中的食欲刺激素有两个来源：母体循环系统是母乳中食欲刺激素的主要来源，乳腺上皮细胞是乙酰化食欲刺激素的重要来源[216]。

2. 功能 乙酰化食欲刺激素通过结合并激活生长激素促分子泌素受体 1a (GHS-R1a)，诱导生长激素和 IGF-1 的分泌释放[217]，增加瘦体重，促进生长发育，对代谢能力发挥调节作用。食欲刺激素还是一种促进食欲的激素，通过对下丘脑发出进食信号，调节胃酸、胰液的分泌来诱导食物摄入。另外，还通过 ERK1/2 信号通路参与成骨细胞分化和骨形成以促进生长，通过 cAMP 信号通路调节糖代谢[218-219]。在围产期，食欲刺激素具有促进胰岛 β 细胞生长和分化的作用[199]。

3. 母乳中的含量 研究报道中国健康母亲产后 3 天的母乳食欲刺激素平均水平为 159.36 pg/ml[193]。与韩露艳等的研究报道 (初乳为 188.2 ng/L，成熟乳为 319.7 ng/L) 结果相近[201]。而 Aydin 等[220]用相同的检测方法检测到的初乳中浓度为 70.3 ± 18 pg/ml，过渡乳 83.8 ± 18 pg/ml，成熟乳 97.3 ± 13 pg/ml。Savino 等[221]的研究显示母乳食欲刺激素中位数为 526.40 pg/ml。

4. 水平变化的影响因素 初乳中食欲刺激素水平较低，随泌乳期含量逐渐增加。早产儿低于足月儿，小于胎龄儿高于适龄和大于胎龄儿。GDM 母亲母乳中食欲刺激素水平显著低于正常母乳中水平[199]。

5. 与婴儿生长发育相关性研究 已有大量研究证明食欲刺激素与婴儿早期食欲调节和生长发育密切相关。初乳中食欲刺激素水平与婴儿出生时的 BMI 和体重呈负相关，与母亲血清中食欲刺激素浓度呈正相关[222]，母乳食欲刺激素与 1 月龄婴儿体重增长呈正相关[215]。小于胎龄儿体内的食欲刺激素水平高于适于胎龄儿，且与出生体重、头围、身长呈负相关[192]，说明食欲刺激素可能参与婴儿追赶生长。有研究发现母乳喂养婴儿血清中食欲刺激素水平明显低于配方奶喂养婴儿[202]，提示食欲刺激素也可通过胃肠道吸收入血，进而调节婴儿的生长发育。配方奶中食欲刺激素水平更高，可能是导致配方奶喂养儿食欲增加、过快增长的原因之一。母乳食欲刺激素水平与喂养行为的相关分析发现[223]，母乳食欲刺激素水平与日平均喂奶次数呈正相关，与平均喂奶间隔时间呈负相关。由此推测母乳中高食欲刺激素水平可促进婴儿食欲和吸吮力，使其每次摄入更多的母乳，且可增加母亲哺乳次数，进而加快婴儿生长。

（四）胰岛素

1. 定义 胰岛素（insulin）是由胰腺的胰岛 β 细胞合成的，具有控制血糖作用的激素，由 51 个氨基酸（5.8 kDa）组成。母乳中胰岛素的主要来源为母体循环系统以及乳腺上皮细胞分泌。

2. 功能 胰岛素在宫内促进胎儿生长，母乳中的胰岛素能促进小肠黏膜成熟、增加回肠乳糖酶活性，诱导胰淀粉酶分泌释放机制的成熟[224]，降低婴儿日后患 1 型糖尿病的风险[225]。在动物实验及早产儿研究中发现，口服胰岛素能稳定婴儿血糖[226]。

3. 母乳中的含量 国外的研究报道初乳中胰岛素浓度高达 114 ~ 306 mU/L，之后迅速下降，在产后第 5 天与母亲血液中胰岛素浓度达到平衡[227]。罗亚平等[228]研究中国健康母亲母乳胰岛素水平，发现初乳为 29.84 mU/L，42 天成熟乳为 35.88 mU/L，这一浓度显著低于妊娠糖尿病（GDM）或妊娠期糖耐量减低（GIGT）者母乳中的水平（57.50 mU/L）。

4. 水平变化的影响因素 罗亚平的研究发现 GDM 或 GIGT 会导致成熟乳中胰岛素含量显著升高，剖宫产母亲初乳中胰岛素水平明显低于自然分娩母亲，纯母乳喂养母亲成熟乳中胰岛素水平显著低于混合喂养母亲。母乳胰岛素水平与母亲孕前、孕期、哺乳期的 BMI 呈正相关。也有国外的研究发现 GDM 母亲初乳中胰岛素水平高于正常母亲母乳[193]。国外研究报道母亲 BMI 和婴儿性别对母乳胰岛素水平有显著交互作用[195]，在同一泌乳阶段，喂养女婴的母亲中，肥胖者母乳胰岛素水平比正常体重母亲高 224.9%，比喂养男婴的肥胖母亲高 178.6%。

5. 与婴儿生长发育相关性研究 国内外均有研究发现胰岛素与婴幼儿早期生长呈负相关[199, 207, 229]。罗亚平等的研究未发现母乳胰岛素水平与婴儿人体测量学指标和体格生长之间有明显相关性，可能与样本量小、研究时间短有关[228]。

（五）肥胖抑制素

1. 定义 肥胖抑制素（obestatin）是由胃和小肠上皮细胞分泌的由 23 个氨基酸组成的小分子肽。肥胖抑制素和食欲刺激素是由相同基因经翻译后差异化修饰所产生的功能相反的两种多肽类激素。因此，与食欲刺激素相似，肥胖抑制素的羧基末端同样需经过酰胺化修饰后才能与 G 蛋白偶联受体 39（GPR39）结合，形成有活性的功能肽，其表达部位有胃肠道、下丘脑及乳腺[230]。

2. 母乳中的含量 肥胖抑制素在母乳中含量随泌乳期推移变化不大，初乳和成熟乳中肥胖抑制素的浓度分别为 538.90±46.21 pg/ml 和 528.5±39.00 pg/ml，母乳中浓度几乎是母亲血清浓度的两倍[231]。由此也说明，肥胖抑制素可由乳腺上皮细胞合成并且对婴儿的生长发挥重要作用。

3. 水平变化的影响因素 Savino 等研究发现，母乳中肥胖抑制素浓度与母亲血清中浓度呈正相关[221]。但目前尚无母乳肥胖抑制素与婴儿人体测量学指标的相关性研究报道。人乳中的肥胖抑制素是否影响婴儿摄食及能量代谢的调控还有待进一步研究。

（六）抵抗素

1. 定义 抵抗素（resistin）是一种由脂肪细胞产生和分泌的富含半胱氨酸的多肽激素，由 114 个氨基酸组成，分子量 12.5 kDa。2001 年最早在啮齿类动物血清中发现，在肥胖、糖尿病小鼠模型中含量更高[232]。在人类体内，抵抗素的主要来源是巨噬细胞，因此它与炎症状态密切相关。

2. 功能 抵抗素具有对胰岛素的抵抗作用，可升高血糖。在人胎盘组织中发现抵抗素的表达，说明其对调控孕期间胰岛素敏感性发挥作用[233]。

3. 母乳中的含量 母乳中抵抗素浓度低于母亲和婴儿血清中的浓度，并随泌乳期推移逐渐下降，初乳中含量为 1 910±195 pg/ml，过渡乳显著降低至 1 128±29 pg/ml，在成熟乳中为 375±29 pg/ml。

4. 水平变化的影响因素 母乳和血清抵抗素浓度与母亲血清中其他生殖和代谢相关激素如雌二醇、孕酮、催乳素、甲状腺素、皮质醇、瘦素和炎症标志物 C 反应蛋白浓度呈正相关。母乳喂养婴儿血清中抵抗素水平（4 915±340 pg/ml）高于摄入的母乳及其母亲血清中的抵抗素水平[234]。目前研究未发现婴儿人体测量学指标和母乳抵抗素含量具有相关性[235]。

（七）艾帕素

1. 定义 艾帕素（Apelin/APLN）是由 X 染色体上的 *Apelin* 基因编码产生的小分子活性肽，1998 年发现艾帕素是孤儿 G 蛋白偶联受体——血管紧张素受体样蛋白 J（APJ）受体的内源性配体[236]。其前原蛋白含有 77 个氨基酸，经内质网剪切后形成含 55 个氨基酸的艾帕素前体称为原蛋白，原蛋白又被剪切形成长度不同的活性肽，包括艾帕素 -36、艾帕素 -17、艾帕素 -13、艾帕素 -12[237]，广泛分布于心脏、肺、脑、肾、脂肪组织、血管上皮、胃肠道和乳腺组织中。其中艾帕素 -17、艾帕素 -13 是血浆中的主要形式，且活性较高，而艾帕素 -36 的浓度非常低，主要通过旁分泌发挥作用。

2. 母乳中含量 中国健康母亲初乳艾帕素分析结果为 3.0±0.1 ng/ml，成熟乳为 0.4 ng/ml，初乳和成熟乳含量未见明显差异[238]。国外的研究报道初乳中艾

帕素 -36 和艾帕素 -12 的浓度分别为 4.9±2 ng/ml 和 4.3±1.2 ng/ml，成熟乳艾帕素 -36 和艾帕素 -12 的浓度分别为 6.2±1.9 ng/ml 和 5.4±1.8 ng/ml [239]。

3. 水平变化的影响因素 GDM 母亲母乳中艾帕素的浓度明显低于正常母乳 [239]。此外，母乳中艾帕素浓度还受母体进食量影响 [238]。产后 2～3 天的母乳研究发现肥胖（BMI ≥ 30 kg/m²）和 GDM 母亲母乳中艾帕素浓度分别高出正常母乳 89% 和 129%，且大鼠模型研究发现泌乳期高脂饮食可上调艾帕素基因的表达 [240]。

（八）胰岛素样生长因子 - 1

1. 定义 胰岛素样生长因子 -1（IGF-1）是一种与胰岛素在结构上有高度同源性的多肽类物质。由肝合成分泌，是生长激素的主要介质，在调节能力稳态、促进胚胎和婴儿生长发育中起关键作用。

2. 功能 母乳中 IGF-1 可以通过直接或间接的方式影响新生儿组织的调节功能和生长。其生物学作用是通过与 6 种胰岛素样生长因子结合蛋白（IGFBP-1 到 IGFBP-6）结合来调控。母乳中 IGFs 可以促进新生儿胃肠道成熟以及对肠道吸收营养物质的代谢。IGF-1 是细胞与环境信号传递的无数代谢通路的一部分，通常被称为"IGF 轴"，参与细胞增殖、凋亡、迁移和分化过程，促进新生儿生长发育、增强免疫系统和提高适应环境的能力。在女性青春期 IGF-1 与脑垂体分泌的生长激素协同作用于乳腺发育。

3. 母乳中的含量 初乳中的 IGFs 含量很高，并在产后 4 天内含量逐渐降低。对母乳 IGF-1 的纵向研究发现初乳中含量为 2.3±0.2 ng/ml，成熟乳含量 1.9±0.1 ng/ml。早产儿和足月儿无显著差别 [240]。

4. 水平变化的影响因素 剖宫产母亲初乳 IGF-1 浓度显著高于自然分娩组 [241]。Mohsen 研究发现糖尿病母亲血清和母乳中 IGF-1 浓度均显著高于正常组，并且由于 GDM 母亲行剖宫产的比例高于正常母亲，从而间接影响母乳中 IGF-1 浓度 [242]。

5. 与婴儿生长发育相关性研究 Kon 等的研究发现，母乳 IGF-1 含量与婴儿体重增长速率呈正相关 [215]。Mohsen 等的研究同样发现糖尿病母亲母乳 IGF-1 水平与新生儿体重呈正相关 [242]。

（九）小结

母乳中的代谢激素对婴儿的生长、发育和健康至关重要。目前对于母乳激素和婴儿生长指标的研究大多是检测的母乳中浓度，而非婴儿的实际摄入量。因此，更好地了解它们对婴儿健康的短期和长期影响，需要更加深入的研究，采用更为一致的母乳样本收集和前处理方法、成熟的检测技术，以发现与母乳代谢激素相关的影响因素以及参与调节婴儿生长发育的机制。

二、类固醇激素

类固醇激素是一种脂溶性激素，主要由内分泌腺和特定器官的内分泌细胞分泌，之后通过血液循环输送到各器官，发挥其调控代谢、生长发育、调节免疫、生育控制及皮肤疾病治疗等一系列生理作用。人乳中的类固醇激素包括性激素和肾上腺皮质激素。性激素又分为雌激素（雌酮、雌二醇、雌三醇）、孕激素（孕酮）、雄激素（睾酮、雄酮、雄烯二酮、脱氢表雄酮），皮质激素有糖皮质激素（皮质醇、可的松）和维持水与电解质平衡的盐皮质激素。

对母乳类固醇激素的定量分析发现，80% 的化合物为硫酸酯，15% 为葡糖醛酸酯，5% 为未共轭甾体。产后第 2 天母乳中类固醇总浓度为 20 ~ 116 ng /ml，约为血浆浓度的 1% ~ 5%，产后 1 个月后浓度降至约 10 ng/ml [243]。

（一）雌激素

雌激素（estrogens）和孕酮（progesterone）二者合称为雌性激素。雌激素大约占类固醇激素的 10%[243]，包括雌酮（estrone，E_1）、雌二醇（estradiol，E_2）、雌三醇（estriol，E_3），三者活性比为 10∶100∶3。女性体内主要的雌激素是雌二醇，有 17α- 雌二醇（17α-E_2，无生物活性）和 17β- 雌二醇（17β-E_2，有生物活性）两种形式。人乳中的雌激素主要以结合态和游离态两种形式存在，前者占总量的 90% 以上，后者仅占大约 4.8%[244]。结合态雌激素可来源于血液循环或乳腺细胞内甾醇前体的代谢产物，一般无生理活性，游离型与受体结合后发挥功能作用[245]。三种雌激素中，游离态雌酮占总量的 4.35%，主要代谢产物葡糖醛酸结合物（雌激素 -3- 葡糖酸苷，E1G）占 30% ~ 55%，其余为硫酸脂的形式。游离态雌二醇占总雌二醇的 20% 左右，其余以葡糖酸苷酯和硫酸酯形式存在的各占 40%。游离态雌三醇占总量的 3.1%，其余以葡糖酸苷酯和硫酸酯形式存在的各占 50% 和 47%。

母乳中雌激素的浓度随昼夜节律和哺乳阶段不同而变化，产后 5 天内浓度迅速下降，并在产后 6 周内保持稳定水平[246]。曹宇彤等[272] 用高效液相色谱串联质谱的方法测定的初乳、过渡乳、成熟乳中 3 种雌激素浓度分别为，雌酮 3.78 ng/ml、0.63 ng/ml、0.47 ng/ml，雌二醇 7.40 ng/ml、3.28 ng/ml、1.44 ng/ml，雌三醇 4.05 ng/ml、0.31 ng/ml、0.20 ng/ml。Choi 等用气相色谱串联质谱法测定的 17β-E2 在母乳中含量为 7.9 ~ 18.5 ng/ml [247]。人初乳中雌激素含量约为牛乳的 20 ~ 100 倍。

（二）孕激素

孕激素的主要生物活性物质是孕酮（progesterone），具有促进性器官及第二性征发育的作用，是维持妇女妊娠过程的必需成分。在孕期促进乳腺腺泡生长，泌乳期促进血管和消化道平滑肌松弛。母乳中孕酮含量随生产状态变化而变化，并于产后 24 小时候内迅速降低[246]。中国母乳研究数据显示产后 1 ~ 3 天孕酮含量从 2.39±2.05 μg/kg 降低到 1.01±0.35 μg/kg[248]。国外报道的母乳孕酮含量为 10 ~ 40 ng/ml[249]。牛初乳的类固醇激素中以孕酮的含量最为丰富且高于人乳中含量[248]。

（三）雄激素

雄激素有睾酮（testosterone）、雄酮（androsterone）、雄烯二酮（androstenedione）、脱氢表雄酮（DHEA），其中人体内以睾酮为主，具有刺激雄性器官生长发育及维持第二性征，以及促进蛋白质合成和骨骼肌肉生长发育等作用。曹宇彤对中国人乳中雄激素含量分析发现[250]，初乳中含量最高的是雄酮（1.88±0.47 ng/ml），其次是雄烯二酮（1.03±0.12 ng/ml），睾酮和脱氢表雄酮在初乳中含量均不足 1 ng/ml，初乳到过渡乳含量显著降低。徐丽等[248]的研究数据显示雄烯二酮含量高于睾酮含量，产后第 1 和第 3 天母乳中睾酮、雄烯二酮含量分别为 0.25±0.11 μg/kg、1.31±0.92 μg/kg 和 0.19±0.05 μg/kg、0.98±0.68 μg/kg。

（四）肾上腺皮质激素

肾上腺皮质激素是由肾上腺皮质所产生，包括调节糖代谢和抗炎抗过敏的糖皮质激素如皮质醇（cortisol）、可的松（cortisone），以及调节水盐代谢平衡的盐皮质激素，例如醛固酮和脱氧皮质酮。糖皮质激素可诱导乳腺细胞的增殖和分化，并通过母乳对新生儿大脑发育及性格气质的形成产生影响[251]。母乳中总的肾上腺类固醇激素含量为 0.2 ~ 32 ng/ml[249]。徐丽等的研究数据显示母乳中可的松含量在产后 1 ~ 3 天平均浓度为 28±9.4 nmol/L，皮质醇浓度为 3.4±1.7 nmol/L[248]，其中可的松大约占总类固醇激素的 70%，其次为孕酮和皮质醇[252]。国外母乳研究数据显示皮质醇和可的松在产后 8 ~ 28 周成熟乳的平均浓度分别为 4 ~ 23 nmol/L 和 11 ~ 33 nmol/L，二者比值范围为 0.2 ~ 0.6[253]。

（五）固醇类激素相关影响因素

研究发现母亲母乳中皮质醇增加与其喂养女婴的负向情绪的产生呈正相关[254]，在男婴未发现相关性。另一项研究显示母乳中较高浓度的皮质醇与婴儿由于实验诱发的恐惧升高有关，说明环境压力信息会通过母乳中皮质醇"传达"给后代，从而对女孩早期情绪反应产生影响[255]。与婴儿生长发育的研究发现母乳中皮质醇浓度与婴儿在 2 岁时的 BMI 呈负相关，而且这种关联与女婴更为显著[256]。对恒河猴的研究发现，母乳中的皮质醇浓度与男性后代的自信气质呈正相关，且男性后代母亲的母乳中皮质醇的浓度高于女性后代的母亲[251]。徐丽等研究发现分娩次数对母乳激素含量产生影响[249]，例如首次分娩的母亲母乳中皮质醇、睾酮和雄烯二酮含量显著高于第 2 次分娩母亲。第 2 次分娩母亲母乳中可的松含量显著高于首次分娩母亲。分娩早产儿母亲母乳中糖皮质激素含量低于足月儿[257]；并且母乳中皮质醇浓度具有很强的昼夜模式[258]，因此研究时需要 24 小时内多次采样，以获得婴儿合理的暴露量。

（六）小结

母乳中类固醇激素在孕期不断升高，分娩时达到最高峰，分娩后迅速下降，初乳期及早产儿的母亲中分泌量较大，也可基于婴儿的发育状态变化而变化。

三、氨基酸衍生物类激素

在胎儿时期，甲状腺从孕 12 周左右开始分泌甲状腺素（thyroxine，T_4）和三碘甲状腺原氨酸（triiodothyronine，T_3）进入血液循环，并且含量持续增加直到足月。T_4 能够从母体穿过胎盘为婴儿中枢神经系统的发育起关键作用。从孕中晚期开始，下丘脑分泌促甲状腺激素释放激素（thyrotropin-releasing hormone，TRH）促进垂体产生促甲状腺激素（thyroid-stimulating hormone，TSH）促进甲状腺对 T_4 的表达逐渐增加，直到孕 36 周，因此早产儿容易出现甲状腺功能减退往往是与下丘脑 - 垂体 - 甲状腺轴发育不成熟有关。

过去的研究大多采用竞争性蛋白结合分析方法和放射免疫法，其缺点是受母乳中脂质的干扰使检测结果偏高，目前多采用化学发光法测定。Vass 等 2022 年的研究显示足月儿母乳中 T_4 含量极显著高于早产儿（245.5 ± 73.8 nmol/L vs. 671.6 ± 61.2 nmol/L，$p < 0.0001$），TSH 的含量在足月儿和早产儿无统计学差异（24.7 ± 2.8 nU/L vs. 18.4 ± 1.4 nU/L，$p = 0.0959$）[259]。中国的研究发现足月儿和早产儿母乳 T_3 含量无显著差异[260]，且初乳、过渡乳和成熟乳 T_3、T_4 含量在泌乳期无显著差异，泌乳期 T_3、T_4、TSH 及 T_3/T_4 平均水平分别为 0.35 ± 0.20 ng/ml、2.96 ± 1.55 μg/dl、0.12 ± 0.08 μU/ml 和 0.12 ± 0.04，并且母乳中的含量与血清中含量呈正相关[260-261]。

研究发现轻中度碘缺乏地区母亲的母乳中碘含量和甲状腺激素的水平均出现代偿性分泌增多，通过乳腺的碘富集作用保护婴儿免于缺碘造成的损害[262]。

四、激素样生物活性物质

（一）甲状腺 - 甲状旁腺类

降钙素（calcitonin，CT）是由甲状腺滤泡旁 C 细胞分泌的由 32 个氨基酸组成的单链多肽，母乳中的降钙素与婴儿肠神经元的发育有关。在孕期和哺乳期对母亲骨骼的过度脱钙有一定保护作用。母乳中降钙素浓度是血清中浓度的 10 ~ 40 倍，说明乳腺有对降钙素特定的转运和富集机制。初乳和成熟乳中浓度分别为 2.46 ± 0.99 ng/ml 和 0.58 ± 0.08 ng/ml [263]。

研究发现母乳中含有高水平的甲状旁腺素样蛋白（parathyroid hormone-like protein，PLP），其浓度（50 ± 14.9 pg eq/ml）是血清中的 10 000 倍 [264]。说明 PLP 对新生儿钙稳态起重要作用。

（二）生长因子

表皮生长因子（epidermal growth factor，EGF）是由 53 个氨基酸组成的单链多肽。EGF 在体内的合成部位有下颌下腺、小肠、肾、胰腺、垂体等，并存在于各种体液及母乳中。EGF 通过激活表皮生长因子受体（EGFR）启动细胞内信号传导，发挥其多种生理功能。首先，EGF 对表皮细胞有增殖作用，能促进胃肠道黏膜修复，以及影响多种组织器官的生长和分化。另外，在大脑神经元和星形胶质细胞均检测到 EGF mRNA，说明 EGF 作为一种促神经生长因子，参与神经系统的发育、营养等相关机制。在胎儿新生儿时期，EGF 可调节胎盘对营养物质的运输。研究发现低出生体重儿和早产儿母亲的母乳含有更高水平的 EGF，说明与早产儿的加速生长代偿机制有关。

EGF 含量随泌乳期逐渐下降。中国母乳数据显示早产儿初乳 EGF 水平显著高于足月儿（28.2 ± 10.3 nmol/L vs. 17.3 ± 9.6 nmol/L，1 nmol/L EGF = 6.06 μg/L）[265]。泌乳期 0 ~ 17 个月的纵向研究结果表明，1 ~ 3 月龄母乳 EGF 含量为 33.6 ± 36.3 μg/L，随泌乳期推移逐渐降低至 13.2 ± 9.9 μg/L，但变化无统计学差异 [266]。国外研究数据显示 EGF 在足月儿初乳中含量为 27.7 ~ 209 μg/L，早产儿初乳中为 22.8 ~ 373 μg/L [267]。

母乳中 EGF 与新生儿胎龄和出生体重呈负相关 [265]。剖宫产母亲初乳 EGF 浓度高于自然分娩但差异无统计学意义 [262]。

（三）胃肠道调节肽

胃泌素（gastrin）和胃动素（motilin）是两种兴奋性胃肠调节肽。前者通过促进胃酸分泌，增加胃窦收缩加快胃排空功能；后者是通过进胃肠蠕动、胆囊收缩和消化酶分泌从而促进食欲。母乳中的胃泌素能刺激降钙素、生长激素的释放，营养新生儿尚不成熟的胃肠道和胰腺，促进消化道结构和功能的成熟。新生儿通过母乳摄取的胃动素被消化吸收后与内源性胃动素协同增强食管下段张力，防止胃内容物反流，以及促进胃肠壁肌细胞结构和功能的成熟[268]。中国的研究数据显示初乳中胃泌素浓度为 17.2 ± 2.0 ng/L，显著高于成熟乳中浓度（5.6 ± 2.3 ng/L）。初乳中胃动素浓度为 401 ± 170 ng/L，同样明显高于成熟乳的 264 ± 132 ng/L[269]。早产儿初乳中胃泌素浓度高于足月儿[270]。对于极低出生体重儿，母乳喂养 2 周后婴儿血清中胃泌素、胃动素水平均极显著高于早产儿配方奶粉喂养的婴儿，说明母乳喂养更有利于调节胃肠激素水平[271]。还有研究发现母乳中较低水平的胃泌素、胃动素与新生儿早发型母乳性黄疸有关[272]。

（四）下丘脑 - 垂体类

生长抑素（somatostatin）从其分泌部位属于下丘脑神经肽，从功能角度它也是一种重要的胃肠肽，科学家们在寻找生长激素释放因子时偶然发现脑对腺垂体的调控不仅是促进释放，还可以发挥抑制作用。生长抑素还存在于胃肠道和中枢神经系统中，在人体发挥广泛的抑制作用，如抑制生长激素分泌，抑制胃肠蠕动及胃酸、胆汁、胰岛素、胰高血糖素的分泌等。1985 年首次在母乳中发现生长抑素，其浓度几乎是血清中的 4 倍[273]。它在初乳中的浓度高达 $4\,000 \sim 6\,000$ ng/L，是初乳胃泌素的 100 倍之多。过渡乳开始浓度逐渐降低，到 3 个月平均水平降到 1452.63 ± 299.90 ng/L[274]。母乳中胃泌素和生长抑素含量差异巨大，但与婴儿出生后早期血浆中二者的浓度相反，婴儿血浆中生长抑素在出生后 3 个月才能达到峰值[273]，并且吸吮会刺激婴儿血浆胃泌素水平更加升高，而对生长抑素的作用不明显，由此说明母乳来源的激素含量必然是与婴儿内源性激素相适应，达到动态平衡互补的结果。

五、展望

母乳中激素水平是血液、体液与乳腺上皮细胞分泌的母乳达到生理稳态平衡的结果，在整个泌乳期处于动态变化并且个体差异较大。对母乳激素的研究需要考虑泌乳的昼夜节律和婴儿实际摄取的剂量，注意采样和上次哺乳时间间隔，制定科学统一的采样流程，不断提高检测分析技术，排除其他剂量效应相关影响因素的干扰，以进一步揭示母乳中的激素对婴儿和母体的生物学意义，为临床应用和母乳代用品的开发升级提供依据。

第六节　母乳中的植物化合物

一、植物化合物的定义和分类

植物化合物（phytochemical）是来自于植物性食物的生物活性成分，是植物在代谢过程中产生的次级代谢产物，这类物质通常属于非营养素成分[275]。研究表明，有些植物化合物对促进机体健康具有积极作用，其中以抗氧化作用最为常见。作为抗氧化成分，植物化合物可以保护机体，减少其受到氧化应激及炎症反应的影响，从而降低如癌症、糖尿病、黄斑变性和肥胖等慢性病或退行性疾病的发生风险[275]。

根据化学结构可将植物化合物可分为多酚、类胡萝卜素、萜类化合物、有机硫化物、皂苷和植物固醇等[276]，这些物质在日常膳食中摄入量较高，且功能相对明确。其中多酚和类胡萝卜素是目前研究的最广泛的两类植物化合物。

多酚（polyphenols）是农作物中存在的最大的植物化学物质群之一。在已经被鉴定出的上千种多酚化合物结构中，一半可归属于类黄酮（flavonoids），这一类物质又可以进一步被细化为黄酮类、异黄酮类、儿茶素类、花青素类等；另外一半则通常被称为非类黄酮（non-flavonoids），例如白藜芦醇、酚酸、木质素等[277]。多项研究证明，膳食中的多酚具有调节胃肠道酶活性的能力，并可以通过调节氧化反应影响不同细胞的信号传递机制和过程[276]。

另外一类常见的植物化合物为类胡萝卜素（carotenoids）。这是一类存在于不同光合生物体中的类异戊二烯有机色素，包括胡萝卜素、叶黄素在内等多种化合物，具有抗氧化、调节细胞信号传导、减少免疫细胞损伤、保护视觉等功能[278]。

二、母乳中植物化合物的存在情况

对于新生儿来说，母乳是其唯一的营养来源。越来越多的研究证明，除了提供基础营养之外，母乳呈现出一定的生物复杂性，并具有多种生理功能，如诱导婴儿免疫调节，减少乳糜泻、炎性肠病等胃肠道疾病的发生，降低下呼吸道感染发生风险等。同时，母乳中的成分也会受到膳食结构、环境、基因等多种因素而产生个体差异[279]，植物化合物可以通过母亲的膳食转移至母乳中。近年来，越来越多的研究开始关注母乳中的植物化合物的存在特点及其对婴儿的潜在生理作用。

（一）多酚类化合物

多酚类物质在食物中分布广泛，不同分子的结构差异较大，这导致对多酚类物质进行精准定量具有一定的难度。图 2-11 展示了在母乳中发现的一些多酚类化合物的结构[277]。

在足月儿母亲的母乳中，发现了 7 种黄酮类物质：表儿茶素（epicatechin）、表儿茶素没食子酸酯（epicatechin gallate）、表没食子儿茶素没食子酸酯（epigallocatechin gallate）、柚皮素（naringenin）、山奈酚（kaempferol）、橙皮素（hesperetin）及槲皮素（quercetin）[275]。虽然多项研究已经证实了母乳中的存在多酚类物质，但目前尚无充分研究证明其在婴幼儿生长发育中发挥的生理作用，也没有推荐摄入量的要求。

美国辛辛那提的一项队列研究纳入了 17 位母亲在第 1、4、13 周的样本[275]，总体来说，多酚类化合物在母乳中的存在和浓度分布很广（表 2-12）。

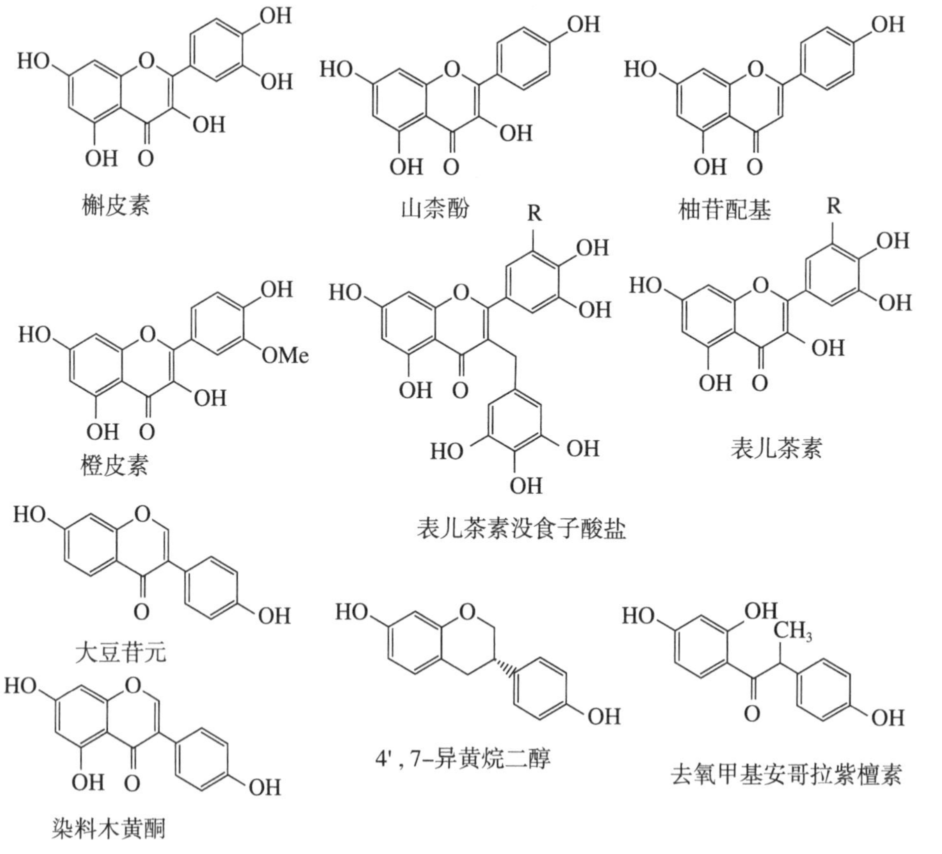

图 2-11 母乳中发现的部分多酚类化合物的化学结构

表 2-12　美国母乳中多酚类化合物的存在及浓度分布[275]

多酚类	泌乳期第 1 周				泌乳期第 4 周				泌乳期第 13 周			
	$n^\dagger$	范围§	平均值§	平均标准误差§	$n^\dagger$	范围§	平均值§	平均标准误差§	$n^\dagger$	范围§	平均值§	平均标准误差§
表儿茶素	8	68.3 ~ 120.5	90.5[a]	7.1	5	63.7 ~ 828.5	249.2[a]	145.3	8	73.0 ~ 136.0	95.5[a]	7.9
儿茶素	—	—	—	—	—	—	—	—	—	—	—	—
表儿茶素没食子酸盐	17	55.7 ~ 609.3	189.5[a]	36.7	11	62.2 ~ 645.6	236.6[a]	60.1	14	56.5 ~ 492.7	230.6[a]	39.7
表没食子儿茶素没食子酸酯	3	425.5 ~ 2 364.7	1 118.8[a]	624.3	—	—	—	—	5	215.1 ~ 1 683.8	667.2[a]	267.3
柚苷配基	17	82.9 ~ 542.6	252.1[a]	29.6	17	98.1 ~ 722.0	210.4[a]	39.3	15	64.1 ~ 447.0	196.6[a]	26.8
山奈酚	17	7.8 ~ 34.0	15.7[a]	1.7	17	8.9 ~ 53.6	23.1[a]	2.9	17	17.7 ~ 71.4	34.8[b]	3.30
橙皮素	12	107.1 ~ 1 272.8	459.2[a]	123.6	13	79.9 ~ 1 603.1	393.6[a]	119.5	11	74.8 ~ 704.7	352.0[a]	72.3
槲皮素	17	40.0 ~ 77.6	48.1[a]	2.2	17	33.1 ~ 108.6	59.8[a]	5.8	17	32.5 ~ 95.9	50.92[a]	3.4

注：不同的上标字母表明不同哺乳期人乳中黄酮类含量有显著性差异（$P < 0.05$），相同的上标表示此类化合物无显著性差异。

† 表示此类黄酮类化合物检测呈阳性的样品数，如 n=17 表示在所有母乳样品中均检测到此类化合物。

§ 表示范围、平均值、平均标准误差均根据检测到化合物的样品数量进行计算。

这种存在特征可能是由于多种因素引起的。首先，不同多酚化合物检出限不同，这会影响到样本中可以检测到的化合物种类。如槲皮素和山萘酚在所有51个样本中都可以被检测到，而表没食子儿茶素没食子酸酯只在8个样本中被检测到。其次，不同类黄酮物质抗氧化活性的不同，也会影响母乳中此类物质的存在。很多类黄酮在接近中性 pH（母乳 pH 值接近中性）的条件下是不稳定的，会发生氧化反应。例如，儿茶素和黄酮醇具有较高的抗氧化活性，这两种物质在母乳中则更容易受到氧化反应的影响，而黄酮类物质如柚皮素和橙皮素，则可以在更长的时间内保持含量的稳定，其在大多数母乳中含量较高[280]，这可能是由于不同的营养成分抗氧化性的不同而造成的。

（二）类胡萝卜素

在足月儿母乳中，主要发现了7种类胡萝卜素成分，包括 α- 胡萝卜素、β- 胡萝卜素、番茄红素、叶黄素、玉米黄质、α- 隐黄素和 β- 隐黄质（图 2-12）[281]。

2003 年，Canfield 等对澳大利亚等 9 个国家的健康母亲的母乳进行横断面研究，检测了 5 种主要类胡萝卜素的含量（α- 胡萝卜素、β- 胡萝卜素、β- 隐黄质、玉米黄质及番茄红素）。研究发现，不同国家母乳中类胡萝卜素的含量差异很大，其中日本母乳中类胡萝卜素的总含量最高，菲律宾最低，不同国家间变化最大的为 β- 隐黄质（可达到 9 倍），α- 胡萝卜素和番茄红素差异最小（3 倍），以 α- 胡萝卜素、β- 胡萝卜素和 β- 隐黄质为代表的维生素 A 原占所测类胡萝卜素比例超过总量的 50%[282]。

一项纳入了中国、墨西哥和美国 3 个国家母乳的队列研究，采集了第 2、4、16、23 周共 4 个泌乳期时间节点的数据。此项研究发现，叶黄素是这几个国家母乳中主要的类胡萝卜素[283]，β- 胡萝卜素和 β- 隐黄质分别是美国和墨西哥母乳中主要的类胡萝卜素，这和之前 Canfield 等的研究报道中有所不同，而这种差异可能是由于母乳采集时间差异（上午和下午）、母乳的提取方法、饮食模式等差异造成的。此项研究也观察到了不同类胡萝卜素在不同国家的母乳中含量有所不同。墨西哥地区的母乳中 β- 隐黄质的含量较高，这种类胡萝卜素可能来源于墨西哥膳食结构中存在的木瓜、橙子等热带水果；番茄红素在墨西哥和美国母乳中的表达更高，而叶黄素在中国母乳中的表达更突出，造成此种差异的原因也被认为和不同国家的膳食结构相关，墨西哥和美国膳食中食用更多的番茄，而中国的膳食中含有更多的绿色蔬菜[9]。

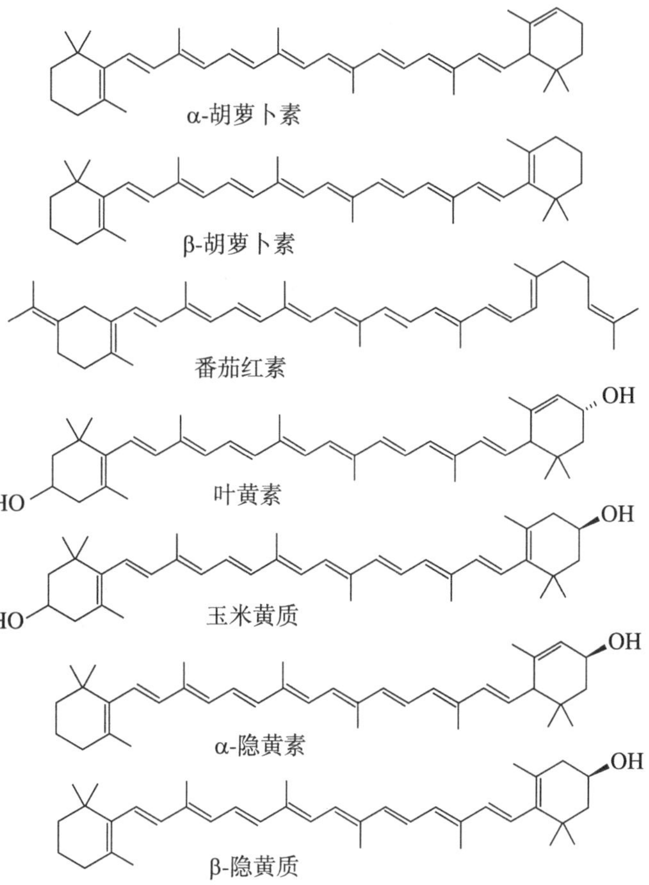

图 2-12 母乳中发现的部分类胡萝卜素的化学结构

三、影响母乳中植物化合物含量的因素

（一）泌乳期

母乳中黄酮的含量随着泌乳期的延长，含量逐渐增加。在产后第 1 周、第 4 周和第 13 周采集母乳并进行分析，黄烷 -3- 醇衍生物（表儿茶素、表儿茶素没食子酸酯和表没食子儿茶素）在第 13 周的浓度增加了 13 倍，含量最高的表没食子儿茶素没食子酸酯含量由 215.1 nmol/L 上升至 2 364.7 nmol/L。黄酮类化合物（柚皮素和橙皮素）的浓度增加了 20 倍，其中橙皮素的含量由 74.8 nmol/L 上升至 1 603.1 nmol/L。黄酮醇类物质山奈酚和槲皮素分别比初始值增加了 10 倍和 3 倍[275]。

与多酚类物质在泌乳期的变化规律相反，母乳中存在的另一大类植物化合物，即类胡萝卜素的含量在初乳中最高，随着泌乳期含量显著降低。在足月儿母亲母乳中发现的 7 种类胡萝卜素中，从初乳到成熟乳阶段，极性类胡萝卜素的含量减少了 88.67%，叶黄素减少了 35.92%。除了含量变化外，不同泌乳阶段的类胡萝卜素种类也发生显著变化。初乳中的类胡萝卜素主要由番茄红素（32.83%）和 β- 胡萝卜素（30.78%）组成，而过渡乳和成熟乳中的类胡萝卜素主要为叶黄素，在两个时期占比分别为 52.49% 和 51.64% [284]。其他研究也显示了类似的结论，非维生素前体的类胡萝卜素在母乳中的含量随着不同泌乳期而显著降低。中国、墨西哥、美国 3 个国家母乳研究的数据显示，尽管不同国家的膳食结构不同，但类胡萝卜素含量变化趋势基本相同。母乳中发现的主要类胡萝卜素为叶黄素（114.4 nmol/L）、β- 胡萝卜素（49.4 nmol/L）、β- 隐花色素（33.8 nmol/L）和番茄红素（33.7 nmol/L）* [9]。

尽管类胡萝卜素是脂溶性维生素，但其在整个泌乳期中的变化规律与总脂类呈现相反趋势。一种分析认为这可能是由于其在孕期的储存导致的。在出生后，这些前期储存在脂肪沉积物中的类胡萝卜素被不断排出，转移至乳腺，并导致成熟乳阶段浓度的降低 [1]。另一种原因，可能是类胡萝卜素的某些成分与脂类（如甘油三酯、磷脂等）具有不同的转运机制。有研究表明，类胡萝卜素被脂蛋白脂酶释放后，通过脂肪酸转运体转移到乳腺腺泡上皮细胞，在表膜形成液滴，被包裹在乳脂肪球膜并挤压到母乳中 [285]。

类胡萝卜素的变化除了在整个泌乳期有所不同外，其在泌乳前期和泌乳后期中也存在一定差异。泌乳前期母乳中脂肪的含量比泌乳后期要高，随着母乳的排空，类胡萝卜素的含量也呈现逐渐上升的趋势 [286]。

（二）膳食

母乳中的植物化合物主要来源于母亲的膳食中，目前已有多项研究证实膳食摄入与母乳中多酚、类胡萝卜素等多种植物化合物含量存在相关性。

大豆及大豆制品被认为是补充植物化合物非常重要的食物来源之一。食用 20 g 烤制的大豆（相当于摄入 37 mg 的异黄酮）会使母乳中异黄酮的含量增加至 0.2 μmol/L [287]；哺乳期间连续 6 天饮用含有 12 mg 异黄酮的大豆饮料，母乳中异黄酮含量可达到 12 nmol/L，如果进一步提升大豆饮料中的异黄酮含量至 55 mg，母乳中的异黄酮浓度也会显著提升，可达到 70.7 nmol/L [288]，这项研究也同时检测了婴儿尿液和血浆中异黄酮浓度，结果显示，随着母乳中异黄酮浓度

---

* 数据以各化合物的中位数表示。

的升高，婴儿尿液中的异黄酮浓度从 19.8 nmol/mg 增加到 111.6 nmol/L，血浆中的平均浓度也可达到 19.7 nmol/L，这说明婴儿可通过摄入含有异黄酮的母乳获得此类物质。异黄酮已知的抗氧化作用可能有助于减少婴儿氧化应激反应损伤。另一项研究观察了产后 6 个月的母亲通过摄入黑巧克力造成的母乳中多酚类物质的变化情况，在食用黑巧克力 12 小时后，母乳中可以检测出表儿茶素及其代谢物，包括表儿茶素的硫酸盐和葡萄糖酸盐形式 γ- 戊内酯（γ-valerolactone）[289]。

与其他脂溶性化合物一样，类胡萝卜素从食物基质中释放出来，在小肠中乳化成脂质胶束，通过被动扩散或载体依赖过程在肠细胞内被吸收[290]。泌乳期母亲每日摄入含有 15 mg β- 胡萝卜素的胡萝卜泥，或摄入含有 15 mg 的番茄红素的番茄酱（在母乳中均可以检测到这两种成分），在摄入 2 ~ 4 天后，含量即可达到峰值；相对于基线值，番茄红素水平最高上升至基线水平的130%，β- 胡萝卜素水平最高上升至基线水平的200%[291]。

此外，其他类型的植物化合物也会随着母亲的膳食进入母乳。母亲在食用大蒜 2.5 小时后，母乳中可以检测出 3 种大蒜酸代谢物，即烯丙基甲基硫化物、烯丙基甲基亚砜和烯丙基甲基砜[292]；母亲摄入咖啡和茶将会造成咖啡因及其分解代谢产物，如可可碱、黄嘌呤等物质进入母乳，浓度可达到 0.06 ~ 0.77 μg/mL。目前这些成分对新生儿结局的影响尚不清楚[293]。

（三）母亲的健康状况

母亲的健康状况也是影响母乳中植物化合物组成和含量的关键因素之一。研究发现先兆子痫会影响母乳中多酚类物质的含量，在检测了 22 名健康母亲和 18 名患有先兆子痫的母亲母乳后，发现后者初乳中的多酚含量比前者高 30% 左右；同时发现，先兆子痫母亲初乳中脂质氧化水平显著低于健康母亲（约 20%），这种差异可能是母亲身体中的自动补偿机制所造成的，通过提升母乳中抗氧化成分的水平，为婴儿提供更多的保护，降低母亲的健康状况对婴儿造成的潜在的氧化应激[294]。

妊娠时间会造成母乳中类胡萝卜素的含量差异。在检测早产儿和足月儿母乳中的类胡萝卜素和一些微量营养素后发现，早产儿母乳中含有更高含量的水溶性维生素（Vit B_1、Vit B_2、Vit B_3、Vit B_6 和 Vit B_9），但包括维生素（Vit A 和 Vit E）以及类胡萝卜素（β- 胡萝卜素、β- 隐黄素、叶黄素、番茄红素和玉米黄质）在内的脂溶性成分，却比足月儿母乳更低[295]。早产不仅会影响母亲体内储存的类胡萝卜素和其他营养物质从体内向乳腺细胞转移和积累的过程，也会影响这些物质通过母乳输送给婴儿的过程。然而目前尚未有研究发现多酚类物质会受到妊娠时间的影响。

此外，母亲的肥胖状态是影响母乳中类胡萝卜素含量的另一因素。肥胖母亲的母乳中，叶黄素、玉米黄质、隐黄素、α- 胡萝卜素和 β- 胡萝卜素的浓度相比正常体重母亲有非常显著的降低，降低程度分别为 50%、37%、76%、67% 和 74% [296]，这说明母亲的 BMI 值和母乳中类胡萝卜素有直接关系，虽然超重和肥胖通常与体内脂肪的储存量较高有关，这有助于人体储存更多的类胡萝卜素，但同时 BMI 较高的母亲表现出较高的氧化应激水平，这会更多地消耗体内的抗氧化物质，从而造成类胡萝卜素等物质的减少 [297]。

综上所述，通过补充强化植物化合物成分的膳食，可以有效提升母乳中的多酚以及类胡萝卜素等成分的含量。妊娠高血压会导致母乳中多酚类物质含量的降低，类胡萝卜素的存在则主要受到妊娠时间的长短和母亲肥胖状态的影响，其含量与妊娠时间呈正相关，与母亲的 BMI 呈负相关。

四、植物化合物对婴儿潜在的健康意义

类胡萝卜素作为一个化合物群体，可以增强免疫系统功能，并对降低某些慢性疾病发生的风险。作为母乳的组成成分，维生素 A 原类胡萝卜素（β- 胡萝卜素、α- 胡萝卜素和 β- 隐黄质）是哺乳婴儿维生素 A 的重要来源。此外，在母乳中发现的另外 30 多种不具有维生素 A 原活性的类胡萝卜素，也被证明与健康有关。例如，番茄红素是一种强大的抗氧化剂，与降低患卵巢癌的风险 [298] 和前列腺癌的发生风险 [299] 有关，而黄斑色素（叶黄素和玉米黄质）则与降低患老年性黄斑变性和白内障的发生风险 [300] 有关。

有证据表明，维生素 A 原是新生儿生长发育过程中维生素 A 的主要来源 [301]。β- 胡萝卜素、α- 胡萝卜素和 β- 隐黄质是母乳中存在的可作为维生素 A 原的几种类胡萝卜素，被新生儿摄入后，可通过代谢利用转化为维生素 A，这也是婴儿视觉和免疫发育必需的营养素之一。

（一）眼部健康

类胡萝卜素对婴儿眼部健康的影响较为明确。类胡萝卜素中的叶黄素和玉米黄质在人类视网膜中的沉积主要发生在生命早期 [302]，这对视力发育具有非常关键的作用，可以保护视网膜色素上皮细胞免受光应激和氧化作用。黄斑色素光密度（MPD）水平是一项与眼部健康相关的指标，需要类胡萝卜素的供应才能达到最佳发育状态 [303]。

有研究表明，足月新生儿 MPD 水平与婴儿血清的玉米黄质水平呈正相关（$r = 0.68, p = 0.007$），与母亲血清中玉米黄质水平也是正相关（$r = 0.59, p = 0.032$）[302]。另外，早产儿视网膜病变风险相较于足月儿更高，这与早产儿血清中叶黄素及玉

米黄质含量较低存在一定的相关性[304]。这些研究结果表明，叶黄素和玉米黄质类的类胡萝卜素可以被新生儿代谢利用，并对其生命早期视力发育产生积极的影响。

（二）抗氧化

一般来说，生物体通过维持临界氧化-还原的平衡来防止氧化损伤，但疾病、营养不良或出生时暴露于高氧环境等情况可能会带来一定的氧化损伤[305]。研究表明，从宫内到宫外的过程会造成婴儿生理和代谢的变化，与宫内环境相比，新生儿、尤其是早产儿，不能非常高效地处理相对高浓度的氧气，这会引起体内氧化应激反应，甚至有可能造成严重的呼吸道疾病或肠道疾病[305]。

母乳中存在的 α-生育酚、维生素 C 及抗氧化酶（谷胱甘肽过氧化物酶、过氧化氢酶和超氧化物歧化酶）等物质，可以通过新生儿肠道代谢从而为新生儿提供抗氧化的保护作用。目前已有诸多研究证实了植物化合物对成年人的抗氧化作用，但其对婴幼儿的健康作用的研究还处于起步阶段。孕妇饮食中存在的植物化合物对孕妇及胎儿具有潜在的抗氧化作用，使母子免受氧化应激影响。在婴儿出生后的尿液和血浆中也可以检测到植物化合物的代谢物，这说明这种保护在出生后可能通过母乳持续传递给婴儿[306]。

类胡萝卜素对于减少新生儿和早产儿氧化应激反应都存在一定的作用。有研究对新生儿脐带血中脂质氧化的标志物——氢过氧化物进行定量检测，结果显示，在出生后摄入叶黄素的新生儿氧化应激反应显著降低，脂质氧化减少[307]。一项关注早产儿的研究表明，补充类胡萝卜素的母亲其母乳中类胡萝卜素含量升高，通过定量分析此类早产儿的血浆，发现其中类胡萝卜素含量升高，C 反应蛋白含量降低，并可达到与足月儿相似的水平，这些变化都有助于减轻婴儿的炎症反应[308]。

对于多酚类物质的功能研究主要通过动物实验和成人临床试验开展，它们对婴儿的作用几乎没有研究。研究证据表明，长期食用富含多酚的饮食可以预防某些癌症、心血管疾病、2 型糖尿病、骨质疏松、胰腺炎、胃肠道问题、肺损伤和神经退行性疾病[309]。包括姜黄素、白藜芦醇和儿茶素在内的多酚类物质可通过抗氧化和免疫调节功能来保护神经元，抑制 β-淀粉样蛋白产生的神经毒性作用，从而预防阿尔茨海默病[310]。人参皂苷和银杏素的铁螯合作用被认为是多酚预防神经毒性的潜在机制[311]。黄酮类化合物，如花青素、儿茶素、黄烷醇、黄酮和异黄酮，可以通过抑制肿瘤细胞的生长来中和自由基并降低癌症风险[311]。花青素通过保护胰岛 β 细胞免受葡萄糖毒性、抗炎和抗氧化作用、减缓淀粉消化、调节和改变葡萄糖的运输等机制，对控制血糖，预防和管理 2 型糖尿病起到积极的

作用 [312]；儿茶素、白藜芦醇和姜黄素具有抗肥胖作用，可以通过氧化脂肪细胞、抑制脂肪生成、减少炎症和增加能量消耗，起到降低体重的作用 [313]。

也有一些证据表明摄入过多的多酚会产生一些负面影响。饮料中的植物多酚提取物对患有退行性疾病、高血压、甲状腺疾病、癫痫或心脏病的人可能会产生一些不良后果 [313]。膳食中的多酚也可能会减少一些维生素和矿物质在体内的运输。多酚可能与铁离子螯合，抑制铁的吸收，甚至导致人体铁缺乏 [314]。有研究显示，食用大豆配方奶粉的婴儿会摄入过多的大豆异黄酮，可能会影响其在儿童期的生长和青春期的发育 [315]。

多酚类和类胡萝卜素是母乳中重要的植物化合物成分。多酚类物质在身体中没有储存，膳食的摄入对维持其在母乳中的含量起到基础性作用，与之不同的是，类胡萝卜素可以在人体中储存，并在初乳中具有较高的浓度，随着泌乳期的延长，含量逐渐下降。母亲通过摄入含有丰富植物化合物成分的膳食，可以有效补充母乳中的对应成分含量。母亲的健康状况是影响其浓度的另一关键因素。具有维生素 A 原活性的类胡萝卜素可能在婴儿视力发育和免疫发育中发挥作用，但大多数植物化合物对婴儿氧化还原平衡、炎症反应相关的益处仍缺乏确切的研究证据。未来，还需要进行更多的长期、随机、对照实验设计，以进一步明确植物化合物对婴儿早期的潜在益处。

第七节　母乳中的次级代谢物

一、代谢组的定义

代谢物（metabolites）是细胞调控过程的最终产物，其水平可视为生物系统对遗传或环境变化的最终反应。与转录组和蛋白质组这两个术语类似，生物系统合成的代谢物构成了代谢组（metabolomics）[316]。这些代谢产物包括内源性化合物，例如脂类、氨基酸、短肽、核酸、糖类、醇类或有机酸，这些物质通常是由内源性分解代谢或合成代谢产生的，被称为初级代谢物（primary metabolites）。它们的合成是由宿主基因组编码的，它们对生长、发育和许多关键的生理功能至关重要。代谢物也包括来自饮食或环境的外源性化合物，例如植物化学物（多酚、植物雌激素、生物碱）、食物添加剂、非处方药或处方药、微生物副产品、化妆品化学物、化学污染物、污染物、除草剂和杀虫剂及其多种多样的分解产物。这些不是生长和发育所必需的（有时甚至对生长和发育有害），通常被称为次级代谢物（secondary metabolites）或外源性代谢物（exogenous metabolites）[317]。内源性代谢组是高度保守的，几乎所有的脊椎动物都发现了相同的代谢物，区别在于内源性代谢物在不同细胞、生物体液或组织中的浓度存在较大差异。相反，外源性代谢组是高度可变的，因为它在很大程度上取决于饮食模式、环境暴露，甚至肠道微生物菌群构成等。虽然在不同种群、不同物种之间内源性代谢物有着极高的保守性，但个体的代谢组也不是一成不变的，而是受到内部和外部变量的影响，如年龄、性别、饮食、地理位置、环境、每天的时间和遗传基因等。

人体内的代谢物种类极为庞大，并且其数量还在不断增加。以 KEGG 数据库为例，2000 年该数据库仅包含约 90 条代谢通路[318]，这一数字在 2007 年增加到 120[319]；而截至 2022 年 5 月，KEGG 数据库共纳入 550 多条代谢通路，包含 90 多万种代谢物信息。

二、代谢组的检测方法

相比人类基因组（约 20 300 个基因组）[320] 或人类蛋白质组（> 620 000 蛋白质）[321]，代谢组的数量庞大且更难检测。鉴于基因组只包含 4 个核苷酸碱基的组合，而蛋白质组包含 20 个蛋白原氨基酸的组合，代谢组则包含近百万个分别属于数千种不同类别的化学物质。虽然代谢组学是"组学"的终点，也是最接近表型的组学种类，但目前还没有单一的仪器平台可以分析所有类型的代谢产物[322]。这种复杂性也意味着代谢组学的测量需要测量范围更广的检测设备，因此代谢组学的研究必须结合使用各种分析工具[323]，如核磁共振（nuclear magnetic resonance，NMR）、质谱仪（mass spectrograph，MS）、气相色谱（gas chromatography，GC）系统、液相色谱（liquid chromatography，LC）系统、离子迁移谱（ion mobility spectroscopy，IMS）、毛细管电泳（capillary electrophoresis，CE）系统、液相色谱 - 质谱仪（LC-MS）、毛细管电泳 - 质谱仪（CE-MS）、离子迁移 - 质谱仪（IMS-MS）、气相色谱 - 质谱仪（GC-MS）或 LC-MS/NMR 系统来分离和检测代谢组中不同类别的化学物质。相比之下，基因测序只需要单一类型的仪器，而蛋白质测序通常只需要单一类型的高分辨率质谱仪。

质谱检测代谢物的方法与 NMR 仪器完全不同。所有以质谱技术为基础的代谢物检测和鉴定，其关键是目标分子的电离。通过电离给中性分子带上正电荷或负电荷，然后通过测量离子化分子或其离子化分子碎片的质量电荷比，并将这一信息与已知化合物的其他参考质谱进行比较，就可以确定某一化合物的结构。质谱的优点是灵敏度极高，通常只需要几微升液体就能进行检测，但是电离过程会使样品汽化，因此质谱技术是一种破坏性技术。相反，NMR 是一种无损检测技术，样本可以进行重复测量和回收。但是 NMR 灵敏度相对较差，通常只有质谱的 1% ~ 10%。NMR 的测量主要通过将分子或分子混合物置于强磁场中并检测特征射频吸收带或共振。强磁场重新调整分子中的原子特别是氢原子的核自旋方向，使其在特定频率或化学位移下更容易受到射频激发 / 吸收。不同分子由于其独特的化学结构和不同的氢原子排列，因此具备独特的 NMR 化学位移模式，通过分析这些氢化学位移指纹可以使化合物在无需色谱分离或分子电离的情况下由 NMR 进行鉴定和定量。

三、影响母乳代谢组的因素

1. 检测平台 根据 Ten-Doménech 等综述文章中的总结[324]，使用 LC-MS、GC-MS 和 NMR 分别能检测出 1 187、111 和 128 种代谢物。其中，LC-MS 和 GC-MS 都能检的代谢物有 36 种（主要是碳水化合物和脂肪酸）；LC-MS 和 NMR 都能检测出的代谢物有 29 种（主要为母乳寡糖）；GC-MS 和 NMR 共同检测到的代谢物有 21 种（主要是氨基酸和有机酸）。这三个平台都能检测到的代谢物只有 13 种，分别为：肌酸、酪氨酸、阿拉伯糖、半乳糖、葡萄糖、乳糖、麦芽糖、癸酸、辛酸、柠檬酸、丙酮酸、马尿酸和肌醇。此外，不同检测方法检测出的母乳代谢物类型也存在明显的差异：LC-MS 和 NMR 平台的相关研究发现的碳水化合物是母乳中含量最多的代谢物，其次是氨基酸、有机酸、有机氧化合物和有机杂环化合物。基于 NMR 的研究表明有机氮化合物、核苷和核苷酸也是母乳中普遍存在的代谢物。此外，与 NMR 相比，LC-MS 和 GC-MS 对脂类的检出率更高。但是由于 LC-MS 的高通用性造成了基于 LC-MS 的检测可重复性比 NMR 和 GC-MS 低。

Andreas 等[325] 基于超高效液相色谱法 -MS（UPLC-MS）、GC-MS、CE-MS 和 NMR 4 种分析技术检测了母乳中的代谢组。其中，NMR 平台从母乳的水溶性物质中共检测出 52 种代谢物，分别属于单糖、双糖、HMOs、氨基酸及其衍生物、含胆碱分子、三羧酸循环（TCA）的中间体、酮和短链脂肪酸。CE-MS 共检测出 23 种代谢物，主要是氨基酸及其衍生物、有机酸和烟酰胺、甘氨酸和胞嘧啶等。UPLC-MS 平台检出的代谢物种类最多（105 种），在负离子模式下，主要代谢产物为饱和脂肪酸、单不饱和脂肪酸和多不饱和脂肪酸；在正离子模式下，主要代谢产物为三酰甘油和磷脂；GC-MS 共检测出 56 种代谢物，主要为氨基酸、脂肪酸、有机酸、己糖和戊糖、三羧酸循环的中间体、胆固醇和双糖。

2. 胎儿成熟度 Merincola 等[326] 2012 年开展了历史上第一项母乳代谢组学研究，作者使用 NMR 和 GC-MS 两种方法检测了早产儿母乳与配方粉代谢物之间的差异，该项研究的主要意义在于明确了代谢组学研究方法在母乳研究中的可行性。

此后又有数项研究检测了早产儿母乳中的非靶标代谢组：Nolan 等[327] 基于 LC-MS 检测发现，母乳中的 HMOs、氨基糖和氨基酸成分与早产儿的出生体重相关。类似地，Perrone 等[328] 也发现，早产儿母乳中的乳糖和 HMOs 含量比足月儿母乳中的含量高。此外，Sundekilde 等[329] 则发现，早产儿与足月儿母乳中的肉碱、辛酸盐、癸酸盐、泛酸盐、尿素、乳糖、HMOs、柠檬酸盐、磷酸胆碱、胆碱和甲酸盐等物质的含量存在显著差异。

3. 母亲特征 母亲的肥胖度也会对母乳的代谢组产生较大影响。Saben 等[330] 基于气相色谱 - 飞行时间 - 质谱（GC-TOF-MS）技术研究了肥胖母亲的母乳中代谢物含量，发现单糖和糖醇类代谢物在肥胖母亲的母乳中显著升高，主要包括甘露糖、核糖、来苏糖、来苏糖醇、甘油、异苏糖酸、阿拉伯糖醇等。类似地，Isganaitis 等[331] 基于 LC-MS 检测发现与支链氨基酸代谢有关的酰基肉碱（如羟基异戊酰基肉碱、丙酰基肉碱和 2- 甲基丁酰基肉碱）在肥胖母亲的母乳中含量升高；此外，某些糖醇和单糖（如 1,5- 脱水葡萄糖醇、阿拉伯糖醇、阿拉伯糖、葡萄糖 -6- 磷酸、赤藓糖醇和核糖醇）在肥胖母亲的母乳中含量也偏高。而某些氨基酸（如鸟氨酸、谷氨酸和天冬氨酸）则显著偏低。综上所述，母亲肥胖度对母乳代谢物构成的影响的研究目前还处于起步阶段，仅有的几项研究表明某些单糖和糖醇受母亲肥胖度的影响较大。Bardanzellu 等[332] 开展的综述研究总结了 15 项代谢组学和脂质组学研究，发现肥胖母亲和体重正常的母亲母乳中核苷酸衍生物、5- 甲硫腺苷、糖醇、酰基肉碱和氨基酸、多胺、单糖和寡糖、脂类的差异最大。飞鹤研究团队[333] 近期的一项研究也表明母亲的体重指数（body mass index，BMI）会影响母乳的代谢组构成。该项研究发现一种磷脂含量较高的母乳代谢型（metabotype）与母亲的 BMI 正相关，并且这一种母乳代谢型还与婴儿的患湿疹的风险呈正相关。这项研究由此推测，母亲 BMI 升高可能引起母乳中游离磷脂含量的增加，从而增加婴儿湿疹的风险。

4. 环境温度 近几年的报道表明，脂肪细胞具有极强的可塑性（plasticity）。白色脂肪细胞可以可逆地转化为棕色脂肪细胞。孕期，乳腺白色脂肪细胞能可逆地转化为泌乳上皮细胞（粉红色脂肪细胞），褐色脂肪细胞则可逆地转化为肌上皮细胞。在泌乳晚期，粉红色脂肪细胞可转化为白色脂肪和棕色脂肪细胞。

近几年的研究表明，12,13-diHOME，12- 羟基二十碳五烯酸（12-HEPE）等与体内棕色脂肪产热有关，其在体内的含量还与环境温度负相关，这些物质在循环系统中的浓度也与 BMI 和胰岛素敏感性呈负相关[334-336]。值得注意的是，母乳中也含有 12,13-diHOME 等氧化脂肪酸[337]，其含量与婴儿的 BMI Z 评分和脂肪组织含量负相关[338]。飞鹤研究团队最近的研究成果证实了以上结论[333]，该项研究通过对母乳非靶标代谢组进行代谢型（metabotype）分析，发现其中一种母乳代谢型可能与母亲体内的棕色脂肪产热和热应激相关，并且该母乳代谢型与婴儿的生长速度相关。该研究提示后续的母乳研究需要将环境温度作为一个重要的影响因素。

5. 泌乳期 Li 等[339] 使用 GC-TOF-MS 技术分析了初乳（产后 1 ~ 5 天）和成熟乳（产后 30 ~ 40 天）中的代谢物含量，该研究发现了初乳和成熟乳中92 种差异表达的代谢物：初乳中的蔗糖、N- 乙酰 -L- 亮氨酸、苏糖酸、蜜二糖、左旋葡萄糖、胍基乙酸、3- 羟基丁酸等代谢物的含量显著高于成熟乳；相反，成熟乳中的戊二酸、前列腺素 E_2（PGE_2）等代谢物的含量更高。这些物质涉及甘氨酸、丝氨酸和苏氨酸代谢，乙醛酸和二羧酸代谢，丙氨酸、天冬氨酸和谷氨酸代谢，戊糖和葡萄糖醛酸相互转换，氨基酰基 - 转移 RNA 生物合成代谢，甘油酯代谢，肌醇磷酸代谢，谷胱甘肽代谢，甘油磷脂代谢和半乳糖代谢等。

Li 等[340] 基于 UPLC-QTOF-MS 技术研究了中国母乳中代谢组随泌乳期［初乳（产后 1 天）、过渡乳（14 天）和成熟乳（42 天）］的变化情况，该研究发现了 72 种代谢物随泌乳期显著变化，其中包括 12 种脂肪酸、15 种甘油酯、23 种甘油磷脂、7 种鞘磷脂、7 种维生素、5 种核苷酸代谢物、3 种氨基酸及其代谢物、9 种二肽、1 种类固醇激素（PGE_3）等。

Andreas 等[325] 基于 UPLC-MS、GC-MS、CE-MS 和 NMR 4 种分析技术检测了 70 例足月分娩母亲母乳（泌乳期 2 ~ 80 天）中代谢物的含量随泌乳期变化。该研究发现，在哺乳的前 10 天，柠檬酸、HMOs 和 HMO 衍生物、甘油磷胆碱和 n- 乙酰谷氨酰胺的水平较低，乳糖、丁酸、谷氨酰胺、丙氨酸和 2- 乙酰谷氨酸的水平较高。

Villaseñor 等[341] 基于 LC-MS 和 GC-MS 两种平台检测了产后 1 周和产后 4周母乳中代谢物的差异。基于 LC-MS 的检测发现产后 1 周的母乳中溶血脂类、α-生育酚、胆固醇和神经酰胺（18：2）的含量更高，而产后 4 周的母乳中亚油酸、棕榈油酸、油酸、单甘酯、甘油二酯、甘油三酯含量更高。基于 GC-MS 的检测则发现，产后 1 周母乳中岩藻糖、呋喃糖异构体、D- 氨基葡萄糖酸和胆固醇含量高，产后 4 周母乳中亚油酸、棕榈酸、油酸和葡萄糖酸含量更高。

Garwolińska 等[342] 基于 NMR 平台检测了不同泌乳期（< 6 个月、7 ~ 12个月和 > 12 个月）母乳中代谢物的变化情况。结果表明，丁酸、辛酸和丙酸与泌乳后期（> 12 个月）相关，而 6SL、柠檬酸、2- 氨基丁酸、肌酸和磷酸肌酸与泌乳前期（0 ~ 6 个月）相关。

四、母乳代谢组与婴儿健康

飞鹤研究团队[18]基于 LC-MS/MS 平台检测了 2 月龄和 6 月龄母乳中代谢物，并使用 PCA 算法探索了母乳的代谢型。其中一种代谢型中含有较高的亚油酸代谢物和较低的核苷酸代谢物，这种母乳代谢型与婴儿的体重别月龄和体长别月龄 Z 评分呈现正相关的趋势。另一种母乳代谢型则含有较高的磷脂，这一类代谢型则与婴儿湿疹的风险正相关。

Alexandre-Gouabau 等[343]基于 LC-MS 检测了早产儿母乳中的代谢组、糖组学、脂质组和游离氨基酸等物质含量，使用多组学联合分析的手段发现支链氨基酸、促胰岛素氨基酸、乳糖 -N- 岩藻多糖、胆碱和羟基丁酸含量能促进早产儿的生长速度。

Briana 等[344]基于 NMR 平台检测了初乳（产后 3～4 天）中的代谢物含量，发现巨大儿和低出生体重儿初乳中乳糖、柠檬酸、胆碱、磷酸胆碱和 n- 乙酰谷氨酰胺水平较高，正常体重儿初乳中异亮氨酸和缬氨酸水平较高。这些差异代谢物主要涉及的代谢途径有缬氨酸、亮氨酸 / 异亮氨酸生物合成和降解、甘油磷脂代谢、氨基酰基转移 RNA 生物合成和柠檬酸循环。

Saben 等[330]基于 GC-TOF-MS 平台检测了 0.5 月龄、2 月龄和 6 月龄母乳中代谢物的含量，发现 6 月龄内母乳中的甘露糖、天冬氨酸和莽草酸与婴儿的体脂肪含量正相关。类似地，Isganaitis 等[331]基于 LC-GC-MS 平台检测了 1 月龄和 6 月龄母乳中的代谢物含量，并发现母乳中的腺嘌呤核苷与婴儿的体脂肪含量正相关。

第八节　母乳多组学研究

对生命体来说，其生存都依赖于将营养物质转化为化学物质的能力，这些化学物质可以用作蛋白质、脂类、脱氧核糖核酸（deoxyribonucleic acids，DNAs）、核糖核酸（ribonucleic acids，RNAs）和碳水化合物等大分子的组成部分。这一系列的化学反应被称为新陈代谢，大多数细胞进行数千种不同的反应，这些化学反应互相关联，形成复杂的代谢网络[345]。生物系统功能的实现依赖于其所涉及的特定元素和这些元素组成的复杂的网络。迄今为止，分子生物学揭示了大量的生物学事实，如基因组序列和蛋白质特性，但仅仅这些还不足以解释生物系统。细胞、组织、器官、有机体和生态网络都是由各种组成部分组成的系统，因此，系统层面的理解应该是生物学的首要目标[346]。这种系统层面对生物体的理解，需要对基因组学、蛋白质组学和代谢组学等领域的最新进展进行整合，识别它们的结构和它们之间的动态特征。这些目标的实现需要结合计算、系统分析、综合定量测量技术和高通量定量实验数据才能实现。

在母乳研究领域，目前的大部分研究都是基于单个组学数据，其研究思路仍然是将母乳作为一种营养素的简单混合物。最新的研究提示，母乳并不是单纯的营养素混合物，而是具有生命的复杂生物学系统，其成分与无数的内源性（母亲的生物学特征）和外源性（饮食、环境等）因素存在复杂的交互作用，并将最终影响婴儿的健康发育，母乳组分因此而产生的生物学作用远远超过单个成分的简单加和[347]。作为在这个领域的首次尝试，飞鹤研究团队开展了一项母乳多组学研究[348]，该研究对 143 份母乳中的蛋白组、脂质组和 HMOs 进行了多组学整合分析，并鉴定出了 3 种不同的中国母亲母乳类型（图 2-13）。其中一种母乳类型富含 128 种活性蛋白和磷脂，其特征随着泌乳期下降，这种母乳类型与婴儿的生长速度呈负相关。另一种母乳类型则富含 8 种活性蛋白和多种 HMOs，同时磷脂含量相对较低，这种母乳类型与婴儿过敏的风险呈负相关。第三种母乳类型活性蛋白的含量较低而 β- 酪蛋白的含量较高，并且富含溶血磷脂，这一类母乳与婴儿的生长速度正相关。

另一项 Dekker 等[349]开展的研究检测了 29 位母亲的 286 份母乳样本中的蛋白组、多肽组和代谢组。在这项研究中对单个组学的分析发现了母乳成分上巨大的个体差异。而基于加权相关网络分析（weighted correlation network analysis）算法的多组学（蛋白质组、代谢组和多肽组）联合分析发现：① β- 酪蛋白来源的多肽与母乳中非胶束 β- 酪蛋白的含量有关；②丝氨酸蛋白酶抑制剂（SERPINs）水平与 β- 酪蛋白来源多肽含量正相关；③丁酸、辛酸和蛋氨酸等代谢物与免疫相关的蛋白质含量负相关，但是与脂滴包被蛋白 -2 和黏蛋白 -1 来源的多肽含量呈正相关；④胞苷 - 磷酸（CMP）、甘油磷脂胆碱（GPC）、岩藻糖、乙酰葡萄糖和 LNFP I 等代谢物与脂滴包被蛋白 -2 和黏蛋白 -1 来源的多肽含量呈负相关。

母乳并不是孤立的，母亲生理特征、母乳成分和婴儿生理特点是一个协调的整体，每一部分的变化都影响着婴儿发展和母亲健康。将母乳作为复杂生物学系统的研究目前还处于起步阶段，后续研究需要在出生队列 / 母子队列的基础上，全面分析母亲特征、基于多组学的乳成分、环境和婴儿健康之间的关联，并回答以下几个关键问题：母亲的母乳能否满足婴儿生长的需要？母乳喂养是否可以成为婴儿口腔和母亲乳腺之间分析物交流的管道？母乳成分是否受遗传和环境的影响，而并不一定匹配婴儿的营养需求[350]？

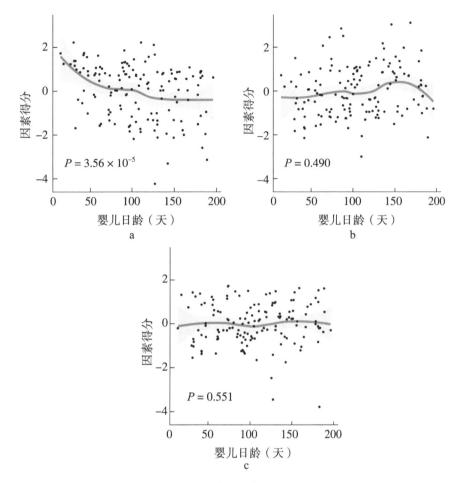

图 2-13　3 种不同中国母亲母乳类型随泌乳期变化趋势图

a. 因素 1；b. 因素 2；c. 因素 3

图片来源：Jiang S.L.，Pan J.C.，Li Y.Y.，Comprehensive human milk patterns are related to infant growth and allergy in the CHMP study[J/OL]. Molecular Nutrition & Food Research，https://pubmed.ncbi. nlm.nih.gov/34227225/。

第九节　母乳中的风味物质

母乳是 0 ～ 6 个月婴儿最天然、最理想的食物。母乳喂养表现出能够促进婴儿的神经和肠道发育、增强免疫力等多种营养和健康方面的益处。除了具有生物学功能的活性成分外，母乳也通过其风味对后代产生影响，包括对后代进食活动以及风味和食物偏好的影响等。母乳的风味既包括其气味（各种挥发性香气活性物的气味形成的混合气味），又包括其味道（酸、甜、苦、咸、鲜5种基本味道），以及感官刺激作用（如热、冷、疼痛等）。我们这里主要介绍气味及味道相关的内容。

一、母乳风味对于婴幼儿的作用

早在1975年，Macfarlane就研究了新生儿对于母乳的反应，结果发现，出生2～7天的婴儿更多时间将头朝向沾有母乳的垫子[351]。后来的研究者在前任研究的基础上也发现，新生儿不仅将头更多地且非随机地朝向初乳的方向，而且对于母乳还表现出更多的口部活动，甚至，当研究者把对照换成符合新生儿年龄的其他母亲的母乳时，新生儿依然将头更多的朝向自己母亲的母乳，并伴随有更多的口部活动[352]。后续的研究又发现，对于自己不熟悉的人的母乳和牛乳加工的配方奶粉，新生儿更偏好于人乳，表现为更长时间的头部朝向、更多的搜寻和口部活动。这些研究结果表明，新生儿能够识别母乳，并且会对其产生头朝向以及增加口部活动等的反应，而且，还能够区别自己和别人母亲的母乳，能够区别人乳与动物乳为原料加工的配方粉。这也从侧面告诉我们，母乳气味表现出独特性，不同母亲的母乳气味不同，母乳与配方奶粉的气味也不同。

母乳气味同时对于新生儿吮吸行为产生影响，促进其进食母乳。Raimbault等[353]研究了早产儿在母乳喂养前暴露于母乳气味中后对其进食母乳的行为所产生的影响。结果表明，曾暴露于母乳气味的婴幼儿在随后的母乳喂养中最长吮吸时间变得更长，长时间的吮吸行为发生的频率也更高，进食量也增加了。在足月儿中也有类似的发现，与配方粉和水的气味相比，经母乳气味鼻部刺激后，新生儿在随后的配方粉喂养过程中表现出更高的吮吸强度和更高的吮吸频率[354]。如果将母乳气味对新生儿的鼻前刺激去除，那么新生儿对母乳和配方奶粉的吮吸行为并无大的区别，而仅仅是进食母乳时呼吸频率有所升高[355-357]。

母乳气味能帮助新生儿缓解疼痛。足跟和静脉穿刺经常被用于新生儿血样的采集，那么母乳的气味是否能缓解采血给新生儿造成的疼痛呢？Baudesson de Chanville等[358]发现，当暴露于母乳气味中进行静脉穿刺采血时，早产儿的疼痛指数更低，同时哭闹时长也更短。有研究比较了母乳、不熟悉的母乳、配方奶粉以及盐水气味暴露条件下的新生儿在进行足跟穿刺时的反应，结果发现母乳气味缓解疼痛的效果显著好于其他情况：新生儿哭闹时长、肌动活动强度、面部扭曲时间等显著缩短或减弱[359]。那么，是否是单纯因为新生儿闻到熟悉的气味而缓解了疼痛呢？为此有研究人员[360]专门比较了新生儿在母乳气味、熟悉的香草气味以及空白对照暴露条件下进行静脉穿刺时的情况，结果显示，与其他两种情况相比，暴露于母乳气味中的新生儿在穿刺中和穿刺后其疼痛反应显著更小；而另有研究证实[361]，母乳喂养的新生儿在暴露于母乳气味中时，静脉穿刺后的恢复效率也明显高于配方奶粉喂养的暴露于配方粉气味的新生儿。

母乳气味除了对新生儿产生上述即时和短时影响和效应外，母乳风味还对婴幼儿未来的风味和食物喜好的形成发挥重要作用。风味喜好的形成既与先天性的因素有关，又与后天暴露经历有关。人类的风味感知系统天然对甜味和咸味更喜好，而对于苦味有天然的拒绝，因为苦味常与有毒物质相关联[362]。母乳中因含有大量的乳糖而甜味非常明显，这与人类感官体系天然喜欢甜味相一致，而这同样会影响婴幼儿后期的风味和食物偏好。另外，母乳中的谷氨酸盐占到总游离氨基酸的 50% 以上[363]，其浓度是配方粉中的十几倍[364]。母乳中高浓度的谷氨酸意味着婴幼儿后期对于富含蛋白质食物的高接受度，例如肉类、鱼类、奶酪，以及其他富含谷氨酸的食物如西红柿、蘑菇以及豌豆等[365]。因母乳的成分（包括风味物质）受不同泌乳期、膳食等众多因素的影响，因此母乳的物理性状以及其中的风味物质也在不断变化，而配方奶粉成分因其配方和工艺的相对稳定而风味物质的变化相对较小。因此，母乳喂养的婴幼儿与配方奶粉喂养的婴幼儿相比，有机会感知和体验更丰富多样的风味物质。而研究结果显示，母乳喂养的婴幼儿在其添加辅食的过程中，就表现出更好的接受性。例如当向婴幼儿的膳食中第一次添加桃子作为辅食时，母乳喂养的婴幼儿与配方奶粉喂养的婴幼儿相比，其进食更多，进食频率更高，而拒食相关的嘴唇活动以及面部表情等均更少[366]。另一项研究结果显示，母乳喂养较长时间而从母乳中获得不同感官体验或者母乳喂养较短时间而从辅食中获得多种食物体验，均有助于提升婴幼儿后期对于新食物的接受度[367]。而如果将母乳喂养与辅食中添加多种类蔬菜相结合，对于增加婴幼儿对新的食物的接受度是最有效的[368]。

综上，母乳气味不仅能引导新生儿朝向母乳的方向，而且能增加新生儿吮吸的强度和频率，提高母乳进食量，并能帮助婴幼儿缓解疼痛；而母乳风味对于后期婴幼儿的食物偏好也有重要影响。

二、母乳中香气活性物质的构成（表 2-13）

母乳气味整体来说非常清淡。受多种条件，包括母乳来源、嗅闻人员等的影响，不同研究中所绘制的风味轮状图经常差异较大，但经常能嗅闻到相对较强的气味包括金属味、鱼腥味、脂肪味、蒸煮味、干草味以及甜味等[369-372]。

尽管有很多的心理物理学方面的证据显示母乳具有非常特别而且个性化的嗅觉方面的特性，但对其背后的分子基础的研究却起步较晚且相对不够清楚。母乳样本难以获得是造成目前研究现状的一个很重要的原因。有限的样本量使得对母乳气味组成和一次泌乳过程中气味动态变化进行系统研究变得非常困难。而另一方面，人们也发现传统的用于食物中香气成分分析的技术，如溶剂萃取、气相色谱 - 质谱 / 火焰离子检测器等，针对母乳中普遍含量很低的香气成分的分析效果较差。例如 Bingham 等[373] 从 4 份母乳样本中仅成功鉴定了 5 种共有的香气活性成分，分别是 (E)-2- 壬烯醛（脂肪味）、1- 辛烯 -3- 酮（蘑菇味）、呋喃酮（焦糖味）、甲基麦芽酚（焦糖味）以及 2- 壬酮（奶香味）。其后人们便致力于其他新方法的尝试，以期能针对母乳开发出更有针对性和更有效的香气化合物的分析方法。Buettner 等[374] 首次将搅拌棒吸附萃取（SBSE）（顶空吸附和直接萃取）结合二维高分辨气相色谱 - 质谱 - 嗅闻（TD-HRGC-MS-O）技术应用于母乳中香气化合物的分析，结果从仅仅 5 ml 母乳（成熟乳）样品中成功地鉴定了 40 多种香气活性物质，其中绝大多数是母乳中首次发现。利用溶剂辅助风味蒸发（SAFE）结合 HRGC-GC-MS-O，Spitzer[375] 从新鲜母乳（成熟乳）中分离得到 30 多种香气活性化合物。借助于固相微萃取（SPME）技术结合全二维气相色谱 - 嗅闻 - 质谱技术（GC×GC-O-MS），Zhang 等[372] 从 6 份母乳样品（成熟乳）中鉴定了 51 种香气活性成分，进一步丰富了母乳中香气化合物库的构成。截至目前，母乳中已经有上百种香气活性化合物被鉴定（表 2-13），主要包括醛类（33 种）、酮类（15 种）、酸类（13 种）、酯类（12 种）、醇类（12 种）以及其他（15 种）。

然而并非所有的香气活性化合物都对母乳的气味构成起关键作用，而是一般来说仅有其中少数化合物对于母乳气味构成有较大贡献。区别香气化合物贡献度的一个简单的方法就是采用逐步稀释和嗅闻结合的方法，即香气提取物稀释分析法（aroma extract dilution analysis，AEDA）。也就是将母乳中的香气化合物用同样的方法提取的同时，不断进行稀释，然后经过气相色谱 - 嗅闻（GC-O）分析，直到不能嗅闻到香气化合物对应的气味为止，这样就为每一个香气化合物得到了一个风味稀释值（flavor dilution factor，FD 值），稀释的倍数越高，则说明该物质对于母乳香气的贡献度也越高。在 2010 年，Buettner 等[374] 首次将 AEDA 分析法应用于母乳的相关分析，结果显示，(Z)-4- 庚烯醇（鱼腥味）、反式 -4,5- 环氧 -2(E)- 癸醛（金属味）、葫芦巴内酯（咸味）、苯乙酸（蜂蜜香）、香草醛（香草味）以及另外 3 种未知化合物（霉味）的 FD 值最高，意味着这些化合物对于母乳香气构成起到关键作用。然而另外一份研究[375] 却发现，化合物 1- 辛烯 -3- 酮（蘑菇味）、2/3- 甲基丁酸（汗味、干酪味）、3- 甲硫基丙醛（煮土豆味）、香草醛（香草味）、反式 -4,5- 环氧 -2(E)- 癸醛（金属味）以及月桂酸（脂肪味、哈喇味）在他们所研究的母乳中具有最高的 FD 值。一种更准确的用于评价香气化合物对于样品气味构成的贡献度的方法是气味活性值（odor activity value，

表 2-13　母乳中的香气活性物质的构成

种类	编号	化合物英文名	化合物中文名	香味描述	保留指数[1] (DB-WAX)	保留指数 (FFAP)	保留指数 (DB-5)	提取方法[2]	鉴定方法[3]	参考文献
醛类	1	methylpropanal	异丁醛	麦芽香		821	552	SBSE	MS/RI/O/STD	374
	2	hexanal	己醛	青草味		1 079	801	SBSE/SAFE	MS/RI/O/STD	370, 372, 374
	3	(Z)-hex-3-enal	(Z)-3- 己烯醛	青草味		1 131	805	SAFE	MS/RI/O/STD	370, 376
	4	(Z)-hept-4-enal	(Z)-4- 庚烯醛	鱼腥味、脂肪味		1 233	896	SAFE	RI/O/STD	370, 376
	5	octanal	辛醛	肥皂味、柑橘味		1 270	1 000	SBSE/SAFE	MS/RI/O/STD	370, 372, 374, 376, 377
	6	nonanal	壬醛	肥皂味、柑橘味		1 385	1 103	SBSE/SAFE	MS/RI/O/STD	370, 374, 377
	7	(E)-oct-2-enal	(E)-2- 辛烯醛	脂肪味、香水味		1 423	1 059	SBSE	MS/RI/O/STD	374
	8	3-methylthiopropanal	3- 甲硫基丙醛	煮土豆味		1 458	914	SBSE/SAFE	MS/RI/O/STD	370, 374, 376, 377
	9	decanal	癸醛	肥皂味、柑橘味		1 497	1 207	SBSE	MS/RI/O/STD	372, 374
	10	(Z)-non-2-enal	(Z)-2- 壬烯醛	脂肪味、青草味		1 498	1 144	SBSE/SAFE	MS/RI/O/STD	370, 374, 376, 377
	11	(E)-non-2-enal	(E)-2- 壬烯醛	脂肪味、青草味		1 527	1 161	SBSE/SAFE	MS/RI/O/STD	370, 374, 376, 377

续表

种类	编号	化合物英文名	化合物中文名	香味描述	保留指数[1](DB-WAX)	保留指数(FFAP)	保留指数(DB-5)	提取方法[2]	鉴定方法[3]	参考文献
	12	(E,Z)-nona-2,6-dienal	(E,Z)-2,6-壬二烯醛	黄瓜味、青草味		1 583	1 154	SBSE/SAFE	MS/RI/O/STD	374, 375, 377
	13	(E,E)-octa-2,4-dienal	(E,E)-2,4-辛二烯醛	脂肪味		1 585	1 110	SBSE	MS/RI/O/STD	372, 374
	14	(E,Z)-nona-2,4-dienal	(E,Z)-2,4-壬二烯醛	脂肪味		1 640	1 193	SAFE	RI/O/STD	370, 376
	15	phenylacetaldehyde	苯乙醛	蜂蜜香		1 642	1 047	SBSE	MS/RI/O/STD	374
	16	(E,E)-nona-2,4-dienal	(E,E)-2,4-壬二烯醛	脂肪味		1 698	1 215	SBSE	MS/RI/O/STD	372, 374
	17	(E,Z)-deca-2,4-dienal	(E,Z)-2,4-癸二烯醛	脂肪味		1 741	1 291	SAFE	MS/RI/O/STD	370, 376, 377
	18	(E,E)-deca-2,4-dienal	(E,E)-2,4-癸二烯醛	脂肪味		1 802	1 317	SBSE/SAFE	MS/RI/O/STD	374, 375, 377
	19	tr-4,5-epoxy-(E)-dec-2-enal	反式-4,5-环氧-2(E)-癸烯醛	金属味		2 006	1 382	SBSE/SAFE	MS/RI/O/STD	370, 372, 374, 376, 377
	20	(E,Z,Z)-trideca-2,4,7-trienal	(E,Z,Z)-2,4,7-十三碳三烯醛	血腥味、金属味		2 115	1 581	SAFE	RI/O/STD	370, 376, 377
	21	vanillin	香草醛	香草味		2 548	1 391	SBSE/SAFE	MS/RI/O/STD	370, 374, 376

续表

种类	编号	化合物英文名	化合物中文名	香味描述	保留指数[1](DB-WAX)	保留指数(FFAP)	保留指数(DB-5)	提取方法[2]	鉴定方法[3]	参考文献
	22	pentanal	戊醛	杏仁味	945			SPME	MS/RI/STD	372
	23	heptanal	庚醛	脂肪味	1 160			SPME	MS/RI/O/STD	372
	24	(E)-2-hexenal	(E)-2-己烯醛	新鲜味	1 197			SPME	MS/RI/O/STD	372
	25	(E)-2-heptenal	(E)-2-庚烯醛	肥皂味	1 302			SPME	MS/RI/O/STD	372
	26	(E,E)-2,4-hexadienal	(E,E)-2,4-己二烯醛	香甜	1 379			SPME	MS/RI/O/STD	372
	27	(E)-2-octenal	(E)-2-辛烯醛	脂肪味	1 408			SPME	MS/RI/O/STD	372
	28	methional	3-甲硫基丙醛	煮土豆味	1 433			SPME	MS/RI/STD	372
	29	furfural	糠醛	烤面包味	1 439			SPME	MS/RI/O/STD	372
	30	(E,E)-2,4-heptadienal	(E,E)-2,4-庚二烯醛	脂肪味	1 442			SPME	MS/RI/O/STD	372
	31	benzaldehyde	苯甲醛	杏仁味	1 499			SPME	MS/RI/O/STD	372
	32	(E)-2-decenal	(E)-2-癸烯醛	脂肪味	1 620			SPME	MS/RI/O/STD	372
	33	dodecanal	十二醛	花香	1 729			SPME	MS/RI/O/STD	372
酮类	34	diacetyl	2,3-丁二酮	黄油香		981	596	SBSE/SAFE	MS/RI/O/STD	374, 377
	35	hex-1-en-3-one	1-己烯-3-酮	胶水、金属味		1 086	775	SBSE	MS/RI/O/STD	374

续表

种类	编号	化合物英文名	化合物中文名	香味描述	保留指数[1](DB-WAX)	保留指数(FFAP)	保留指数(DB-5)	提取方法[2]	鉴定方法[3]	参考文献
	36	oct-1-en-3-one	1-辛烯-3-酮	蘑菇味、金属味		1 289	975	SBSE/SAFE	MS/RI/O/STD	370, 373, 374, 376, 377
	37	(Z)-octa-1,5-dien-3-one	(Z)-1,5-辛二烯-3-酮	天竺葵叶味、金属味		1 372	984	SBSE/SAFE	MS/RI/O/STD	370, 374, 376, 377
	38	nonan-2-one	2-壬酮	奶香				未描述	RI/O/STD	373
	39	non-1-en-3-one	1-壬烯-3-酮	蘑菇味		1 395	1 077	SBSE	MS/RI/O/STD	374
	40	β-ionone	β-紫罗兰酮	紫罗兰香		1 933	1 491	SBSE/SAFE	MS/RI/O/STD	374, 377
	41	furaneol	呋喃酮	焦糖味		2 031	1 070	未描述	MS/RI/O/STD	373, 374
	42	2-aminoacetophenone	邻氨基苯乙酮	香甜、蜂蜜味		2 200	1 670	SBSE/SAFE	MS/RI/O/STD	374, 377
	43	5α-androst-16-en-3α-one	5α-雄甾-16-烯-3-酮	尿味、动物味		3 082	2 255	SBSE/SAFE	MS/RI/O/STD	370, 374, 376, 377, 378
	44	3-octanone	3-辛酮	草本味	1 271			SPME	MS/RI/O/STD	372
	45	3-nonanone	3-壬酮	草本味	1 357			SPME	MS/RI/STD	372
	46	3-octen-2-one	3-辛烯-2-酮	坚果味	1 386			SPME	MS/RI/O/STD	372

续表

种类	编号	化合物英文名	化合物中文名	香味描述	保留指数[1](DB-WAX)	保留指数(FFAP)	保留指数(DB-5)	提取方法[2]	鉴定方法[3]	参考文献
	47	(E,E)-3,5-octadien-2-one	(E,E)-3,5-辛二烯-2-酮	脂肪味	1 497			SPME	MS/RI	372
	48	acetophenone	苯乙酮	杏仁味	1 626			SPME	MS/RI/O/STD	372
酸类	49	acetic acid	乙酸	醋味		1 451		SBSE/SAFE	MS/RI/O/STD	370, 374, 376
	50	butanoic acid	丁酸	干酪味		1 615	818	SBSE/SAFE	MS/RI/O/STD	374, 375
	51	2/3-methylbutanoic acid	2/3-甲基丁酸	汗味，干酪味		1 659	870	SBSE/SAFE	MS/RI/O/STD	374, 377
	52	pentanoic acid	戊酸	汗味		1 720	911	SBSE	MS/RI/O/STD	372, 374
	53	octanoic acid	辛酸	霉味，塑料味		2 050	1 277	SAFE	MS/RI/O/STD	372, 375
	54	4-ethyloctanoic acid	4-乙基辛酸	山羊味		2 190		SBSE	MS/RI/O/STD	374
	55	decanoic acid	癸酸	脂肪味，哈喇味		2 276		SAFE	MS/RI/O/STD	370, 372, 376, 377
	56	dodecanoic acid	月桂酸	脂肪味，哈喇味		2 465		SAFE	MS/RI/O/STD	370, 372, 376, 377
	57	phenylacetic acid	苯乙酸	蜂蜜香		2 539	1 248	SBSE/SAFE	MS/RI/O/STD	370, 374, 376

续表

种类	编号	化合物英文名	化合物中文名	香味描述	保留指数[1] (DB-WAX)	保留指数 (FFAP)	保留指数 (DB-5)	提取方法[2]	鉴定方法[3]	参考文献
	58	3-phenylpropanoic acid	3-苯丙酸	蜂蜡味、奶酪味		2 600	1 334	SAFE	RI/O/STD	370, 376
	59	3-aminobutanoic acid	3-氨基丁酸	肥皂味	1 484			SPME	MS/RI	372
	60	propanoic acid	丙酸	酸味	1 744			SPME	MS/RI/O/STD	372
	61	hexanoic acid	己酸	汗味	1 834			SPME	MS/RI/STD	372
酯类	62	γ-octalactone	γ-辛内酯	椰子香		1 922	1 258	SAFE	RI/O/STD	377
	63	γ-nonalactone	γ-壬内酯	椰子香、花香		2 035	1 363	SBSE/SAFE	MS/RI/O/STD	374, 375, 377
	64	γ-decalactone	γ-癸内酯	桃子香、水果香		2 137	1 470	SBSE/SAFE	MS/RI/O/STD	370, 374, 376
	65	δ-decalactone	δ-癸内酯	椰子香		2 190	1 497	SBSE/SAFE	MS/RI/O/STD	370, 374, 376
	66	sotolone	葫芦巴内酯	咸味		2 196	1 110	SBSE/SAFE	MS/RI/O/STD	370, 374, 376
	67	γ-dodecalactone	γ-十二内酯	桃子香、香甜		2 345	1 673	SAFE	MS/RI/O/STD	370, 374, 376
	68	(z)-6-γ-dodecenolactone	(Z)-6-γ-十二烯酸内酯	桃子香、菁草味		2 380	1 715	SBSE/SAFE	MS/RI/O/STD	370, 374, 376, 377
	69	δ-dodecalactone	δ-十二内酯	水果味、香甜		2 431	1 701	SBSE/SAFE	MS/RI/O/STD	370, 374, 376

续表

种类	编号	化合物英文名	化合物中文名	香味描述	保留指数[1] (DB-WAX)	保留指数 (FFAP)	保留指数 (DB-5)	提取方法[2]	鉴定方法[3]	参考文献
	70	**coumarin**	香豆素	木屑味		2 465	1 438	SAFE	RI/O/STD	377
	71	isobutyl acetate	乙酸异丁酯	水果香	1 015			SPME	MS/RI/STD	372
	72	γ-butyrolactone	γ-丁内酯	奶油香	1 617			SPME	MS/RI	372
	73	γ-crotonolactone	γ-巴豆酰内酯	黄油味	1 767			SPME	MS/RI/O/STD	372
醇类	74	linalool	芳樟醇	花香味	1 540		1 103	SBSE/SAFE	MS/RI/O/STD	372, 374, 377
	75	2-phenylethanol	苯乙醇	玫瑰香味	1 902		1 117	SBSE/SAFE	MS/RI/O/STD	374, 377
	76	**5α-androst-16-en-3α-ol**	(3α,5α)-16-烯-3-雄甾	檀香味	2 906		2 234	SAFE	MS/RI/O/STD	377
	77	3-hexanol	3-己醇	试剂味	1 211			SPME	MS/RI/STD	372
	78	3-methyl-1-butanol	3-甲基-1-丁醇	麦芽香	1 250			SPME	MS/RI/STD	372
	79	1-octen-3-ol	1-辛烯-3-醇	蘑菇味	1 427			SPME	MS/RI/O/STD	372
	80	1-heptanol	庚醇	试剂味	1 432			SPME	MS/RI/STD	372
	81	2-ethylhexanol	2-乙基己醇	玫瑰香味	1 487			SPME	MS/RI/O/STD	372
	82	octanol	辛醇	蜡味	1 536			SPME	MS/RI/O/STD	372
	83	2-furanmethanol	2-呋喃甲醇	烧糊味	1 631			SPME	MS/RI/O/STD	372
	84	α-terpineol	α-松油醇	薄荷味	1 724			SPME	MS/RI/O/STD	372

续表

种类	编号	化合物英文名	化合物中文名	香味描述	保留指数¹(DB-WAX)	保留指数(FFAP)	保留指数(DB-5)	提取方法²	鉴定方法³	参考文献
	85	decanol	葵醇	脂肪味	1 771			SPME	MS/RI/STD	372
其他	86	**2-acetyl-1-pyrroline**	**2-乙酰-1-吡咯啉**	烤焙味、爆米花香		1 339	925	SAFE	RI/O/STD	377
	87	**2-ethyl-3,5-dimethylpyrazine**	**2-乙基-3,5-二甲基吡嗪**	青草味、脂肪味		1 455	1 087	SAFE	RI/O/STD	377
	88	3-isobutyl-2-methoxypyrazine	2-甲氧基-3-异丁基吡嗪	甜椒味		1 517	1 184	SBSE	MS/RI/O/STD	372
	89	**2,4,6-trichloroanisole**	**2,4,6-三氯苯甲醚**	软木味、霉味		1 806	1 331	SAFE	RI/O/STD	377
	90	2-methoxyphenol	2-甲氧基苯酚	烟熏味、火腿味		1 840	1 084	SBSE/SAFE	MS/RI/O/STD	370, 374, 376, 377
	91	maltol	甲基麦芽酚	焦糖味					RI/O/STD	373
	92	**benzothiazole**	**苯并噻唑**	橡胶味		1 961	1 227	SAFE	RI/O/STD	377
	93	**2-bromophenole**	**2-溴苯酚**	灰泥味		1 977	1 071	SAFE	RI/O/STD	377
	94	**indole**	**吲哚**	茉莉花香味、粪便味		2 456	1 296	SAFE	RI/O/STD	377
	95	3-methylindole	3-甲基吲哚	粪便味		2 484	1 262	SBSE/SAFE	MS/RI/O/STD	374, 377

续表

种类	编号	化合物英文名	化合物中文名	香味描述	保留指数[1] (DB-WAX)	保留指数 (FFAP)	保留指数 (DB-5)	提取方法[2]	鉴定方法[3]	参考文献
	96	d-limonene	d-柠檬烯	柑橘味	1 181			SPME	MS/RI/STD	372
	97	2-pentylfuran	2-戊基呋喃	新鲜味	1 208			SPME	MS/RI/O/STD	372
	98	eucalyptol	桉叶油醇	薄荷味	1 213			SPME	MS/RI/O/STD	372
	99	γ-terpinene	γ-松油烯	松树味	1 242			SPME	MS/RI/O/STD	372
	100	β-caryophyllene	β-石竹烯	木头味	1 615			SPME	MS/RI/O/STD	372

[1]: DB-WAX，FFAP 以及 DB-5 均为常见的用于分离挥发性成分的气相色谱柱的类型。

[2]: 提取方法中，SBSE 指的是 stir bar sorptive extraction，搅拌棒吸附萃取；SAFE 指的是 solvent assisted flavour evaporation，溶剂辅助风味蒸发；SPME 指的是 solid phase microextraction，固相微萃取。

[3]: 鉴定方法中，MS 为 mass spectrum 的缩写，表示质谱；RI 为 retention indice 的缩写，表示保留指数；O 为 olfactometry 的缩写，表示嗅闻；STD 为 standard 的缩写，表示标准化合物。

OAV）的评价。气味活性值被定义为某种香气活性化合物在食品中的浓度与该物质在相应食物模型中的可被嗅闻到的阈值的比值。Spitzer 等[369]在研究母乳中脂肪氧化和游离脂肪酸等特定气味活性物时发现，新鲜母乳中只有丁酸（干酪味）的 OAV 值大于 1，另有 1- 辛烯 -3- 酮（蘑菇味）和反式 -4,5- 环氧 -2(E)- 癸醛的 OAV 值接近于 1。然而因为 OAV 值应用的本身的一些限制，比如需要准确的浓度测定和需要制备尽可能与被分析食物近似的基质模型等，研究者们目前更倾向于采用多种评估方法相结合来确定母乳中的关键香气成分，例如在获得 FD 和 OAV 值的基础上进行重组和缺失试验等。Zhang 等[372]综合运用 AEDA、OAV，以及重组和缺失试验等方法分析母乳中关键香气活性成分。他们共鉴定了母乳中 51 个香气活性化合物，其中 FD 值 ≥ 4 的有 18 个化合物，OAV 值 ≥ 1 的有 14 个化合物，且这 14 个化合物的 FD 值均 ≥ 4。在 FD 和 OAV 值的基础上结合重组、缺失试验分析后，得出了母乳中对其香气构成最重要的 11 个化合物：(E)-2- 辛烯醛（脂肪味、香水味）、己醛（青草味）、(E)-2- 癸烯醛（脂肪味）、(E,E)-2,4- 癸二烯醛（脂肪味）、辛醛（肥皂味、柑橘味）、庚醛（脂肪味）、苯甲醛（杏仁味）、芳樟醇（花香）、2- 呋喃甲醇（烧糊味）、2- 戊基呋喃（新鲜味）以及桉叶油醇（薄荷味）。

三、母乳气味的影响因素

母乳成分的总体构成受多种因素影响在不断变化，这些因素包括母亲的 BMI、年龄、分娩方式、膳食、运动以及泌乳期等。但是对于母乳中香气活性成分的变化情况的研究却非常少。目前仅有的研究包括泌乳阶段、母亲饮食、储存条件以及环境暴露等因素。

（一）泌乳阶段的影响

不同阶段分泌的母乳在营养成分和功能性成分上均呈现出动态变化的规律[379]。因此，我们有理由相信，不同阶段所分泌的母乳在风味和香气活性成分的构成上也应存在一定的差异。对初乳的 GC-MS 系统的分析结果显示，初乳中的挥发性成分包括脂肪酸、醛类、酮类、醇类、胺类、萜类以及含氧杂环类等物质[380-382]，就种类而言与成熟乳并无明显区别。对初乳和成熟乳的直接比较发现，初乳中的汗液气味化合物与氨基酸的结合物的浓度高于成熟乳[383]。但上述研究中并未将色谱分析与嗅闻技术结合起来，而只是对初乳和成熟乳中的挥发性物质做了初步的对比和研究。H. Loos[377]采用 GC-O 分析方法，比较了二氯甲烷提取的初乳和过渡乳中的香气活性成分的组成。结果显示初乳和过渡乳中很多的香气活性成分同时存在于成熟乳中，但有些香气活性化合物目前在成熟乳中尚未被发现，例

如具有椰子香的 γ- 辛内酯、木屑味的香豆素、具有檀香味的（3α,5α）-16- 烯 -3- 甾醇、烤焙味和爆米花香的 2- 乙酰 -1- 吡咯啉、具有青草味的 2- 乙基 -3,5- 二甲基吡嗪、软木味和霉味的 2,4,6- 三氯苯甲醚、橡胶味的苯并噻唑、灰泥味的 2- 溴苯酚以及具有茉莉花香和粪便味的吲哚等（见表 2-13 中名称采用粗体的化合物）。另外，不同母亲所产母乳中的相同香气活性成分的 FD 值在不断变化，仅有极少数几个化合物的 FD 值保持在较高的水平，如金属味的反式 -4,5- 环氧 -2(E)- 癸醛和香草味的香草醛等。因此也无法依据试验的数据来确认初乳和过渡乳中的关键香气成分或可以使二者区分开来的香气成分。而该研究的感官评价表明，初乳和过渡乳的气味构成（aroma profile）并无明显差异，这也从另一个角度说明了母乳分泌是一个连续的、不断进展的过程。当然，也有一些香气成分的 FD 值在初乳和过渡乳中表现出一些趋势，比如保留指数（RI_{FFAP}）为 1 439 的化合物——脂肪味的 (E)-2- 壬烯醛、RI_{FFAP} 为 2 190 的酚类化合物——血腥味和金属味的 (E,Z,Z)-2,4,7- 十三碳三烯醛等的 FD 值在初乳（单个母亲样品或混合样品）中更高，即上述成分对于初乳风味贡献更大。这一现象可能与不同阶段所产母乳中的脂肪含量和组成、污染物的水平、母乳取样过程、脂肪酶活性等有关。

（二）母亲饮食的影响

一些食物因其特别的气味而著称，如榴莲、大蒜等。进食这些食物后，其中的气味化合物主要通过被动扩散的方式被吸收和转运，然后经过身体多个部位或器官，可能被部分转化或降解后经呼吸、尿液、粪便、皮肤或者母乳等途径排出体外[378]。

20 世纪 90 年代，Mennella 等率先开展了关于膳食对于母乳风味以及新生儿吮吸行为的影响的研究。他们的研究结果显示，摄入酒精[384]、大蒜[385]、胡萝卜[386]以及吸烟[387]后 0.5 ～ 3 小时内，母乳的风味均发生显著变化或者明显出现了与所摄入成分相关联的味道。而随后的一些研究不仅从感官方面得出了相近似的结论，而且还深入研究了相关食物或者风味成分摄入后所带来的母乳的化学成分的变化。Scheffler 等 [292] 在 Mennella 研究的基础上，借助气相色谱 - 质谱 / 嗅闻技术进一步揭示了母亲摄入大蒜后母乳中相关化学成分的变化。感官评价显示母亲摄入 3 g 未经加工的大蒜后 2 ～ 3 小时，即可在母乳中感受到大蒜或者卷心菜样的气味。随后分析发现母乳样品中出现了 3 种大蒜来源的化合物：甲基烯丙基硫醚（AMS）、甲基烯丙基亚砜（AMSO）以及甲基烯丙基砜（$AMSO_2$）。其中 AMS 既是大蒜本身的成分又是大蒜成分经人体代谢的产物，检测到的最大浓度介于 1 ～ 4 μg/kg，且具有大蒜的气味；而 AMSO 和 $AMSO_2$ 为大蒜在人体中的代谢物，不具有气味。类似地，母亲摄入 10 g 熊葱后其母乳也出现了大

蒜和卷心菜样的气味，而前述的 3 种化合物同样被检测到，其中 AMS 浓度为
1.7 ~ 2.0 μg/kg [388]。由此可见，食物中的气味活性物质经摄入后会有部分经 /
未经代谢后通过母乳排出，影响母乳的风味且足以被人所感知到。除了研究食物
摄入后对母乳风味和气味活性物成分的影响外，也有人研究了母亲摄入单一气味
活性物质后母乳中气味活性成分的变化，如 D- 香芹酮（香芹味）、L- 薄荷醇（薄
荷味）、反式茴香烯（茴香味）以及桉叶油醇（桉树味）等。研究者发现，在摄
入含有 100 mg D- 香芹酮、L- 薄荷醇和反式茴香烯的胶囊约 2 小时后，受试者母
乳中的 D- 香芹酮和反式茴香烯达到了最大浓度，其后迅速下降，而 L- 薄荷醇
浓度则在摄入 2 小时处于高位，且一直持续数个小时后才下降 [389]。而在母亲
摄入 100 mg 桉叶油醇 2 小时后，母乳的桉树气味达到了最强，而进一步研究
发现此时的桉树气味并非由桉叶油醇单独产生，而是由数个它的代谢产物共
同贡献 [390]。这些代谢物均保留了桉叶油醇的桉树气味，但同时也有各自特征
的气味，如甜味、柑橘味、塑料味等。其中除 2,3- 脱氢 -1,8- 桉叶油阈值显著降
低外，其他代谢物的阈值均高于桉叶油醇 [391]。

　　由以上我们可以知道很多风味物质在摄入后能够对母乳风味产生显著影响，
然而并非所有的食物都能显著影响母乳的风味，或者说并非所有食物摄入的风味
物质都能有效地转移至母乳中。例如鱼油、茴香 - 八角 - 香芹籽茶以及乙酸 -3-
甲基丁酯等。一项针对长期补充鱼油的哺乳妇女的研究发现，她们所分泌的母乳
中鱼油典型气味活性物质并没有因为长期的鱼油补充而显著高于对照组 [392]。为
了提高产奶量，哺乳期妇女经常会饮用一种下奶茶，其主要成分为茴香、八角
和香芹籽。有研究表明，饮用下奶茶后并没有发现所选定的特征性萜类化合物
在母乳中显著增加 [393]，而同样，在受试母亲摄入 100 mg 乙酸 -3- 甲基丁酯后的
2 ~ 8 小时内，也未在其母乳中检测到所摄入的化合物 [394]。这可能跟该化合物
的挥发性、在人体消化系统中的稳定性、溶解性以及代谢特性有关 [394]。

　　由此可见，食物中的风味物质从母亲膳食转移到母乳中的效率是不同的，有
些风味物质可以耐受人体系统而完整转移至母乳，而有些风味物质会经过系列的
代谢和转化形成相关代谢物而进入母乳，也会有风味物质会对人体系统不耐受而
发生降解或者不能被人体吸收，因而也无法进入循环系统和母乳中。

　　母乳中不饱和脂肪酸的酶促氧化或自氧化，被认为是其中气味活性物质生成
的重要途径 [395]，其产物包括很多长链不饱和羰基化合物、中链的脂肪酸（C_8—
C_{12}）以及少数短链脂肪酸等（C_3—C_5）。短链脂肪酸常常是乳制品中不愉悦气味
的来源，如正丁酸。一些醛和酮经常有比较特别的味道，比如酸败味、鱼腥味、
油漆味、肥皂味、金属味以及水果味等，当它们的浓度足够高时就会对母乳的整
体风味产生影响。因为母乳的脂肪酸构成与膳食中脂肪酸摄入情况相关，因此可

以想象膳食中的脂肪酸构成间接影响了母乳中羰基类气味活性物质的构成。

（三）环境暴露的影响

母乳中部分气味活性物质可能与环境暴露有关，比如萜类化合物。萜类化合物一般是由植物或者微生物合成，人类并不能自主合成萜类物质。萜类在水果和蔬菜等食物中广泛分布，能够在摄入后转移至母乳中 [394]，而母乳中所检测到的萜类气味活性成分除与膳食相关外，还可能与母亲的暴露史有关。例如很多含有精油的清洁用品中也含有丰富的萜类，它们能穿透皮肤被吸收，进入母乳中 [396]。当其浓度达到或者超过其阈值，就能对母乳的整体风味产生影响。

（四）存储条件的影响

将母乳吸出暂时存放是母亲在哺乳过程中非常普遍的一个现象，存放的方式也有很多，比如最常见的为在 –20℃ 左右的冰箱中冷冻、室温短暂存放，或冰箱中冷藏。我们当然希望在储存过程中母乳的风味变化尽量小，那么在不同条件储存过程中，母乳中的风味以及香气活性成分是否会发生变化呢？对此，Buettner 等进行了一系列研究。他们首先对储存在 –19℃ 的母乳的香气变化进行了研究 [370]。结果发现，在 –19℃ 的条件下存放 2 个月后，大多数母乳样品的气味发生了明显的变化。与各气味构成均非常弱（强度介于 0 ~ 1 之间）的新鲜母乳相比，存放后的母乳的各种气味强度显著增加（哈喇味、脂肪味、蒸煮味），尤其是金属味和鱼腥味（强度介于 2 ~ 3 之间）。鼻后品尝发现，存储后的母乳呈现出较强的肥皂味、金属味、鱼腥味、汗味以及哈喇味等，对于母乳的整体评价为"不愉快、令人恶心和作呕"。分析后发现，存储后的母乳中的一些香气活性化合物的 FD 值明显增加，包括 1- 辛烯 -3- 酮（蘑菇味、金属味）、(Z)-1,5- 辛二烯三酮（天竺葵叶味、金属味）、(E,Z)-2,4- 壬二烯醛（脂肪味）、(E,Z)-2,4- 癸二烯醛（脂肪味）、反式 -4,5- 环氧 -2(E)- 癸醛（金属味）以及 (E,Z,Z)-2,4,7- 十三碳三烯醛（血腥味、金属味）等。另外，一些酸类的 FD 值也明显增加，包括癸酸（脂肪味、哈喇味）、月桂酸（脂肪味、哈喇味）、苯乙酸（蜂蜜味）以及 3- 苯基丙酸（蜂蜡味）。正是这些物质的增加，直接和间接（不同气味的组合）导致了 –19℃ 储存母乳的气味的变化，尤其是金属味和鱼腥味。研究团队还指出，母乳中含有较多的长链多不饱和脂肪酸（LC-PUFA），它们更易发生酶解和氧化裂解，而产生上述一些导致母乳风味发生重大变化的产物。后续研究发现 [391]，–19℃ 储存（最长至 6 个月）的母乳中 LC-PUFA 氧化降解的标志性香气活性化合物己醛、辛醛、(E)-2- 壬烯醛、(E,E)-2,4- 壬二烯醛、1- 辛烯 -3- 酮、γ- 壬内酯、δ- 癸内酯、γ- 十二内酯、己酸、辛酸、癸酸等的浓度显著增加，进而产生不良的气味。但如果在冻存前对母乳进行加热处理（72℃，2分钟），不良气味如金属味、鱼腥味、哈喇味和汗味等便不会产生[371]。研究者由此推断，母乳中的脂肪氧化并非仅仅是自氧化的一个过程，而应该是有酶在催化进行的过程。

随后，研究人员又以脂肪氧化产物以及游离脂肪酸为母乳脂肪氧化裂解标志物，探索母乳在4℃存储过程中风味和气味活性物质的变化[369]。该研究首次采用了气味活性值（OAV）的评价方法。结果发现，在所关注的13种脂肪氧化产物和游离脂肪酸中，新鲜母乳只有丁酸（干酪味）的OAV大于1（2.4）。而随着时间的推移，丁酸的OAV在增加，1天后达到了3.2，而3天时达到了3.4。此外，辛酸（霉味、塑料味）和癸酸（脂肪味、哈喇味）的OAV值也增加，在3天时分别达到了1.7和2.4。这些化合物的OAV值的增加，与母乳感官变化相一致：4℃储存时，随时间增加母乳的哈喇味和汗味增加。母乳在4℃存放时，(E)-2-壬烯醛在3天后含量显著增加，γ-壬内酯、癸酸和月桂酸的含量在存放1天和3天后均显著增加。4℃存放时母乳气味的改变并不像在-19℃冷冻时[370, 397]（4℃存储时哈喇味和汗味增加，而-19℃存储时金属味和鱼腥味显著增强），脂肪氧化也停留在了早期的阶段。究其原因可能是存放时间的差异（4℃ 1～3天，-19℃ 2～6月），而另外的原因可能是冷冻过程中乳脂微粒的结构遭到破坏，三脂酰甘油更易被脂肪酶接触并催化裂解，进而更易被氧化。当母乳在-80℃的条件下被冷冻24个月后，研究人员发现[398]，冻存的母乳和新鲜的母乳相比，无论风味还是上述脂肪氧化产物以及游离脂肪酸等均未发生明显变化，没有出现-19℃冻存时风味和香气成分含量的变化。因此不同温度条件下（4℃、-19℃以及-80℃）存储母乳，发现-80℃才是比较合适的方法，而非我们通常推荐的-19℃。

四、母乳中的呈味物质（表2-14）

截至目前，尚未有研究者对母乳中的呈味物质进行系统性研究，原因之一是母乳难以获得，而呈味物质的研究尤其是非常规的呈味物质的研究需要大量的样品来进行分离和鉴定工作。另外，母乳成分受多种因素的影响而呈现不断变化的趋势，呈味物质也在随泌乳期、泌乳前后、个人膳食情况等因素在不断发生变化，因此很难获得一个母乳中呈味物质的普遍性的规律。然而我们可以依据目前母乳成分的研究情况来确认母乳中存在的常规的呈味物质（表2-14），因为很多营养成分同时也是常规性的呈味物质，而人们对母乳中的营养成分的研究相对较多。如前文所述，目前已经明确的有5种基本味道，包括甜、鲜、咸、酸和苦。而所谓常规性的呈味物质就是指那些被研究得较多而在食物中出现频率也较高的具有某种味道的物质，例如具有甜味的蔗糖、具有鲜味的谷氨酸钠、具有咸味的钠、具有酸味的醋酸以及具有苦味的咖啡因等。而这些物质对于某一食物中对应味道的贡献并不取决于其绝对浓度，而是取决于其相对浓度，即绝对浓度与阈值的比值（dose-over-threshold，DoT）。只有该比值大于 1 的时候，才能说该物质对于食物中对应的味道有贡献。而阈值是我们能感知到某一化合物味道时的最低浓度，下文中所描述的阈值如果无特殊说明均指在水中的阈值。

表 2-14　母乳中的常规呈味物质

风味化合物	母乳中浓度（μmol/L）[1]	阈值（μmol/L）[2]	DoT
甜味物质			
乳糖	76 g/L [399]	—	
葡萄糖	0.001 4	18 000	< 0.1
果糖	0.000 042	10 200	< 0.1
L- 丝氨酸	42.0 ~ 93.2	25 000	< 0.1
L- 脯氨酸	38.9 ~ 93.2	25 000	< 0.1
L- 丙氨酸	27.0 ~ 168.3	12 000	< 0.1
L- 苏氨酸	34.7 ~ 52.0	35 000	< 0.1
鲜味物质			
谷氨酸	609.0 ~ 946.9	1 100	接近 1
天冬氨酸	20.0 ~ 32.3	600	< 0.1
谷氨酰胺	—	50 000	
腺嘌呤核苷酸（AMP）	2.96	—	
鸟嘌呤核苷酸（GMP）	0.82	9.7 μmol/100 g [400]	≈ 0.01
咸味物质			
Na+	4.74 mmol/kg	3 900	接近 1
K+	12.08 mmol/kg	13 000	接近 1
Ca2+	6.33 mmol/kg	—	
酸味物质			
醋酸	46.8	880 [401]	< 0.1
苦味物质			
K+	12.08 mmol/kg	—	
Ca2+	6.33 mmol/kg	6 200	≈ 1.02
Mg2+	1.14 mmol/kg	6 400	≈ 0.18
L- 精氨酸	11.7 ~ 15.4	75 000	< 0.1

风味化合物	母乳中浓度（μmol/L）[1]	阈值（μmol/L）[2]	DoT
L- 色氨酸	11.1	5 000	< 0.1
L- 赖氨酸	19.4 ~ 28.0	80 000	< 0.1
L- 缬氨酸	18.0 ~ 39.9	30 000	< 0.1
L- 组氨酸	13.5 ~ 21.1	45 000	< 0.1
L- 苯丙氨酸	6.7 ~ 11.0	45 000	< 0.1
L- 异亮氨酸	5.0 ~ 7.5	10 000	< 0.1
L- 酪氨酸	11.0 ~ 12.4	4 000	< 0.1
L- 亮氨酸	11.2 ~ 24.2	11 000	< 0.1
亚麻酸	7 600 ~ 31 800 [402]	189/277	27.4 ~ 168.3
亚油酸	15 500 ~ 66 440 [402]	270/1 810	8.6 ~ 246.1
油酸	700 ~ 2 200 [402]	203/2 180	0.3 ~ 10.8
棕榈酸	15 600 ~ 46 800 [402]	1 002/1 546	10.1 ~ 46.7

注：[1] 此处为母乳成熟乳中的浓度，且单位均为 μmol/L，数值参考来源为文献 [51]，除非另有标示。

[2] 阈值均引自文献 [40]，除非另有标示。

—表示该值暂未获得。

1．母乳中的甜味物质 母乳中含有大量的乳糖（平均约为 76 g/L [399]），约占母乳中碳水化合物的 90%。乳糖除了为婴幼儿提供能量、调节肠道益生菌外，也是母乳甜味的重要贡献者，乳糖的甜度约为蔗糖的 1/4 [403]，但其含量可观，因此母乳的甜味也非常明显。除了乳糖外，母乳中还含有种类繁多而且大量的低聚糖，其具有调节肠道菌群、免疫及促进大脑认知发育等多种重要功能，但是关于其甜度鲜有报道。母乳成熟乳中还存在少量的单糖 [404]，如葡萄糖、半乳糖和果糖，其对母乳甜味的贡献非常有限。母乳成熟乳中虽然也存在一些具有甜味的游离氨基酸，例如 L- 丝氨酸、L- 脯氨酸、L- 丙氨酸以及 L- 苏氨酸等，但由于其浓度较低，因此对母乳的甜味也基本无贡献。然而值得注意的是，随着越来越多的甜味剂的使用，人乳中也检测到了多种甜味剂，比如安赛蜜、阿斯巴甜、糖精、甜菊糖苷、三氯蔗糖以及糖醇等 [405]，有些甚至是在母亲并没有意识到自己摄入的情况下检测到的 [406]。这些甜味剂的甜度一般是蔗糖的数百倍甚至更高，其检测到的浓度范围分布也较广，而最高的浓度达到 mg/L 的级别 [405]，这样的浓度足以使母乳的甜度明显增加，进而影响婴儿后来对食物的偏好。

2．母乳中的鲜味物质 正如本节中前文所述，母乳中的谷氨酸盐含量占到总游离氨基酸的 50% 以上 [363]，其 DoT 接近 1，因此对母乳鲜味可能有贡献，是母乳中重要的产生鲜味的物质。除了谷氨酸，母乳中也存在一定含量的天冬氨酸和谷氨酰胺，也能产生鲜味，但因其含量较少，因此对母乳鲜味贡献可能非常小。除了氨基酸外，一些核苷类物质也是鲜味成分，如腺苷一磷酸（AMP）、鸟苷一磷酸（GMP）以及肌苷一磷酸（IMP）等。母乳中常见的有 AMP 和 GMP，但其含量较低，可能对母乳鲜味贡献非常有限。值得注意的是，鲜味物质可能存在协同增效的作用。例如，谷氨酸钠鲜味在水中的阈值约为 0.7 mmol/L，但是在 IMP 存在的情况下，其阈值降低为原来的 1/60，为 0.011 mmol/L [403]。在母乳中，也不能排除这种协同作用的存在，也许会对母乳的鲜味产生较大影响。

3. 母乳中的咸味物质　咸味的产生主要是一些阳离子，比如 Na^+、K^+、Ca^{2+}、Li^+ 以及 NH_4^+ 等 [403]，而食物中通常最重要的是 Na^+，而且需要注意的是，对人类来说 Na^+ 是唯一只产生咸味的阳离子 [403]。其他如 K^+ 除产生咸味外，还会有金属味或者苦味 [403]。在人类母乳中，含有较多的 Na^+、K^+ 和 Ca^{2+} [404]，它们对于母乳的咸味具有重要贡献，尤其是前二者。需要特别注意的是，哺乳期间母亲发生乳腺炎非常常见，而乳腺炎会导致乳腺的渗透性发生改变，并导致母乳的合成能力下降，母乳成分也随之改变。而其中一个典型的变化就是母乳中 Na^+ 和 Cl^- 的浓度会增加，而乳糖会减少，因而母乳的咸味会增加 [407]。

4. 母乳中的酸味物质　酸味的产生源自口腔感受器对于食物材料中质子的感知，也就是酸度。很多的酸类物质，如柠檬酸、酒石酸、乳酸以及醋酸等都会产生酸味。母乳中也存在一些具有酸味的物质，比如醋酸 [408-409]。但由于母乳的pH 值较高（接近中性），醋酸等酸性物质通常以盐的形式存在，因此也不会给母乳带来明显的酸味。值得注意的是，对于酸味的感知可能是一种预警机制，提醒食用者食物中有一定含量的酸类物质可能对人体造成伤害；另一方面也在警示食用者，避免摄入被产酸菌污染而发生腐败的食物。母乳的 pH 值约为 7.2，但是放置一段时间后会显著降低，比如在 4℃冰箱中存放 48 小时后 pH 降至 6.8；4℃保存 96 小时，或者 –20℃保存 30 天、–70℃保存 90 天后，母乳的 pH 值显著降低 [410]。这可能与微生物的活动有关，也可能与母乳中脂肪的酶解和降解有关。虽然低温可以显著地抑制微生物活动和酶活性，但是它们在低温下仍然会发挥一定的作用。母乳因储存不当而导致酸败后，会含有大量的有害微生物，对婴儿健康产生严重威胁。因此通过酸度测定，或者对酸味的感知，可帮助判断母乳的新鲜程度，婴儿也可能因为酸味而拒食发生酸败的母乳。

5. 母乳中的苦味物质　食物中产生苦味的物质种类较多，离子类如 K^+、Ca^{2+}、Mg^{2+}，氨基酸类如 L- 精氨酸、L- 色氨酸、L- 赖氨酸、L- 缬氨酸、L- 组氨酸、L- 苯丙氨酸、L- 异亮氨酸、L- 酪氨酸以及 L- 亮氨酸，脂肪酸类如亚麻酸、亚油酸、油酸、棕榈酸以及硬脂酸等，黄酮类如槲皮苷、柚皮苷、儿茶酚以及染料木素等，生物碱如咖啡因、奎宁、可可豆碱等，以及一些肽类。上述各类苦味物质中，母乳中已知的苦味物质包括 K^+、Ca^{2+} 以及 Mg^{2+} 等苦味离子、L- 精氨酸、L- 色氨酸、L- 赖氨酸等具有苦味的游离氨基酸，亚麻酸、亚油酸等产生苦味的脂肪酸等。其中，Ca^{2+} 的 DoT 值接近于 1，而亚麻酸、亚油酸、油酸以及棕榈酸的 DoT 值均超过 1，因而它们对于母乳苦味的贡献较为显著。此外，母乳中也可能因为膳食因素而含有一定量的黄酮类物质和生物碱类物质，比如咖啡因，会对母乳的苦味产生贡献。母乳是一个动态的蛋白质 - 蛋白酶系统，因此也不排除其中会有一些具有苦味的肽类成分的产生。正如前文所述，母乳中也检测到了多种人工甜味剂，而值得注意的是，很多甜味剂，如糖精、安赛蜜等在产生甜味的同时，也会产生苦味、异味。

五、结语

母乳中的风味物质是多种多样的，既包括构成其气味的各种气味活性物质，如醛类、酮类、酸类、脂类等；也包括对其味道有贡献的各类呈味物质，如糖类、酸类、氨基酸、核苷酸、脂类以及金属离子等。正是这些多种多样的风味物质共同构建了母乳的特殊风味。母乳风味不仅会引导新生儿识别母乳，增加口部活动和进食量，还能影响婴幼儿后期的风味和食物偏好，因此对于婴幼儿哺乳和后期健康发挥重要作用。我们目前已知母乳成分受多种因素影响，而作为母乳成分的构成部分的风味物质同样受相关因素的影响，但目前的研究仅限于泌乳阶段、母亲膳食、母乳储存条件以及母亲环境暴露等因素。对母乳风味物质的研究的一个关键限制因素是母乳的难以获得性，但我们相信随着分析技术的不断进步，我们终将会突破这一限制，发现母乳中更多的风味物质，了解风味物质随泌乳期的变化情况，甚至了解一次泌乳过程中母乳风味的变化情况，了解更多其他的因素对于母乳风味的影响等。在此基础上我们将有机会发现更多关于母乳风味的奥秘，例如构成人类母乳风味独特性的化学基础是什么，对于单个母亲其母乳风味独特性的化学基础又是什么，新生儿辨别自己母亲母乳的化学和感官基础是什么，而母乳在为婴幼儿提供最佳、最天然的营养的同时，其风味在母婴之间信息传递发挥何种作用等。而上述这些问题也将是未来母乳风味研究的重要方向。

第十节　母乳中的外泌体

一、概述

所有细胞、原核生物和真核生物，在其正常生理或病例状态下均会释放细胞外囊泡（extracellular vesicles，EVs）。外泌体是 EVs 的一个亚类，起源于内体，是由细胞分泌的具有磷脂双分子层结构的纳米级囊泡状物质[411]，直径约为 40 ~ 160 nm（平均约 100 nm），天然存在于各种体液（如血液、唾液、尿液、羊水、精液和母乳）中[412]。外泌体是一类特别重要的 EVs，因为它们能保护不稳定的内容物免受降解，并在几乎所有组织中的外泌体内吞过程中为内容物提供载体。外泌体及其载物在细胞间交流中发挥着重要作用[413]。

（一）外泌体的形成

外泌体的产生涉及两种途径：内体分选转运复合体（endosomal sorting complexes required for transport，ESCRT）依赖途径和 ESCRT 非依赖途径，目前认为以 ESCRT 依赖途径为主，具体包括起始、内吞、多囊泡体形成、分泌 4 个环节[411]。细胞膜内陷成杯状结构形成早期内体，成熟后成为晚期内体，内体限制膜再次内陷形成管腔囊泡（intraluminal vesicles，ILVs），随后 ESCRT 被招募到内体膜的胞质一侧，将所选蛋白分选入 ILVs，ILVs 不断累积并逐渐成熟，从而形成多囊泡体（multivesicular bodies，MVBs）[414]。之后 MVBs 既可以与溶酶体或自噬体融合降解，也可以通过与质膜融合和胞吐作用，最终将其所包含的 ILVs 释放，即形成外泌体[412]。

产生外泌体的 ESCRT 非依赖途径主要依赖于神经酰胺和中性鞘磷脂酶，中性鞘磷脂酶 2（nSMase2）能够将鞘磷脂转换为神经酰胺，从而在 MVBs 中诱导形成富含神经酰胺的 ILVs，内含蛋白质、RNA 和脂筏等生物分子，促进 MVBs 与质膜融合释放外泌体[413,415]。

（二）外泌体的主要组成

外泌体作为细胞来源的囊泡状物质，同亲代细胞一样含有蛋白质、脂质及核苷酸。外泌体的蛋白质组分主要为膜蛋白和膜内蛋白。而其中膜蛋白分为两类：第一类为所有外泌体普遍含有的蛋白质，可作为区分外泌体与其他囊泡的标志物，如四跨膜蛋白家族（CD9、CD63、CD81 等）；第二类为特定细胞所分泌的特异性膜蛋白，与外泌体的细胞来源有关，如树突状细胞来源的外泌体含有主要组织相容性抗原复合体（MHC-Ⅰ、MHC-Ⅱ）分子等，T 细胞来源的外泌体携带 T 细胞表面受体，肿瘤细胞来源的外泌体通常含有肿瘤抗原等。膜内蛋白主要包括热休克蛋白家族、信号转导因子、黏附因子及代谢类的酶等。外泌体含有的脂质包括鞘磷脂、磷脂酰丝氨酸、胆固醇等，其不仅参与维持外泌体的形态，还可参与细胞间信号分子的传递，介导通讯。外泌体含有大量的核苷酸，如 miRNA、mRNA、lncRNA、circRNA 等。外泌体被靶细胞摄取后，其中携带的核酸与靶细胞融合，可作用于受体细胞，在细胞间通讯发挥着重要的作用[416]。

（三）外泌体的分离与鉴定

根据外泌体自身的理化性质特点，目前外泌体分离方法主要分为 6 种：金标准为超速离心法（具体分为差速超速离心法和密度梯度超速离心法）、超滤法、分子尺寸排阻色谱法、多聚物沉淀法、免疫亲和捕获法、微流控技术等方法。各方法原理及优缺点对比见表 2-15 [417]。

表 2-15　目前外泌体分离方法

分离方法	原理	优点	缺点
差速超速离心法	不同密度和粒径的颗粒在离心力作用下表现出不同的沉降速度	● 低成本 ● 低分离试剂污染风险 ● 适用于大量制备	● 较高设备要求 ● 耗时 ● 劳动密集 ● 高速离心可能产生机械损伤 ● 蛋白质聚集 ● 不适用于小样本实验 ● 便携性低
密度梯度超速离心法	将样本和密度梯度介质一同离心，样本中不同组分沉降至近似密度的介质中	● 高纯度 ● 能够分离外泌体亚群	● 产量较低 ● 较高设备要求 ● 耗时 ● 劳动密集 ● 高速离心可能产生机械损伤 ● 不适用于小样本实验 ● 便携性低
超滤法	利用具有特定尺寸限制或分子量限制的滤膜	● 低设备成本 ● 过程快速 ● 便携性好	● 中等纯度 ● 剪应力可能导致损伤 ● 因堵塞或膜捕获而导致损耗

续表

分离方法	原理	优点	缺点
分子尺寸排阻色谱法	将样本加入多孔材料后，物质按粒径洗脱，大颗粒洗脱较早	• 高纯度 • 快速处理 • 保持外泌体原始状态 • 产率较高 • 小样本和大样本均可处理 • 各种样本类型均可处理	• 相对较高的设备成本 • 需要额外的方法富集外泌体
多聚物沉淀法	利用高亲水性的不含水聚合物改变外泌体的溶解度	• 方法简单 • 使用常规设备 • 小样本和大样本均可处理 • 高效率	• 可能产生蛋白质聚集物、其他胞外囊泡和聚合物污染 • 处理时间延长 • 需要复杂的清洗步骤 • 影响下游分析和定量
免疫亲和捕获法	基于外泌体标志物和固相抗体（配体）之间的特异性结合	• 适用于分离特定来源外泌体 • 高纯度外泌体 • 方法简单 • 无化学污染	• 高成本抗体 • 需优化外泌体标记 • 样本处理量和产量较低 • 外泌体洗脱的额外步骤可能会破坏原外泌体结构
微流控技术	根据免疫亲和力，粒径大小和密度等不同原理	• 高效率 • 成本效益好 • 便携性好 • 易于自动化和集成诊断	• 处理样本量少

　　国际细胞外囊泡学会（The International Society for Extracellular Vesicles，ISEV）于2014 年制定了细胞外囊泡研究基本信息指导要求（minimal information for studies of extracellular vesicles，MISEV），之后于 2018 年进行修订更新。MISEV2018 中规定，外泌体整体特征需要通过表征蛋白检测来进行鉴定。结合不同类型 EV 特点将表征蛋白分为 5 类：1 类为与质膜或内体相关的跨膜或 GPI 锚定蛋白以表明脂质双分子层结构存在；2 类为胞质蛋白以表征内容物；3 类为常见共分离污染物中的非 EV 成分蛋白作为纯度质控；4 类为除质膜和内体以外，存在于其他亚细胞区室的蛋白质（跨膜蛋白、脂质结合蛋白和可溶性蛋白）；5 类为具有功能活性的可溶性细胞外蛋白。在进行外泌体鉴定时，根据所获得外泌体的特点，需要鉴定 1、2、3 类表征蛋白至少各 1 种，根据研究需要或外泌体亚型特点可有选择性的鉴定 4、5 类蛋白。此外，对于单个外泌体囊泡的特征鉴定，建议使用 2 种不同且互补的技术方法进行检测，例如，一种能够提供单个外泌体高分辨率图像的方法（如电镜、扫描探针显微镜等）和一种反映外泌体的生物物理特性的单粒

子分析技术（电阻脉冲传感测量、纳米颗粒跟踪分析等）[418]。

二、母乳外泌体

20世纪70年代，人们在母乳中发现了含有RNA和逆转录酶活性的人源颗粒，当时被认为是逆转录病毒样颗粒。直到2007年，在母乳初乳和成熟乳中发现了EVs，这些囊泡的形状、大小和密度与外泌体的特征相似，并且表面表达外泌体相关分子，如MHC Ⅱ、CD86、四跨膜蛋白家族（CD63和CD81），未表达内质网标志物钙联蛋白（calnexin），而确定为外泌体[419]。

母乳中外泌体浓度约为0.06 ~ 0.31 g/L[420]。母乳中外泌体由乳腺上皮细胞分泌，其能够在经过胃和胰腺的消化后仍能保留所携带的miRNA和蛋白质内容物到达肠道并存活[421]，之后被各种类型细胞摄取，跨过生物屏障进入血液循环和外周组织[422]。

（一）母乳外泌体组成

母乳外泌体的蛋白质组学分析显示，外泌体中含有黏蛋白MUC-1和乳黏附蛋白、热休克蛋白、参与囊泡出芽、内胞膜融合和细胞结合的蛋白，以及酶和胞质成分等[419]，多与信号转导、细胞骨架和质膜有关[421]。母乳外泌体表面的糖蛋白在外泌体的归巢及其被受体细胞摄取过程中发挥着重要作用。

母乳外泌体中含有脂类，但其在生物学和营养学方面的重要性仍有待挖掘。进一步探索外泌体脂类在调节基因和代谢过程中的作用将成为重要的研究方向[413]。

母乳外泌体中的miRNA是相当保守的，不同人种和其他哺乳动物的乳汁中miRNA谱有所重合[421]。已有研究通过微阵列和深度测序方法对母乳外泌体中的miRNAs进行了详细分析，发现在泌乳期，特别是产后前6个月，免疫相关的miRNAs呈高表达水平[423]，而其他水平升高的miRNAs与多种病理反应有关，乳腺组织特异性miRNAs通常丰度不是很高。外泌体的包裹，能够防止母乳中的miRNAs被核糖核酸酶降解并抵御恶劣条件，如长时间在室温保存、多次冻融、pH变化等[421]，这也表明它们被婴儿所摄取可能是作为一种遗传交流机制。乳源外泌体未来可能作为基因疗法用于治疗遗传病[419]。

母乳外泌体中还含有环状RNA（circRNA），有研究通过对比早产儿母亲初乳和足月儿母亲初乳中的circRNA，发现母乳初乳外泌体中的circRNA可能通过与相关miRNAs结合，从而调节血管内皮生长因子（VEGF）信号通路和肠道发育[424]。

（二）母乳外泌体中主要的 miRNA

1．miR-148a-3p　母乳外泌体中含量最丰富的 miRNA 是 miR-148a，占外泌体中 miRNA 的 24% 及母乳总 miRNA 的 12%，它也是母乳中含量最多的外泌体来源免疫相关 miRNA[422]。

miR-148a-3p 与降低心肌组织的炎症反应有关，并在胚胎细胞分化中发挥作用；还能够抑制细胞因子的产生，包括 IL-12、IL-6、TNF-α 和 IFN-β；上调 MHC Ⅱ 表达，以 CaMK Ⅱα 为靶标促进 DC 介导的抗原特异性 T 细胞增殖；以 *Tp53* 的 3′ UTR 为直接靶标，通过调节 p53 和沉默信息调节因子 1（SIRT1）对坏死性小肠结肠炎有保护作用[425]；此外，miR-148a-3p 能够提高食物和能量的摄入，这对早产儿的生存至关重要[426]。

2．miR-22-3p　miR-22-3p 在哺乳动物中普遍表达，与人体多种组织干细胞分化有关，包括心脏和脂肪组织等。已知 miR-22-3p 靶向于 Cyr61/CCN1 mRNA 的 3′ UTR，后者是一种细胞外基质相关的信号蛋白，在炎症和免疫调节中具有多种功能。已有研究表明，Cyr61 在肠道缺血 / 再灌注情况下会表达上调，具有促炎的作用。其表达可通过小肠细胞摄取乳源外泌体中的 miR-22-3p 而被抑制。这可能是母乳喂养预防早产儿和足月婴儿小肠结肠炎的重要机制。在树突状细胞中，miR-22-3p 已被证实会影响 IL-6 的产生，IL-6 在对病原体的应答过程中及自身免疫病的发展中均发挥重要作用[426]。

3．miR-30b-5p　miR-30b-5p 是母乳中主要免疫相关 miRNAs 之一，以 RIP140（*NRIP1*）mRNA 的 3′ UTR 为靶标，从而削弱 NF-κB 的促炎作用；还可通过抑制 RIP140 而增强胰岛 β 细胞功能和胰岛素分泌，这对 mTORC1 依赖的出生后生长发育很重要。

Shah 等的研究发现，母乳中较高的 miR-30b 与婴儿 1 月龄时较高的婴儿体重、体脂百分比和脂肪质量相关。虽然目前人们对 miR-30b 在婴儿生长发育过程中的作用知之甚少，但最新研究数据表明，miR-30 家族在人类和小鼠模型中都能够促进脂肪生成。

4．miR-155　miR-155 在母乳中高度表达，是调节性 T 细胞发育所必需的 miRNA。miRNA-155 通过靶向信号换能器和细胞因子信号传导抑制蛋白 1（SOCS1）可以激活 IL-2/ 信号转导及转录活化因子与（STAT5）信号通路从而促进调节性 T 细胞发育。FOXP3 和 TGF-β 能够增加 miRNA-155 的表达，miRNA-155 在诱导性调节性 T 细胞和胸腺调节性 T 细胞的激活和分化中起关键作用[422]。

三、母乳外泌体的功能

在产后哺乳阶段，母乳外泌体对婴儿肠道、免疫、代谢和神经系统编程和细胞分化具有重要作用[422]，可能会通过外泌体将遗传物质转移到婴儿身上，从而影响部分组织中的基因转录和细胞调节，继而导致短期或远期结局变化[423]。

（一）调节免疫反应

已有研究证实，母乳外泌体能够影响婴儿免疫系统的发育。母乳外泌体通过抑制外周血中单核细胞产生抗 CD3 诱导的细胞因子，同时增加 T 调节细胞的数量而有助于免疫耐受的形成。此外，母乳外泌体中的 RNA 能够被巨噬细胞摄取，这一结果支持了基于外泌体的遗传转移机制的观点。母乳外泌体能够反映母体的体质、生活环境和过敏情况，从而对新生儿的免疫系统产生潜在的影响[419]。

（二）促进小肠上皮细胞生长

动物实验表明母乳外泌体能够促进小肠上皮细胞的活力，促进细胞增殖并刺激小肠干细胞活性。外泌体干预可能将成为未来预防婴儿坏死性小肠结肠炎的方法之一，特别是对母乳不耐受的婴儿来说具有重要作用。

（三）预防感染

母乳外泌体的另一作用是能够保护婴儿免受感染。体外研究表明，母乳外泌体可通过与病毒竞争性结合单核细胞来源树突状细胞（DC）上的 DC-SIGN，从而阻止 HIV-1 的垂直传播，并抑制病毒进入 $CD4^+T$ 细胞中[419]。

四、母乳外泌体的影响因素

（一）人种

不同种族女性母乳中主要 miRNA 种类变化不大。基于美国女性母乳中含量最高的 15 种 miRNA，其中有 11 种同样可在澳大利亚女性母乳中发现，而在中国女性母乳中发现含量最高的 10 种 miRNA 均在美国女性母乳中含量最高的 30 种之中[423]。

（二）胎龄

Kahn 等[426] 的研究检测了早产母乳外泌体中 miRNA 的变化，与足月母乳外泌体相比，miRNA 含量基本相同，但早产儿母亲外泌体中鉴定出 21 种低丰度特异性表达的 miRNA。

Carney 等发现[427]，早产儿母亲母乳中 miRNA 靶向通路主要集中在糖鞘脂质的生物合成和细胞膜功能相关通路。早产对 miRNAs 调控糖酵解途径以及糖代谢相关基因和肥胖相关基因的过程也有影响，因此可能提示早产儿在生长和代谢方面的改变。

（三）泌乳阶段

Torregrosa Paredes 等[428] 的研究发现，初乳和成熟乳中外泌体的含量和表型存在差异，初乳中外泌体含量较高，且表达较高水平的 HLA-DR，成熟乳中外泌体 HLA-DR 表达下降，HLA-ABC 表达水平升高，因而推测外泌体上的 HLA-DR 和 HLA-ABC 水平呈相反关系。表型上，成熟乳中发现了不同的外泌体亚群，虽然其细胞来源尚不确定，但可能来自于母乳中的巨噬细胞、淋巴细胞或乳腺上皮细胞[9]。

在整个泌乳期过程中，母乳外泌体中 miRNA 含量没有显著变化，约有 1/3 的 miRNA 组成会产生变化。对于不同泌乳阶段母乳外泌体进行模拟体外胃和胰腺消化处理，丰度最高的 15 种 miRNAs 中，除 miR-193b-3p 在泌乳中期（产后 4 ~ 6 月）下降了约 30% 外，其他未见显著变化[420]。

（四）健康状态

母乳中 let-7a、miR-30b、miR-378 含量与孕前体重和 BMI 成负相关关系，孕前较高的 BMI 与初乳中较低的 let-7a 水平相关，而未发现成熟乳中 BMI 和 let-7a 之间有明确关联。研究者同时研究了上述 miRNAs 与妊娠糖尿病和妊娠高血压的关系，但对孕前 BMI 进行调整后，未发现显著的相关性[429]。

Mirza 发现 1 型糖尿病女性母乳与健康女性母乳相比，其外泌体中 miRNAs 的浓度发生变化，miR-4497、miR-1246、miR-133a-3p、miR-3178、miR-1290 和 miR-320d 水平上调，miR-518e-3p、miR-29-3p 和 miR-200c-5p 水平下调，且该变化与 BMI 值和糖尿病代谢控制无关[430]。

妊娠糖尿病（gestational diabetes mellitus，GDM）母亲的母乳中 miRNA-148a、miRNA-30b、miRNA-let-7a 和 miRNA-let-7d 的丰度下降[431]。在产后 1 个月，与正常体重非 GDM 组母亲母乳相比，miRNA148a 在正常体重 GDM 组母亲母乳中丰度下降 45%，在超重 / 肥胖 GDM 组母亲母乳中下降 61%；miRNA-30b 在正常体重 GDM 组母亲母乳中丰度下降 65%，在超重 / 肥胖 GDM 组母亲母乳中下降 64%；miRNA-let-7a 在正常体重 GDM 组母亲母乳中丰度下降 35%；miRNA-let-7d 在正常体重 GDM 组母亲母乳中丰度下降 48%，在超重 / 肥胖 GDM 组母亲母乳中下降 47%。GDM 母亲母乳中较低的 miRNA-148a 水平可能是在之前研究中所观察到的在宫内暴露于糖尿病的婴儿，其肥胖症发生和体重增加的机制之一。GDM 母亲母乳中的 miRNA-30b 含量较低，且其含量与婴儿 1 月龄时的体重和脂肪质量呈正比。进而发现，miRNA-148a 和 miRNA-30b 与婴儿 1 月龄时的体重和脂肪质量的关系相反，这 2 种 miRNA 在母乳中的丰度可能表明了母乳中的 miRNAs 在婴儿早期生长发育过程发挥微调作用。

第十一节　母乳中的微生物

母乳最初被认为是无菌的，随后的研究逐步证实母乳中存在着复杂的微生物组，是新生儿出生后获得外源微生物的重要来源。益生菌、共生菌以及具有潜在益生功效的菌群都在母乳中发挥不同功效。2003 年，Heikkilaa、Saris 以及 Martin 等采用体外培养方法最初描述了健康人乳的细菌多样性[432-433]。随着分子生物学技术的发展，宏基因组学应用到相关研究中，人们发现母乳（包括初乳）中含有高达数百种细菌，也含有一些常见的病原菌。此外，一些研究也揭示了母乳中存在来自病毒、古菌、真菌和原生动物的细胞、DNA 和（或）RNA。

一、母乳中微生物的种类

随着研究技术的不断升级，研究是对母乳成分的研究逐渐深入，母乳更像一个独特的生物系统，而其中的微生物也以某种特殊的共生方式存在于母乳中。从最初的基础微生物培养方法鉴定出几种菌，到现在可以高通量快速鉴定出上百种微生物，母乳"无菌"的传统观念彻底被打破。总体而言，母乳微生物群种类多而复杂，且存在显著的个体差异。

（一）细菌

已有的研究均表明，母乳中的细菌以厚壁菌门和变形菌门细菌为主，放线菌和拟杆菌在母乳中存在的丰度相对较低。目前有文献报道的母乳中完成分离鉴定的细菌已有 590 余种菌株，其中有 7 ～ 9 种菌属丰度显著高于其他菌属，得到了不同研究者的反复验证，被定义为母乳中的核心微生物组分[434-440]，包括葡萄球菌、链球菌、乳酸杆菌、假单胞菌、双歧杆菌、棒状杆菌、肠球菌、不动杆菌、拟杆菌等。不同研究中，母乳的核心菌属种类及其丰度尚存在差异，文献中鉴定的母乳菌属及其相对丰度数据总结于表 2-16 中。

表 2-16 目前文献中母乳菌属及其相对丰度

母乳中已鉴定的菌属	相对丰度
葡萄球菌（*Staphylococcus*）	5% ~ 83%
链球菌（*Streptococcus*）	< 1% ~ 74%
乳酸杆菌（*Lactobacillus*）	< 1% ~ 5%
假单胞菌（*Pseudomonas*）	< 1% ~ 17%
双歧杆菌（*Bifidobacterium*）	< 1% ~ 5%
棒状杆菌（*Corynebacterium*）	< 1% ~ 6%
肠球菌（*Enterococcus*）	1%
不动杆菌（*Acinetobacter*）	2% ~ 4%
拟杆菌（*Bacteroides*）	< 1% ~ 4%
罗氏菌（*Rothia*）	1% ~ 6%
痤疮丙酸杆菌（*Cutibacterium*）	< 1% ~ 3%
韦永氏菌（*Veillonella*）	< 1% ~ 6%
孪生球菌（*Gemella*）	0.7% ~ 13%
普雷沃菌（*Prevotella*）	< 1% ~ 9%
克雷伯菌（*Klebsiella*）	—
梭菌属（*Clostridium*）	< 1%
寡养单胞菌（*Stenotrophomonas*）	2% ~ 3%
肠杆菌（*Enterobacter*）	1%
埃希菌（*Escherichia*）	< 1% ~ 8%
放线菌（*Actinomyces*）	< 1% ~ 1%
奈瑟菌（*Neisseria*）	< 1% ~ 2%
沙雷菌（*Serratia*）	2% ~ 8%
布氏菌（*Burkholderia*）	< 1% ~ 2%
代尔夫特菌（*Delftia*）	< 1%
微球菌（*Micrococcus*）	< 1%
鞘氨醇单胞菌（*Spingomonas*）	< 1% ~ 2%
嗜血杆菌（*Haemophilus*）	< 1% ~ 4%
嗜盐单胞菌（*Halomonas*）	1% ~ 26%
泛生菌（*Pantoea*）	1%
瘤胃球菌（*Ruminococcus*）	< 1%

母乳中微生物菌落存在多样性和随时间变化的相对稳定的特征，母乳中含量最丰富的菌属是表皮葡萄球菌（*Staphylococcus epidermidis*）、金黄色葡萄球菌（*Staphylococcus aureus*）、链球菌属 [轻型链球菌（*Streptococcus mitis*）和唾液链球菌（*Streptococcus salivarius*）]，还有乳酸杆菌属 [唾液乳杆菌（*Lactobacillus salivarius*），发酵乳杆菌（*Lactobacillus fermentum*），格氏乳杆菌（*Lactobacillus gasseri*），鼠李糖乳杆菌（*Lactobacillus rhamnosus*）]、双歧杆菌属（*Bifidobacterium breve* 和 *Bifidobacterium bifidum*）、肠球菌属（*Enterorcoccus*）和明串珠菌属（*Leuconostoc*）等普遍存在于母乳中[439]，通过现代分子生物学技术进一步确定了母乳中存在微生物的多样性与复杂性，随着高通量测序或宏基因组学技术的日趋完善和广泛应用，细菌细胞的分离和鉴定中也将更广泛地应用到单细胞培养和测序等技术。未来母乳当中更多细菌菌属将进一步被分离和鉴定，这些研究结果都将有助于揭示母乳喂养对婴儿营养与健康状况的影响的作用机制。

许多研究已经从母乳中分离出潜在的益生菌，如人们熟知的乳酸杆菌和双歧杆菌，这些菌株的健康益处已被人们熟知，且有着悠久的安全使用历史。研究者们正在探寻肠道衍生的下一代益生菌 [（NGPs，如嗜黏蛋白阿克曼菌（*Akkermansia muciniphila*）和普氏栖粪杆菌（*Faecalibacterium prausnitzii*）]及其潜在的健康益处，以分离具有更大潜力和更高胃肠道存活率的新益生菌菌株[441-442]。

（二）真菌和酵母菌

Jiménez 等[443]通过宏基因组分析了 20 个母乳样本，并在其中 17 个中检测到真菌相关序列，这些序列片段属于担子菌门（*Basidiomycota*）和子囊菌门（*Ascomycota*），以及胶角菌属（*Calocera cornea*）、都柏林念珠菌（*Candida dubliniensis*）、胶盘耳种（*Guepiniopsis buccina*）、球形马拉色菌种（*Malassezia globosa*）、限制性马拉色菌种（*Malassezia restricta*）、柄孢壳菌种（*Podospora anserina*）、大孢粪壳菌种（*Sordaria macrospora*）、柄篮状菌种（*Talaromyces stipitatus*）和耶罗威亚酵母菌种（*Yarrowia lipolytica*）等种属，其中球形马拉色菌是最广泛的菌种。

目前已有证据表明母乳可能是婴儿肠道真菌的来源，从而有助于肠道菌群的建立和发育。Boix-Amorós 等从 41 个健康女性的母乳样本中的 17 个中观测并分离出酵母、所得大多数分离株属于近平滑念珠菌（*Candida parapsilosis*）和胶红酵母菌（*Rhodotorula mucilaginosa*）[444]。随后，该研究小组通过对真菌 rDNA 基因的 ITS1 区域进行测序，分析了来自 4 个不同国家的 80 份母乳样本，发现马拉色菌（*Malassezia*）和小戴卫霉科（*Davidiella*）是该国最普遍的独立属，而分娩方式和地理位置与母乳真菌群落组成的变化有关。Heisel 等通过对 ITS2 区域的测序，在新生儿重症监护病房（NICU）婴儿的 6 份母乳样本中发现了念珠菌和酵母菌序列，并在 NICU 环境样本中也发现了相同属的序列[445]。然而，母乳真菌的垂直传播作用目前还需要更多的研究来证实，同时其与其他微生物的潜在相互作用也并不明确。此外，在一些母乳中检测到的原生动物（如弓形虫，肠道贾第鞭毛虫）的意义尚不清楚[446]。

（三）病毒和噬菌体

不同于其他身体解剖部位的病毒组，母乳病毒组包括真核病毒、噬菌体和整合在宿主染色体中的病毒遗传序列。母乳中最丰富的真核病毒包括疱疹病毒科、痘病毒科、咪咪病毒科和虹膜病毒科。噬菌体占母乳病毒组的 95%，并且能通过杀死特定细菌或向它们提供额外的基因功能来调节细菌生态学，长尾噬菌体（*Siphoviridae*，通常主要具有溶血性生活方式的收缩尾噬菌体）是其中最丰富的病毒家族[447]。在母乳样本中也发现了人类内源性逆转录病毒，占所有毒株的 0.06% ~ 3.63%[443]。致病性和非致病性病毒都可以从母亲垂直转移到婴儿，前者如 HIV、巨细胞病毒、埃博拉病毒和寨卡病毒等，后者如双歧杆菌噬菌体[448]。

（四）古菌

产甲烷古菌特别适应人体肠道，且通过产甲烷作用积极参与宿主的新陈代谢和健康调节[449-450]，其中史氏甲烷短杆菌（*Methanobrevibacter smithii*）普遍存在于健康体重的成人肠道中，而肥胖成年人中该物种丰度明显减少[451]。在人类微生物组研究中，由于产甲烷古菌培养难度较高及宏基因组学技术的局限，其健康作用在很大程度上仍然是被低估的。Grine 等研究证明，人类胃肠道在生命早期就被史氏甲烷短杆菌定植，母乳可能是产甲烷古菌的重要来源[452]。目前人类母乳中早已检测到古菌序列，但缺乏更多研究来确定是否有活菌的存在。Togo 等已经从共计 20 个样品中培养并分离出史氏甲烷短杆菌，而从 1 个母乳样本中培养并分离出口腔甲烷短杆菌，证实了人初乳和过渡乳中这两种产甲烷古菌活菌的存在[453]，并提示产甲烷古菌垂直传播的可能。

二、母乳中微生物的起源

虽然目前人们普遍认为母乳不是无菌液体，但对母乳中细菌种群的起源并不完全了解，并且一直存在很多争议[454]。很早之前人们认为母乳微生物组是哺乳期间母亲皮肤污染的结果，也有很多关于母亲乳晕皮肤微生物组和母乳微生物组之间相似性的研究佐证，特别是在葡萄球菌属和棒状杆菌。不过目前研究关注较多的是由 Fernandez 等提出的两个假设——外部细菌的"逆行转移"和内部细菌易位的"肠 - 乳腺"途径（图 2-14）[445]。

外部细菌的"逆行转移"是指细菌从婴儿口腔向母亲乳腺的转移。超声成像结果表明婴儿吸吮导致母乳逆行回流，这为细菌通过母乳回流进入乳腺的机制提供了一种可能。此外，也有学者提出吸乳器可能在外源性细菌逆行进入输乳管中起潜在作用，吸乳器的使用可能会影响母乳微生物组。

另一假设是母体肠道的活菌通过"肠 - 乳腺"通路内源性地进入乳腺。这种细菌从母体肠道向乳腺的易位涉及上皮细胞、免疫细胞和细菌之间的复杂相互作用[456]。Damaceno 等在首次婴儿吸吮之前收集的初乳中发现存在细菌群落，有力地佐证了内源性途径[457]。同时在人类和动物研究中，也发现了哺乳期母亲的母乳中存在着口服益生菌菌株[458-459]。值得一提的是，这些研究也提示母亲口腔的细菌也可能易位至乳腺。

有研究证明母亲的母乳、乳晕和婴儿口腔微生物组之间的高度相似性，而且这种外源性细菌菌群接种的作用比"肠 - 乳腺"途径更强，其与母乳微生物组的组成相关更高[460]。Moossavi 等重新审查了母乳微生物组的起源，并建议将两种途径补充修改为"外源性"细菌（包括母体皮肤、婴儿口腔和吸奶泵相关细菌）的获得和"口腔 / 肠 - 乳腺途径"（包括母体口腔和母体肠道细菌的易位）[461]。

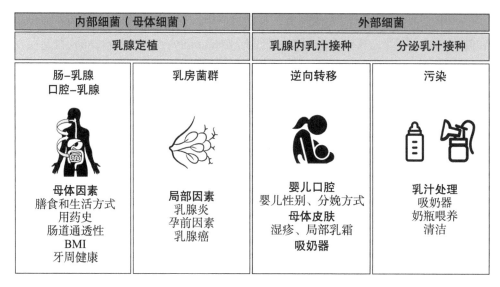

图 2-14　母乳微生物的两种起源

来源：Moossavi S, Azad MB. Origins of human milk microbiota：new evidence and arising questions. Gut Microbes。

三、母乳中微生物的影响因素

母乳中的菌群受到很多因素影响，母亲膳食、遗传背景、母亲健康状态、分娩方式、环境污染等都会直接导致母乳中的细菌微生物的改变及波动。不同个体的母乳微生物种类存在明显差异，即使是同一产妇其母乳中微生物组成和数量也呈现动态性变化；而且在单一母乳样品中可培养出细菌菌株的数量要低得多，菌种范围从 2 ～ 18 不等。Khodayar-Pardo 等集中探讨了怀孕年龄、分娩方式及不同泌乳阶段对母乳菌群的影响，该研究结果显示剖宫产与泌乳最开始的 16 天内母乳中的细菌总数升高呈正相关。与顺产的母亲相比，剖宫产组的母乳中链球菌更多，而双歧杆菌的数量显著低于顺产组[462]。另一项人群研究也证实分娩方式以及分娩期间的抗生素使用都会对母乳中的菌群带来显著的改变，但同时研究人员也强调这些差异主要体现在细菌的丰度上，不同组别的母乳中仍存在相同的 18 种菌属[463]。既往研究采集了孕期和哺乳期接受抗生素治疗的母亲的母乳样本，研究结果证实了抗生素治疗可导致双歧杆菌和乳酸杆菌丰度的显著降低[464]。近年来也有学者关注到母亲 BMI 值及孕期体重增长对母乳微生物的影响效应，相关研究发现肥胖或超重组母亲的初乳以及 1 月龄时母乳样本中的菌群多样性要低于正常体重组母亲。母乳菌群的差异也与地域分布相关，中国内地与台湾省之间就能观察到相关差异。Kumar 等的研究则报道了欧洲、非洲、中国等地的母亲母乳中的菌群结构的不同之处[465]。当然母乳样本采集的质控，DNA 提取技术和测序技术的差异也会给母乳菌群的测定带来影响，既往文献报道中的研究结果都有其不同之处，但几乎所有研究中都表明葡萄球菌和链球菌总是母乳中非常稳定存在的两类核心菌[466-467]。

目前较少有研究比较早产儿母亲和足月儿母亲母乳中菌群的差异，可能与早产导致的母乳分泌滞后及泌乳量相对较少有关，早产母乳分娩后有限的母乳需要尽可能多地提供给早产儿，保证其追赶生长速率，因此导致人群研究中对该部分母亲母乳的采样更为困难。一项研究中随访了 19 例早产儿母亲和 13 例足月儿母亲母乳，研究人员比较了分娩后 4 周两组母亲母乳中的差异，发现无论是早产还是足月产该时间点的母乳中都存在双歧杆菌、乳酸杆菌、葡萄球菌、链球菌、肠球菌这五类细菌。然而，早产组母乳不同阶段的母乳样本中双歧杆菌的含量都显著低于足月分娩组[462]。Urbaniak 等的研究结果却与上述人群研究结果相反，他们的研究并未观察到早产儿和足月儿母亲母乳中的菌群结构存在统计学差异[468]。Biagi 等对菌群差异的原因进行探讨，认为菌群结构变化主要是由早产儿与母亲分离所致。早产儿母亲无法实施亲喂，母乳中的菌群缺少了部分口腔来源的菌属[469]。为了进一步全面了解母乳是如何对早产儿的生长发育和远期健康产生影响，有必要对不同时期早产儿母亲母乳中的菌群情况进行细致深入的研究。

四、母乳中微生物的对母婴健康的影响

母乳中的细菌通过在生命早期播种和塑造肠道微生物群来影响婴儿的整体发育和健康。一方面母乳中的益生菌，如熟知的乳酸杆菌和双歧杆菌，有助于在婴儿肠道中产生特定的"健康"微生物群，从而对婴儿期乃至成年期的健康起着保护作用；另一方面，母乳细菌可以通过不同的机制帮助降低母乳喂养婴儿感染的发生率和严重程度，如竞争性排斥、产生抗菌化合物、预防致病菌黏附，或通过增加黏蛋白产生和降低肠道通透性来改善肠道屏障功能。

母乳细菌也可能参与婴儿免疫系统的正确成熟过程。一些菌株能够调节小鼠和人类的先天和获得性免疫反应，不过它们的功能似乎具有一定程度的灵活性，这取决于肠道环境的实际条件。

参考文献

[1] Lönnerdal B. Bioactive proteins in breast milk [J]. J Paediatr Child Health, 2013, 49 (Suppl 1)：1-7.

[2] Artym J, Zimecki M. Milk-derived proteins and peptides in clinical trials [J]. Postepy Hig Med Dosw（Online），2013, 67：800-816.

[3] Haschke F, Haiden N, Thakkar SK. Nutritive and bioactive proteins in breastmilk [J]. Ann Nutr Metab, 2016, 69 (Suppl 2)：S17-S26.

[4] Lönnerdal B. Bioactive proteins in human milk：health, nutrition, and implications for infant formulas [J]. J Pediatr, 2016, 173 (Suppl)：S4-S9.

[5] 张玉梅，石羽杰，张健，等. 母乳 α-乳清蛋白、β-酪蛋白与婴幼儿健康的研究进展 [J]. 营养学报，2020, 42（01）：78-82.

[6] Ren Q, Zhou Y, Zhang W, et al. Longitudinal changes in the bioactive proteins in human milk of the Chinese population：a systematic review [J]. Food Sci Nutr, 2021, 9（1）：25-35.

[7] Heine WE, Klein PD, Reeds PJ. The importance of alpha-lactalbumin in infant nutrition [J]. J N Medline, 1991, 121（3）：277-283.

[8] Kunz C, Lönnerdal B. Re-evaluation of the whey protein/casein ratio of human milk [J]. Acta Paediatrica, 1992, 81（2）：107-112.

[9] Permyakov EA, Berliner LJ. α-Lactalbumin：structure and function [J]. FEBS Letters, 2000, 473（3）：269-274.

[10] Davidson LA, Lönnerdal B. Persistence of human milk proteins in the breast-fed infant [J]. Acta Paediatr Scand, 1987, 76（5）：733-740.

[11] Lönnerdal B. Bioactive proteins in human milk-potential benefits for preterm infants [J]. Clin Perinatol, 2017, 44（1）：179-191.

[12] Layman DK, Lönnerdal B, Fernstrom JD. Applications for α-lactalbumin in human nutrition [J]. Nutr Rev, 2018, 76（6）：444-460.

[13] Pellegrini A, Thomas U, Bramaz N, et al. Isolation and identification of three bactericidal domains in the bovine alpha-lactalbumin molecule [J]. Biochim Biophys Acta, 1999, 1426（3）：439-448.

[14] Madureira AR, Tavares T, Gomes AM, et al. Invited review：physiological properties of bioactive peptides obtained from whey proteins [J]. J Dairy Sci, 2010, 93（2）：437-455.

[15] Petersen H, Nomayo A, Zelenka R, et al. Adequacy and safety of α-lactalbumin-enriched low-

protein infant formula: a randomized controlled trial [J]. Nutrition (Burbank, Los Angeles County, Calif), 2020, 74: 110728.

[16] Sandström O, Lönnerdal B, Graverholt G, et al. Effects of alpha-lactalbumin-enriched formula containing different concentrations of glycomacropeptide on infant nutrition [J]. Am J Clin Nutr, 2008, 87 (4): 921-928.

[17] Rai D, Adelman AS, Zhuang W, et al. Longitudinal changes in lactoferrin concentrations in human milk: a global systematic review [J]. Crit Rev Food Sci Nutr, 2014, 54 (12): 1539-1547.

[18] Baker HM, Baker CJ, Smith CA, et al. Metal substitution in transferrins: specific binding of cerium (IV) revealed by the crystal structure of cerium-substituted human lactoferrin [J]. J Biol Inorg Chem, 2000, 5 (6): 692-698.

[19] Moore SA, Anderson BF, Groom CR, et al. Three-dimensional structure of diferric bovine lactoferrin at 2.8 A resolution [J]. J Mol Biol, 1997, 274 (2): 222-236.

[20] Baker EN, Baker HM. Molecular structure, binding properties and dynamics of lactoferrin [J]. Cell Mol Life Sci, 2005, 62 (22): 2531-2539.

[21] González-Chávez SA, Arévalo-Gallegos S, Rascón-Cruz Q. Lactoferrin: structure, function and applications [J]. Int J Antimicrob Agents, 2009, 33 (4): 301, e1-e8.

[22] Fransson GB, Lönnerdal B. Iron in human milk [J]. J Pediatr, 1980, 96 (3, Part 1): 380-384.

[23] Lönnerdal B. Nutritional roles of lactoferrin [J]. Curr Opin Clin Nutr Metab Care, 2009, 12 (3): 293-297.

[24] Bullen JJ. Iron-binding proteins in milk and resistance to Escherichia coli infection in infants [J]. Postgrad Med J, 1975, 51 (Suppl 3): S67-S70.

[25] Conneely OM. Antiinflammatory activities of lactoferrin [J]. J Am Coll Nutr, 2001, 20 (5 Suppl): S389-S395, discussion S96-S97.

[26] Arnold RR, Brewer M, Gauthier JJ. Bactericidal activity of human lactoferrin: sensitivity of a variety of microorganisms [J]. Infect Immun, 1980, 28 (3): 893-898.

[27] Ellison RT, Giehl TJ. Killing of gram-negative bacteria by lactoferrin and lysozyme [J]. J Clin Invest, 1991, 88 (4): 1080-1091.

[28] Wakabayashi H, Oda H, Yamauchi K, et al. Lactoferrin for prevention of common viral infections [J]. J Infect Chemother, 2014, 20 (11): 666-671.

[29] Donovan SM. The role of lactoferrin in gastrointestinal and immune development and function: a preclinical perspective [J]. J Pediatr, 2016, 173 (Suppl): S16-S28.

[30] Vega-Bautista A, De la Garza M, Carrero J C, et al. The impact of lactoferrin on the growth of intestinal inhabitant bacteria [J]. Int J Mol Sci, 2019, 20 (19): 7-12.

[31] King JC Jr., Cummings GE, Guo N, et al. A double-blind, placebo-controlled, pilot study of bovine lactoferrin supplementation in bottle-fed infants [J]. J Pediatr Gastr Nutr, 2007, 44 (2): 245-251.

[32] Manzoni P, Rinaldi M, Cattani S, et al. Bovine lactoferrin supplementation for prevention of late-onset sepsis in very low-birth-weight neonates: a randomized trial [J]. JAMA, 2009, 302 (13): 1421-1428.

[33] Palmeira P, Quinello C, Silveira-Lessa AL, et al. IgG placental transfer in healthy and pathological pregnancies [J]. Clin Dev Immunol, 2012: 985646.

[34] Goldman AS, Garza C, Nichols BL, et al. Immunologic factors in human milk during the first year of lactation [J]. J Pediatr, 1982, 100 (4): 563-567.

[35] Chandra RK. Immunoglobulin and protein levels in breast milk produced by mothers of preterm infants [J]. Nutrition Research, 1982, 2 (1): 27-30.

[36] Pabst O, Cerovic V, Hornef M. Secretory IgA in the coordination of establishment and maintenance of the microbiota [J]. Trends Immunol, 2016, 37 (5): 287-296.

[37] Bakker-Zierikzee AM, Tol EA, Kroes H, et al. Faecal SIgA secretion in infants fed on pre- or probiotic infant formula [J]. Pediatr Allergy Immunol, 2006, 17 (2): 134-140.

[38] Gopalakrishna KP, Hand TW. Influence of maternal milk on the neonatal intestinal microbiome [J]. Nutrients, 2020, 12 (3): 823.

[39] Liu B, Newburg DS. Human milk glycoproteins protect infants against human pathogens [J]. Breastfeeding Medicine: the Official Journal of the Academy of Breastfeeding Medicine, 2013, 8 (4): 354-362.

[40] Lis-kuberka J，Berghausen-Mazur M，Orczyk-Pawiłowicz M. Lactoferrin and immunoglobulin concentrations in milk of gestational diabetic mothers [J]. Nutrients，2021，13（3）818.

[41] Mantis NJ，Rol N，Corthésy B. Secretory IgA's complex roles in immunity and mucosal homeostasis in the gut [J]. Mucosal Immunol，2011，4（6）：603-611.

[42] Bollinger RR，Everett ML，Palestrant D，et al. Human secretory immunoglobulin A may contribute to biofilm formation in the gut [J]. Immunology，2003，109（4）：580-587.

[43] Rogier EW，Frantz AL，Bruno ME，et al. Lessons from mother：long-term impact of antibodies in breast milk on the gut microbiota and intestinal immune system of breastfed offspring [J]. Gut Microbes，2014，5（5）：663-668.

[44] Böttcher MF，Jenmalm MC，Björkstén B. Cytokine，chemokine and secretory IgA levels in human milk in relation to atopic disease and IgA production in infants [J]. Pediatr Allergy Immunol，2003，14（1）：35-41.

[45] Brandtzaeg P. The mucosal immune system and its integration with the mammary glands [J]. J Pediatr，2010，156（2 Suppl）：S8-S15.

[46] Breakey AA，Hinde K，Valeggia CR，et al. Illness in breastfeeding infants relates to concentration of lactoferrin and secretory Immunoglobulin A in mother's milk [J]. Evol Med Public Health，2015（1）：21-31.

[47] Gasparoni A，Avanzini A，Ravagni probizer F，et al. IgG subclasses compared in maternal and cord serum and breast milk [J]. Arch Dis Child，1992，67（1 Spec No）：41-43.

[48] Robert-Guroff M. IgG surfaces as an important component in mucosal protection [J]. Nat Med，2000，6（2）：129-130.

[49] Cooper CA，Maga EA，Murray JD. Production of human lactoferrin and lysozyme in the milk of transgenic dairy animals：past，present，and future [J]. Transgenic Res，2015，24（4）：605-614.

[50] Chandan RC，Parry RM，Shahani KM. Lysozyme，lipase，and ribonuclease in milk of various species1，2 [J]. JDS，1968，51：606-607.

[51] Norman K，Pirlich M，Schulzke JD，et al. Increased intestinal permeability in malnourished patients with liver cirrhosis [J]. EJCN Medline，2012，66（10）：1116-1119.

[52] Rollins NC，Bhandari N，Hajeebhoy N，et al. Why invest，and what it will take to improve breastfeeding practices? [J]. Lancet，2016，387（10017）：491-504.

[53] Victora CG，Bahl R，Barros AJ，et al. Breastfeeding in the 21st century：epidemiology，mechanisms，and lifelong effect [J]. Lancet，2016，387（10017）：475-490.

[54] Zavaleta N，Figueroa D，Rivera J，et al. Efficacy of rice-based oral rehydration solution containing recombinant human lactoferrin and lysozyme in Peruvian children with acute diarrhea [J]. J Pediatr Gastr Nutr，2007，44（2）：258-264.

[55] Schack L，Lange A，Kelsen J，et al. Considerable variation in the concentration of osteopontin in human milk，bovine milk，and infant formulas [J]. J Dairy Sci，2009，92（11）：5378-5385.

[56] 周杨，陈启，江如蓝，等. 2011—2013 年中国母乳骨桥蛋白含量及相关因素 [J]. 卫生研究，2022，51（01）：39-44.

[57] Sørensen ES，Højrup P，Petersen TE. Posttranslational modifications of bovine osteopontin：identification of twenty-eight phosphorylation and three O-glycosylation sites [J]. Protein Sci，1995，4（10）：2040-2049.

[58] Christensen B，Nielsen MS，Haselmann KF，et al. Post-translationally modified residues of native human osteopontin are located in clusters：identification of 36 phosphorylation and five O-glycosylation sites and their biological implications [J]. Biochem J，2005，390（Pt 1）：285-292.

[59] Jiang R，Lönnerdal B. Effects of milk osteopontin on intestine，neurodevelopment，and immunity [J]. Nestle Nutr Inst Workshop Ser，2020，94：152-157.

[60] Demmelmair H，Prell C，Timby N，et al. Benefits of lactoferrin，osteopontin and milk fat globule membranes for infants [J]. Nutrients，2017，9（8）：317-321.

[61] Icer MA，Gezmen-Karadag M. The multiple functions and mechanisms of osteopontin [J]. Clin Biochem，2018，59：17-24.

[62] Yamniuk AP，Burling H，Vogel HJ. Thermodynamic characterization of the interactions between the immunoregulatory proteins osteopontin and lactoferrin [J]. Mol Immunol，2009，46（11-12）：2395-2402.

[63] Liu L, Jiang R, Lönnerdal B. Assessment of bioactivities of the human milk lactoferrin-osteopontin complex in vitro [J]. JNB Medline, 2019, 69: 10-18.

[64] Liu L, Jiang R, Liu J, et al. The bovine lactoferrin-osteopontin complex increases proliferation of human intestinal epithelial cells by activating the PI3K/Akt signaling pathway [J]. Food Chem, 2020, 310: 125919.

[65] Jiang R, Liu L, Du X, et al. Evaluation of Bioactivities of the Bovine Milk Lactoferrin-Osteopontin Complex in Infant Formulas [J]. J Agr Food Chem, 2020, 68 (22): 6104-6111.

[66] Donovan SM, Monaco MH, Drnevich J, et al. Bovine osteopontin modifies the intestinal transcriptome of formula-fed infant rhesus monkeys to be more similar to those that were breastfed [J]. JN Medline, 2014, 144 (12): 1910-1919.

[67] Lönnerdal B, Kvistgaard AS, Peerson JM, et al. Growth, nutrition, and cytokine response of breast-fed infants and infants fed formula with added bovine osteopontin [J]. J Pediatr Gastroenterol Nutr, 2016, 62 (4): 650-657.

[68] West CE, Kvistgaard AS, Peerson JM, et al. Effects of osteopontin-enriched formula on lymphocyte subsets in the first 6 months of life: a randomized controlled trial [J]. Pediatr Res, 2017, 82 (1): 63-71.

[69] Fong BY, Norris CS, Macgibbon AKH. Protein and lipid composition of bovine milk-fat-globule membrane [J]. Int Dairy J, 2007, 17 (4): 275-288.

[70] Riccio P. The proteins of the milk fat globule membrane in the balance [J]. TIFS, 2004, 15: 458-461.

[71] Arnett HA, Viney JL. Immune modulation by butyrophilins [J]. Nat Rev Immunol, 2014, 14 (8): 559-569.

[72] Abeler-Dörner L, Swamy M, Williams G, et al. Butyrophilins: an emerging family of immune regulators [J]. Trends Immunol, 2012, 33 (1): 34-41.

[73] Ng GZ, Menheniott TR, Every AL, et al. The MUC1 mucin protects against Helicobacter pylori pathogenesis in mice by regulation of the NLRP3 inflammasome [J]. Gut, 2016, 65 (7): 1087-1099.

[74] Harrison R. Milk xanthine oxidase: Properties and physiological roles [J]. Int Dairy J, 2006, 16: 546-554.

[75] Peterson JA, Scallan CD, Ceriani RL, et al. Structural and functional aspects of three major glycoproteins of the human milk fat globule membrane [J]. Adv Exp Med Biol, 2001, 501: 179-187.

[76] Timby N, Domellöf E, Hernell O, et al. Neurodevelopment, nutrition, and growth until 12 mo of age in infants fed a low-energy, low-protein formula supplemented with bovine milk fat globule membranes: a randomized controlled trial [J]. Am J Clin Nutr, 2014, 99 (4): 860-868.

[77] Zavaleta N, Kvistgaard AS, Graverholt G, et al. Efficacy of an MFGM-enriched complementary food in diarrhea, anemia, and micronutrient status in infants [J]. J Pediatr Gastroentero Nutr, 2011, 53 (5): 561-568.

[78] Hernell O, Bläckberg L. Digestion of human milk lipids: physiologic significance of sn-2 monoacylglycerol hydrolysis by bile salt-stimulated lipase [J]. Pediatr Res, 1982, 16 (10): 882-885.

[79] Andersson Y, Sävman K, Bläckberg L, et al. Pasteurization of mother's own milk reduces fat absorption and growth in preterm infants [J]. Acta paediatrica, 2007, 96 (10): 1445-1449.

[80] Casper C, Carnielli VP, Hascoet JM, et al. rhBSSL improves growth and LCPUFA absorption in preterm infants fed formula or pasteurized breast milk [J]. J Pediatr Gastroentero Nutr, 2014, 59 (1): 61-69.

[81] Adkins Y, Lönnerdal B. Mechanisms of vitamin B (12) absorption in breast-fed infants [J]. Journal of pediatric gastroenterology and nutrition, 2002, 35 (2): 192-198.

[82] Adkins Y, Lönnerdal B. Potential host-defense role of a human milk vitamin B-12-binding protein, haptocorrin, in the gastrointestinal tract of breastfed infants, as assessed with porcine haptocorrin in vitro [J]. Am J Clin Nutr, 2003, 77 (5): 1234-1240.

[83] Cuillière ML, Trégoat V, Béné MC, et al. Changes in the kappa-casein and beta-casein concentrations in human milk during lactation [J]. J Clin Lab Anal, 1999, 13 (5): 213-218.

[84] Dallas DC, Guerrero A, Khaldi N, et al. Extensive in vivo human milk peptidomics reveals specific proteolysis yielding protective antimicrobial peptides [J]. J Proteome Res, 2013, 12 (5):

2295-2304.

[85] Sato R, Noguchi T, Naito H. Casein phosphopeptide（CPP）enhances calcium absorption from the ligated segment of rat small intestine [J]. J Nutr Sci Vitaminol（Tokyo）, 1986, 32（1）: 67-76.

[86] Kibangou IB, Bouhallab S, Henry G, et al. Milk proteins and iron absorption: contrasting effects of different caseinophosphopeptides [J]. Pediatr Res, 2005, 58（4）: 731-734.

[87] Gattegno L, Migliore-Samour D, Saffar L, et al. Enhancement of phagocytic activity of human monocytic-macrophagic cells by immunostimulating peptides from human casein [J]. Immunol Lett, 1988, 18（1）: 27-31.

[88] Wada Y, Lönnerdal B. Bioactive peptides derived from human milk proteins: an update [J]. Curr Opin Clin Nutr Metab Care, 2020, 23（3）: 217-222.

[89] Fu Y, Ji C, Chen X, et al. Investigation into the antimicrobial action and mechanism of a novel endogenous peptide β-casein 197 from human milk [J]. AMB Express, 2017, 7（1）: 119.

[90] Plaisancié P, Boutrou R, Estienne M, et al. β-Casein（94-123）-derived peptides differently modulate production of mucins in intestinal goblet cells [J]. J Dairy Res, 2015, 82（1）: 36-46.

[91] Wada Y, Lönnerdal B. Bioactive peptides derived from human milk proteins--mechanisms of action [J]. JNB Medline, 2014, 25（5）: 503-514.

[92] Kay SS, Delgado S, Mittal J, et al. Beneficial effects of milk having A2 β-casein protein: myth or reality? [J]. JN Medline, 2021, 151（5）: 1061-1072.

[93] Liao Y, Weber D, Xu W, et al. Absolute quantification of human milk caseins and the whey/casein ratio during the first year of lactation [J]. J Proteome Res, 2017, 16（11）: 4113-4121.

[94] Strömqvist M, Falk P, Bergström S, et al. Human milk kappa-casein and inhibition of Helicobacter pylori adhesion to human gastric mucosa [J]. J Pediatr Gastroenterol Nutr, 1995, 21（3）: 288-296.

[95] Kelleher SL, Chatterton D, Nielsen K, et al. Glycomacropeptide and alpha-lactalbumin supplementation of infant formula affects growth and nutritional status in infant rhesus monkeys [J]. Am J Clin Nutr, 2003, 77（5）: 1261-1268.

[96] Hale TW, Hartmann PE. Textbook of Human Lactation [M]. Amarillo（TX）: Hale Publishing L.P, 2007.

[97] Thum C, Wall CR, Weiss GA, et al. Changes in HMO concentrations throughout lactation: influencing factors, health effects and opportunities [J]. Nutrients, 2021, 13（7）: 2272.

[98] Coppa GV, Pierani P, Zampini L, et al. Oligosaccharides in human milk during different phases of lactation [J]. Acta Paediatr Suppl, 1999, 88（430）: 89-94.

[99] Gabrielli O, Zampini L, Galeazzi T, et al. Preterm milk oligosaccharides during the first month of lactation [J]. Pediatrics, 2011, 128（6）: e1520-e1531.

[100] Newburg DS, Shen Z, Warren CD. Quantitative analysis of human milk oligosaccharides by capillary electrophoresis [J]. Adv Exp Med Biol, 2000, 478: 381-382.

[101] Kunz C, Meyer C, Collado MC, et al. Influence of gestational age, secretor, and lewis blood group status on the oligosaccharide content of human milk [J]. J Pediatr Gastroenterol Nutr, 2017, 64（5）: 789-798.

[102] Thurl S, Munzert M, Boehm G, et al. Systematic review of the concentrations of oligosaccharides in human milk [J]. Nutr Rev, 2017, 75（11）: 920-933.

[103] Moher D, Shamseer L, Clarke M, et al. Preferred reporting items for systematic review and meta-analysis protocols（PRISMA-P）2015 statement [J]. Syst Rev, 2015, 4（1）: 1.

[104] Zhou Y, Sun H, Li K, et al. Dynamic changes in human milk oligosaccharides in chinese population: a systematic review and meta-analysis [J]. Nutrients, 2021, 13（9）: 2912.

[105] Austin S, De Castro CA, Bénet T, et al. Temporal change of the Content of 10 oligosaccharides in the milk of Chinese urban mothers [J]. Nutrients, 2016, 8（6）: 346.

[106] Zhang ZJ Zhang L, Yao W, et al. Study on the relationship between human milk neutral oligosaccharides and FUT2 gene polymorphism [J]. Chinese Journal of Evidence-Based Pediatrics, 2011, 6（1）: 42-47.

[107] Ma L, Mcjarrow P, Jan Mohamed HJB, et al. Lactational changes in the human milk oligosaccharide concentration in Chinese and Malaysian mothers' milk [J]. Int Dairy J, 2018, 87: 1-10.

[108] Chen X. Study on determination methods of oligosaccharides in human milk and bovine milk and

the changes of oligosaccharides in different lactation periods [J]. 雅安：四川农业大学，2017.

[109] Zhu J，Shi Y，Wu L，et al. Detection and content analysis of 10 free oligosaccharides in breast milk at different stages. Chin J Food Hyg，2017，29，417-422.

[110] Wei J，Ren X，Wang X，et al. Study on the macronutrient composition of human milk in six regions of China [J]. Acta Nutr，2020，42：7-11.

[111] Yao W，Zhang Z，Zhou T，et al. Changes in the concentration of neutral oligosaccharides in breast milk of Chinese mothers. Chin J Child Health Care 2009，17：251-253.

[112] Zhang W，Wang T，Chen X，et al. Absolute quantifification of twelve oligosaccharides in human milk using a targeted mass spectrometry-based approach. Carbohydr Polym，2019，219：328-333.

[113] Svennerholm L. Cholera and Related Diarrheas [M]. Basel：Karger Publishers，1980.

[114] Wang B，Brand-Miller J. The role and potential of sialic acid in human nutrition [J]. EJCN Medline，2003，57（11）：1351-1369.

[115] Huttenlocher PR，Dabholkar AS. Regional differences in synaptogenesis in human cerebral cortex [J]. J Comp Neurol，1997，387（2）：167-178.

[116] 张卓君，张磊，姚文，等. FUT2基因单核苷酸位点多态性与母乳中性寡糖水平关联性研究 [J]. 中国循证儿科杂志，2011，6（01）：42-47.

[117] Ferrer-Admetlla A，Sikora M，Laayouni H，et al. A natural history of FUT2 polymorphism in humans [J]. Mol Biol Evol，2009，26（9）：1993-2003.

[118] Williams JE，Mcguire MK，Meehan CL，et al. Key genetic variants associated with variation of milk oligosaccharides from diverse human populations [J]. Genomics，2021，113（4）：1867-1875.

[119] Elwakiel M，Hageman JA，Wang W，et al. Human milk oligosaccharides in colostrum and mature milk of chinese mothers：lewis positive secretor subgroups [J]. J Agr Food Chem，2018，66（27）：7036-7043.

[120] Guo M，Luo G，Lu R，et al. Distribution of lewis and secretor polymorphisms and corresponding CA19-9 antigen expression in a Chinese population [J]. FEBS Open Bio，2017，7（11）：1660-1671.

[121] Wu J，Wu S，Huo J，et al. Systematic characterization and longitudinal study reveal distinguishing features of human milk oligosaccharides in China [J]. Curr Dev Nutr，2020，4（8）：nzaa113.

[122] 邢燕，于雪，朱婧，等. 不同胎龄早产儿母乳中母乳低聚糖水平及其对早产儿早期健康的影响 [J]. 中华预防医学杂志，2021，55（09）：1067-1076.

[123] Koda Y，Soejima M，Liu Y，et al. Molecular basis for secretor type alpha（1，2）-fucosyltransferase gene deficiency in a Japanese population：a fusion gene generated by unequal crossover responsible for the enzyme deficiency [J]. Am J Hum Genet，1996，59（2）：343-350.

[124] Gómez-Gallego C，Morales JM，Monleón D，et al. Human breast milk nmr metabolomic profile across specific geographical locations and its association with the milk microbiota [J]. Nutrients，2018，10（10）：1355.

[125] Han SM，Derraik JGB，Binia A，et al. Maternal and infant factors influencing human milk oligosaccharide composition：beyond maternal genetics [J]. J Nutr，2021，151（6）：1383-1393.

[126] Gidrewicz DA，Fenton TR. A systematic review and meta-analysis of the nutrient content of preterm and term breast milk [J]. BMC Pediatr，2014，14：216.

[127] Jantscher-Krenn E，Treichler C，Brandl W，et al. The association of human milk oligosaccharides with glucose metabolism in overweight and obese pregnant women [J]. Am J Clin Nutr，2019，110（6）：1335-1343.

[128] Jantscher-Krenn E，Aigner J，Reiter B，et al. Evidence of human milk oligosaccharides in maternal circulation already during pregnancy：a pilot study [J]. Am J Physiol Endoc M，2019，316（3）：e347-e357.

[129] Hoch D，Brandl W，Strutz J，et al. Human milk oligosaccharides in cord blood are altered in gestational diabetes and stimulate feto-placental angiogenesis in vitro [J]. Nutrients，2021，13（12）：72-73.

[130] Tonon MK，de Morais M，Abrão AC，et al. Maternal and infant factors associated with human milk oligosaccharides concentrations according to secretor and lewis phenotypes [J]. Nutrients，2019，11（6）：26-29.

[131] Mcguire MK，Meehan CL，Mcguire MA，et al. What's normal? Oligosaccharide concentrations and profiles in milk produced by healthy women vary geographically [J]. Am J Clin Nutr，2017，105（5）：1086-1100.

[132] Lodge CJ，Lowe AJ，Milanzi E，et al. Human milk oligosaccharide profiles and allergic disease up to 18 years [J]. J Allergy Clin Immunol，2021，147（3）：1041-1048.

[133] Seppo AE，Autran CA，BODE L，et al. Human milk oligosaccharides and development of cow's milk allergy in infants [J]. J Allergy Clin Immunol，2017，139（2）：708-711.

[134] Lagström H，Rautava S，Ollila H，et al. Associations between human milk oligosaccharides and growth in infancy and early childhood [J]. Am J Clin Nutr，2020，111（4）：769-778.

[135] Alderete TL，Autran C，Brekke BE，et al. Associations between human milk oligosaccharides and infant body composition in the first 6 mo of life [J]. Am J Clin Nutr，2015，102（6）：1381-1388.

[136] Davis JC，Lewis ZT，Krishnan S，et al. Growth and morbidity of Gambian infants are influenced by maternal milk oligosaccharides and infant gut microbiota [J]. Sci Rep，2017，7：40466.

[137] Sprenger N，Lee LY，De Castro CA，et al. Longitudinal change of selected human milk oligosaccharides and association to infants' growth, an observatory, single center, longitudinal cohort study [J]. PloS One，2017，12（2）：e0171814.

[138] Azad MB，Robertson B，Atakora F，et al. Human milk oligosaccharide concentrations are associated with multiple fixed and modifiable maternal characteristics, environmental factors, and feeding practices [J]. J Nutr，2018，148（11）：1733-1742.

[139] Quin C，Vicaretti SD，Mohtarudin NA，et al. Influence of sulfonated and diet-derived human milk oligosaccharides on the infant microbiome and immune markers [J]. J Nutr，2020，295（12）：4035-4048.

[140] Triantis V，Bode L，Van Neerven RJJ. Immunological effects of human milk oligosaccharides [J]. Front Pediatr，2018，6：190.

[141] Plaza-Díaz J，Fontana L，GIL A. Human milk oligosaccharides and immune system development [J]. Nutrients，2018，10（8）：2201-2207.

[142] Morrow AL，Ruiz-Palacios GM，Altaye M，et al. Human milk oligosaccharide blood group epitopes and innate immune protection against campylobacter and calicivirus diarrhea in breastfed infants [J]. Adv Exp Med Biol，2004，554：443-446.

[143] Bode L. Human milk oligosaccharides：every baby needs a sugar mama [J]. Glycobiology，2012，22（9）：1147-1162.

[144] Bode L. Human milk oligosaccharides in the prevention of necrotizing enterocolitis：a journey from in vitro and in vivo models to mother-infant cohort studies [J]. Front Pediatr，2018，6：385.

[145] Bering SB. Human milk oligosaccharides to prevent gut dysfunction and necrotizing enterocolitis in preterm neonates [J]. Nutrients，2018，10（10）：78-90.

[146] Xiao L，Van't Land B，Engen PA，et al. Human milk oligosaccharides protect against the development of autoimmune diabetes in NOD-mice [J]. Sci Rep，2018，8（1）：3829.

[147] Cowardin CA，Ahern PP，Kung VL，et al. Mechanisms by which sialylated milk oligosaccharides impact bone biology in a gnotobiotic mouse model of infant undernutrition [J]. Proc Natl Acad Sci USA，2019，116（24）：11988-11996.

[148] 何扬波，龙明秀，刘宁，等. UPLC-Triple-TOF-MS/MS 法分析中国东北地区人乳磷脂的组成 [J]. 现代食品科技，2017，33（07）：270-279.

[149] 梁雪，毛颖异，刘钊燕，等. 中国六城市成熟母乳中磷脂含量研究 [J]. 营养学报，2021，43（04）：352-357.

[150] 贾宏信，苏米亚，陈文亮，等. 母乳磷脂与婴幼儿配方乳粉开发研究进展 [J]. 乳业科学与技术，2022，45（02）：35-41.

[151] 高润颖，吴轲，祝捷，等. 不同泌乳期人乳磷脂成分的研究 [J]. 上海交通大学学报（医学版），2017，37（08）：1151-1155.

[152] Koletzko B. Human milk lipids [J]. Ann Nutr Metab，2016，69（Suppl 2）：S28-S40.

[153] Carnielli VP，Verlato G，Pederzini F，et al. Intestinal absorption of long-chain polyunsaturated fatty acids in preterm infants fed breast milk or formula [J]. Am J Clin Nutr，1998，67（1）：97-103.

[154] 解庆刚，李雪，许英伟，等. 磷脂促进婴儿大脑发育研究进展 [J]. 中国乳品工业，2018，46（01）：33-36.

[155] Schneider N, Hauser J, Oliveira M, et al. Sphingomyelin in brain and cognitive development: preliminary data [J]. eNeuro, 2019, 6 (4): 10-13.

[156] Rombaut R, Dewettinck K. Properties, analysis and purification of milk polar lipids [J]. Int Dairy J, 2006, 16 (11): 1362-1373.

[157] Cilla A, Diego Quintaes K, Barberá R, et al. Phospholipids in human milk and infant formulas: benefits and needs for correct infant nutrition [J]. Crit Rev Food Sci Nutr, 2016, 56 (11): 1880-1892.

[158] Yang MT, Lan QY, Liang X, et al. Lactational changes of phospholipids content and composition in chinese breast milk [J]. Nutrients, 2022, 14 (8): 271-279.

[159] Vetter W, Schröder M. Concentrations of phytanic acid and pristanic acid are higher in organic than in conventional dairy products from the German market [J]. Food Chem, 2010, 119 (2): 746-752.

[160] Dingess KA, Valentine CJ, Ollberding NJ, et al. Branched-chain fatty acid composition of human milk and the impact of maternal diet: the global exploration of human milk (GEHM) study [J]. Am J Clin Nutr, 2017, 105 (1): 177-184.

[161] Taormina VM, Unger AL, Schiksnis MR, et al. Branched-chain fatty acids-an underexplored class of dairy-derived fatty acids [J]. Nutrients, 2020, 12 (9): 565-572.

[162] Ran-Ressler RR, Bae S, Lawrence P, et al. Branched-chain fatty acid content of foods and estimated intake in the USA [J]. Brit J Nutr, 2014, 112 (4): 565-572.

[163] Wang DH, Jackson JR, Twining C, et al. Saturated branched chain, normal odd-carbon-numbered, and n-3 (Omega-3) polyunsaturated fatty acids in freshwater fish in the Northeastern United States [J]. J Agr Food Chem, 2016, 64 (40): 7512-7519.

[164] Yan Y, Wang Z, Wang X, et al. Branched chain fatty acids positional distribution in human milk fat and common human food fats and uptake in human intestinal cells [J]. J Funct Foods, 2017, 29: 172-177.

[165] Jie L, Qi C, Sun J, et al. The impact of lactation and gestational age on the composition of branched-chain fatty acids in human breast milk [J]. Food Funct, 2018, 9 (3): 1747-1754.

[166] Yan Y, Wang Z, Wang D, et al. BCFA-enriched vernix-monoacylglycerol reduces LPS-induced inflammatory markers in human enterocytes in vitro [J]. Pediatr Res, 2018, 83 (4): 874-879.

[167] Yan Y, Wang Z, Greenwald J, et al. BCFA suppresses LPS induced IL-8 mRNA expression in human intestinal epithelial cells [J]. Prostaglandins Leukot Essent Fatty Acids, 2017, 116: 27-31.

[168] Martinez M, Mougan I. Fatty acid composition of brain glycerophospholipids in peroxisomal disorders [J]. Lipids, 1999, 34 (7): 733-740.

[169] Babin F, Sarda P, Limasset B, et al. Nervonic acid in red blood cell sphingomyelin in premature infants: an index of myelin maturation? [J]. Lipids, 1993, 28 (7): 627-630.

[170] Martínez M, Mougan I. Fatty acid composition of human brain phospholipids during normal development [J]. J Neurochem, 1998, 71 (6): 2528-2533.

[171] Kihara A. Very long-chain fatty acids: elongation, physiology and related disorders [J]. J Biochem, 2012, 152 (5): 387-395.

[172] Forouhi NG, Koulman A, Sharp SJ, et al. Differences in the prospective association between individual plasma phospholipid saturated fatty acids and incident type 2 diabetes: the EPIC-InterAct case-cohort study [J]. Lancet Diabetes Endocrinol, 2014, 2 (10): 810-818.

[173] Fretts AM, Imamura F, Marklund M, et al. Associations of circulating very-long-chain saturated fatty acids and incident type 2 diabetes: a pooled analysis of prospective cohort studies [J]. Am J Clin Nutr, 2019, 109 (4): 1216-1223.

[174] Liu M, Zuo LS, Sun TY, et al. Circulating very-long-chain saturated fatty acids were inversely associated with cardiovascular health: a prospective cohort study and meta-analysis [J]. Nutrients, 2020, 12 (9).

[175] Malik VS, Chiuve SE, Campos H, et al. Circulating very-long-chain saturated fatty acids and incident coronary heart disease in us men and women [J]. Circulation, 2015, 132 (4): 260-268.

[176] Koldovský O. Hormonally active peptides in human milk [J]. Acta Paediatr Suppl, 1994, 402: 89-93.

[177] Badillo-Suárez PA, Rodríguez-Cruz M, Nieves-Morales X. Impact of Metabolic Hormones

Secreted in Human Breast Milk on Nutritional Programming in Childhood Obesity [J]. J Mammary Gland Biol Neoplasia, 2017, 22 (3): 171-191.

[178] Savino F, Liguori SA, Fissore MF, et al. Breast milk hormones and their protective effect on obesity [J]. Int J Pediatr Endocrinol, 2009, 2009: 327505.

[179] Ross MG, Desai M. Developmental programming of appetite/satiety [J]. Ann Nutr Metab, 2014, 64 (Suppl 1): S36-S44.

[180] Ortega-García JA, Kloosterman N, Alvarez L, et al. Full breastfeeding and obesity in Children: a prospective study from birth to 6 years [J]. Child Obes, 2018, 14 (5): 327-337.

[181] Gunderson EP, Greenspan LC, Faith MS, et al. Breastfeeding and growth during infancy among offspring of mothers with gestational diabetes mellitus: a prospective cohort study [J]. Pediatrc Obes, 2018, 13 (8): 492-504.

[182] Suwaydi MA, GridnevAZ, Perrella SL, et al. Human Milk Metabolic Hormones: Analytical Methods and Current Understanding [J]. Int J Mol Sci, 2021, 22 (16): 340-345.

[183] Smith-Kirwin SM, O'connor DM, De Johnston J, et al. Leptin expression in human mammary epithelial cells and breast milk [J]. JCEM, 1998, 83 (5): 1810-1813.

[184] Casabiell X, Piñeiro V, Tomé MA, et al. Presence of leptin in colostrum and/or breast milk from lactating mothers: a potential role in the regulation of neonatal food intake [J]. JCEM, 1997, 82 (12): 4270-4273.

[185] Oliver P, Picó C, De Matteis R, et al. Perinatal expression of leptin in rat stomach [J]. Dev Dyn, 2002, 223 (1): 148-154.

[186] Schwartz MW, Woods SC, Porte D, JR., et al. Central nervous system control of food intake [J]. Nature, 2000, 404 (6778): 661-671.

[187] Savino F, Liguori SA, Lupica MM. Adipokines in breast milk and preterm infants [J]. Ear Hum Dev, 2010, 86 (Suppl 1): S77-S80.

[188] Savino F, Costamagna M, Prino A, et al. Leptin levels in breast-fed and formula-fed infants [J]. Acta Paediatrica, 2002, 91 (9): 897-902.

[189] Martín-Romero C, Santos-Alvarez J, Goberna R, et al. Human leptin enhances activation and proliferation of human circulating T lymphocytes [J]. Cell Immunol, 2000, 199 (1): 15-24.

[190] Lord GM, Matarese G, Howard JK, et al. Leptin modulates the T-cell immune response and reverses starvation-induced immunosuppression [J]. Nature, 1998, 394 (6696): 897-901.

[191] 李旭东, 孙立江. 瘦素 (Leptin) 对小鼠细胞因子分泌及脾淋巴细胞增殖状况的影响 [J]. 实用新医学, 2007, 008 (4): 1764-1768.

[192] Çatlı G, Olgaç Dündar N, Dündar BN. Adipokines in breast milk: an update [J]. J Clin Res Pediatr Endocrinol, 2014, 6 (4): 192-201.

[193] Yu X, Rong SS, Sun X, et al. Associations of breast milk adiponectin, leptin, insulin and ghrelin with maternal characteristics and early infant growth: a longitudinal study [J]. Brit Journal, 2018, 120 (12): 1380-1387.

[194] 钱静, 井红, 冯冰, 等. 母乳食欲刺激素、脂联素、瘦素水平与婴儿超重的关系 [J]. 中国妇幼保健, 2017, 32 (07): 1492-1495.

[195] Fields DA, George B, Williams M, et al. Associations between human breast milk hormones and adipocytokines and infant growth and body composition in the first 6 months of life [J]. Pediator Obes, 2017, 12 Suppl 1 (Suppl 1): S78-S85.

[196] Cannon AM, Kakulas F, Hepworth AR, et al. The effects of leptin on breastfeeding behaviour [J]. Int J Environ Res Public Health, 2015, 12 (10): 12340-12355.

[197] Houseknecht KL, Mcguire MK, Portocarrero CP, et al. Leptin is present in human milk and is related to maternal plasma leptin concentration and adiposity [J]. Biochem Biophys Res Commun, 1997, 240 (3): 742-747.

[198] 贾晓明, 秦玉明, 喻文亮, 等. 母乳中瘦素含量及其对新生儿生长调节作用的研究 [J]. 新生儿科杂志, 2005, (05): 202-205.

[199] 余欣庭. 妊娠糖尿病母亲母乳中食欲刺激素、脂联素、瘦素、真胰岛素水平及其与母婴关系的研究 [D]. 北京: 北京协和医学院, 2011.

[200] Resto M, O'connor D, Leef K, et al. Leptin levels in preterm human breast milk and infant formula [J]. Pediatrics, 2001, 108 (1): E15.

[201] 韩露艳, 黎明, 余欣庭, 等. 早产母乳中脂联素、瘦素、真胰岛素和食欲刺激素水平测定及其与婴儿生长关系的研究 [J]. 中华儿科杂志, 2014, 52 (07): 510-515.

[202] Savino F, Fissore MF, Grassino EC, et al. Ghrelin, leptin and IGF-I levels in breast-fed and formula-fed infants in the first years of life [J]. Acta Paediatrica, 2005, 94 (5): 531-537.

[203] Miralles O, Sánchez J, Palou A, et al. A physiological role of breast milk leptin in body weight control in developing infants [J]. Obesity (Silver Spring), 2006, 14 (8): 1371-1377.

[204] Uçar B, Kirel B, Bör O, et al. Breast milk leptin concentrations in initial and terminal milk samples: relationships to maternal and infant plasma leptin concentrations, adiposity, serum glucose, insulin, lipid and lipoprotein levels [J]. J Pediatr Endocrinol Metab, 2000, 13 (2): 149-156.

[205] 黄丽丽，杨凡，熊菲. 母乳中瘦素、脂联素及胃饥饿素与纯母乳喂养婴儿生长的关系 [J]. 中国当代儿科杂志, 2018, 20 (02): 91-96.

[206] Dundar NO, Anal O, Dundar B, et al. Longitudinal investigation of the relationship between breast milk leptin levels and growth in breast-fed infants [J]. J Pediatr Endocrinol Metab, 2005, 18 (2): 181-187.

[207] Chan D, Goruk S, Becker AB, et al. Adiponectin, leptin and insulin in breast milk: associations with maternal characteristics and infant body composition in the first year of life [J]. Int J Obes (Lond), 2018, 42 (1): 36-43.

[208] Brunner S, Schmid D, Zang K, et al. Breast milk leptin and adiponectin in relation to infant body composition up to 2 years [J]. Pediatric Obes, 2015, 10 (1): 67-73.

[209] Savino F, Petrucci E, Nanni G. Adiponectin: an intriguing hormone for paediatricians [J]. Acta Paediatrica, 2008, 97 (6): 701-705.

[210] Lihn AS, Pedersen SB, Richelsen B. Adiponectin: action, regulation and association to insulin sensitivity [J]. Obes Rev, 2005, 6 (1): 13-21.

[211] 潘亚，刘昔荣，孙丽洲，等. 母乳中脂联素水平及其影响因素的研究 [J]. 中国儿童保健杂志, 2007, (01): 18-21.

[212] Galante L, Lagström H, Vickers MH, et al. Sexually Dimorphic Associations between Maternal Factors and Human Milk Hormonal Concentrations [J]. Nutrients, 2020, 12 (1): 110-113.

[213] Woo JG, Guerrero ML, Altaye M, et al. Human milk adiponectin is associated with infant growth in two independent cohorts [J]. ABM, 2009, 4 (2): 101-109.

[214] Anderson J, Mckinley K, Onugha J, et al. Lower levels of human milk adiponectin predict offspring weight for age: a study in a lean population of Filipinos [J]. Matern Child Nutr, 2016, 12 (4): 790-800.

[215] Kon IY, Shilina NM, Gmoshinskaya MV, et al. The study of breast milk IGF-1, leptin, ghrelin and adiponectin levels as possible reasons of high weight gain in breast-fed infants [J]. Ann Nutr Metab, 2014, 65 (4): 317-323.

[216] GRöNBERG M, TSOLAKIS A V, MAGNUSSON L, et al. Distribution of obestatin and ghrelin in human tissues: immunoreactive cells in the gastrointestinal tract, pancreas, and mammary glands [J]. J Histochem Cytochem, 2008, 56 (9): 793-801.

[217] Kojima M, Kangawa K. Ghrelin: structure and function [J]. Physiol Rev, 2005, 85 (2): 495-522.

[218] Bittar NM, Zulian JG, Ogias D, et al. Ghrelin and GHS-R in the rat gastric mucosa: Are they involved in regulation of growth during early weaning? [J]. Nutrition (Burbank, Los Angeles County, Calif), 2016, 32 (1): 101-107.

[219] Dezaki K, Damdindorj B, Sone H, et al. Ghrelin attenuates cAMP-PKA signaling to evoke insulinostatic cascade in islet β-cells [J]. Diabetes, 2011, 60 (9): 2315-2324.

[220] Aydin S, Aydin S, Ozkan Y, et al. Ghrelin is present in human colostrum, transitional and mature milk [J]. Peptides, 2006, 27 (4): 878-882.

[221] Savino F, Benetti S, Lupica MM, et al. Ghrelin and obestatin in infants, lactating mothers and breast milk [J]. Horm Res Paediatr, 2012, 78 (5-6): 297-303.

[222] Dündar NO, Dündar B, Cesur G, et al. Ghrelin and adiponectin levels in colostrum, cord blood and maternal serum [J]. Pediatr Int, 2010, 52 (4): 622-625.

[223] 谢盛慧. 母乳中生物活性成分食欲刺激素、脂联素、瘦素水平及喂养方式与母乳喂养婴儿超重的关系 [J]. 中国妇幼保健, 2018, 33 (22): 5159-5162.

[224] Shamir R, Shehadeh N, Rosenblat M, et al. Oral insulin supplementation attenuates atherosclerosis progression in apolipoprotein E-deficient mice [J]. Arterioscler Thromb Vasc Biol, 2003, 23 (1): 104-110.

[225] Malcova H，Sumnik Z，Drevinek P，et al. Absence of breast-feeding is associated with the risk of type 1 diabetes：a case-control study in a population with rapidly increasing incidence [J]. Eur J Pediatr，2006，165（2）：114-119.

[226] Shehadeh N，Wies R，Eishach O，et al. Influence of oral insulin supplementation on carbohydrate，lipid and protein metabolism in weaned Balb/c mice [J]. J Pediatr Endocrinol Metab，2003，16（3）：431-437.

[227] Whitmore TJ，Trengove NJ，Graham DF，et al. Analysis of insulin in human breast milk in mothers with type 1 and type 2 diabetes mellitus [J]. Int J Endocrinol，2012，2012：296368.

[228] 罗亚平，孙秀静，王丹华. 母乳中胰岛素水平及其影响因素 [J]. 中华围产医学杂志，2010，（05）：375-378.

[229] Fields DA，Demerath EW. Relationship of insulin，glucose，leptin，IL-6 and TNF-α in human breast milk with infant growth and body composition [J]. Pediatr Obes，2012，7（4）：304-312.

[230] 唐胜球，江青艳，张永亮，等. 脑肠肽 Obestalin 与 Ghrelin 的研究进展 [J]. 世界华人消化杂志，2007，（31）：3324-3331.

[231] Aydin S，Ozkan Y，Erman F，et al. Presence of obestatin in breast milk：relationship among obestatin，ghrelin，and leptin in lactating women [J]. Nutrition（Burbank，Los Angeles County，Calif），2008，24（7-8）：689-693.

[232] Steppan CM，Bailey ST，Bhat S，et al. The hormone resistin links obesity to diabetes [J]. Nature，2001，409（6818）：307-312.

[233] Yura S，Sagawa N，Itoh H，et al. Resistin is expressed in the human placenta [J]. The Journal of clinical endocrinology and metabolism，2003，88（3）：1394-1397.

[234] Ilcol YO，Hizli ZB，Eroz E. Resistin is present in human breast milk and it correlates with maternal hormonal status and serum level of C-reactive protein [J]. Clin Chem Lab Med，2008，46（1）：118-124.

[235] Savino F，Sorrenti M，Benetti S，et al. Resistin and leptin in breast milk and infants in early life [J]. Early Hum Dev，2012，88（10）：779-782.

[236] Tatemoto K，Hosoya M，Habata Y，et al. Isolation and characterization of a novel endogenous peptide ligand for the human APJ receptor [J]. Biochem Biophys Res Commun，1998，251（2）：471-476.

[237] Mesmin C，Fenaille F，Becher F，et al. Identification and characterization of apelin peptides in bovine colostrum and milk by liquid chromatography-mass spectrometry [J]. J Proteome Res，2011，10（11）：5222-5231.

[238] 李宁，吴明明. 妊娠期糖尿病患者母乳脂联素、Apelin 及婴儿血管内皮生长因子受体 -1 水平与儿童体质量的关系研究 [J]. 中国实用医刊，2016，43（21）：103-105.

[239] Aydin S. The presence of the peptides apelin，ghrelin and nesfatin-1 in the human breast milk，and the lowering of their levels in patients with gestational diabetes mellitus [J]. Peptides，2010，31（12）：2236-2240.

[240] Marousez L，Hanssens S，Butruille L，et al. Breast milk apelin level increases with maternal obesity and high-fat feeding during lactation [J]. Int J Obes（Lond），2021，45（5）：1052-1060.

[241] 王有礼，陶芳标，朱鹏，等. 不同分娩方式产妇产后血清催乳素水平、自评泌乳量及初乳中生长因子浓度 [J]. 中国妇幼保健，2010，25（10）：1411-1414.

[242] Mohsen AH，Sallam S，Ramzy MM，et al. Investigating the relationship between insulin-like growth factor-1（IGF-1）in diabetic mother's breast milk and the blood serum of their babies [J]. Electron Physician，2016，8（6）：2546-2550.

[243] Sahlberg BL，Axelson M. Identification and quantitation of free and conjugated steroids in milk from lactating women [J]. J Steroid Biochem，1986，25（3）：379-391.

[244] 曹宇彤，任皓威，刘宁. 超高效液相色谱 - 串联质谱分析人乳中的 3 种雌激素 [J]. 中国乳品工业，2016，44（09）：52-55.

[245] 姚晓芬，朱婧，杨月欣. 食品及母乳中雌性激素含量分析 [J]. 卫生研究，2011，40（06）：799-801.

[246] Grosvenor CE，Picciano MF，Baumrucker CR. Hormones and growth factors in milk [J]. Endocr Rev，1993，14（6）：710-728.

[247] Choi MH，Kim KR，Hong JK，et al. Determination of non-steroidal estrogens in breast milk，plasma，urine and hair by gas chromatography/mass spectrometry [J]. Rapid Commun Mass

Spectrom，2002，16（24）：2221-2228.

[248] Xu L，Zhang L，Zhang Y，et al. Qualitative and quantitative comparison of hormone contents between bovine and human colostrums [J]．Int Dairy J，2011，21（1）：54-57.

[249] Borgert CJ，Lakind JS，Witorsch RJ. A critical review of methods for comparing estrogenic activity of endogenous and exogenous chemicals in human milk and infant formula [J]．Environ Health Perspect，2003，111（8）：1020-1036.

[250] 曹宇彤．不同泌乳期中国汉族人乳类固醇组学分析 [D]．哈尔滨：东北农业大学，2016.

[251] Sullivan EC，Hinde K，Mendoza SP，et al. Cortisol concentrations in the milk of rhesus monkey mothers are associated with confident temperament in sons，but not daughters [J]．Dev Psychobiol，2011，53（1）：96-104.

[252] 徐丽．牛初乳中激素水平对大鼠生殖发育和激素受体表达的影响 [D]．哈尔滨：哈尔滨工业大学，2014.

[253] Van Der Voorn B，Martens F，Peppelman NS，et al. Determination of cortisol and cortisone in human mother's milk [J]．Clin Chim Acta，2015，444：154-155.

[254] Grey KR，Davis EP，Sandman CA，et al. Human milk cortisol is associated with infant temperament [J]．Psychoneuroendocrinology，2013，38（7）：1178-1185.

[255] Nolvi S，Uusitupa HM，Bridgett DJ，et al. Human milk cortisol concentration predicts experimentally induced infant fear reactivity：moderation by infant sex [J]．Dev Sci，2018，21（4）：e12625.

[256] Hahn-Holbrook J，Le TB，Chung A，et al. Cortisol in human milk predicts child BMI [J]．Obesity（Silver Spring），2016，24（12）：2471-2474.

[257] Van Der Voorn B，De Waard M，Van Goudoever JB，et al. Breast-milk cortisol and cortisone concentrations follow the diurnal rhythm of maternal hypothalamus-pituitary-adrenal axis activity [J]．J Nutr，2016，146（11）：2174-2179.

[258] Finken MJJ，Van Der Voorn B，Hollanders JJ，et al. Cortisol in human milk：The good，the bad，or the ugly? [J]．Obesity（Silver Spring），2017，25（7）：1153.

[259] Vass RA，Kiss G，Bell EF，et al. Thyroxine and thyroid-stimulating hormone in own mother's milk，donor milk，and infant formula [J]．Life（Basel），2022，12（4）．

[260] 张佩斌，陈荣华．母乳中甲状腺激素含量测定及其意义的初步探讨 [J]．中华儿童保健，1993，（02）：88-91.

[261] 张茜，连小兰，柴晓峰，等．甲状腺疾病患者乳汁与血清中甲状腺激素水平的关系 [J]．中国医学科学院学报，2013，35（04）：427-431.

[262] 张可满，马泰，施克珠，等．缺碘与非缺碘地区母乳中碘甲状腺激素含量的比较研究 [J]．中国地方病学杂志，1993，（02）：32-34，66.

[263] Arver S，Bucht E，Sjöberg HE. Calcitonin-like immunoreactivity in human milk，longitudinal alterations and divalent cations [J]．Acta Physiol Scand，1984，122（4）：461-464.

[264] Budayr AA，Halloran BP，King JC，et al. High levels of a parathyroid hormone-like protein in milk [J]．Proc Natl Acad Sci USA，1989，86（18）：7183-7185.

[265] 李伟明，肖昕，熊爱华，等．人奶、牛奶和新生儿配方奶中表皮生长因子含量 [J]．中国病理生理杂志，2001，（09）：93-95.

[266] 孙晓勉，王维清，刘黎明，等．乳母乳汁生长因子变化 [J]．中国临床营养杂志，2006，（06）：382-384.

[267] Gila-Diaz A，Arribas SM，Algara A，et al. A Review of Bioactive Factors in Human Breastmilk：A Focus on Prematurity [J]．Nutrients，2019，11（6）：1307.

[268] 杨梦庚，邱学华，黄裕新，许才绂，彭家俊，王庆利，汪庆富，张明岚．母乳中胃动素和胃泌素浓度的测定 [J]．中华妇产科杂志，1994，（03）：133-134，88.

[269] 路明，姚福宝，郭爱华，等．乳汁中胃动素和胃泌素含量的测定 [J]．中华儿科杂志，1995，（04）：256.

[270] 刘晓莹，孙建华，李菁，等．母乳喂养对早产新生儿血胃肠激素水平的影响 [J]．中国妇幼健康研究，2013，24（1）：7-9.

[271] 刘诗芳，赵怡然，吴丙美，等．喂养方式对极低出生体重儿免疫功能、胃肠激素水平的影响 [J]．中国妇幼健康研究，2021，32（05）：673-676.

[272] 黄智勇，王强，吕深，等．母乳中部分胃肠激素对新生儿早发型母乳性黄疸的影响 [J]．医学理论与实践，2006，（06）：644-645.

[273] Goldstein A，Armony-Sivan R，Rozin A，et al. Somatostatin levels during infancy，pregnancy，

and lactation: a review [J]. Peptides, 1995, 16 (7): 1321-1326.

[274] 黄萍, 吴伟, 吴圣楣, 等. 母乳中生长抑素的测定及其意义的探讨 [J]. 临床儿科杂志, 2000, (01): 41-43.

[275] Song BJ, Jouni ZE, Ferruzzi MG. Assessment of phytochemical content in human milk during different stages of lactation [J]. Nutrition (Burbank, Los Angeles County, Calif), 2013, 29 (1): 195-202.

[276] 孙长颢. 营养与食品卫生学 [M]. 6 版. 北京: 人民卫生出版社, 2012.

[277] Tsopmo A. Phytochemicals in human milk and their potential antioxidative protection [J]. Antioxidants (Basel), 2018, 7 (2): 188-192.

[278] Mezzomo NF, Ferreira SRS. Carotenoids functionality, sources, and processing by supercritical technology: a review [J]. J Chem, 2016, 2016: 1-16.

[279] Andreas NJ, Kampmann B, Mehring Le-Doare K. Human breast milk: A review on its composition and bioactivity [J]. Early Hum Dev, 2015, 91 (11): 629-635.

[280] Rice-Evans CA, Miller NJ, Paganga G. Structure-antioxidant activity relationships of flavonoids and phenolic acids [J]. Free Radic Biol Med, 1996, 20 (7): 933-956.

[281] Xu X, Zhao X, Berde Y, et al. Milk and plasma lutein and zeaxanthin concentrations in chinese breast-feeding mother-infant dyads with healthy maternal fruit and vegetable intake [J]. J Am Coll Nutr, 2019, 38 (2): 179-184.

[282] Canfield LM, Clandinin MT, Davies DP, et al. Multinational study of major breast milk carotenoids of healthy mothers [J]. Eur J Nutr, 2003, 42 (3): 133-141.

[283] Lipkie TE, Morrow AL, Jouni ZE, et al. Longitudinal survey of carotenoids in human milk from urban cohorts in China, Mexico, and the USA [J]. PloS One, 2015, 10 (6): e0127729.

[284] Xue Y, Campos-Giménez E, Redeuil KM, et al. Concentrations of carotenoids and tocopherols in breast milk from urban chinese mothers and their associations with maternal characteristics: a cross-sectional study [J]. Nutrients, 2017, 9 (11): 1229.

[285] Mcmanaman JL, Reyland ME, Thrower EC. Secretion and fluid transport mechanisms in the mammary gland: comparisons with the exocrine pancreas and the salivary gland [J]. J Mammary Gland Biol Neoplasia, 2006, 11 (3-4): 249-268.

[286] Jackson JG, Lien EL, White SJ, et al. Major carotenoids in mature human milk: longitudinal and diurnal patterns [J]. JNB Medline, 1998, 9 (1): 2-7.

[287] Franke AA, Custer LJ, Tanaka Y. Isoflavones in human breast milk and other biological fluids [J]. Am J Clin Nutr, 1998, 68 (6 Suppl): S1466-S1473.

[288] Franke AA, Halm BM, Custer LJ, et al. Isoflavones in breastfed infants after mothers consume soy [J]. Am J Clin Nutr, 2006, 84 (2): 406-413.

[289] Khymenets O, Rabassa M, Rodríguez-Palmero M, et al. Dietary epicatechin is available to breastfed infants through human breast milk in the form of host and microbial metabolites [J]. J Agric Food Chem, 2016, 64 (26): 5354-5360.

[290] Krinsky NI, Johnson EJ. Carotenoid actions and their relation to health and disease [J]. Mol Aspects Med, 2005, 26 (6): 459-516.

[291] Haftel L, Berkovich Z, Reifen R. Elevated milk β-carotene and lycopene after carrot and tomato paste supplementation [J]. Nutrition (Burbank, Los Angeles County, Calif), 2015, 31 (3): 443-445.

[292] Scheffler L, Sauermann Y, Zeh G, et al. Detection of volatile metabolites of garlic in human breast milk [J]. Metabolites, 2016, 6 (2): 383-384.

[293] Aresta A, Palmisano F, Zambonin CG. Simultaneous determination of caffeine, theobromine, theophylline, paraxanthine and nicotine in human milk by liquid chromatography with diode array UV detection [J]. Food Chem, 2005, 93 (1): 177-181.

[294] Silberstein T, Hamou B, Cervil S, et al. Colostrum of preeclamptic women has a high level of polyphenols and better resistance to oxidative stress in comparison to that of healthy women [J]. Oxid Med Cell Longev, 2019: 1380605.

[295] Redeuil K, Lévêques A, Oberson JM, et al. Vitamins and carotenoids in human milk delivering preterm and term infants: Implications for preterm nutrient requirements and human milk fortification strategies [J]. Clin Nutr, 2021, 40 (1): 222-228.

[296] Panagos PG, Vishwanathan R, Penfield-Cyr A, et al. Breastmilk from obese mothers has pro-inflammatory properties and decreased neuroprotective factors [J]. J Perinatol, 2016, 36 (4):

284-290.

[297] Zielinska MA, Hamulka J, Grabowicz-Chądrzyńska I, et al. Association between breastmilk lc pufa, carotenoids and psychomotor development of exclusively breastfed infants [J]. Int J Environ Res Public Health, 2019, 16 (7): 1144.

[298] Cramer DW, Kuper H, Harlow BL, et al. Carotenoids, antioxidants and ovarian cancer risk in pre- and postmenopausal women [J]. Int J Cancer, 2001, 94 (1): 128-134.

[299] Handelman GJ. The evolving role of carotenoids in human biochemistry [J]. Nutrition (Burbank, Los Angeles County, Calif), 2001, 17 (10): 818-822.

[300] Jacques PF. The potential preventive effects of vitamins for cataract and age-related macular degeneration [J]. Int J Vitam Nutr Res, 1999, 69 (3): 198-205.

[301] Kim YK, Wassef L, Chung S, et al. β-Carotene and its cleavage enzyme β-carotene-15, 15' -oxygenase (CMOI) affect retinoid metabolism in developing tissues [J]. Faseb J,2011,25 (5): 1641-1652.

[302] Henriksen BS, Chan G, Hoffman RO, et al. Interrelationships between maternal carotenoid status and newborn infant macular pigment optical density and carotenoid status [J]. Invest Ophthalmol Vis Sci, 2013, 54 (8): 5568-5578.

[303] Barker FM, Snodderly DM, Johnson EJ, et al. Nutritional manipulation of primate retinas, V: effects of lutein, zeaxanthin, and n-3 fatty acids on retinal sensitivity to blue-light-induced damage [J]. Invest Ophthalmol Vis Sci, 2011, 52 (7): 3934-3942.

[304] Bernstein PS, Sharifzadeh M, Liu A, et al. Blue-light reflectance imaging of macular pigment in infants and children [J]. Invest Ophthalmol Vis Sci, 2013, 54 (6): 4034-4040.

[305] Lopes. LMP, Chaves. JO, Cunha. LRD, et al. Hygienic-sanitary quality and effect of freezing time and temperature on total antioxidant capacity of human milk [J]. Brazilian Journal of Food Technology, 2020, 23 (5): 36-47.

[306] Miyazawa T, Nakagawa K, Kimura F, et al. Chlorella is an effective dietary source of lutein for human erythrocytes [J]. J Oleo Sci, 2013, 62 (10): 773-779.

[307] Perrone S, Longini M, Marzocchi B, et al. Effects of lutein on oxidative stress in the term newborn: a pilot study [J]. Neonatology, 2010, 97 (1): 36-40.

[308] Rubin LP, Chan GM, Barrett-Reis BM, et al. Effect of carotenoid supplementation on plasma carotenoids, inflammation and visual development in preterm infants [J]. J Perinatol, 2012, 32 (6): 418-424.

[309] Sroka Z, Cisowski W. Hydrogen peroxide scavenging, antioxidant and anti-radical activity of some phenolic acids [J]. Food Chem Toxicol, 2003, 41 (6): 753-758.

[310] Khurana S, Venkataraman K, Hollingsworth A, et al. Polyphenols: benefits to the cardiovascular system in health and in aging [J]. Nutrients, 2013, 5 (10): 3779-3827.

[311] Wang S, Moustaid-Moussa N, Chen L, et al. Novel insights of dietary polyphenols and obesity [J]. J Nutr Biochem, 2014, 25 (1): 1-18.

[312] Xiao JB, Högger P. Dietary polyphenols and type 2 diabetes: current insights and future perspectives [J]. Curr Med Chem, 2015, 22 (1): 23-38.

[313] Cory H, Passarelli S, Szeto J, et al. The role of polyphenols in human health and food systems: a mini-review [J]. Front Nutr, 2018, 5: 87.

[314] Hurrell R, Egli I. Iron bioavailability and dietary reference values [J]. Am J Clin Nutr, 2010, 91 (5): 1461s-1467s.

[315] Nguyen RH, Umbach DM, Parad RB, et al. US assessment of estrogen-responsive organ growth among healthy term infants: piloting methods for assessing estrogenic activity [J]. Pediatr Radiol, 2011, 41 (5): 633-642.

[316] Town C. Functional Genomics [M]. Dordrecht: Springer Netherlands, 2002.

[317] Wishart DS. Metabolomics for Investigating physiological and pathophysiological processes [J]. Physiol Rev, 2019, 99 (4): 1819-1875.

[318] Kanehisa M, Goto S. Kegg: Kyoto encyclopedia of genes and genomes [J]. Nucleic Acids Res, 2000, 28 (1): 27-30.

[319] Kanehisa M, Araki M, Goto S, et al. KEGG for linking genomes to life and the environment [J]. Nucleic Acids Res, 2008, 36 (Database issue): D480-D484.

[320] Pertea M, Salzberg SL. Between a chicken and a grape: estimating the number of human genes [J]. Genome Biol, 2010, 11 (5): 206.

[321] Ponomarenko EA, Poverennaya EV, Ilgisonis EV, et al. The size of the human proteome: the width and depth [J]. Int J Anal Chem, 2016: 7436849.

[322] Dettmer K, Aronov PA, Hammock BD. Mass spectrometry-based metabolomics [J]. Mass Spectrom Rev, 2007, 26 (1): 51-78.

[323] Dunn WB, Bailey NJ, Johnson HE. Measuring the metabolome: current analytical technologies [J]. Analyst, 2005, 130 (5): 606-625.

[324] Ten-Doménech I, Ramos-Garcia V, Piñeiro-Ramos JD, et al. Current practice in untargeted human milk metabolomics [J]. Metabolites, 2020, 10 (2): 43.

[325] Andreas NJ, Hyde MJ, Gomez-Romero M, et al. Multiplatform characterization of dynamic changes in breast milk during lactation [J]. Electrophoresis, 2015, 36 (18): 2269-2285.

[326] Marincola FC, Noto A, Caboni P, et al. A metabolomic study of preterm human and formula milk by high resolution NMR and GC/MS analysis: preliminary results [J]. J Matern-Fetal Neo M, 2012, 25 (Suppl 5): S62-S67.

[327] Nolan LS, Lewis AN, Gong Q, et al. Untargeted metabolomic analysis of human milk from mothers of preterm infants [J]. Nutrients, 2021, 13 (10): 5-10.

[328] Perrone S, Longini M, Zollino I, et al. Breast milk: to each his own. From metabolomic study, evidence of personalized nutrition in preterm infants [J]. Nutrition (Burbank, Los Angeles County, Calif), 2019, 62: 158-161.

[329] Sundekilde UK, Downey E, O'mahony JA, et al. The effect of gestational and lactational age on the human milk metabolome [J]. Nutrients, 2016, 8 (5): 304.

[330] Saben JL, Sims CR, Piccolo BD, et al. Maternal adiposity alters the human milk metabolome: associations between nonglucose monosaccharides and infant adiposity [J]. Am J Clin Nutr, 2020, 112 (5): 1228-1239.

[331] Isganaitis E, Venditti S, Matthews TJ, et al. Maternal obesity and the human milk metabolome: associations with infant body composition and postnatal weight gain [J]. Am J Clin Nutr, 2019, 110 (1): 111-120.

[332] Bardanzellu F, Puddu M, Peroni DG, et al. The human breast milk metabolome in overweight and obese mothers [J]. Front Immunol, 2020, 11: 1533.

[333] Zhang W, Li K, Zheng C, et al. Human milk metabolomics are related to maternal adiposity, infant growth rate and allergies: the chinese human milk project [J]. Nutrients, 2022, 14 (10): 2097.

[334] Worthmann A, John C, Rühlemann MC, et al. Cold-induced conversion of cholesterol to bile acids in mice shapes the gut microbiome and promotes adaptive thermogenesis [J]. Nat Med, 2017, 23 (7): 839-849.

[335] Lynes MD, Leiria LO, Lundh M, et al. The cold-induced lipokine 12, 13-diHOME promotes fatty acid transport into brown adipose tissue [J]. Nat Med, 2017, 23 (5): 631-637.

[336] Leiria LO, Wang CH, Lynes MD, et al. 12-Lipoxygenase regulates cold adaptation and glucose metabolism by producing the omega-3 lipid 12-hepe from brown fat [J]. Cell Metab, 2019, 30 (4): 768-783.

[337] Wu J, Gouveia-Figueira S, Domellöf M, et al. Oxylipins, endocannabinoids, and related compounds in human milk: levels and effects of storage conditions [J]. Prostaglandins Other Lipid Mediat, 2016, 122: 28-36.

[338] Wolfs D, Lynes MD, Tseng YH, et al. Brown fat-activating lipokine 12, 13-dihome in human milk is associated with infant adiposity [J]. J Clin Endocrinol Metab, 2021, 106 (2): e943-e956.

[339] Li M, Chen J, Shen X, et al. Metabolomics-based comparative study of breast colostrum and mature breast milk [J]. Food Chem, 2022, 384: 132491.

[340] Li K, Jiang J, Xiao H, et al. Changes in the metabolite profile of breast milk over lactation stages and their relationship with dietary intake in Chinese women: HPLC-QTOFMS based metabolomic analysis [J]. Food Funct, 2018, 9 (10): 5189-5197.

[341] Villaseñor A, Garcia-Perez I, Garcia A, et al. Breast milk metabolome characterization in a single-phase extraction, multiplatform analytical approach [J]. Anal Chem, 2014, 86 (16): 8245-8252.

[342] Garwolińska D, Hewelt-Belka W, Kot-Wasik A, et al. Nuclear magnetic resonance metabolomics reveals qualitative and quantitative differences in the composition of human breast milk and milk

formulas [J]. Nutrients, 2020, 12 (4): 68-70.

[343] Alexandre-Gouabau MC, Moyon T, David-Sochard A, et al. comprehensive preterm breast milk metabotype associated with optimal infant early growth pattern [J]. Nutrients, 2019, 11 (3): 528.

[344] Briana DD, Fotakis C, Kontogeorgou A, et al. Early human-milk metabolome in cases of intrauterine growth-restricted and macrosomic infants [J]. JPEN J Parenter Enteral Nutr, 2020, 44 (8): 1510-1518.

[345] Nielsen J. Systems biology of metabolism [J]. Annu Rev Biochem, 2017, 86: 245-275.

[346] Kitano H. Computational systems biology [J]. Nature, 2002, 420 (6912): 206-210.

[347] Christian P, Smith ER, Lee SE, et al. The need to study human milk as a biological system [J]. Am J Clin Nutr, 2021, 113 (5): 1063-1072.

[348] Jiang S, Pan J, Li Y, et al. Comprehensive human milk patterns are related to infant growth and allergy in the CHMP study [J]. Mol Nutr Food Res, 2021, 65 (17): e2100011.

[349] Dekker PM, Boeren S, Van Goudoever JB, et al. Exploring human milk dynamics: interindividual variation in milk proteome, peptidome, and metabolome [J]. J Proteome Res, 2022, 21 (4): 1002-1016.

[350] Bode L, Raman AS, Murch SH, et al. Understanding the mother-breastmilk-infant "triad" [J]. Science, 2020, 367 (6482): 1070-1072.

[351] Macfarlane A. Olfaction in the development of social preferences in the human neonate [J]. CIBA Foundation Symposium, 1975, (33): 103-117.

[352] Marlier L, Schaal B, Soussignan R. Neonatal responsiveness to the odor of amniotic and lacteal fluids: A test of perinatal chemosensory continuity [J]. CD, 1998, 69 (3): 611-623.

[353] Raimbault C, Saliba E, Porter RH. The effect of the odour of mother's milk on breastfeeding behaviour of premature neonates [J]. Acta Paediatrica, 2007, 96 (3): 368-371.

[354] Mizuno K, Ueda A. Antenatal olfactory learning influences infant feeding [J]. Early Hum Dev, 2004, 76 (2): 83-90.

[355] Johnson P, Salisbury DM. Breathing and sucking during feeding in the newborn [J]. CIBA Foundation Symposium, 1975, (33): 119-135.

[356] Mathew OP, Bhatia J. Sucking and breathing patterns during breast- and bottle-feeding in term neonates: effects of nutrient delivery and composition [J]. Am J Dis Chil, 1989, 143 (5): 588-592.

[357] Mizuno K, Ueda A, Takeuchi T. Effects of different fluids on the relationship between swallowing and breathing during nutritive sucking in neonates [J]. Biol Neonate, 2002, 81 (1): 45-50.

[358] Baudesson de Chanville A, Brevaut-Malaty V, Garbi A, et al. Analgesic effect of maternal human milk odor on premature neonates: a randomized controlled trial [J]. J HL, 2017, 33 (2): 300-308.

[359] Nishitani S, Miyamura T, Tagawa M, et al. The calming effect of a maternal breast milk odor on the human newborn infant [J]. Neurosci Res, 2009, 63 (1): 66-71.

[360] Neshat H, Jebreili M, Seyyedrasouli A, et al. Effects of breast milk and vanilla odors on premature neonate's heart rate and blood oxygen saturation during and after venipuncture [J]. Neurosci Res, 2016, 57 (3): 225-231.

[361] Mellier D, Bezard S, Caston J. Etudes exploratoires des relations intersensorielles olfaction-douleur [J]. Enfance, 1997, 1: 98-111.

[362] Mennella JA. Ontogeny of taste preferences: basic biology and implications for health1-5 [J]. Am J Clin Nutr, 2014, 99 (3): S704-S711.

[363] Rassin DK, Sturman JA, Gaull GE. Taurine and other free amino acids in milk of man and other mammals [J]. Early Hum Dev, 1978, 2 (1): 1-13.

[364] Agostoni C, Carratu B, Boniglia C, et al. Free amino acid content in standard infant formulas: comparison with human milk [J]. J Am Coll Nutr, 2000, 19 (4): 434-438.

[365] Ninomiya K. Natural occurrence [J]. Food Rev Int, 1998, 14 (2-3): 177-211.

[366] Forestell CA, Mennella JA. Early determinants of fruit and vegetable acceptance [J]. Pediatrics, 2007, 120 (6): 1247-1254.

[367] Maier A, Chabanet C, Schaal B, et al. Food-related sensory experience from birth through weaning: contrasted patterns in two nearby European regions [J]. Appetite, 2007, 49 (2): 429-440.

[368] Maier AS, Chabanet C, Schaal B, et al. Breastfeeding and experience with variety early in weaning increase infants' acceptance of new foods for up to two months [J]. Clin Nutr, 2008, 27 (6): 849-857.

[369] Spitzer J, Klos K, Buettner A. Monitoring aroma changes during human milk storage at+4°C by sensory and quantification experiments [J]. Clin Nutr, 2013, 32 (6): 1036-1042.

[370] Spitzer J, Buettner A. Characterization of aroma changes in human milk during storage at −19°C [J]. Food Chem, 2010, 120 (1): 240-246.

[371] Spitzer J, Doucet S, Buettner A. The influence of storage conditions on flavour changes in human milk [J]. Food Qual Prefer, 2010, 21 (8): 998-1007.

[372] Zhang H, Zhang Y, Wang L, et al. Detection of odor difference between human milk and infant formula by sensory-directed analysis [J]. Food Chem, 2022, 382: 132348.

[373] Bingham PM, Stevens-Tuttle D, Lavin E, et al. Odorants in breast milk [J]. Arch Pediatr Adolesc Med, 2003, 157 (10): 1031.

[374] Buettner A. A selective and sensitive approach to characterize odour-active and volatile constituents in small-scale human milk samples [J]. Flavour Frag J, 2007, 22 (6): 465-473.

[375] Spitzer J. Aromaveränderung von muttermilch während der lagerung [Doctoral Thesis] [J]. 2013.

[376] Spitzer J, Buettner A. Aromastabilität von muttermilch während der lagerung bei −20 ℃: Aktuelle Wochenschau GDCh [M]. German Chemical Society, 2009.

[377] Loos H. Ethological and aroma-analytical investigations on human milk odour [Doctoral Thesis] [J]. 2015.

[378] Hartmann C, Mayenzet F, Larcinese JP, et al. Development of an analytical approach for identification and quantification of 5-alpha-androst-16-en-3-one in human milk [J]. Steroids, 2013, 78 (2): 156-160.

[379] Ballard O, Morrow A L. Human milk composition: nutrients and bioactive factors [J]. Pediatr Clin North Am, 2013, 60 (1): 49-74.

[380] Schaal B, Doucet S, Soussignan R, et al. The human breast as a scent organ: Exocrine structures, secretions, volatile components, and possible functions in breastfeeding interactions [J]. Chemical Signals in Vertebrates, 2008, 11: 325-335.

[381] Weibchen G. Identifizierung und synthese flüchtiger verbindungen aus vertebraten [D]. Hamburg, Germany: University of Hambnrg, 2010.

[382] Rietdorf M. Identifizierung und Synthese flüchtiger Substanzen aus Säugetieren [D]. Hamburg, Germany: University of Hambnrg, 2002.

[383] Hartmann C, Doucet S, Niclass Y, et al. Human sweat odour conjugates in human milk, colostrum and amniotic fluid [J]. Food Chem, 2012, 135 (1): 228-233.

[384] Mennella JA, Beauchamp GK. The transfer of alcohol to human milk: Effects on Flavor and the Infant's Behavior [J]. NEJM, 1991, 325 (14): 981-985.

[385] Mennella JA, Beauchamp GK. Maternal diet alters the sensory qualities of human milk and the nursling's behavior [J]. Pediatrics, 1991, 88 (4): 737-744.

[386] Mennella JA, Beauchamp GK. Experience with a flavor in mother's milk modifies the infant's acceptance of flavored cereal [J]. Dev Psychobiol, 1999, 35 (3): 197-203.

[387] Mennella JA, Beauchamp GK. Smoking and the flavor of breast milk [J]. N Engl J Med, 1998, 339 (21): 1559-1560.

[388] Scheffler L, Sharapa C, Amar T, et al. Identification and Quantification of Volatile Ramson-Derived Metabolites in Humans [J]. Front Chem, 2018, 6: 163-167.

[389] Hausner H, Bredie WLP, Mølgaard C, et al. Differential transfer of dietary flavour compounds into human breast milk [J]. Physiol Behav, 2008, 95 (1-2): 118-124.

[390] Kirsch F, Beauchamp J, Buettner A. Time-dependent aroma changes in breast milk after oral intake of a pharmacological preparation containing 1, 8-cineole [J]. Clin Nutr, 2012, 31 (5): 682-692.

[391] Kirsch F, Buettner A. Odor qualities and thresholds of physiological metabolites of 1, 8-cineole as an example for structure-activity relationships considering chirality aspects [J]. Chem Biodivers, 2013, 10 (9): 1683-1695.

[392] Sandgruber S, Much D, Amann-Gassner U, et al. Sensory and molecular characterisation of human milk odour profiles after maternal fish oil supplementation during pregnancy and breastfeeding [J]. Food Chem, 2011, 128 (2): 485-494.

[393] Denzer MY, Kirsch F, Buettner A. Are odorant constituents of herbal tea transferred into human milk? [J]. J Agr Food Chem, 2015, 63 (1): 104-111.

[394] Hausner H, Bredie WL, Molgaard C, et al. Differential transfer of dietary flavour compounds into human breast milk [J]. Physiol Behav, 2008, 95 (1-2): 118-124.

[395] Hausner H, Philipsen M, Skov TH, et al. Characterization of the volatile composition and variations between infant formulas and mother's milk [J]. Chemosens Percept, 2009, 2 (2): 79-93.

[396] Jager W, Mayer M, Reznicek G, et al. Percutaneous absorption of the montoterperne carvone: implication of stereoselective metabolism on blood levels [J]. J Pharm Pharmacol, 2001, 53 (5): 637-642.

[397] Spitzer J, Buettner A. Monitoring aroma changes during human milk storage at −19℃ by quantification experiments [J]. Food Res Int, 2013, 51 (1): 250-256.

[398] Sandgruber S, Much D, Amann-Gassner U, et al. Sensory and molecular characterisation of the protective effect of storage at −80℃ on the odour profiles of human milk [J]. Food Chem, 2012, 130 (2): 236-242.

[399] Goran MI, Martin AA, Alderete TL, et al. Fructose in breast milk is positively associated with infant body composition at 6 months of age [J]. Nutrients, 2017, 9 (2): 33-36.

[400] Guichard E, Salles C, Morzel M, et al. Flavour: From Food to Perception [M]. New Jersey: Wiley-Blackwell, 2016.

[401] Shian Y. Human milk compositions - forms, contents, functions and analytical methods [M]. 2nd ed. Beijing: Chemical Industry Press, 2021.

[402] Anderson PO. How sweet it is: sweeteners in breast milk [J]. Breastfeed Med, 2019, 14 (1): 14-16.

[403] Sylvetsky AC, Gardner AL, Bauman V, et al. Nonnutritive sweeteners in breast milk [J]. J Toxicol Environ Health A, 2015, 78 (16): 1029-1032.

[404] Yoshida M, Shinohara H, Sugiyama T, et al. Taste of milk from inflamed breasts of breastfeeding mothers with mastitis evaluated using a taste sensor [J]. Breastfeed Med, 2014, 9 (2): 92-97.

[405] Stinson LF, Gay MCL, Koleva PT, et al. Human milk from atopic mothers has lower levels of short chain fatty acids [J]. Front Immunol, 2020, 11: 1427.

[406] Prentice PM, Schoemaker MH, Vervoort J, et al. Human milk short-chain fatty acid composition is associated with adiposity outcomes in infants [J]. J Nutr, 2019, 149 (5): 716-722.

[407] Ghoshal B, Lahiri S, Kar K, et al. Changes in biochemical contents of expressed breast milk on refrigerator storage [J]. Indian Pediatr, 2012, 49 (10): 836-837.

[408] Schmidt CV, Olsen K, Mouritsen OG. Umami synergy as the scientific principle behind taste-pairing champagne and oysters [J]. Sci Rep, 2020, 10 (1): 20077.

[409] Li H, Liu F. The chemistry of sour taste and the strategy to reduce the sour taste of beer [J]. Food Chem, 2015, 185: 200-204.

[410] Yuhas R, Pramuk K, LIEN E L. Human milk fatty acid composition from nine countries varies most in DHA [J]. Lipids, 2006, 41 (9): 851-858.

[411] 梁春艳, 邢海洲. 外泌体的形成、功能及应用研究进展 [J]. 新乡医学院学报, 2021, 38 (01): 85-90, 6.

[412] Kalluri R, Lebleu VS. The biology, function, and biomedical applications of exosomes [J]. Science, 2020, 367 (6478): 11255-11257.

[413] Zempleni J, Aguilar-Lozano A, Sadri M, et al. Biological activities of extracellular vesicles and their cargos from bovine and human milk in humans and implications for infants [J]. J Nutr, 2017, 147 (1): 3-10.

[414] 王子明, 王华. 外泌体在肝脏损伤中的研究进展 [J]. 中国药理学通报, 2022, 38 (02): 161-164.

[415] Elsherbini A, Bieberich E. Ceramide and exosomes: a novel target in cancer biology and therapy [J]. Adv Cancer Res, 2018, 140: 121-154.

[416] 卫真真, 季青, 朱惠蓉. 肿瘤微环境中不同细胞来源外泌体对肿瘤耐药的影响及中医药干预研究 [J]. 上海中医药大学学报, 2022, 36 (02): 1-8.

[417] Yang D, Zhang W, Zhang H, et al. Progress, opportunity, and perspective on exosome isolation-efforts for efficient exosome-based theranostics [J]. Theranostics, 2020, 10 (8): 3684-3707.

[418] Théry C, Witwer KW, Aikawa E, et al. Minimal information for studies of extracellular vesicles 2018（MISEV2018）：a position statement of the International Society for Extracellular Vesicles and update of the MISEV2014 guidelines [J]. J Extracell Vesicles, 2018, 7（1）: 1535750.

[419] Foster BP, Balassa T, Benen TD, et al. Extracellular vesicles in blood, milk and body fluids of the female and male urogenital tract and with special regard to reproduction [J]. Crit Rev Clin Lab Sci, 2016, 53（6）: 379-395.

[420] Liao Y, Du X, Li J, et al. Human milk exosomes and their microRNAs survive digestion in vitro and are taken up by human intestinal cells [J]. Mol Nutr Food Res, 2017, 61（11）: 1700082.

[421] O'reilly D, Dorodnykh D, Avdeenko NV, et al. Perspective: the role of human breast-milk extracellular vesicles in child health and disease [J]. Adv Nutr, 2021, 12（1）: 59-70.

[422] Melnik BC, Stremmel W, Weiskirchen R, et al. Exosome-derived micrornas of human milk and their effects on infant health and development [J]. Biomolecules, 2021, 11（6）: 851.

[423] Lönnerdal B. Human milk microRNAs/exosomes: composition and biological effects [J]. Nestle Nutr Inst Workshop Ser, 2019, 90: 83-92.

[424] Zhou Y, Yu Z, Wang X, et al. Exosomal circRNAs contribute to intestinal development via the VEGF signalling pathway in human term and preterm colostrum [J]. Aging (Albany NY), 2021, 13（8）: 11218-11233.

[425] Guo MM, Zhang K, Zhang JH. Human breast milk-derived exosomal mir-148a-3p protects against necrotizing enterocolitis by regulating p53 and sirtuin 1 [J]. Inflammation, 2022, 45（3）: 1254-1268.

[426] Kahn S, Liao Y, Du X, et al. Exosomal micrornas in milk from mothers delivering preterm infants survive in vitro digestion and are taken up by human intestinal cells [J]. Mol Nutr Food Res, 2018, 62（11）: e1701050.

[427] Carney MC, Tarasiuk A, Diangelo SL, et al. Metabolism-related microRNAs in maternal breast milk are influenced by premature delivery [J]. Pediatr Res, 2017, 82（2）: 226-236.

[428] Torregrosa Paredes P, Gutzeit C, Johansson S, et al. Differences in exosome populations in human breast milk in relation to allergic sensitization and lifestyle [J]. Allergy, 2014, 69（4）: 463-471.

[429] Xi Y, Jiang X, Li R, et al. The levels of human milk microRNAs and their association with maternal weight characteristics [J]. EJCN, 2016, 70（4）: 445-449.

[430] Mirza AH, Kaur S, Nielsen LB, et al. Breast milk-derived extracellular vesicles enriched in exosomes from mothers with type 1 diabetes contain aberrant levels of microRNAs [J]. Front Immunol, 2019, 10: 2543.

[431] Shah KB, Fields DA, Pezant NP, et al. Gestational diabetes mellitus is associated with altered abundance of exosomal microRNAs in human milk [J]. Clin Ther, 2022, 44（2）: 172-185.

[432] Heikkilä MP, Saris PE. Inhibition of Staphylococcus aureus by the commensal bacteria of human milk [J]. J Appl Microbiol, 2003, 95（3）: 471-478.

[433] Martín R, Langa S, Reviriego C, et al. Human milk is a source of lactic acid bacteria for the infant gut [J]. J Pediatr, 2003, 143（6）: 754-758.

[434] Murphy K, Curley D, O'callaghan TF, et al. The composition of human milk and infant faecal microbiota over the first three months of life: a pilot study [J]. Sci Rep, 2017, 7: 40597.

[435] Ojo-Okunola A, Nicol M, Du Toit E. Human breast milk bacteriome in health and disease [J]. Nutrients, 2018, 10（11）: 251-256.

[436] Li SW, Watanabe K, Hsu CC, et al. Bacterial composition and diversity in breast milk samples from mothers living in taiwan and mainland china [J]. Front Microbiol, 2017, 8: 430-432.

[437] Boix-Amoros A, Collado MC, Mira A. Relationship between milk microbiota, bacterial load, macronutrients, and human cells during lactation [J]. Front Microbiol, 2016, 7: 171-177.

[438] Drago L, Toscano M, De Grandi R, et al. Microbiota network and mathematic microbe mutualism in colostrum and mature milk collected in two different geographic areas: Italy versus Burundi [J]. Isme Journal, 2017, 11（4）: 875-884.

[439] Hunt KM, Foster JA, Forney LJ, et al. Characterization of the diversity and temporal stability of bacterial communities in human milk [J]. Plos One, 2011, 6（6）: 20-23.

[440] Zimmermann P, Curtis N. Breast milk microbiota: a review of the factors that influence composition [J]. J Infect, 2020, 81（1）: 17-47.

[441] Cani PD, De Vos WM. Next-Generation Beneficial Microbes: The Case of Akkermansia

muciniphila [J]. Front Microbiol，2017，8：1765.

[442] Martín R，Bermúdez-Humarán LG，Langella P. Searching for the bacterial effector：the example of the multi-skilled commensal bacterium faecalibacterium prausnitzii [J]. Front Microbiol，2018，9：346.

[443] Jiménez E，De Andrés J，Manrique M，et al. Metagenomic analysis of milk of healthy and mastitis-suffering women [J]. J Hum Lact，2015，31（3）：406-415.

[444] Boix-Amorós A，Martinez-Costa C，Querol A，et al. Multiple approaches detect the presence of fungi in human breastmilk samples from healthy mothers [J]. Sci Rep，2017，7（1）：13016.

[445] Heisel T，Nyaribo L，Sadowsky MJ，et al. Breastmilk and NICU surfaces are potential sources of fungi for infant mycobiomes [J]. Fungal Genet Biol，2019，128：29-35.

[446] Fernández L，Pannaraj PS，Rautava S，et al. The microbiota of the human mammary ecosystem [J]. Front Cell Infect Microbiol，2020，10：586667.

[447] Pannaraj PS，Ly M，Cerini C，et al. Shared and distinct features of human milk and infant stool viromes [J]. Front Microbiol，2018，9：1162.

[448] Duranti S，Lugli GA，Mancabelli L，et al. Maternal inheritance of bifidobacterial communities and bifidophages in infants through vertical transmission [J]. Microbiome，2017，5（1）：66.

[449] Samuel BS，Hansen EE，Manchester JK，et al. Genomic and metabolic adaptations of Methanobrevibacter smithii to the human gut [J]. Proc Natl Acad Sci USA，2007，104（25）：10643-10648.

[450] Samuel BS，Gordon JI. A humanized gnotobiotic mouse model of host-archaeal-bacterial mutualism [J]. Proc Natl Acad Sci USA，2006，103（26）：10011-10016.

[451] Dridi B，Henry M，El Khéchine A，et al. High prevalence of Methanobrevibacter smithii and Methanosphaera stadtmanae detected in the human gut using an improved DNA detection protocol [J]. PLoS One，2009，4（9）：e7063.

[452] Grine G，Boualam MA，Drancourt M. Methanobrevibacter smithii，a methanogen consistently colonising the newborn stomach [J]. Eur J Clin Microbiol Infect Dis，2017，36（12）：2449-2455.

[453] Togo AH，Grine G，Khelaifia S，et al. Culture of methanogenic archaea from human colostrum and milk [J]. Sci Rep，2019，9（1）：18653.

[454] Lyons KE，Ryan CA，Dempsey EM，et al. Breast milk，a source of beneficial microbes and associated benefits for infant health [J]. Nutrients，2020，12（4）：1039.

[455] Fernández L，Langa S，Martín V，et al. The human milk microbiota：origin and potential roles in health and disease [J]. Pharmacol Res，2013，69（1）：1-10.

[456] Rodríguez JM. The origin of human milk bacteria：is there a bacterial entero-mammary pathway during late pregnancy and lactation? [J]. Adv Nutr，2014，5（6）：779-784.

[457] Damaceno QS，Souza JP，Nicoli JR，et al. Evaluation of potential probiotics isolated from human milk and colostrum [J]. Probiotics Antimicro，2017，9（4）：371-379.

[458] Treven P，Mrak V，Bogovič Matijašić B，et al. Administration of probiotics Lactobacillus rhamnosus GG and Lactobacillus gasseri K7 during pregnancy and lactation changes mouse mesenteric lymph nodes and mammary gland microbiota [J]. JDS，2015，98（4）：2114-2128.

[459] De Andrés J，Jiménez E，Chico-Calero I，et al. Physiological translocation of lactic acid bacteria during pregnancy contributes to the composition of the milk microbiota in mice [J]. Nutrients，2018，10（1）：119-121.

[460] Williams JE，Carrothers JM，Lackey KA，et al. Strong multivariate relations exist among milk，oral，and fecal microbiomes in mother-infant dyads during the first six months postpartum [J]. J Nutr，2019，149（6）：902-914.

[461] Moossavi S，Azad MB. Origins of human milk microbiota：new evidence and arising questions [J]. Gut Microbes，2020，12（1）：1667722.

[462] Khodayar-Pardo P，Mira-Pascual L，Collado MC，et al. Impact of lactation stage，gestational age and mode of delivery on breast milk microbiota [J]. J Perinatol，2014，34（8）：599-605.

[463] Hermansson H，Kumar H，Carmen Collado M，et al. Breast milk microbiota is shaped by mode of delivery and intrapartum antibiotic exposure [J]. Front Nutr，2019，6：42-53.

[464] Soto A，Martin V，Jimenez E，et al. Lactobacilli and bifidobacteria in human breast milk：influence of antibiotherapy and other host and clinical factors [J]. J Pediatr Gastroenterol Nutr，2014，59（1）：78-88.

[465] Kumar H，Du Toit E，Kulkarni A，et al. Distinct patterns in human milk microbiota and fatty acid profiles across specific geographic locations [J]．Front Microbiol，2016，7：66-69.

[466] Douglas CA，Ivey KL，Papanicolas LE，et al. DNA extraction approaches substantially influence the assessment of the human breast milk microbiome [J]．Sci Rep，2020，10（1）：123.

[467] Meyer KM，Pace RM，Mohammad M，et al. Composition of the breast milk microbiome is influenced by the method of 16S-amplicon sequencing used [J]．Am J Obstet Gynecol，2019，220（1）：S607-S608.

[468] Urbaniak C，Angelini M，Gloor GB，et al. Human milk microbiota profiles in relation to birthing method，gestation and infant gender [J]．Microbiome，2016，4：1.

[469] Biagi E，Quercia S，Aceti A，et al. The bacterial ecosystem of mother's milk and infant's mouth and gut [J]．Front Microbiol，2017，8：1214.

第三章

母乳成分的变化

第一节　母乳成分变化的历史趋势

　　母乳中的脂肪酸成分反映了母亲血液的成分，因此也反映了母亲饮食的成分。在过去的几十年里，工业化国家膳食中的脂肪酸组成发生了明显改变。主要是由于卫生机构建议减少饱和脂肪的摄入，使用来源于植物的多不饱和脂肪酸（PUFA）代替饱和脂肪，其中主要含有大量的亚油酸（linolic acid，LA），因此膳食中 n-6 脂肪酸 LA 含量有所增加。

　　基于美国女性的调查发现，1944—1990 年，母乳中 LA 的平均含量在总脂肪酸（FAs）中的占比从 6% 增加到 15%，此后一直保持在 16% 左右，而 α- 亚麻酸（α-linolenic acid，ALA）的含量则有所下降[1]。在澳大利亚女性中也发现了类似的结果，通过对比 1981 年和 2000 年的研究数据，发现母乳中 LA 含量分别为 10.75% 和 11.9%，呈现增加趋势；DHA 含量分别为 0.32% 和 0.18%，呈现明显下降趋势[2-3]。

　　以上结果表明，不同年代出生婴儿从母乳中获取的营养成分有所差异。主要可能产生的影响在于，n-6 脂肪的主要特征之一是它们能产生促炎化合物，因此与过敏和哮喘的发生有关。此外，n-6 脂肪促进前脂肪细胞的分化，在脂肪细胞形成期间（在子宫内和婴儿早期）暴露于过多的 n-6 脂肪有可能促进生命早期多余脂肪的沉积[4]，且有研究表明，西方饮食中 n-6/n-3 脂肪的比例升高，是儿童肥胖发生率增加的因素之一[1, 5]。

第二节 母乳成分变化的影响因素

作为一个动态变化的体系，母乳的成分并不是一成不变的。母乳具备时间生物学特性，其成分随着泌乳阶段的进展而发生的改变，并且存在昼夜节律。婴儿生长发育需求，是母乳合成和产生的主要驱动力[6]。母乳组成存在极大的个体差异，母亲自身相关因素，包括遗传、营养、生活行为方式、产次、胎龄、地理位置、疾病等是引起母乳成分改变的重要因子。

一、遗传因素

（一）蛋白质

α- 乳白蛋白表达调控基因的变异在人群中，特别是亚洲人群中普遍存在[7-8]。Chowanadisai 等[7] 研究发现，亚洲女性编码 α- 乳白蛋白的基因变异的发生频率为 18%，远高于其他地区的女性（4.2%）。α- 乳白蛋白编码基因 SNPs 可能影响母乳的产生、分泌，对它的质量也有所影响，但目前的研究多集中在动物层面的研究，关于人群的相关研究仍较为缺乏。

（二）碳水化合物

母乳中碳水化合物的差异主要体现在携带不同基因型的母亲母乳中 HMOs 的含量和组成。母亲 Secretor 和 Lewis 基因多样性共同参与调控 HMOs 合成相关酶的表达，进而影响母乳中 HMOs 的含量和构成。Secretor 基因调控 α1,2- 岩藻糖基转移酶 2（fucosyltransferase 2，FUT2）的表达，Lewis 基因调控 α1,3/4- 岩藻糖基转移酶 3（fucosyltransferase 3，FUT3）的表达，根据 Secretor 和 Lewis 表达情况将母亲分为分泌型和非分泌型。与非分泌型母亲相比，分泌型母亲母乳中 HMOs 中的中性低聚糖种类更加丰富，含量更多 FUT2 和 FUT3 基因存在 SNPs，是影响不同地区、不同种族母亲母乳中 HMOs 含量和组成的重要原因之一（详见第二章第二节）。

（三）脂肪

母乳中脂肪酸的组成也受到遗传因素的影响，尽管相关研究并不十分充分，但已有研究也会给精准化改善母乳脂肪组成提供依据。n-6 和 n-3 系列 LCPUFA 合成途径的限速酶分别为 Δ5 去饱和酶和 Δ6 去饱和酶，分别由 FADS2 和

FADS1 基因调控。必需脂肪酸亚油酸在 Δ5 去饱和酶作用下合成 n-6 系列 LCPUFA 花生四烯酸；α- 亚麻酸在 Δ6 去饱和酶作用下合成 n-3 系列 LCPUFA、EPA 和 DHA。研究显示编码脂肪酸去饱和酶（fatty acid desaturases，FADS）的基因 *FADS* 的多态性影响母乳中脂肪酸的含量，在白种人中，*FADS2* 多态性位点 rs174575 携带 G 等位基因的母亲母乳中 n-6（ARA）和 n-3（EPA 和 DHA）系列 LCPUFA 的水平较低；*FADS1* 多态性位点 rs174556 携带 T 等位基因型母亲母乳中 ARA 的水平较低[9-10]；*FADS1* 多态性位点 rs174553（GG）、*FADS2* 多态性位点 rs99780（TT）和 rs174583（TT）母亲母乳中 ARA、EPA 的水平低，而 20：2（n-6）系列 LCPUFA 水平低[11]。

（四）矿物质

1．钙 维生素 D 受体（vitamin D receptor，VDR）基因多态性与母乳中钙含量有关。VDR 是类固醇激素受体家族的一员，1,25（OH）$_2$D$_3$ 为其主要配体，1,25（OH）$_2$D$_3$ 与 VDR 结合，是发挥生理功能的第一步。已有研究显示，VDR 受体基因多态性与母乳中钙含量有关。*VDR* 基因存在 20 多个单核苷酸多态性位点。根据限制性内切酶位点的不同，VDR 单核苷酸多态性位点包括 FokI、BsmI、ApaI、TaqI 位点。Bezerra[12] 等研究显示，VDR BsmI 位点基因多态性与母乳中钙含量有关。但目前相关研究并不是十分充分。

2．锌 母乳中锌的含量存在显著的个体差异，这种差异不受膳食摄入和锌剂使用的影响[13-14]，但可能与个体遗传背景的多样性有关。编码锌转运体 ZnT2 基因 *SLC30A2* 的变异与母乳中锌的含量有关[8]。这种变异导致相应蛋白氨基端的氨基酸被替换，引起转运至母乳中的锌含量较正常情况减少 75%[8]。Qian 等[14] 研究发现，在中国人群中，*SLC30A2* 第 697 位 G > T 和第 1031 位 A > G 的基因突变与母乳中较低的锌含量有关。

3．碘 在孕晚期和泌乳期，乳房组织表达碘钠转运体（sodium iodide symporter，NIS），将血清中碘转运至乳腺上皮细胞中，维持母乳中的碘水平，以满足母乳喂养儿生长发育的需要。有研究显示，在碘缺乏地区，碘缺乏的母亲血清中碘优先转运至母乳中而非尿液；即便是碘营养状况不佳的母亲，母乳仍然含有充足的碘含量[15-16]。NIS 可能在上述现象中发挥重要作用。调控 NIS 合成的基因为 *SLC5A5*，该基因存在基因多态性，*SLC5A5* SNPs 位点 rs775249401 G > A 突变，即携带 A 等位基因 rs775249401（AG+AA）母亲血清碘向母乳中转运的效率更高，特别是在碘营养状况不佳的群体[17]。

二、母婴相关因素

（一）生育史

1. 产次 产次会影响母乳成分，主要表现为对母乳蛋白质、脂肪、脂肪酸和矿物质等营养成分和免疫球蛋白、HMOs 等非营养成分的影响。Prentice 等[18]对赞比亚农村母亲母乳中脂肪及脂肪酸组成研究结果显示，与初产妇相比，经产妇母乳中内源性脂肪酸水平显著下降，提示随着产次的增加，乳腺脂肪酸从头合成途径功能受损；与初产妇相比，经产妇母乳中铁、IgA 和 IgM 的水平增加，而 3′FL 的水平下降[19]。

2. 胎龄 与足月儿相比，早产儿胃肠道发育不成熟，免疫功能低下，容易发生胃肠道感染性疾病如坏死性小肠结肠炎（necrotising enterocolitis，NEC）[20]。母乳仍然是早产儿良好的营养来源，美国儿科学会（American Academy of Pediatrics）建议所有早产儿均应该进行母乳喂养，如果母亲无法提供足够的母乳，可以使用经巴氏消毒的捐赠母乳，不提倡使用早产儿配方奶粉[21]。早产儿母亲母乳组成与足月儿母亲母乳组成不同，它含有更高水平的碳水化合物[22]、脂肪、蛋白质和游离氨基酸，但在分娩后的最初几周内会明显下降[23]，含有较低水平的 EPA、DHA。早产儿母亲母乳中矿物质的含量与足月儿母亲母乳相似，但铜和锌的含量增加而钙的水平明显下降[24]。母乳喂养的早产儿肠道功能的发育和成熟的速率显著增加，这可能与早产儿母亲母乳中含有更高水平的非营养活性成分有关。研究发现，早产儿母亲母乳含有更加丰富的糖胺聚糖[25-26]，该多糖可以抑制病原体对婴儿肠道的黏附，预防早产儿肠道感染性疾病的发生，以维持肠道功能的正常发育过程；早产儿母亲初乳中也含有更高水平的免疫因子（sIgA）以及其他生长因子（EGF、TGF-β1 和 TGF-β2），这些因子在改善婴幼儿免疫功能中发挥重要作用。

（二）喂养时间及次数

母乳喂养的次数和喂养时间，是母乳成分的影响因素。母乳中受该因素影响变化明显的成分之一是脂肪。喂养行为和喂养时间与母乳中脂肪含量相关。喂养前后，母乳中脂肪含量存在很大差异；此外，母乳脂肪的含量受到喂养次数的影响。另有研究显示，喂养频率是母乳总能量的预测因子，随着喂养频率的增加，母乳乳糖含量增加，而总蛋白、乳清蛋白和酪蛋白以及脂肪含量下降。

（三）性别

不同性别个体在出生后呈现出不同的生长发育轨迹，为了适应不同性别婴幼儿营养需求，母乳组成会根据性别发生适应性改变，呈现出性别特异性。但关于不同婴幼儿性别对母乳成分的影响尚未得出一致的结论。研究发现，与女婴相比，哺喂男婴的母亲母乳中含有更高的能量[27-28]和碳水化合物[28]。而 Fujita 等[29]对肯尼亚北部地区母亲研究结果发现，子代性别与母亲社会经济状况存在交互作用。在经济状况良好的情况下，哺喂男婴的母亲母乳中脂肪含量更高；而对于贫穷母亲，哺喂女婴的母亲母乳中脂肪含量更高。除了宏量营养素，母乳中其他活性成分，如胰岛素、瘦素等的含量和组成也与子代性别有关。研究显示，与哺喂男婴的肥胖母亲相比，哺喂女婴的肥胖母亲母乳中含有更高水平的胰岛素[30]。然而，也有研究并未发现子代性别对母乳成分的影响。Quinn 等[31]对菲律宾母亲的研究显示，母乳中宏量营养素成分和能量的含量与子代性别和母亲的经济状况无关。当前，关于不同子代性别对母乳成分的影响，特别是针对人群的研究，仍然较为缺乏，而已有的研究尚未得出一致结论。

（四）生活行为方式

1. 吸烟 吸烟会减少母乳分泌并缩短哺乳时间，烟草中的尼古丁会经循环进入母乳中，改变母乳中宏量营养素的组成。吸烟引起母乳中蛋白质水平下降，以活性蛋白如金属硫蛋白（一种抗氧化蛋白质）下降为主，而对必需蛋白质如乳白蛋白、乳铁蛋白的水平无显著影响[32]。吸烟也会引起母乳中脂肪含量的下降。研究显示，吸烟的母亲，母乳中总脂类的水平下降，多不饱和脂肪酸/单不饱和脂肪酸的比值降低，n-3 系列 LCPUFA 水平下降等[33-34]。烟草中的有毒物质容易在脂肪组织中聚集，如乳腺的脂肪组织，从而影响泌乳以及脂类的合成过程。此外，吸烟母亲往往出现血脂代谢异常，也会影响母乳中脂肪含量。吸烟与母乳中碘含量呈负相关[35]；另外，吸烟会引起母乳抗氧化能力下降，主要表现为在吸烟母亲母乳中发现更高水平的脂质过氧化产物丙二醛（malondialdehyde，MDA），引起母乳中免疫因子如 IL-8 的水平下降[36]。除了引起母乳中有益成分减少外，吸烟会引起母乳中有害成分增加，如重金属离子，特别是镉，该金属离子具有免疫毒性，抑制抗氧化状态[37]。除了对母乳成分的影响，吸烟也会引起母乳气味和口感的改变，导致婴幼儿不愿吸吮母乳，喂养时间缩短，影响婴幼儿的生长发育[32]。

2. 饮酒 母亲饮酒会对母乳的产生、分泌以及组成造成影响。若母亲饮酒，不足 2% 的酒精会进入其乳房和血液中，在饮酒后的 0.5 ~ 1 小时，血液和母乳中的酒精含量达到峰值[38]；而在饮酒后的 2 ～ 3 小时，在母乳中仍能检测到酒精的存在；并且随着母亲饮酒量的增加，酒精在母乳中的潴留时间会更长。母乳中含有酒精会改变母乳的风味，影响婴儿对母乳的喜好和摄入。婴儿吮吸是促进母乳分泌的重要因素，母乳中酒精的存在会导致婴儿吮吸减少，进而抑制母乳的产生和分泌。此外，酒精会抑制催产素的产生，引起母乳分泌减少；也会抑制射乳反射，造成暂时性的产乳下降[39]。然而，也有研究认为，偶尔饮酒引起的母乳分泌减少的效应非常有限，这种降低并不具备临床意义[40]。

3．运动　美国妇产科医师学会（American College Obstetricians and Gynecologists）建议，若身体状况允许，建议产后尽快恢复身体活动[41]。加拿大妇产科医师学会（Society of Obstetricians and Gynaecologists of Canada）推荐泌乳期妇女进行适度的身体活动，这不会引起母乳成分和泌乳量的改变[42]。剧烈运动会对母乳成分产生短暂的影响，表现为母乳中乳酸增加，分泌型 IgA 水平下降，但这种变化是一过性的，在 1 小时左右恢复[43]。另有 RCT 研究显示，母亲进行最大程度的运动不会影响母乳中的磷、钙、镁、钾和钠的矿物质含量[44]。Be′er 等通过自身前后对照的 RCT 研究表明，母亲运动对母乳中宏量营养素以及泌乳量无影响[45]。

三、膳食因素

个体膳食行为十分复杂，食物中各类营养素之间存在交互作用，某种营养素的摄入情况不能代表整体的膳食结构。从膳食模式的水平研究膳食摄入与不同健康结局的关系，可以降低单一营养素的复杂性，更能反映膳食 - 疾病间的真实关联。在研究母亲膳食因素对母乳成分的影响时，也同样如此。

泌乳期间母亲膳食摄入会引起母乳成分的改变[46]，但不同成分对母亲膳食的敏感性是不同的[47]，母乳中蛋白质和碳水化合物的含量相对稳定，一般情况下不受母亲膳食的影响；而母乳中的必需营养素，如必需脂肪酸、氨基酸，母亲自身不能合成，只能从食物中获取[48]。因此，母亲膳食结构 / 模式或相关营养补充剂的使用将是该必需成分的来源[49]。此外，母乳中微量营养素，如部分维生素和矿物质，在一定程度上也会受到母亲膳食结构的影响[50-51]。菌群也是母乳的重要组成成分，研究显示，母亲膳食结构直接决定了母乳中的菌群组成。目前，关于母亲膳食对母乳成分的影响尚无一致结论，这可能与研究设计、母乳成分的检测方法、母乳样本的采集、膳食调查的方法以及调查人群有关。

（一）宏量营养素

1．蛋白质　母乳中蛋白质的含量相对稳定，几乎不受母亲膳食因素的影响[52]。

但对于营养缺乏的母亲而言,蛋白质补充剂的使用能够增加母乳中蛋白质含量[53]。

2. 碳水化合物 乳糖是母乳中主要的碳水化合物,与蛋白质和脂肪不同,母乳中乳糖含量个体差异小,并且不受母亲膳食和营养状况的影响[46, 52, 54]。HMOs 是母乳具有重要生理作用的活性物质,属于碳水化合物,HMOs 的组成和含量主要受遗传因素的影响,但环境相关因素(如母亲膳食)也会影响母乳中部分 HMOs 的含量,但目前尚未得出一致结论。有研究显示,随着母亲膳食水果、全谷物的摄入以及膳食纤维的摄入增加,母乳中部分岩藻糖基化 HMOs 的含量增加[55-56]。

3. 脂肪 母乳中脂肪及脂肪酸,如 LCPUFA、反式脂肪酸等易受到母亲膳食的影响[57],并且证据较为充分。干预性研究发现,与摄入低脂乳制品的母亲相比,摄入全脂乳制品的母亲母乳中脂肪含量显著增加[58]。膳食或营养补充剂的使用会影响母乳中脂肪酸的水平。对于饱和脂肪酸,以蔬菜、水果膳食为主的母亲,母乳中饱和脂肪酸的水平低于以豆类及其制品、坚果及乳制品为主和以谷薯、杂豆和鸡蛋类为主的母亲[59]。对于不饱和脂肪酸,膳食中鱼类的摄入,特别是深海鱼的摄入,会增加母乳中 DHA[9] 和中链多不饱和脂肪酸水平[60];以维生素、矿物质和膳食纤维摄入为主的膳食模式与母乳中 n-3 系列多不饱和脂肪酸的水平有关[57];母亲不同膳食模式也会影响母乳中 n-6 系列多不饱和脂肪酸水平,畜肉摄入为主的母亲母乳中 n-6 系列多不饱和脂肪酸水平显著高于菜籽油摄入为主的母亲[61];鱼油引起母乳中包括 DHA 和 EPA 在内的长链多不饱和脂肪酸摄入水平的增加,这种影响在泌乳早期尤为明显[62]。

(二)微量营养素

1. 矿物质 母乳矿物质水平对母亲膳食摄入或相关营养补充剂使用的应答存在异质性。母乳中铁和钙含量几乎与母亲膳食摄入无关,而碘、硒元素则明显受到母亲膳食中碘、硒摄入水平的影响,相应补充剂的使用也能够有效改善母乳中碘、硒的水平。

(1)铁:新生儿所需的铁主要靠母亲孕晚期在肝中的铁储备来满足;在 6 月龄之前,婴儿铁需求满足依靠母乳,母乳中铁的生物利用率很高,婴儿肠道乳铁蛋白受体能有效吸收母乳中的铁。母乳中铁含量随着泌乳阶段的进展呈现下降趋势,并且与母亲循环中铁储备无关[63]。母乳中铁含量不受母亲膳食、含铁的营养补充剂的使用以及饮食习惯等的影响[65],但铁剂的使用可能会增加母乳乳铁蛋白的水平[64]。

(2)钙:随着泌乳阶段的进展,母乳中总钙量呈下降趋势,但钙离子的含量呈现出与血清钙离子相似的稳态。母亲膳食钙摄入、钙或维生素 D 的膳食干预与母乳中钙含量无关[65]。

（3）碘：全球不同国家和地区采用的不同碘强化干预措施（碘油、碘盐），加之不同地区膳食摄入的差异，引起母乳中碘含量存在很大的个体差异。与铁和钙不同，母乳中碘含量受母亲膳食碘摄入水平的影响。在海带和海藻等富含碘的膳食摄入高的地区，母亲母乳碘含量高于其他地区；碘剂的使用也会引起母乳中碘水平的增加。

（4）硒：新生儿存在一定的硒储备，但仍然需要从母乳中摄取以满足生长发育需求。膳食有机硒的摄入可以作为土壤硒含量的指标，并且是母乳中硒含量的主要影响因素。硒含量的地理差异是母乳中硒水平个体差异的主要影响因素[66]。含硒的营养补充剂的使用（硒代蛋氨酸、硒酸钠）是改善母乳中硒含量的有效方法[67]，多数研究发现，含硒的营养补充剂的使用能够增加母乳中硒水平。

2．水溶性维生素 母乳中水溶性维生素包括 B 族维生素和维生素 C。对于分泌活跃的乳腺，优先转运维生素至母乳中，以维持母乳中维生素水平的相对稳定，满足婴幼儿生长发育的需求。因此，在母亲营养状况良好的情况下，母乳中水溶性维生素的水平通常不受膳食摄入情况和是否使用营养素补充剂的影响；相反，如母亲自身存在营养缺乏的情况，自身储备不足，无法动员充足的营养素进入母乳中，就会引起母乳中相应维生素含量的下降，此时，增加母亲膳食维生素摄入或使用营养补充剂可以改善母乳中维生素的水平。

（1）B 族维生素：维生素 B_1，又称硫胺素，是碳水化合物和支链氨基酸合成的辅酶。在母乳中，维生素 B_1 主要以硫胺素—磷酸（thiamine monophosphate，TMP）的形式存在（～ 70%），剩余的不到 30% 为游离硫胺素。母亲硫胺素摄入增加引起母乳中硫胺素水平增加[68]。维生素 B_2：又称核黄素，母乳中核黄素的主要存在形式是黄素腺嘌呤二核苷酸（flavin adenine dinucleotide，FAD）和游离核黄素。母亲膳食核黄素水平增加或使用 B 族维生素补充剂，也会引起母乳中核黄素水平增加[68]。母乳中维生素 B_6 的主要存在形式是磷酸吡哆醛，同时有少量的磷酸吡哆醇、吡哆胺和吡哆醇。母亲维生素 B_6 的营养状况、维生素 B_6 的摄入以及相关的营养补充剂的使用，均能显著影响母乳中维生素 B_6 的水平，并呈现正相关性[69]。叶酸是机体 DNA、RNA、蛋白质生物合成的辅酶，在婴幼儿生长发育阶段和女性生育阶段，叶酸的需求显著增加，母乳中叶酸的主要存在形式是 5- 甲基四氢叶酸，其叶酸的含量是相对稳定的。在母亲叶酸营养状况良好的情况下，为了维持母乳中叶酸的含量，会动员母亲的叶酸储备；对于叶酸缺乏的母亲而言，缺乏叶酸储备，引起母乳中叶酸水平的减少[58]。补充低剂量叶酸并不会影响母乳中叶酸的水平[70]。

（2）维生素 C：母乳中抗氧化的维生素，通过诱导白细胞，刺激抗体产生和促进干扰素的合成以发挥其免疫调节的作用。母乳中维生素 C 的水平在很大程度上与母亲的营养状况以及膳食摄入有关[71]。对于营养状况良好的母亲，母乳中维生素 C 的水平与补充剂或膳食的摄入无关；而对于处在贫穷落后地区的母亲而言，母乳中维生素 C 的水平则明显受到膳食蔬菜和水果摄入的影响。

3. 脂溶性维生素

（1）维生素 A：母乳中维生素 A 几乎全部以视黄醇酯的形式存在，主要是视黄醇棕榈酸酯。膳食中视黄醇被转化成视黄醇棕榈酸酯，以乳糜微粒的形式绕过肝的调节作用，直接进入母乳中。母亲膳食维生素 A 的摄入与母乳中维生素 A 水平呈正相关性，母亲膳食摄入红棕榈油，会增加母乳中维生素 A 原即类胡萝卜素的含量[72]。母乳中视黄醇水平可以反映母亲肝维生素 A 储备或膳食摄入情况；一旦母亲膳食视黄醇摄入不足，母体会动员肝中储备的视黄醇，并优先分泌进入母乳中以维持母乳中视黄醇的水平稳定。母乳中视黄醇浓度也受到含维生素 A 的营养补充剂使用的影响。

（2）维生素 D：胎儿宫内的维生素 D 储备可以满足出生后前 3 个月的需求，在此之后，婴儿主要依靠膳食获取以及光照以维持充足的维生素 D 的营养状态。经母体循环进入母乳的维生素 D 的主要形式是胆钙化醇，之后被迅速转化为 25（OH）D。母乳中维生素 D 的水平与母亲血清中维生素 D 水平、营养补充剂的使用以及季节的改变有关[73]。母乳胆钙化醇与母亲血清中胆钙化醇的含量有关，而母亲膳食则影响母乳中总维生素 D，与 25（OH）D 无关；而维生素 D 补充剂可以增加母体循环和母乳中 25（OH）D 的水平。

（三）膳食模式对母乳成分的影响

个体的膳食行为是复杂的，每天摄入的食物种类也是多种多样的，因此，与单一营养素相比，膳食模式可以更加真实地反映母亲的膳食习惯以及整体的膳食结构。而分析膳食模式与健康结局的关系，不仅仅是探索膳食摄入对健康结局的影响，同时该效应也包含了不同食物中各类营养素的交互作用。因此，与单一营养素和疾病健康结局的关联相比，膳食模式分析往往更能反映膳食对疾病发生发展的影响。

当前已有研究探究不同膳食模式下，母亲母乳中成分的差异。有限的研究证据表明，膳食模式会影响母乳中总脂肪含量，高脂肪和低碳水化合物的膳食会引起母乳中总脂肪含量增加[74]。另外，母乳中脂肪酸谱受到母亲膳食结构的影响，以富含维生素、矿物质和膳食纤维的食物为主的母亲，母乳中 n-3 系列的长链多不饱和脂肪酸如 ALA、EPA、DHA 和 DPA 等含量增加[57]；以白肉、红肉和加工肉类摄入为主的膳食模式会引起母乳中总 SFA 的含量增加。

四、地理位置

从全球范围来看，前述 4 种基因型 Se^+Le^+，Se^-Le^+，Se^+Le^- 和 Se^-Le^- 在不同人种中的分布存在差异，白种人上述 4 种类型占比分别为 70%、20%、9% 和 1% [75]；Elwakiel 等 [76] 研究结果显示，中国母亲 Se^+Le^+，Se^-Le^+ 和 Se^+Le^- 占比分别为 73%、20% 和 7%，未发现 Se^-Le^- 类型的母亲；Guo [77] 对中国一般人群的研究结果显示，Se^-Le^- 型占比约为 3.2%。尽管不同研究结果存在差异，但各研究均表明，不同人种中 Se^+Le^+ 为主要表型，而 Se^-Le^- 基因型占比非常低。分泌型和非分泌型母亲在不同地区的分布也存在差异，Wu 等 [78] 研究显示，中国母亲中基因型为分泌型（Se^+）占比为 77%，非分泌型（Se^-）占比为 23%；在非洲的加纳、埃塞俄比亚，分泌型母亲的占比在不足 70%；在秘鲁和美国加利福尼亚，西班牙裔母亲分泌型占比在 95% 以上；在墨西哥，已有数据分泌型母亲的比例为 100%。总体而言，中国母亲分泌型比例低于美国人群，高于非洲人群。母亲是否为分泌型的基因表型直接决定了母乳中 2′FL 的含量，不同地区母亲分泌型和非分泌型的差异也暗示母乳中 2′FL 含量存在地区差异，根据已有的研究数据，亚洲母亲（包括中国）母乳中 2′FL 的低于西方人群 [78]。在全国范围内，中国地域辽阔，不同地理区域母亲母乳 HMOs 的含量和组成是否存在地区差异，目前国内相关研究较为缺乏。而已有研究中，有限的样本量、不同的检测方法等限制了各研究之间数据的可比性，但其中部分研究仍具有一定的意义。针对北方地区母亲的研究显示，在北方地区，分泌型母亲约占 51% [79]。健康情况或宏观表型是遗传和环境相互作用的结果，HMOs 含量的地区差异除了遗传因素的作用外，环境因素如膳食习惯、生活方式等也与 HMOs 谱的地区差异有关 [80]。

研究显示，不同种族的母亲母乳中宏量营养素几乎无差别，与欧洲人群相比，亚洲母亲母乳中含有较高水平的 LCPUFA，如 n-3 系列和 n-6 系列脂肪酸等。

第三节 母亲生理病理状态对母乳组成的影响

母亲生理和病理状态会对母乳分泌和产生，以及母乳成分产生影响。

一、生理状态

母乳是一个动态变化的生态系统，呈现出非常大的个体差异，除了前述环境和遗传因素对母乳成分的影响，母体自身的生理状态也会影响母乳的产生、分泌和其组成。

（一）年龄

随着我国"三孩政策"的推行，未来可能会有越来越多的高龄产妇。高龄产妇是不良妊娠结局重要的危险因素，增加妊娠并发症，如妊娠糖尿病（gestational diabetes mellitus，GDM）、先兆子痫（preeclampsia，PE）等的风险。那么年龄对母乳会产生哪些影响？

随着年龄的增长，母亲乳房解剖学和组织学结构发生改变，乳腺功能变化，进而影响母乳组成；此外，随着年龄的增加，母亲生活行为方式和膳食行为习惯也会发生相应改变，间接影响母乳组成。母乳中宏量营养素如乳糖、脂类和蛋白质会受到母亲年龄的影响：随着母亲年龄的增加，母乳中脂肪含量增加，单不饱和脂肪酸（油酸）下降，总蛋白质水平下降。母乳中脂溶性维生素 A 的水平也与母亲年龄呈显著正相关；年龄较长（> 30 岁）母亲母乳中锌含量下降，而铜和铁的水平不受影响；母乳中嗜酸性粒细胞随着年龄的增长含量增加，而 IgA、IgG 和 IgM 等免疫球蛋白则与年龄无关。虽然母亲年龄可能直接或间接影响母乳成分，但其对母乳成分的效应如何仍然存在争议。

（二）体成分

体成分（body composition）也是影响母乳组成的重要因素。体重指数（body mass index，BMI）是评价体成分的直观指标，随着 BMI 的增加，母乳中脂肪含量增加。一项回归性 meta 分析结果显示，母亲 BMI 每增加 1 kg/m^2，母乳中脂肪含量增加 0.56 g/L，而 BMI 与母乳中乳糖和总蛋白的水平无关 [81]。体成分与 BMI 相比能更准确评价或判断个体是否肥胖。体成分的核心指标包括瘦体重、脂肪含量百分比、去脂体重、肌肉重量、总含水量等。研究发现，母乳中总能量与母亲体成分相关，母乳中能量随着母亲瘦体重的增加而增加，随着总含水量的增加而减少 [82]；母乳中蛋白质含量随着母亲瘦体重、总含水量百分比的增加而减少，而与脂肪含量百分比、母亲肌肉重量和去脂体重呈正相关；母乳中总脂肪含量随着母亲瘦体重和总含水量的增加而减少。脂肪含量百分比是评价机体体成分的重要指标，该值增加，表明母亲体脂肪含量增加。脂肪组织分泌两种重要的脂肪因子瘦素和脂联素，因此，母亲体脂肪含量的改变会引起循环中瘦素和脂联素的改变，进而影响母乳中瘦素和脂联素水平。研究显示，母亲脂肪含量百分比的增加与母乳中高瘦素水平有关，而另一脂肪细胞分泌的脂联素与母亲体成分的关系尚无一致定论 [83]。

（三）泌乳阶段和昼夜节律的影响

初乳中含有丰富的乳白蛋白以及活性蛋白［如分泌型免疫球蛋白 A（secreted immunoglobulin，sIgA）、乳铁蛋白］和白细胞，同时含有较高水平的类胡萝卜素，电解质（如钙、钠），但乳糖、脂肪的含量较少，初乳中几乎不含酪蛋白。因此，从母乳成分来看，初乳主要承担调节和塑造婴幼儿免疫系统的功能，而非营养作用。初乳中有丰富的人乳低聚糖（HMOs）以及丰富的促生长因子。如表皮生长因子（epidermal growth factor，EGF）、转化生长因子（transforming growth factor β，TGF-β）、集落刺激因子（colony stimulating factor，CSF）；分娩后 5 ～ 10 天，初乳逐渐为过渡乳所取代；分娩后 10 天后，泌乳系统建立完成[6]；分娩后 2 周，母乳逐渐成熟；分娩后 4 ～ 6 周，母乳完全成熟。从初乳到过渡乳，母乳成分发生显著改变；而从过渡乳到成熟乳，母乳成分相对稳定。母乳脂肪含量具有明显的时间生物学效应，夜间母乳脂肪含量显著高于清晨乳脂含量[84]。

二、病理状态

（一）超重／肥胖

母乳喂养对于母子健康的积极效应不言而喻，但母亲超重／肥胖状态可能会在一定程度上削弱母乳的积极效应。超重／肥胖会影响母乳成分，其潜在机制如下：①超重／肥胖相关的胰岛素抵抗，引起乳腺对胰岛素敏感性下降，导致乳腺发育障碍，母乳分泌减少。胰岛素敏感性在葡萄糖、脂类和氨基酸代谢中同样扮演重要的角色，因此，胰岛素信号异常可能是超重／肥胖母亲母乳成分改变的重要调节机制。②超重／肥胖相关的瘦素抵抗，抑制催产素促进泌乳时肌上皮收缩的效应，引起泌乳减少。③超重／肥胖状态改变乳腺微环境，肥胖状态下，乳腺小泡发育异常，乳腺导管周围胶原异常沉积，肌上皮细胞结构异常等。④肥胖相关的炎症状态同样影响乳腺微环境，表现为乳腺炎症因子，如 TNF-α、IL-1β 和 Cox2 的水平增加，出现巨噬细胞浸润，NF-κB 信号通路激活。⑤肥胖状态引起局部雌激素的水平升高，抑制催产素的生理活性，引起母乳分泌减少。

母亲超重／肥胖会增加子代慢性代谢性疾病的发生风险，母乳可能成为潜在的传递媒介。超重／肥胖母亲母乳中脂肪和能量的含量高于正常母乳。母乳中脂肪含量增加，引起乳腺上皮细胞内脂肪聚集，脂质从头合成途径受到抑制，引起母乳中脂肪酸和甘油三酯水平下降[85]。而关于超重／肥胖对母亲母乳中碳水化合物和蛋白质水平的影响尚未得出一致的结论。

除了宏量营养素外，超重／肥胖母亲母乳中其他非营养的活性成分也发生改变，如 HMOs、胰岛素、瘦素以及一些细胞因子。母亲超重或肥胖状态影响母乳中 HMOs 的含量和组成，对于分泌型母亲，超重母亲母乳中 2′ FL 和 3′ FL 的水平与正常健康母亲存在差异，其中 2′ FL 浓度与母亲 BMI 呈正相关性[86-87]。支链氨基酸与胰岛素抵抗有关，是肥胖和 2 型糖尿病发生的危险因素，母亲超重 / 肥胖引起母乳中支链氨基酸水平增加。母亲在超重 / 肥胖状态下，往往表现出胰岛素和瘦素抵抗，循环中胰岛素和瘦素水平均高于体重正常的健康母亲，母乳中胰岛素和瘦素主要来自母亲循环中胰岛素和瘦素经乳腺上皮细胞转运。因此，超重 / 肥胖母亲母乳中胰岛素和瘦素水平也显著增加，经超重 / 肥胖母亲喂养的婴幼儿瘦素、胰岛素的暴露水平也是正常母亲喂养婴幼儿的 1.5 ～ 2.5 倍。当前，组学技术日益发展，代谢组学愈加应用于各种生物标志物的筛选和疾病预测模型的建立中。超重 / 肥胖母亲母乳中代谢产物谱发生改变，包括非糖类的单糖（甘露糖）、糖醇（阿拉伯糖醇、核糖醇）等，超重 / 肥胖母亲母乳中的阿拉伯糖醇可能是增加婴幼儿肥胖风险的潜在的代谢产物。

（二）糖代谢异常

GDM 是孕期最常见的代谢紊乱之一。母亲高血糖状态会引起母乳生成延迟并影响母乳的组成[88]。在乳腺中，葡萄糖是合成乳糖的底物，乳腺细胞内的葡萄糖来源于母体循环中的葡萄糖，母乳中葡萄糖水平甚至与母亲血糖水平呈正比。因此，与正常母亲母乳相比，孕期患有 GDM 的母亲产后母乳碳水化合物的水平会增加。增加的碳水化合物一方面可能作为 GDM 母亲子代肥胖发生的危险因素；另一方面，GDM 母亲子代发生新生儿低血糖，母乳中增加的碳水化合物也可以作为保护因素。GDM 往往伴随着脂代谢紊乱，研究者认为，GDM 母亲异常的代谢状态影响乳腺中脂肪酸代谢，导致游离脂肪酸酯化异常和脂解水平增加，进而影响母乳中脂肪和脂肪酸含量，但关于其影响的研究结论尚不一致[89]。

母乳中非营养活性成分的含量和组成也会受到 GDM 的影响。母亲高血糖状态也会影响乳糖合成，抑制乳腺细胞糖基转移酶和糖苷酶的合成，因此最终影响 HMOs 的水平，同时影响母乳中活性蛋白的糖基化状态。母亲产前代谢状况异常，如较高的孕前体重指数、孕期高血糖、胰岛素抵抗、胰岛素敏感性下降以及血清脂联素水平增加与产后成熟乳中胰岛素水平增加有关，患有 GDM 的母亲特别是接受胰岛素治疗的母亲，分娩后初乳和成熟乳中胰岛素水平均增加[93]。但也有研究显示，孕期 GDM 与产后母乳中胰岛素水平无关，或引起母乳中胰岛素水平下降[94]。脂联素是由脂肪细胞分泌的脂肪因子，作为胰岛素增敏剂，能增加胰岛素对糖异生的抑制作用，促进骨骼肌细胞的脂肪酸氧化以及糖摄取和利用，抑制肝中葡萄糖合成；参与机体脂质代谢，被认为是机体脂质代谢和血糖稳态的重要调节因子。GDM 影响脂联素的合成和分泌，因此可能会进一步影响母乳中脂联素的含量，研究发现，GDM 母亲产后初乳和成熟乳中脂联素的水平下降[90]。但是限于当前关于母亲高血糖状态对母乳脂联素水平影响的研究较少，尚不能得出可靠的结论。

（三）先兆子痫 / 子痫前期 / 妊娠高血压综合征

先兆子痫（PE）是孕期常见的高血压综合征，其发病机制尚不明确。PE 孕妇机体炎症水平增加，血管发生功能受损，影响乳腺的发育和功能，一方面影响乳腺泌乳过程，另一方面影响母乳成分。孕期患有 PE 的孕妇产后哺乳启动延迟，母乳喂养的时间缩短。PE 影响产后初乳和成熟乳中长链多不饱和脂肪酸（LCPUFA）水平，如 DHA 的水平显著下降，这提示 PE 孕妇产后母乳中脂肪酸的合成受到影响。PE 会改变母乳中的炎症因子和细胞因子水平：在初乳中，IL-1β 和 IL-6 的水平增加，而 IL-12 的水平下降，在成熟乳中，IL-6 和 IL-8 的水平下降。IL-6 能够刺激 Th2 细胞的免疫应答，IL-12 能刺激 Th1 细胞的分化。在正常情况下，胎儿在宫内，免疫功能的调节依赖 Th2 细胞；而在 PE 孕妇中，宫内 Th1 水平增加，因此产后初乳中 IL-6 增加和 IL-12 的减少可能是一种适应性调节，以维持 PE 孕妇子代 Th1/Th2 的平衡。IL-8 对于婴幼儿肠黏膜发育和成熟扮演重要角色，PE 孕妇产后成熟乳中 IL-8 水平下降暗示母乳对婴幼儿肠道的保护效应减弱。与正常母亲母乳相比，孕期患有 PE 的母亲产后母乳中的代谢产物谱发生明显改变，这些变化的代谢产物通过影响机体血管生成进而影响乳腺的功能和泌乳。另外，PE 孕妇子代远期认知障碍的风险增加，可能与母乳中神经营养因子的改变有关。当前关于 PE 是否会影响母乳中宏量营养素，各研究莫衷一是，未来仍然需要开展更多高质量的人群研究，深入探讨 PE 对母乳成分的影响，为改善 PE 孕妇子代不良健康结局的干预措施的制定提供依据。

（四）甲状腺功能减退

甲状腺功能减退（hypothyroidism）是孕期妇女最常见的一种甲状腺疾病。在孕期，需要动员甲状腺激素以为产后泌乳做准备，因此，为了维持产后正常泌乳，孕妇孕期对甲状腺激素的需求增加，这也容易引起甲状腺激素的相对不足。甲状腺激素能够通过调节循环中的激素水平如皮质酮、催乳素和黄体酮直接或简介调节乳房细胞内的转录过程，最终影响母乳的合成、产量和组成。催乳素能够促进乳房合成母乳蛋白质如 β- 酪蛋白、α- 乳球蛋白等的合成，而该过程离不开甲状腺激素的参与；甲状腺激素能够促进母亲摄入营养素的分配，以维持母乳的产生、组成和蛋白质的合成[91]。有研究利用蛋白质组学探究孕期甲状腺功能减退对初乳中蛋白质水平的影响，发现患有甲状腺功能减退的孕妇，产后初乳中乳清蛋白的水平发生改变，参与代谢（主要是碳水化合物代谢）的蛋白质水平和细胞结构蛋白质（细胞骨架蛋白）的水平下降，而免疫相关的蛋白质的水平增加 [92]。

参考文献

[1] Ailhaud G, Massiera F, Weill P, et al. Temporal changes in dietary fats: role of n-6 polyunsaturated fatty acids in excessive adipose tissue development and relationship to obesity [J]. Prog Lipid Res, 2006, 45 (3): 203-236.

[2] Gibson RA, Kneebone GM. Fatty acid composition of human colostrum and mature breast milk [J]. Am J Clin Nutr, 1981, 34 (2): 252-257.

[3] Makrides M, Neumann MA, Jeffrey B, et al. A randomized trial of different ratios of linoleic to alpha-linolenic acid in the diet of term infants: effects on visual function and growth [J]. Am J Clin Nutr, 2000, 71 (1): 120-129.

[4] Gibson RA, Muhlhausler B, Makrides M. Conversion of linoleic acid and alpha-linolenic acid to long-chain polyunsaturated fatty acids (LCPUFAs), with a focus on pregnancy, lactation and the first 2 years of life [J]. Matern Child Nutr, 2011, 7 (Suppl 2): S17-S26.

[5] Massiera F, Barbry P, Guesnet P, et al. A western-like fat diet is sufficient to induce a gradual enhancement in fat mass over generations [J]. J Lipid Res, 2010, 51 (8): 2352-2361.

[6] Christian P, Smith ER, Lee SE, et al. The need to study human milk as a biological system [J]. Am J Clin Nutr, 2021, 113 (5): 1063-1072.

[7] Chowanadisai W, Kelleher SL, Nemeth JF, et al. Detection of a single nucleotide polymorphism in the human alpha-lactalbumin gene: implications for human milk proteins [J]. J Nutr Biochem, 2005, 16 (5): 272-278.

[8] Lee S, Kelleher SL. Biological underpinnings of breastfeeding challenges: the role of genetics, diet, and environment on lactation physiology [J]. Am J Physiol Endoc M, 2016, 311 (2): E405-E422.

[9] Miliku K, Duan QL, Moraes TJ, et al. Human milk fatty acid composition is associated with dietary, genetic, sociodemographic, and environmental factors in the CHILD Cohort Study [J]. Am J Clin Nutr, 2019, 110 (6): 1370-1383.

[10] Mychaleckyj JC, Nayak U, Colgate E R, et al. Multiplex genomewide association analysis of breast milk fatty acid composition extends the phenotypic association and potential selection of FADS1 variants to arachidonic acid, a critical infant micronutrient [J]. JMG, 2018, 55 (7): 459-468.

[11] Xie L, Innis SM. Genetic variants of the FADS1 FADS2 gene cluster are associated with altered (n-6) and (n-3) essential fatty acids in plasma and erythrocyte phospholipids in women during pregnancy and in breast milk during lactation [J]. J Nuter, 2008, 138 (11): 2222-2228.

[12] Bezerra FF, Cabello GM, Mendonça LM, et al. Bone mass and breast milk calcium concentration are associated with vitamin D receptor gene polymorphisms in adolescent mothers [J]. J Nutr, 2008, 138 (2): 277-281.

[13] Domellöf M, Lönnerdal B, Dewey KG, et al. Iron, zinc, and copper concentrations in breast milk are independent of maternal mineral status [J]. Am J Clin Nutr, 2004, 79 (1): 111-115.

[14] Qian L, Wang B, Tang N, et al. Polymorphisms of SLC30A2 and selected perinatal factors associated with low milk zinc in Chinese breastfeeding women [J]. Early Hum Dev, 2012, 88 (8): 663-668.

[15] Dold S, Zimmermann MB, Aboussad A, et al. Breast milk iodine concentration is a more accurate biomarker of iodine status than urinary iodine concentration in exclusively breastfeeding women [J]. J Nutr, 2017, 147 (4): 528-537.

[16] Nazeri P, Dalili H, Mehrabi Y, et al. Breast milk iodine concentration rather than maternal urinary iodine is a reliable indicator for monitoring iodine status of breastfed neonates [J]. Biol Trace Elem Res, 2018, 185 (1): 71-77.

[17] Siro SS, Baumgartner J, Schoonen M, et al. Characterization of genetic variants in the slc5a5 gene

and associations with breast milk iodine concentration in lactating women of african descent: the NUPED study [J]. Front Nutr, 2021, 8: 692504.

[18] Prentice A, Jarjou LM, Drury PJ, et al. Breast-milk fatty acids of rural Gambian mothers: effects of diet and maternal parity [J]. J Pediatr Gastroentero Nutr, 1989, 8 (4): 486-490.

[19] Striker GA, Casanova LD, Nagao AT. Influence of type of delivery on A, G and M immunoglobulin concentration in maternal colostrum [J]. J Pediat Brazil, 2004, 80 (2): 123-128.

[20] Mank E, Sáenz De Pipaón M, Lapillonne A, et al. Efficacy and safety of enteral recombinant human insulin in preterm infants: a randomized clinical trial [J]. JAMA Pediatrics, 2022.

[21] Gartner LMJP. American academy of pediatrics section on breastfeeding. Breastfeeding and the use of human milk [J]. Pediatriecs, 2012, 129 (3): e827-e841.

[22] Gates A, Marin T, De Leo G, et al. Nutrient composition of preterm mother's milk and factors that influence nutrient content [J]. Am J Clin Nutr, 2021, 114 (5): 1719-1728.

[23] Underwood MA. Human milk for the premature infant [J]. Pediatr Clin North Am, 2013, 60 (1): 189-207.

[24] De Figueiredo CS, Palhares DB, Melnikov P, et al. Zinc and copper concentrations in human preterm milk [J]. Biol Trace Elem Res, 2010, 136 (1): 1-7.

[25] Coppa GV, Gabrielli O, Zampini L, et al. Glycosaminoglycan content in term and preterm milk during the first month of lactation [J]. Neonatology, 2012, 101 (1): 74-76.

[26] Joung KE, Martin CR, Cherkerzian S, et al. Human milk hormone intake in the first month of life and physical growth outcomes in preterm infants [J]. J clin Endocrinol Metab, 2021, 106 (6): 1793-1803.

[27] Powe CE, Knott CD, Conklin-Brittain N. Infant sex predicts breast milk energy content [J]. Am J Hum Biol, 2010, 22 (1): 50-54.

[28] Hahn WH, Song JH, Song S, et al. Do gender and birth height of infant affect calorie of human milk? An association study between human milk macronutrient and various birth factors [J]. J Matern-Fetal Neo M, 2017, 30 (13): 1608-1612.

[29] Fujita M, Roth E, Lo YJ, et al. In poor families, mothers' milk is richer for daughters than sons: a test of Trivers-Willard hypothesis in agropastoral settlements in Northern Kenya [J]. Am J Phys Anthropol, 2012, 149 (1): 52-59.

[30] Fields DA, George B, Williams M, et al. Associations between human breast milk hormones and adipocytokines and infant growth and body composition in the first 6 months of life [J]. Pediatr Obes, 2017, 12 Suppl 1 (Suppl 1): 78-85.

[31] Quinn EA. No evidence for sex biases in milk macronutrients, energy, or breastfeeding frequency in a sample of Filipino mothers [J]. Am J Phys Anthropol, 2013, 152 (2): 209-216.

[32] Macchi M, Bambini L, Franceschini S, et al. The effect of tobacco smoking during pregnancy and breastfeeding on human milk composition-a systematic review [J]. Eur J Clin Nutr, 2021, 75 (5): 736-747.

[33] Napierala M, Mazela J, Merritt TA, et al. Tobacco smoking and breastfeeding: Effect on the lactation process, breast milk composition and infant development. a critical review [J]. Environ Res, 2016, 151: 321-338.

[34] Napierala M, Merritt TA, Miechowicz I, et al. The effect of maternal tobacco smoking and second-hand tobacco smoke exposure on human milk oxidant-antioxidant status [J]. Environ Res, 2019, 170: 110-121.

[35] Laurberg P, Nøhr SB, Pedersen KM, et al. Iodine nutrition in breast-fed infants is impaired by maternal smoking [J]. J clin Endocr Metab, 2004, 89 (1): 181-187.

[36] Szlagatys-Sidorkiewicz A, Woś E, Aleksandrowicz E, et al. Cytokine profile of mature milk from smoking and nonsmoking mothers [J]. J Pediatr Gastr Nutr, 2013, 56 (4): 382-384.

[37] Zagierski M, Szlagatys-Sidorkiewicz A, Jankowska A, et al. Maternal smoking decreases antioxidative status of human breast milk [J]. J Perinatol, 2012, 32 (8): 593-597.

[38] Mennella J. Alcohol's effect on lactation [J]. Alcohol Res Health, 2001, 25 (3): 230-234.

[39] USCDC. Influenza (Flu). (1998-10-04) [2023-10-01]. [EBIOV] https: //www.cdc.gov/breastfeeding/breastfeeding-special-circumstances/maternal-or-infant-illnesses/influenza.html.

[40] Haastrup MB, Pottegård A, Damkier P. Alcohol and breastfeeding [J]. Basic Clin Phar Macol, 2014, 114 (2): 168-173.

[41] Syed H, Slayman T, DuChene Thoma K. ACOG Committee Opinion No. 804: Physical Activity and Exercise During Pregnancy and the Postpartum Period. OG, 2021, 137 (2): 375-376.

[42] Davies GAL, Wolfe LA, Mottola MF, et al. No. 129-exercise in pregnancy and the postpartum period [J]. JOGC, 2018, 40 (2): e58-e65.

[43] Gregory RL, Wallace JP, Gfell LE, et al. Effect of exercise on milk immunoglobulin A [J]. Med Sci Sport Exer, 1997, 29 (12): 1596-1601.

[44] Fly AD, Uhlin KL, Wallace JP. Major mineral concentrations in human milk do not change after maximal exercise testing [J]. Am J Clin Nutr, 1998, 68 (2): 345-349.

[45] Be'er M, Mandel D, Yelak A, et al. The effect of physical activity on human milk macronutrient content and its volume [J]. Breastfeed Med, 2020, 15 (6): 357-361.

[46] Adhikari S, Kudla U, Nyakayiru J, et al. Maternal dietary intake, nutritional status and macronutrient composition of human breast milk: systematic review [J]. Brit J Nutr, 2021: 1-25.

[47] Zhang X, Zhang M, Lin T, et al. Relationship between traditional maternal diet pattern and breastmilk composition of rural lactating women during the first month postpartum in Shigatse, Tibet [J]. Food Sci Nutr, 2021, 9 (8): 4185-4198.

[48] Bzikowska-Jura A, Sobieraj P, Szostak-Węgierek D, et al. Impact of Infant and Maternal Factors on Energy and Macronutrient Composition of Human Milk [J]. Nutrients, 2020, 12 (9).

[49] Pham Q, Patel P, Baban B, et al. Factors affecting the composition of expressed fresh human milk [J]. Breastfeed Med, 2020, 15 (9): 551-558.

[50] Daniels L, Gibson RS, Diana A, et al. Micronutrient intakes of lactating mothers and their association with breast milk concentrations and micronutrient adequacy of exclusively breastfed Indonesian infants [J]. Am J Clin Nutr, 2019, 110 (2): 391-400.

[51] Keikha M, Shayan-Moghadam R, Bahreynian M, et al. Nutritional supplements and mother's milk composition: a systematic review of interventional studies [J]. Int Breastfeed J, 2021, 16 (1): 1.

[52] Lyu J, Fan Y, Zhang J, et al. Dietary evaluation of 52 lactating mothers in Beijing in 2018 and its relationship with breast milk composition [J]. Journal of Hygiene Research, 2020, 49 (3): 392-396.

[53] Karmarkar MG, Rajalakshmi R, Ramakrishnan CV. Studies on human lactation. i. effect of dietary protein and fat supplementation on protein, fat and essential aminoacid contents of breast milk [J]. Acta paediatrica, 1963, 52: 473-480.

[54] Dror DK, Allen LH. Overview of Nutrients in Human Milk [J]. Adv Nutr, 2018, 9 (suppl 1): 278s-294s.

[55] Azad MB, Robertson B, Atakora F, et al. Human milk oligosaccharide concentrations are associated with multiple fixed and modifiable maternal characteristics, environmental factors, and feeding practices [J]. J Nutr, 2018, 148 (11): 1733-1742.

[56] Quin C, Vicaretti SD, Mohtarudin NA, et al. Influence of sulfonated and diet-derived human milk oligosaccharides on the infant microbiome and immune markers [J]. J Biol Chem, 2020, 295 (12): 4035-4048.

[57] Bravi F, Di Maso M, Eussen S, et al. Dietary Patterns of Breastfeeding Mothers and Human Milk Composition: Data from the Italian MEDIDIET Study [J]. Nutrients, 2021, 13 (5): 1722.

[58] Yahvah KM, Brooker SL, Williams JE, et al. Elevated dairy fat intake in lactating women alters milk lipid and fatty acids without detectible changes in expression of genes related to lipid uptake or synthesis [J]. Nutr Res, 2015, 35 (3): 221-228.

[59] Tian HM, Wu YX, Lin YQ, et al. Dietary patterns affect maternal macronutrient intake levels and the fatty acid profile of breast milk in lactating Chinese mothers [J]. Nutrition, 2019, 58: 83-88.

[60] Deng L, Zou Q, Liu B, et al. Fatty acid positional distribution in colostrum and mature milk of women living in Inner Mongolia, North Jiangsu and Guangxi of China [J]. Food Funct, 2018, 9 (8): 4234-4245.

[61] Ding Y, Yang Y, Xu F, et al. Association between dietary fatty acid patterns based on principal component analysis and fatty acid compositions of serum and breast milk in lactating mothers in Nanjing, China [J]. Food Funct, 2021, 12 (18): 8704-8714.

[62] Dunstan JA, Mitoulas LR, Dixon G, et al. The effects of fish oil supplementation in pregnancy on breast milk fatty acid composition over the course of lactation: a randomized controlled trial [J]. Pediatr Res, 2007, 62 (6): 689-694.

[63] Dorea JG. Iron and copper in human milk [J]. Nutrition, 2000, 16 (3): 209-220.

[64] Khambalia A, Latulippe ME, Campos C, et al. Milk folate secretion is not impaired during iron deficiency in human [J]. J Nutr, 2006, 136 (10): 2617-2624.

[65] Vítolo MR, Valente Soares LM, Carvalho EB, et al. Calcium and magnesium concentrations in mature human milk: influence of calcium intake, age and socioeconomic level [J]. Archivos Latinoamericanos de Nutricion, 2004, 54 (1): 118-122.

[66] Dorea JG. Selenium and breast-feeding [J]. Brit J, 2002, 88 (5): 443-461.

[67] Dylewski ML, Picciano Mfjjoteiem. Milk selenium content is enhanced by modest selenium supplementation in extended lactation [J]. 2010, 15 (4): 191-199.

[68] Kodentsova VM, Vrzhesinskaya OA. Evaluation of the vitamin status in nursing women by vitamin content in breast milk [J]. Bull Exp Bio Med, 2006, 141 (3): 323-327.

[69] Ooylan LM, Hart S, Porter KB, et al. Vitamin B-6 content of breast milk and neonatal behavioral functioning [J]. J Am Diet Assoc, 2002, 102 (10): 1433-1438.

[70] Houghton LA, Yang J, O' Connor D L. Unmetabolized folic acid and total folate concentrations in breast milk are unaffected by low-dose folate supplements [J]. Am J Clin Nutr, 2009, 89 (1): 216-220.

[71] Keikha M, Bahreynian M, Saleki M, et al. Macro-and micronutrients of human Milk Composition: Are They Related to Maternal Diet? A Comprehensive Systematic Review [J]. Breastfeed Med, 2017, 12 (9): 517-527.

[72] Canfield LM, Kaminsky RG, Taren DL, et al. Red palm oil in the maternal diet increases provitamin A carotenoids in breastmilk and serum of the mother-infant dyad [J]. Eur J Nutr, 2001, 40 (1): 30-38.

[73] Perrella S, Gridneva Z, Lai CT, et al. Human milk composition promotes optimal infant growth, development and health [J]. Semin Perinatol, 2021, 45 (2): 151380.

[74] Donovan S, Dewey K, Novotny R, et al. USDA Nutrition Evidence Systematic Reviews. Dietary Patterns during Lactation and Human Milk Composition and Quantity: A Systematic Review [M]. Alexandria: USDA Nutrition Evidence Systematic Review, 2020.

[75] Gabrielli O, Zampini L, Galeazzi T, et al. Preterm milk oligosaccharides during the first month of lactation [J]. Pediatrics, 2011, 128 (6): e1520-1531.

[76] Elwakiel M, Hageman JA, Wang W, et al. Human milk oligosaccharides in colostrum and mature milk of Chinese mothers: lewis positive secretor subgroups [J]. J Agr Food Chem, 2018, 66 (27): 7036-7043.

[77] Guo M, Luo G, Lu R, et al. Distribution of lewis and secretor polymorphisms and corresponding CA19-9 antigen expression in a Chinese population [J]. FEBS Open Bio, 2017, 7 (11): 1660-1671.

[78] WU J, WU S, HUO J, et al. Systematic characterization and longitudinal study reveal distinguishing features of human milk oligosaccharides in China [J]. Curr Dev Nutr, 2020, 4 (8): nzaa113.

[79] Liu F, Yan J, Wang X, et al. Maternal fucosyltransferase 2 status associates with the profiles of human milk oligosaccharides and the fecal microbiota composition of breastfed infants [J]. J Agr Food Chem, 2021, 69 (10): 3032-3043.

[80] Han SM, Derraik JGB, Binia A, et al. Maternal and infant factors influencing human milk oligosaccharide composition: beyond maternal genetics [J]. J Nutr, 2021, 151 (6): 1383-1393.

[81] Daniel AI, Shama S, Ismail S, et al. Maternal BMI is positively associated with human milk fat: a systematic review and meta-regression analysis [J]. Am J Clin Nutr, 2021, 113 (4): 1009-1022.

[82] Bzikowska-Jura A, Czerwonogrodzka-Senczyna A, Olędzka G, et al. Maternal nutrition and body composition during breastfeeding: association with human milk composition [J]. Nutrients, 2018, 10 (10): 502-510.

[83] Kugananthan S, Gridneva Z, Lai CT, et al. Associations between maternal body composition and appetite hormones and macronutrients in human milk [J]. Nutrients, 2017, 9 (3) 30-32.

[84] Butts CA, Hedderley DI, Herath TD, et al. Human milk composition and dietary intakes of breastfeeding women of different ethnicity from the manawatu-wanganui region of New Zealand [J]. Nutrients, 2018, 10 (9): 378-380.

[85] Saben JL, Bales ES, Jackman MR, et al. Maternal obesity reduces milk lipid production in

lactating mice by inhibiting acetyl-CoA carboxylase and impairing fatty acid synthesis [J]. PloS one, 2014, 9 (5): e98066.

[86] Tonon MK, de Morais BM, Abrão AC, et al. maternal and infant factors associated with human milk oligosaccharides concentrations according to secretor and lewis phenotypes [J]. Nutrients. 2019, 17, 11 (6): 1358.

[87] Mcguire MK, Meehan CL, Mcguire MA, et al. What's normal? Oligosaccharide concentrations and profiles in milk produced by healthy women vary geographically [J]. Am J Clin Nutr, 2017, 105 (5): 1086-1100.

[88] Amaral Y, Silva L, Soares F, et al. What are the maternal factors that potentially intervenes in the nutritional composition of human milk? [J]. Nutrients, 2021, 13 (5): 1587.

[89] Korkut S, Köse Çetinkaya A, Işık Ş, et al. Macronutrient composition of colostrum in mothers with gestational diabetes mellitus [J]. Breastfeed Med, 2022, 17 (4): 322-325.

[90] Yu X, Rong SS, Sun X, et al. Associations of breast milk adiponectin, leptin, insulin and ghrelin with maternal characteristics and early infant growth: a longitudinal study [J]. Brit J, 2018, 120 (12): 1380-1387.

[91] Capuco AV, Connor EE, Wood DL. Regulation of mammary gland sensitivity to thyroid hormones during the transition from pregnancy to lactation [J]. Exp Biol Med, 2008, 233 (10): 1309-1314.

[92] Chen L, Wang J, Jiang P, et al. Alteration of the colostrum whey proteome in mothers with gestational hypothyroidism [J]. PloS one, 2018, 13 (10): e0205987.

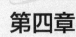

第四章

母乳营养物质的生物利用

　　婴儿消化道状况、后续生长发育情况、神经系统发育、免疫系统发展等具有独特性，认识母乳成分生物利用和代谢过程，可以帮助了解婴儿营养需求，也可为婴幼儿喂养指导提供依据。本章主要介绍母乳中的非水固形物成分的生物利用过程，包括碳水化合物（乳糖、人乳低聚糖）、脂肪、蛋白质、维生素、矿物质等。

第一节　乳糖、甘油三酯的氧化供能

　　1 ~ 6 月龄婴儿食物中的碳水化合物主要是乳糖，是婴儿主要的能量物质之一。乳糖与肠黏膜细胞的刷状缘接触后，被小肠刷状缘水解酶水解，以单糖形式吸收。脂类提供的能量占母乳总能量的 50% 以上，也是母乳中主要的能量物质，母乳中的脂类主要包括甘油三酯、胆固醇、磷脂和其他脂类物质。其中，98% ~ 99% 的脂肪是甘油三酯，由三分子脂肪酸和一分子的甘油形成。

一、乳糖

　　乳糖仅存在于乳品中，是母乳中最主要的碳水化合物。乳糖为双糖，由一分子葡萄糖和一分子 β- 半乳糖通过 β-1,4- 糖苷键连接而成。产后 1 ~ 6 个月所分泌的母乳乳糖含量约为 65.1 ~ 75.6 g/L，7 ~ 12 个月母乳乳糖含量约为 56.7 ~ 74.9 g/L，且以 α- 乙型乳糖为主[1]。营养状况良好的母亲，短时间处于低能量供给时，母乳中乳糖浓度相对稳定，但如果能量摄入长期低于需要量，乳糖浓度可出现明显降低。

（一）乳糖的消化吸收

乳糖是婴儿主要的能量物质之一，母乳中乳糖的浓度既可以满足婴儿对营养和能量的需求，又能够避免渗透压过高对婴儿肠道造成较大负担，影响营养物质吸收等问题。

乳糖酶（lactase）在体内的出现具有一定时间特性。胎儿时期乳糖酶出现较晚，且活性较低，例如，在10周龄胎儿中可检测出蔗糖酶、异麦芽糖酶和麦芽糖酶，但是无法检测出乳糖酶；此外，28～34周胎儿乳糖酶活性仅为足月儿的30%。新生儿肠道乳糖酶系统相对发育完善，出生后乳糖酶水平及活性迅速上升至成人水平，因此，婴儿对乳糖的消化吸收能力较好。随着辅食添加过程，婴幼儿食物中的碳水化合物由乳糖向淀粉类食物过渡，体内乳糖酶表达也随之减少[2]。

乳糖在胃中不被消化吸收，可直达肠道，主要在空回肠被消化吸收。小肠上皮细胞刷状缘可分泌乳糖酶，能够将乳糖水解为葡萄糖和半乳糖，而葡萄糖和半乳糖可由小肠绒毛上皮细胞或细胞间隙吸收，由肠黏膜上皮细胞进入小肠壁的门静脉毛细血管，并由门静脉进入肝，最后通过门静脉进入大循环，运送到全身各个组织器官。葡萄糖的吸收机制包括主动吸收、被动吸收和通过细胞间隙直接吸收，其中主动吸收是主要的吸收途径。每克葡萄糖在体内氧化可以产生16.7 kJ（4 kcal）的能量。葡萄糖释放能量较快，供能也快，是神经系统和心肌的主要能源，也是肌肉活动时的主要燃料。而半乳糖以糖苷键结合于神经酰胺上，形成半乳糖脑苷脂，从而参与大脑的发育[3]。

（二）婴儿乳糖不耐受

乳糖不耐受是婴儿非感染性腹泻的常见原因之一。小肠黏膜上皮细胞刷状缘分泌的乳糖酶可将乳糖分解成葡萄糖和半乳糖，若乳糖酶分泌减少或活性降低，婴儿摄入乳糖后会出现一系列消化道及全身不适症状，如腹胀、腹痛、腹泻、频繁溢乳、肠道排气增多和持续性哭闹等，称为乳糖不耐受[4]。

婴儿发生乳糖不耐受与多种因素有关。有研究发现，产后3～6个月的婴儿发生乳糖不耐受的可能性要高于其他月龄儿，这可能与该阶段进乳量增加，但是同时随着月龄增加乳糖酶活性下降造成的功能不协调有关。该研究还发现，乳糖不耐受患儿中母乳喂养婴儿比例超过配方奶粉喂养婴儿[5]。临床上，婴儿常表现为暂时性的乳糖不耐受。该类患儿平时能消化、吸收乳制品中的乳糖，当病毒、细菌、寄生虫等感染导致小肠绒毛膜上皮细胞受损时，分泌乳糖酶减少而继发乳糖不耐受。如轮状病毒可侵犯小肠绒毛上皮细胞，使绒毛变钝、脱落，而乳糖酶主要是这一部位分泌，故轮状病毒感染最易影响乳糖酶分泌，导致继发性乳糖不耐受[6]。另外，贾第虫病、隐孢子虫病和其他寄生虫感染近端小肠亦可继发乳糖不耐受[7]。其他非感染性原因亦可继发乳糖不耐受，如恶性肿瘤化疗、营养不良致小肠萎缩及小肠损伤等。

（三）糖的有氧氧化

乳糖被乳糖酶分解为葡萄糖和半乳糖，机体利用氧将葡萄糖彻底氧化成 CO_2 和 H_2O 的反应过程称为糖的有氧氧化。有氧氧化是体内糖分解供能的主要方式。糖的有氧氧化分为 3 个阶段：第一阶段葡萄糖在细胞质中经糖酵解生成丙酮酸，第二阶段丙酮酸进入线粒体氧化脱羧生成乙酰辅酶 A（乙酰 CoA），第三阶段乙酰 CoA 进入三羧酸循环，并偶联进行氧化磷酸化[8]。

二、甘油三酯

母乳中甘油三酯的组成变化较大，主要是受到所含脂肪酸的影响。母乳中含有丰富的中链和长链脂肪酸。中链脂肪酸约占母乳总脂肪酸的 5% ~ 10%，其中 C10 ： 0 和 C12 ： 0 最多。中链脂肪酸对新生儿的代谢具有重要意义，尤其是早产儿，它可帮助快速供能。母乳中的长链多不饱和脂肪酸以二十二碳六烯酸（docosahexaenoic acid，DHA）为代表，具有促进婴儿大脑发育的作用。

（一）婴儿脂肪酶

由于新生儿胰腺脂酶水平极低，故脂肪消化主要依靠胃脂酶、母乳中脂肪分解酶等酶类。胰脂酶特异水解甘油三酯 1、3 位酯键，生成 2- 甘油一酯和 2 分子脂肪酸。胰脂酶活性在 16 周胎龄儿体内即可测出，胎龄 16 ~ 28 周期间逐渐增加，在胎龄 33 周后基本保持稳定。但因新生儿期胆盐分泌量较少，不能激活胰脂酶，故其活性几乎无法测定。婴儿出生后 1 个月胰脂酶活性开始上升，6 ~ 12 个月活性增加迅速，约 2 岁后达成人水平[9]。研究发现，食物中脂肪成分可影响胰脂酶活性，给予长链多不饱和脂肪酸可增强其活性[10]。母乳中含有丰富的脂肪酸成分，因此，母乳喂养可促进胰脂酶早期成熟。胃脂酶具有维持胃内适宜 pH 值、抗胃酸和胃蛋白酶的作用，有助于胃内脂肪消化，在一定程度上可代偿胰腺功能不足。在孕 10 ~ 13 周，胃组织中已能检测到胃脂酶活性，但出生时胃脂酶活性水平仍较低，胃脂酶随月龄增长而增加，约在生后 3 个月达到成人水平[11]。母乳喂养婴儿胃脂酶活性高于人工喂养婴儿。

（二）甘油三酯的消化吸收

脂肪在胃里的消化有限，婴儿期约 25% 脂肪在胃内进行消化，其主要消化场所是小肠。在脂酶作用下，脂肪分解为甘油及脂肪酸。甘油三酯的水解速度与链长和不饱和程度等因素有关。含不饱和双键的甘油三酯水解的速度比只含饱和键的甘油三酯快很多。非饱和脂肪酸具有较强的极性，水溶性好，水解速度快；反之，饱和长链脂肪酸，极性小，水溶性差，水解速度慢。

脂肪水解后的小分子，如甘油、短链和中链脂肪酸，很容易被小肠细胞吸收直接进入血液。甘油一酯和长链脂肪酸被吸收后，先在小肠细胞中重新合成甘油三酯，并和磷脂、胆固醇和蛋白质形成乳糜微粒，由淋巴系统进入血循环。血中的乳糜微粒是一种颗粒最大、密度最低的脂蛋白，是食物脂肪的主要运输形式，可以满足机体对脂肪和能量的需要，最终被肝吸收。婴儿对脂肪的吸收能力随月龄增加提高，这是因为脂酶活性随着月龄增加。如 33 ~ 34 周早产儿脂肪吸收率为 65% ~ 75%，足月儿脂肪吸收率为 85%（成人约 95%）。但是 4 ~ 6 月龄前婴儿对脂肪的吸收程度尚不能达到成人水平，因此不应该给婴儿过早添加脂肪类食物。

（三）甘油三酯氧化分解产生大量 ATP

由于甘油三酯中碳、氢的含量远高于蛋白质和碳水化合物，所以可提供较多的能量，1g 脂肪可产生能量约 39.7 kJ（9.46 kcal）。游离脂肪酸不溶于水，不能直接在血浆中运输。清蛋白具有结合游离脂肪酸的能力（每分子清蛋白可结合 10 分子游离脂肪酸），能将脂肪酸运送至全身。β- 氧化是脂肪酸分解的核心过程。除脑外，机体大多数组织均能氧化脂肪酸，以肝、心肌、骨骼肌能力最强。在供氧充足时，脂肪酸可经活化、转移至线粒体、β- 氧化生成乙酰 CoA 及乙酰 CoA 进入三羧酸循环彻底氧化 4 个阶段，释放大量 ATP。

三、三羧酸循环

三羧酸循环（tricarboxylic acid cycle，TCA cycle），亦称柠檬酸循环（citric acid cycle），是线粒体内一系列酶促反应所构成的循环反应体系，由于其第一个中间产物是含有 3 个羧基的柠檬酸（citric acid）而得名。因为该学说由 Krebs 正式提出，亦称为 Krebs 循环。三羧酸循环在三大营养物质代谢中占核心地位，是三大营养物质分解产能的共同通路，糖、脂肪、氨基酸在体内分解最终都将产生乙酰 CoA，然后进入三羧酸循环彻底氧化。

乙酰 CoA（主要来自于三大营养物质的分解代谢）经三羧酸循环分解时，共经历 8 步反应，主要涉及 4 次脱氢、2 次脱羧和 1 次底物水平磷酸化。

8 步反应分别为：乙酰 CoA 与草酰乙酸缩合成柠檬酸、柠檬酸经顺乌头酸转变为异柠檬酸、异柠檬酸氧化脱羧转变为 α- 酮戊二酸、α- 酮戊二酸氧化脱羧生成琥珀酰 CoA，琥珀酰 CoA 合成酶催化底物水平磷酸化反应，琥珀酸脱氢生成延胡索酸、延胡索酸加水生成苹果酸、苹果酸脱氢生成草酰乙酸。

三羧酸循环的上述 8 步反应过程可归纳如图 4-1 所示，其主要特点是：① 4 次脱氢生成 3 分子 NADH 和 1 分子 $FADH_2$。三羧酸循环中，从乙酰 CoA 与草酰乙酸缩合成柠檬酸开始，反复地进行脱氢氧化，4 次脱氢反应中的 3 次由 NAD^+ 接受生成 3 分子 $NADH+H^+$，1 次由 FAD 接受生成 1 分子 $FADH_2$。这 4 分子还原当量将电子传给氧时，才能生成 ATP。② 2 次脱羧生成 2 分子 CO_2。1 分子乙酰 CoA 进入三羧酸循环后，中间产物三羧酸和二羧酸通过脱羧方式共生成 2 分子 CO_2，这是体内 CO_2 的主要来源。③ 1 次底物水平磷酸化生成 1 分子 GTP（或

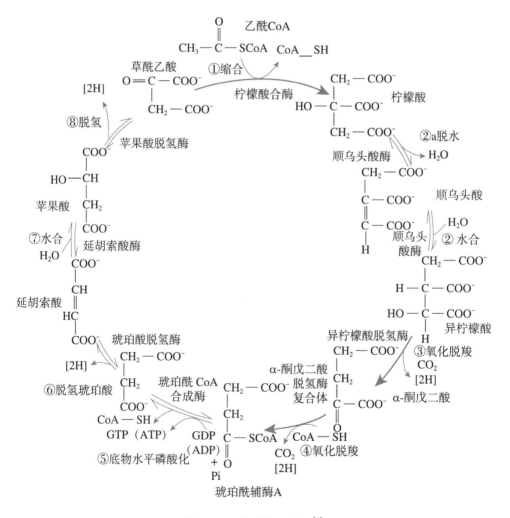

图 4-1 三羧酸循环过程[8]

ATP）。三羧酸循环的总反应为：

$$CH_3CO \sim SC_oA + 3NAD^+ + FAD + GDP（ADP）+ Pi + 2H_2O \longrightarrow 2CO_2 +$$
$$3NADPH + 3H^+ + FADH_2 + HS\text{-}COA + GTP（ATP）$$

值得注意的是，每一次三羧酸循环消耗 1 分子乙酰 CoA（2 个碳），释放 2 分子 CO_2，但并非直接将乙酰 CoA 的 2 个碳原子氧化。另外，三羧酸循环的各种中间产物本身并无量的变化，不可能通过三羧酸循环从乙酰 CoA 合成草酰乙酸或其他中间产物；同样，这些中间产物也不可能直接在三羧酸循环中被氧化成 CO_2 和 H_2O。三羧酸循环中的草酰乙酸主要来自丙酮酸的直接羧化，也可通过苹果酸脱氢生成，两者的根本来源都是葡萄糖。

第二节　母乳低聚糖的生物利用

母乳中含有丰富的低聚糖。在不同阶段 HMOs 的含量不同。初乳中低聚糖含量 15 ~ 23 g/L，成熟乳中含量为 1 ~ 10 g/L。按照基团特性，HMOs 可以大致分为岩藻糖基低聚糖、唾液酸化低聚糖和非岩藻糖基低聚糖。HMOs 可以耐受消化道酶的作用到达大肠作为底物被肠道益生菌利用，促进益生菌生长，帮助新生儿建立健康的肠道微生态，从而发挥促进肠道发育、抵抗感染、促进免疫系统发育的作用。

一、母乳低聚糖的消化吸收特性

严格意义上，HMOs 不是营养素，而是一种膳食纤维。由于婴儿体内缺乏水解或消化 HMOs 所必需的酶，因此 HMOs 在上消化道不被消化吸收，能够完整到达结肠。大部分 HMOs 可被肠道微生物代谢，例如可选择性被双歧杆菌和拟杆菌等益生菌利用，产生短链脂肪酸（如乙酸、丙酸和丁酸）等物质，这些代谢产物一部分随粪便排出，一部分进入循环系统作用于多个器官组织。根据观察到的血液、尿和粪便情况，大约 1% 的 HMOs 可能从胃肠道吸收并进入全身循环，可到达多个器官[12]，包括肝、大脑、呼吸道和泌尿道等，而后随尿液以完整或部分降解的形式排出[13]。

二、益生菌对母乳低聚糖的生物利用过程

具有不同分子结构的 HMOs 完全降解需要诸多糖苷水解酶和膜转运蛋白的参与。婴儿肠道菌群中含有上述所需的水解酶和膜转运蛋白，可摄取、代谢和利用 HMOs。婴儿肠道中诸多菌种具有编码水解酶和膜转运蛋白基因的能力，如双歧杆菌、拟杆菌和乳杆菌 [14-16]。下面介绍双歧杆菌（*Bifidobacteria*）、拟杆菌（*Bacteroides*）、乳酸菌（*Lactobacillus*）对 HMOs 的生物利用。

（一）双歧杆菌对 HMOs 的生物利用

HMOs 对婴幼儿肠道微生物群的形成和发育，尤其是双歧杆菌占优势的微生物群落的建立有显著影响。某些双歧杆菌可以选择性地利用具有特定结构的HMOs。双歧杆菌大多具有编码特定 HMOs 降解酶的基因簇，可以编码相关糖苷酶和特定的转运体。在这些双歧杆菌种类中，长双歧杆菌（*B. longum*）和短双歧杆菌（*B. breve*）是最常见的 [17]。婴儿双歧杆菌利用 HMOs 的机制如图 4-2 所示。双歧杆菌降解 HMOs 主要有两种方式：细胞内转运、细胞外糖苷酶水解 [18]。在细菌细胞外，HMOs 被细胞壁相关糖苷酶水解为单糖或双糖，水解后的糖被运输到细胞内，在细胞质中进一步降解。在细胞内，HMOs 通过转运体直接转运到细胞内，由糖苷酶将转运进细胞内的 HMOs 水解成单糖或较小的低聚糖。由于不同菌株中与 HMOs 消化相关的基因簇存在明显差异，HMOs 的降解策略和代谢途径高度依赖于特定的双歧杆菌菌种或菌株。

婴儿双歧杆菌（*B. infant*）依靠细胞内低聚糖转运体的作用降解 HMOs。整个 HMOs 分子通过溶质结合蛋白运输到细胞质中。婴儿双歧杆菌可分泌多种胞内糖基水解酶，如 α- 唾液酸酶、α- 岩藻糖苷酶、β- 半乳糖苷酶和 β-N- 乙酰己糖胺酶，几乎可以作用于母乳中所有的 HMOs，包括 3′-SL、6′-SL、2′-FL、3-FL、LNnT 和 LacNAc [19-20]。例如，婴儿双歧杆菌 ATCC 15697 是一个典型的 HMOs利用能力强的菌株，因为这种细菌的某些基因编码了大量的糖基水解酶。HMOs在糖基水解酶的作用下降解，在细胞内释放单糖，随后进入婴儿双歧杆菌的中心代谢过程，最终产物为乙酸和乳酸。

短双歧杆菌通过细胞外糖苷依赖的分子机制消耗 HMOs，利用各种细胞外糖基水解酶实现细胞外 HMOs 的初始降解。短双歧杆菌分泌到胞外的糖基水解酶具有较强的 HMOs 降解能力。其中间产物（如单糖、双糖）与溶质结合蛋白结合并进入细胞。在短双歧杆菌中发现了两种特有的胞外糖基水解酶，即乳酸 -N-生物苷酶和内源性 -N- 乙酰半乳糖胺酶。其中，乳酸 -N- 生物苷酶裂解 LNT 产生乳酸 -N- 二糖（LNB）和乳糖，LNB 与溶质结合蛋白结合进入短双歧杆菌细胞 [21]。

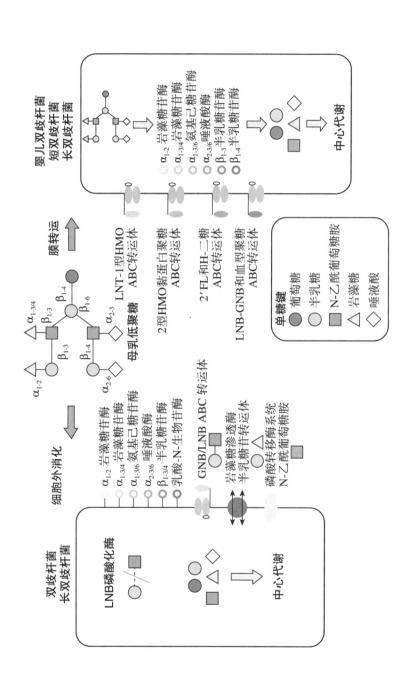

图 4-2　双歧杆菌对 HMOs 可能的生物利用过程 [25, 26]

注：LNT-1，乳酰 -N- 四糖 -1；LNB，乳糖 -N- 二糖；GNB，半乳糖 -N- 二糖；半乳糖 -N- 二糖。

控制这一过程的相关基因位于 *LNB/GNB* 基因簇上，该基因簇存在于大多数双歧杆菌中，其表达是由 LNT（乳酰 -N- 四糖）或其他 HMOs 诱导的[22]。此外，HMOs 降解的中间产物如一些双糖先进入细胞，经细胞内酶水解后以单糖的形式排出细胞。

短双歧杆菌是婴幼儿肠道的优势种之一。不同的短双歧杆菌菌株对 HMOs 的降解能力不同，这取决于相关基因编码的糖基水解酶类型。例如，某些短双歧杆菌菌株对唾液酸化的 HMOs 具有较高的降解能力，如短双歧杆菌 SC95 对唾液酸化的 LNT 降解能力较高[23]。大多数长双歧杆菌菌株既利用岩藻糖基化HMOs（例如 2′-FL、3-FL 和 LDFT），也利用唾液酸化的 HMOs（例如 3′-SL 和6′-SL），但是不同菌株的降解方法不同。长双歧杆菌 SC596 分解 HMOs 的方式和婴儿双歧杆菌类似，它含有可以编码糖基水解酶和溶质结合蛋白一些基因，对LNT、SL、FL 和其他酸性及中性 HMOs 具有结合和分解能力[24]。

（二）拟杆菌对 HMOs 的生物利用

拟杆菌（*Bacteroides*）可能会降解 HMOs，因为拟杆菌可以降解和利用的碳水化合物糖单位与 HMOs 相似，包括 N- 乙酰氨基葡萄糖、半乳糖、岩藻糖、唾液酸、N- 乙酰半乳糖胺。拟杆菌能从肠道黏液层中提取宿主糖复合物，并且具有多种不同程度降解 HMOs 的策略，可能与 HMOs 诱导特异性基因表达有关。研究发现，脆弱拟杆菌（*Bacteroides fragilis*）有与 HMOs 降解代谢相关的相同基因[25]。Marcobal 等[26] 通过分析脆弱拟杆菌 ATCC25285 和普通拟杆菌（*Bacteroides vulgatus*）ATCC8482 基因组，发现了可能参与 HMOs 降解的糖苷水解酶家族分子的诸多信息，包括 GH2（α- 半乳糖苷酶）、GH3（β-N- 乙酰半乳糖苷酶）、GH20（β- 己糖苷酶）、GH27（α-N- 乙酰半乳糖苷酶）、GH29（α-L- 岩藻糖苷酶）、GH33（唾液苷酶）、GH42（β- 半乳糖苷酶）和 GH95（α-1,2- 岩藻糖苷酶）。上述基因的类型和数量在脆弱拟杆菌 ATCC25285 和普通拟杆菌 ATCC8482 不同，这进一步解释了不同种类拟杆菌对 HMOs 降解能力和代谢方式的差异。例如，脆弱拟杆菌 ATCC25285 对非岩藻糖基 HMOs 和长链寡糖的降解能力高于脆弱拟杆菌 ATCC8482。形成上述现象的原因可能与每种细菌在进化过程中保持独特的代谢生态位以保持自身的生长优势，进而竞争混合 HMOs 底物[27] 有关。

（三）乳酸菌对 HMOs 的生物利用

关于乳酸菌对 HMOs 生物利用方式的研究发现比较局限。据报道，干酪乳杆菌（*L. casei*）转运和代谢降解 HMOs 的途径不同于双歧杆菌[28]。*L. casei* 含有一个特殊的基因簇 *gnbREFGBCDA*，该基因簇参与半乳糖 -N- 二糖（GNB）、

乳糖 -N- 二糖（LNB）和 N- 乙酰半乳糖胺的代谢。然而，在代谢过程中，GNB、LNB 的 N- 乙酰半乳糖胺部分进入不同的代谢路径，GnbG（磷酸 -β- 半乳糖苷酶）参与水解 LNB 和 GNB，但 GnbF（N- 乙酰半乳糖胺 -6 磷酸脱乙酰酶）和 GnbE（半乳糖胺 -6 磷酸异构酶 / 脱氨酶）只与 GNB 降解有关，而干酪乳杆菌对 LNB 的利用依赖于 nagA（N- 乙酰氨基葡糖 -6 磷酸脱乙酰酶）。LNB 和 LGB 的半乳糖降解是通过塔格糖 -6 磷酸途径完成的 [28]。

三、母乳低聚糖的其他生理过程

菌群代谢产生的酸性代谢产物能够帮助肠道微环境维持较低 pH 值，这种环境不利于有害菌群的生长（梭状芽孢杆菌、肠球菌、真细菌和肠杆菌等），同时，有益菌通过竞争底物、占位效应等，也能抑制有害菌生长繁殖。肠黏膜表面覆盖多种低聚糖，细菌和病毒感染的第一步是识别和结合肠黏膜上特定细胞的表面聚糖。唾液酸化和岩藻糖基化低聚糖含有与这些聚糖类似的结构单元。因此 HMOs 可以作为受体类似物，抑制病原体的黏附 [29]。此外，HMOs 中的唾液酸可以附着在肠上皮细胞上，当 HMOs 存在时，肠致病性大肠杆菌与肠上皮细胞的结合明显减少。

第三节　母乳中蛋白质的生物利用

蛋白质是母乳中的宏量营养素，不仅可以提供婴儿生长发育的必需氨基酸，还能够提供具有特殊功能的生物活性蛋白和肽。母乳中氨基酸的含量和比例（氨基酸模式）是母乳蛋白质营养的基础。母乳中氨基酸含量与蛋白质含量一样，呈现随泌乳的进展而逐渐降低的趋势。母乳中氨基酸的状况包括游离态的游离氨基酸（free amino acid，FAA）和组成各种蛋白质的结合氨基酸。母乳中 FAA 在总氮含量中占比很少，大约只有总氮的 5% ~ 10%。谷氨酸、谷氨酰胺、牛磺酸和丝氨酸是母乳中主要的 FAA，其中谷氨酸和谷氨酰胺合计约占 FAA 总量的 49% [30]。

一、蛋白质的消化吸收特性

（一）蛋白质在胃和小肠的消化吸收过程

母乳中蛋白质的消化从胃开始。当母乳进入胃部时会刺激胃壁细胞分泌胃酸，同时会将胃主细胞分泌的胃蛋白酶原激活为胃蛋白酶。胃蛋白酶在胎儿 34 周时即开始由主细胞分泌，出生时活性低，3 个月后活性增加（与体重增加成正比），18 个月时达成人水平。这一生理性发育缺陷有利于保护婴儿从母乳中获得的 sIgA 免受破坏。婴儿的胃液分泌力远低于成人水平，并随月龄增长逐渐增强。当胃酸分泌时，会引起胃的 pH 值降低，当胃的 pH 值在 2.0 左右时，胃蛋白酶活性最强，高于 4.5 以上蛋白酶活性显著降低。婴儿出生时胃空腹 pH 约在 6 ~ 8 之间，并在 20 ~ 30 天内维持该水平，在摄入母乳后胃部 pH 缓慢降至 3.5 ~ 4。胃中的胃酸（主要为盐酸）先使蛋白质变性，破坏其空间结构以利于酶发挥作用，同时胃酸可激活胃蛋白酶水解蛋白质，活化的胃蛋白酶可将蛋白质及大分子多肽水解成小分子多肽和游离氨基酸。需要注意的是，母乳中的一些活性蛋白如乳铁蛋白、骨桥蛋白可部分抵抗胃肠消化，同时母乳中所含的蛋白酶和蛋白酶抑制剂也参与了蛋白质的消化吸收过程。

蛋白质主要以氨基酸形式在小肠吸收，是消化吸收的主要场所，当酸性消化产物转移至小肠时，分泌 $NaHCO_3$ 以中和使其达到胰腺消化酶活性最佳的 pH。出生后 1 个月内婴儿肠内蛋白水解酶包括胰蛋白酶、糜蛋白酶、弹性蛋白酶、羧肽酶浓度和活性均处于较低水平，小肠紧张性收缩、分节运动和蠕动能力也较弱，但是 pH 值与成人相当。婴儿胃肠道通透性较高，胰蛋白酶在孕 16 周胎儿小肠中即可测出，出生后 1 周活性迅速增加，1 个月时婴儿十二指肠液中胰蛋白酶水平与成人相似，而糜蛋白酶约为成人水平的 50%。由胰腺分泌的胰蛋白酶和糜蛋白酶使蛋白质在小肠中被分解为寡肽和少量氨基酸，再被小肠黏膜细胞吸收。在小肠黏膜细胞中，寡肽酶将寡肽最终水解为氨基酸。这些氨基酸通过黏膜细胞进入肝门静脉而被运送到肝和其他组织或器官被利用。

（二）蛋白质的转运和代谢

3 种主动运输系统帮助转运中性、酸性和碱性氨基酸通过小肠黏膜细胞。在共同使用同一种转运系统时，具有相似结构的氨基酸会相互竞争，含量高的氨基酸吸收更多，从而使得婴儿肠道能按母乳中氨基酸的含量比例对氨基酸进行吸收。

二、寡肽的消化吸收

（一）母乳中内源肽

母乳中存在多种蛋白酶，这些酶可以在乳腺中对乳蛋白进行水解。因此婴儿摄入的母乳蛋白质除以完整形态发挥功能外，还有大量蛋白质在乳腺内已经发生水解以肽段的形式进入婴儿体内，更好地满足婴儿较弱的胃肠道消化作用。共有

900 余种肽类被检测识别，其中大多数都来源于母亲来源蛋白质中的 β- 酪蛋白、α_{s1}- 酪蛋白、多聚免疫球蛋白受体、骨桥蛋白和 κ- 酪蛋白 [31]。

（二）寡肽的转运吸收机制

寡肽在小肠绒毛膜刷状缘受到氨肽酶的作用，最终以游离氨基酸和小肽的形式被吸收利用。小肽一部分被细胞质中的肽酶水解后形成游离氨基酸，用于细胞本身代谢合成或被基底侧的氨基酸转运系统运至体循环；一部分具有抗水解酶活性的二肽、三肽可直接通过肽转运体完整地转运至体循环 [32]。

小肽在小肠刷状缘的转运吸收机制可能有以下 3 种：① pH 依赖性非能耗的 Na^+/H^+ 交换转运体系：小肽转运的动力来源于质子的电化学梯度，以易化扩散的形式进入细胞，进而活化 Na^+/H^+ 通道 [33]；②能耗性依赖 H^+ 或 Ca^{2+} 浓度电导的主动转运体系：研究发现，在一定 H^+ 浓度下，囊泡膜刷状缘肽的主动转运加快；③谷胱甘肽转运系统：有研究报道，谷胱甘肽的跨膜转运与 Na^+、K^+、Ca^{2+}、Mn^{2+} 的浓度梯度有关，而与 H^+ 的浓度无关 [34]。

其他寡肽及大分子肽完整吸收机制：小肠绒毛上皮细胞顶部的紧密连接以及表面黏液屏障可阻止大分子进入，但小部分具有抗水解酶活性的大分子肽也可通过转运系统被吸收，其方式可分为以下 4 种：①通过紧密连接的细胞旁路径：肠道上皮细胞的紧密连接是一种跨细胞蛋白的耦联，有孔道，允许多数阳离子和惰性小分子通过，如水溶性肽类；②被动扩散：高度脂溶性肽类可通过被动扩散进入细胞，在细胞内被胞质酶水解；③内吞作用：由于大的极性分子不能通过肠上皮细胞的疏水性细胞膜，它们可能通过顶端膜内陷而形成与溶酶体融合的囊泡进入细胞；④载体转运系统 [35-36]。

第四节　母乳中维生素的生物利用

母乳中维生素每一个成分都具有极为重要的生理功能，对于婴幼儿生长发育极为重要。它分为脂溶性维生素和水溶性维生素。近年来，国内外对母乳中水溶性维生素的研究并不多，更多的研究关注点在于其在婴儿配方食品中的含量和检测方法学。

一、脂溶性维生素

母乳中的脂溶性维生素主要包括维生素 A、维生素 D、维生素 E 和维生素 K。母乳中的维生素 K 含量低，纯母乳喂养婴儿不能通过纯母乳满足维生素 K 需要量，本节不对维生素 K 的代谢过程进行阐述。

（一）维生素 A 的消化吸收

维生素 A 是指具有全反式视黄醇生物活性的一组类视黄醇物质。根据目前研究，母乳中可以分离出类视黄醇物质至少有 12 种，多以视黄酰酯的形式存在，特别是以棕榈酸酯或是硬脂酸酯为主。除了视黄醇、视黄酰酯等类视黄醇以外，母乳中还存在一定量的类胡萝卜素，其中部分类胡萝卜素成分是维生素 A 原，可产生一定量的维生素 A 活性。

总体来讲，营养状况正常的足月儿和早产儿母亲，其初乳中维生素 A（类视黄醇）浓度最高，随哺乳进程，维生素 A 含量迅速下降，产后第 1 个月降低幅度非常明显，远期成熟乳中含量最低。在成熟乳阶段，维生素 A 的含量相对比较稳定。出现上述变化的原因与维生素 A 的形成及储备有关。胎儿维生素 A 的肝储备在孕期逐渐形成，特别是孕期的最后 3 个月，孕期母亲血清维生素 A 中，约一半通过胎盘传递给胎儿，但新生儿出生时维生素 A 水平不及母亲的 1/2，储备水平较低 [37]。由于新生儿出生时维生素 A 储备不足，以及分解代谢增多，母乳的补偿作用显得更为重要。母乳是 0 ~ 6 月龄婴儿获取维生素 A 的最佳途径。

动物实验表明，血清维生素 A 被运输到乳腺组织的过程中，一部分是作为视黄醇，通过与视黄醇结合蛋白结合进行转运；另一部分是通过视黄基酯与乳糜微粒结合进行转运 [38]。在哺乳初期，婴儿血清维生素 A 水平突然升高，目前认为这一现象是乳腺补偿性反应的结果。

视黄基酯和类胡萝卜素常与蛋白质结合形成复合物，经胃、胰液和肠液中蛋白酶水解，然后在小肠中胆汁和消化酶的共同作用下，释放出脂肪酸和游离的视黄醇以及类胡萝卜素。释放出的游离视黄醇以及类胡萝卜素与其他脂溶性成分形成胶团，通过小肠绒毛的糖蛋白层进入肠黏膜细胞。

（二）维生素 D 的消化吸收

母乳中存在维生素 D，主要是维生素 D_3，也能检出维生素 D_2 和 25-（OH）-D_3 和 25-（OH）-D_2。但是母乳中维生素 D 类物质一般含量很低，各种形式维生素 D 合计量，按照摩尔浓度折算为维生素 D_3，一般不超过 1μg/L（40 IU/L）。人体皮肤在紫外线照射条件下自身可合成维生素 D，新生儿也已经具备较强的维生素

D 合成能力，因此婴儿也不是依靠母乳来获取维生素 D。这能够解释母乳中维生素 D 含量低的事实，说明维生素 D 含量低，并非母乳缺陷，而是它的一个特点。母乳中依然能够检测出一定量的维生素 D 成分，说明维生素 D 仍然能够通过母乳有少量的分泌。维生素 D_3 来自人体自身合成，维生素 D_2 则来源于膳食中某些食物，或者更大量来自于人工合成的营养补充剂。因此，一般情况下，母乳中的维生素 D 成分主要是维生素 D_3 和代谢产物，但对于一些服用营养素补充剂的妇女，其母乳中也可能会出现稍多的维生素 D_2 和代谢产物。

母乳中的维生素 D 进入小肠后，在胆汁的作用下与其他脂溶性物质一起形成胶团，被动吸收入小肠黏膜细胞。大部分维生素 D 在小肠吸收。吸收后的维生素 D 掺入乳糜微粒经淋巴入血。在血液中，部分维生素 D 与一种特异载体蛋白，即维生素 D 结合蛋白（vitamin D-binding protein，DBP）结合，由 DBP 携带运输。在皮肤中产生的维生素 D_3 缓慢扩散入血液，血浆中大部分维生素 D_3 与 DBP 结合运输。相当部分与 DBP 结合的维生素 D_3 在被肝摄取之前，进入肝外组织，如肌肉和脂肪。

（三）维生素 E 的消化吸收

维生素 E 包括生育酚（tocopherols）和三烯生育酚（tocotrienols）。母乳中维生素 E 总量的 70% ~ 80% 是以 α- 生育酚形式存在的。生育酚可以以游离的形式存在，而三烯生育酚则以酯化的形式存在，它必须经消化酶水解，然后才能被吸收。游离的生育酚或三烯生育酚与其他脂类消化产物，在胆汁的作用下以胶团的形式被动扩散吸收，后掺入乳糜微粒，经淋巴导管进入血液循环。

二、水溶性维生素

母乳中的水溶性维生素，只能来自母亲膳食和营养素补充剂，通过血循环转运至乳腺分泌进入母乳。由于存在着某种调节性转运的机制，母乳中的水溶性维生素往往比母亲血浆中同一种维生素的浓度要高很多倍。

（一）维生素 B_1 的消化吸收

维生素 B_1，又称硫胺素、抗脚气病因子、抗神经炎因子，对婴儿的生长发育至关重要。婴儿脚气病多由于母亲维生素 B_1 缺乏所致，多发生于 2 ~ 5 月龄的婴儿。

维生素 B_1 在小肠吸收，浓度高时由被动扩散吸收，浓度低时主要由主动转运吸收，吸收过程中需要 Na^+ 存在，并且消耗 ATP。吸收后的硫胺素在空肠黏膜细胞内经磷酸化作用转变成焦磷酸酯，通过门静脉输送到肝，然后经血液转运到组织中。维生素 B_1 在肝代谢，代谢产物主要由肾随尿排出体外，排出量与摄入量有关。少量由汗液排出 [39]。

（二）维生素 B_2 的消化吸收

维生素 B_2 又称核黄素，可通过胎盘转运，人体血液中的维生素 B_2 与脐带血中的比例为 1 ：4.7。母乳中的维生素 B_2 主要为游离型，主要存在形式是核黄素和黄素腺嘌呤二核苷酸（flavin adenine dinucleotide，FAD）。维生素 B_2 主要在胃肠道上部吸收，是一个主动转运过程，需要 Na^+ 和 ATP 参与。机体对维生素 B_2 的吸收量与摄入量呈正比。胃酸和胆盐可促进游离维生素 B_2 的释放，有利于维生素 B_2 吸收。

在肠道黏膜上皮细胞中，维生素 B_2 被磷酸化为黄素单核甘酸（flavin mononucleotide，FMN），在浆膜面 FMN 再脱磷酸化成为游离的维生素 B_2，并经门静脉运输到肝。在肝维生素 B_2 再转变成作为辅酶的 FMN 和 FAD。血浆中的白蛋白、免疫球蛋白和纤维蛋白原可作为维生素 B_2、FMN 和 FAD 的运输载体，其中白蛋白为主要运输载体。体内多余的维生素 B_2 主要随尿液排出，未被吸收的维生素 B_2 随粪便排出。

（三）烟酸的消化吸收

维生素 B_3，又称烟酸可以辅酶Ⅰ（nicotinamide adenine dinucleotide，NAD）和辅酶Ⅱ（nicotinamide adenine dinucleotide phosophate，NADP）的形式存在，经消化后于胃及小肠吸收。吸收后以烟酸的形式经门静脉进入肝，在肝内转化为辅酶Ⅰ和辅酶Ⅱ。未被利用的烟酸可被甲基化，以 N- 甲基烟酰胺和 2- 吡啶酮的形式由尿中排出。

（四）维生素 B_6 的消化吸收

母乳中也可检测出一定量的维生素 B_6。维生素 B_6 主要通过被动扩散形式在空肠吸收，经磷酸化成吡哆醛 5′- 磷酸（PLP）和磷酸吡哆胺（PMP）。大部分吸收的非磷酸化维生素 B_6 被运送到肝。组织中维生素 B_6 以 PLP 形式与多种蛋白结合、蓄积和储存，主要储存于肌肉组织。PLP 分解代谢为 4- 吡哆酸后主要从尿中排出，少量从粪便排泄。

（五）生物素的消化吸收

母乳也有生物素排出，但排出量较少。生物素吸收的主要部位是小肠的近端，结肠也可吸收一部分。浓度低时，以主动转运形式吸收；浓度高时，则以简单扩散形式吸收。吸收的生物素经门静脉循环，运送至肝、肾内储存。生物素主要经尿排出。

（六）叶酸的消化吸收

胎儿可通过脐带从母体获得叶酸，母乳中也能检测到叶酸。叶酸常以与多个谷氨酸结合的形式存在，不易被小肠吸收，需经空肠黏膜刷状缘上的 γ- 谷氨酸酰基水解酶将其水解为单谷氨酸叶酸才能被小肠吸收。叶酸在肠道的转运是由载体介导的主动转运过程，并受 pH、能量等因素影响，最适 pH 为 5.0 ~ 6.0，以单谷氨酸盐形式大量摄入时吸收以简单扩散方式为主。

（七）维生素 B_{12} 的消化吸收

维生素 B_{12} 又称钴胺素，其在消化道内的吸收依赖于一种胃黏膜细胞分泌的糖蛋白内因子（intrinsic factor，IF）。在胃里，维生素 B_{12} 从蛋白质复合物中释放出来，与 IF 结合，形成维生素 B_{12}-IF 复合物，其对胃蛋白酶较稳定，进入肠道后附着在回肠内壁黏膜细胞的受体上。在肠道酶的作用下，内因子释放出维生素 B_{12}，由肠黏膜细胞吸收。

（八）维生素 C 的消化吸收

维生素 C 又称抗坏血酸，主要通过主动转运形式由小肠上段吸收进入血液循环。维生素 C 在吸收前被氧化成脱氢型抗坏血酸，后者通过细胞膜的速度更快。脱氢型抗坏血酸一旦进入小肠黏膜细胞或其他组织细胞，在其还原酶的作用下很快还原成维生素 C，在这种氧化还原反应中谷胱甘肽氧化成氧化型谷胱甘肽。

第五节　母乳中矿物质的生物利用

母乳含有各种矿物质，能满足婴儿生长与发育的需要，其中很大部分为二价的离子。母乳中的矿物质包括常量元素的钠、镁、磷、钾、钙、氯和硫，必需微量元素的铁、锌、铜、硒、钴、铬、氟、碘、锰、钼等，以及其他元素（硅、镍、硼、钒、铅、镉、汞、砷、铝、锡、锂等）。总体上看，母乳中各种微量元素的含量较低，这使得母乳渗透压相对比较低，更符合婴儿的生理需要，同时母乳中各种微量元素也不太容易受到母体膳食的影响。早期婴儿对微量营养元素的需求，并不是主要依赖于母乳的供应，而是靠出生前（胎儿时期）在体内的储备。

一、钙的消化吸收

钙是母乳中最丰富的矿物质元素，母乳中的钙磷比例恰当，接近 2 : 1，有利于钙的吸收。在泌乳期，母亲体内会发生一系列生理反应，包括钙的新陈代谢和尿液中钙的重吸收过程改变，以及臀部、脊柱骨骼中矿物质的减少，来保持母乳中钙的水平。

钙吸收机制包括主动吸收和被动吸收两种方式。当机体对钙的需要量高或摄入量较低时，肠道对钙的吸收为主动吸收，主要发生在十二指肠和小肠上段。钙的主动吸收是一个逆浓度梯度的转运过程，需要能量，也需要 $1,25-(OH)_2-D_3$ 作为调节剂。当钙摄入量较高时，大部分钙由离子扩散方式进行被动吸收。婴儿对钙的吸收率大于 50%。

二、磷的消化吸收

婴儿对母乳中磷的吸收率为 85% ~ 90%。磷大部分在小肠吸收，它的吸收分为通过载体需要能量的主动吸收与被动吸收两种机制。一般情况下，来自母乳中的磷主要是通过被动扩散的方式被吸收，当磷摄入量较低或机体需要量大幅度增加时会通过主动吸收。

三、镁的消化吸收

母乳中含有一定量的镁。人体摄入的镁 30% ~ 50% 在小肠吸收。镁的摄入水平及钙、磷、乳糖含量等，均可影响机体对镁的吸收。当镁摄入量高时其吸收率低，而在摄入量较低时，其吸收率可明显增高。肠道的吸收与肾的排泄调节镁在机体内的稳态平衡。

四、铁的消化吸收

母乳中含有低水平的铁元素，尽管含量低，但是铁的吸收利用率可达 50%[40]。母乳中铁的水平与母亲膳食状况无明显关系，服用铁补充剂也不会显著改变母乳中铁的水平。近期研究证明[41]，乳腺的上皮细胞膜上并没有发现目前已知的唯一的铁转运蛋白，这在细胞结构水平提示：母乳中的铁并不是依靠乳腺分泌，而是大部分、甚至全部依靠母乳中细胞所含的铁。从初乳到成熟乳的铁含量逐渐下降，故婴儿早期的铁来源主要是依靠胎儿宫内的储备。既往大量研究对胎儿宫内的铁储存量进行了评估，认为宫内铁储备能够满足大部分婴儿从出生到 6 月龄生长发育的需要[42]。

母乳中含有丰富的乳铁蛋白，可以强力螯合婴儿肠腔存在的铁，从而可以阻碍需铁病原微生物对铁的获取，降低肠道感染的风险。母乳中的乳糖和维生素 C 有助于铁的吸收。铁吸收主要在十二指肠和空肠上端，胃和小肠的其余部分也吸收少量的铁。血红素铁以含铁卟啉复合物的形式被吸收进入小肠黏膜上皮细胞，在细胞质内血红素加氧酶的作用下血红素的卟啉环打开，释放出游离 Fe^{2+}。

铁吸收进入肠黏膜层细胞后，不能以离子形式通过细胞，因为这样会导致自由基的生成，从而破坏膜结构，进而导致组织损伤。因此，铁从刷状缘向基底膜的转运以及在细胞内的暂时储存必须要有细胞内蛋白的参与。运铁蛋白（transferrin，Tf）是主要在肝合成的一类能可逆地结合铁的蛋白，主要功能是从小肠、肝和网状细胞等处转运铁到需铁的组织。铁摄入量高的组织，如红细胞前体、肝、胎盘等含有大量的运铁蛋白受体（transferrin receptor，TfR），结合铁的运铁蛋白与细胞表面运铁蛋白受体结合进入细胞后，铁从运铁蛋白中释放出来，参与物质的合成，而过量的铁则会储存在铁蛋白中。失去铁的运铁蛋白从受体上解离下来进入再循环。

五、锌的消化吸收

人初乳中锌含量较高，且人乳中的锌吸收率也较高[43]。多数研究表明，母乳中锌的含量与锌的膳食补充没有显著关系。在孕期和哺乳期时，当锌的膳食摄入量变化时，母亲通过调控母体对锌的吸收和排出，来维持体内锌的稳态。

锌的吸收主要在十二指肠和空肠，回肠也有部分吸收。从肠道吸收的锌开始集中于肝，然后分布到其他组织。血中的锌除与白蛋白、运铁蛋白、α2- 巨球蛋白和免疫球蛋白 G 结合外，有一小部分锌与氨基酸及其他配价基结合，随血液进入门静脉循环分布于各器官组织。锌与白蛋白形成的复合物很易被组织吸收。肝对锌的富集作用受内源性白细胞调节剂的影响，也受促肾上腺皮质激素和甲状旁腺激素的影响。

六、硒的消化利用

母乳喂养的婴儿血液中硒元素的浓度通常从婴儿出生到 6 月龄时逐渐增加，且母亲体内可能存在调节硒摄入过量的机制以维持母乳中恒定的硒含量，从而保护婴儿免受硒毒性侵害[44]。人乳中硒主要以有机硒形态存在，无机硒含量极低或不存在，且有机硒主要以蛋白质结合形式存在[45]。

硒主要在小肠吸收，硒吸收与硒的化学结构和溶解度有关，硒代蛋氨酸较无机形式硒更易吸收，溶解度大的硒化合物比溶解度小的更易吸收。

体内的硒经代谢后大部分经尿排出，少量从肠道排出，粪中排出的硒大多为未被吸收的硒。硒摄入量高时可在肝内甲基化生成挥发性二甲基硒化合物由肺部呼气排出。此外，少量硒也可从汗液、毛发排出。

七、碘的吸收利用

泌乳期妇女通过母乳排出碘，以满足婴幼儿对碘的需要。母乳中的碘主要以无机碘和有机碘两种形式存在，无机碘约占母乳中总碘量的 44% ～ 80%。母乳中碘的含量可能会受到母体膳食摄入的影响，碘的膳食摄入和补充可以提高母乳中碘的含量。

无机碘（碘化物）在胃和小肠几乎 100% 被迅速吸收；有机碘在消化道被消化，在脱碘后，以无机碘形式被吸收。此外，与氨基酸结合的碘可直接被吸收。

八、铜的吸收利用

母乳中含有一定量的铜元素。胎儿和婴儿体内铜含量与成人不同，为满足婴儿期对铜的需求，出生后前两个月的新生儿体内铜的浓度是成人的 6 ～ 10 倍。

铜主要在小肠的十二指肠被吸收，小肠末端和胃也可以吸收铜。经肠黏膜吸收进入血液的铜与白蛋白或氨基酸结合成铜复合物，并随血液经门静脉运至肝脏。铁、锌均可干扰铜的吸收和利用。

参考文献

[1] 杨月欣，葛可佑. 中国营养科学全书 [M]. 2 版. 北京：人民卫生出版社，2019.

[2] Kolho KL，Savilahti E. Ethnic differences in intestinal disaccharidase values in children in Finland. [J]. Journal of Pediatric Gastroenterology & Nutrition，2000，30（3）：283-287.

[3] Kwinta P，Mitkowska Z，Kruczek P，et al. Influence of the lactose free and lactose containing diet on prevalence of gram-negative sepsis and feeding intolerance in very low birth weight infants：double-blind randomized trial [J]. Przeglad Lekarski，2002，59（Suppl 1）：S63-S66.

[4] Di Rienzo T，D'Angelo G，D'Aversa F，et al. Lactose intolerance：from diagnosis to correct management [J]. European Review for Medical and Pharmacological Sciences，2013，17（Suppl 2）：S18-S25.

[5] 张小娇，姜毅，张艳玲，等. 婴儿乳糖不耐受的临床特点、治疗及大便 pH 值的诊断意义 [J]. 中华实用儿科临床杂志，2019（19）：1467-1471.

[6] Hu Y，Gui L，Chang J，et al. The incidence of infants with rotavirus enteritis combined with lactose intolerance [J]. Pakistan Journal of Pharmacentical Sciances，2016，29（Suppl 1）：S321-S323.

[7] Reynoso-Robles R，Ponce-Macotela M，Rosas-López L E，et al. The invasive potential of Giardia intestinalis in an in vivo model [J]. Scientific Reports，2015，5：15168.

[8] 周春燕，药立波. 生物化学与分子生物学 [M]. 9 版. 北京：人民卫生出版社，2018.

[9] 胡燕，黎海芪. 消化系统功能发育与营养的关系 [J]. 实用儿科临床杂志，2006（23）：1607-1609.

[10] Boehm G，Borte M，Müller H，et al. Activities of trypsin and lipase in duodenal aspirates of preterm infants：influence of dietary protein and fat composition. [J]. American Journal of Clinical Nutrition，1995，61（3）：524-527.

[11] Sarles J, Moreau H, Verger R. Human gastric lipase: ontogeny and variations in children [J]. Acta Pdiatrica, 2010, 81 (6-7): 511-513.

[12] Ruhaak LR, Stroble C, Underwood MA, et al. Detection of milk oligosaccharides in plasma of infants [J]. Analytical and Bioanalytical Chemistry, 2014, 406 (24): 5775-5784.

[13] Rudloff S, Pohlentz G, Borsch C, et al. Urinary excretion of in vivo13C-labelled milk oligosaccharides in breastfed infants [J]. British Journal of Nutrition, 2012, 107 (7): 957-963.

[14] Walsh C, Lane JA, van Sinderen D, et al. Human milk oligosaccharides: shaping the infant gut microbiota and supporting health [J]. Journal of Functional Foods, 2020, 72: 104074.

[15] Bidart GN, Rodríguez-Díaz J, Monedero V, et al. A unique gene cluster for the utilization of the mucosal and human milk-associated glycans galacto-N-biose and lacto-N-biose in Lactobacillus casei [J]. Molecular Microbiology, 2014, 93 (3): 521-538.

[16] Yu Z, Chen C, Newburg DS. Utilization of major fucosylated and sialylated human milk oligosaccharides by isolated human gut microbes [J]. Glycobiology, 2013, 23 (11): 1281-1292.

[17] Turroni F, van Sinderen D, Ventura M. Genomics and ecological overview of the genus Bifidobacterium [J]. International Journal of Food Microbiology, 2011, 149 (1): 37-44.

[18] Katayama T. Host-derived glycans serve as selected nutrients for the gut microbe: human milk oligosaccharides and bifidobacteria†[J]. Bioscience, Biotechnology, and Biochemistry, 2016, 80 (4): 621-632.

[19] Sela DA, Garrido D, Lerno L, et al. Bifidobacterium longum subsp. infantis ATCC 15697 -fucosidases are active on fucosylated human milk oligosaccharides [J]. Applied and Environmental Microbiology, 2011, 78 (3): 795-803.

[20] Garrido D, Ruiz-Moyano S, Mills DA. Release and utilization of N-acetyl-d-glucosamine from human milk oligosaccharides by Bifidobacterium longum subsp. infantis[J]. Anaerobe, 2012, 18 (4): 430-435.

[21] Wada J, Ando T, Kiyohara M, et al. Bifidobacterium bifidum Lacto-N-Biosidase, a critical enzyme for the degradation of human milk oligosaccharides with a type 1 structure [J]. Applied & Environmental Microbiology, 2009, 75 (19): 6414.

[22] Garrido D, Ruiz-Moyano S, Lemay DG, et al. Comparative transcriptomics reveals key differences in the response to milk oligosaccharides of infant gut-associated bifidobacteria [J]. Scientific Reports, 2015, 5 (1): 13517.

[23] Thomson P, Medina DA, Garrido D. Human milk oligosaccharides and infant gut bifidobacteria: molecular strategies for their utilization [J]. Food Microbiology, 2018, 75: 37-46.

[24] Garrido D, Ruiz-Moyano S, Kirmiz N, et al. A novel gene cluster allows preferential utilization of fucosylated milk oligosaccharides in Bifidobacterium longum subsp. longum SC596 [J]. Scientific Reports, 2016, 6: 35045.

[25] Marcobal A, Barboza M, Sonnenburg E, et al. Bacteroides in the infant gut consume milk oligosaccharides via mucus-utilization pathways. [J]. Cell Host & Microbe, 2011, 10 (5): 507-514.

[26] Marcobal A, Barboza M, Froehlich JW, Block DE, German JB, Lebrilla CB, Mills DA. Consumption of human milk oligosaccharides by gut-related microbes. Journal of Agricultural and Food Chemistry. 2010, 12: 58 (9): 5334-5340.

[27] Sela DA, Mills DA. Nursing our microbiota: molecular linkages between bifidobacteria and milk oligosaccharides [J]. Trends in Microbiology, 2010, 18 (7): 298-307.

[28] Bidart GN, Rodríguez-Díaz J, Monedero V, et al. A unique gene cluster for the utilization of the mucosal and human milk-associated glycans galacto-N-biose and lacto-N-biose in Lactobacillus casei [J]. Molecular Microbiology, 2014, 93 (3): 521-538.

[29] Quinn EM, Joshi L, Hickey RM. Symposium review: dairy-derived oligosaccharides-Their influence on host-microbe interactions in the gastrointestinal tract of infants [J]. Journal of Dairy Science, 2020, 103 (4): 3816-3827.

[30] Lönnerdal B, Erdmann P, Thakkar SK, et al. Longitudinal evolution of true protein, amino acids and bioactive proteins in breast milk: a developmental perspective [J]. Journal of Nutritional Biochemistry, 2017, 41: 1-11.

[31] Beverly RL, Huston RK, Markell AM, et al. Differences in human milk peptide release along the gastrointestinal tract between preterm and term infants [J]. Clinical Nutrition, 2021,

40（3）：1214-1223.

[32] Foltz M，van der Pijl PC, Duchateau GS. Current in vitro testing of bioactive peptides is not valuable [J]. The Journal of Nutrition, 2010, 140（1）：117-118.

[33] Moughan PJ, Cranwell PD, Darragh AJ, et al. Proceedings of the VIth international symposium on digestive physiology in pigs [J]. 1994.

[34] Vincenzini MT，Iantomasi T，Favilli F. Glutathione transport across intestinal brush-border membranes：effects of ions, pH, delta psi, and inhibitors. Biochimica et Biophysica Acta（BBA）- Biomembranes, 1989, 987（1）：29-37.

[35] Ménard S，Cerf-Bensussan N，Heyman M. Multiple facets of intestinal permeability and epithelial handling of dietary antigens [J]. Mucosal Immunology, 2010, 3（3）：247.

[36] Vermeirssen V，Camp JV, Verstraete W. Bioavailability of angiotensin I converting enzyme inhibitory peptides [J]. British Journal of Nutrition, 2004, 92（3）：357-366.

[37] WHO Guideline：Vitamin A Supplementation in Pregnant Women [M]. Geneva：World Health Organization, 2011.

[38] Green MH，Green JB，Akohoue SA，et al. Vitamin A intake affects the contribution of chylomicrons vs. retinol-binding protein to milk vitamin A in lactating rats [J]. The Journal of Nutrition, 2001, 131（4）：1279-1282.

[39] 孙长颢. 营养与食品卫生学 [M]. 8 版. 北京：人民卫生出版社, 2017.

[40] 马艳艳，宫丽敏. 婴幼儿铁缺乏及缺铁性贫血预防策略 [J]. 中国儿童保健杂志, 2012, 20（02）：142-144.

[41] Cai C，Eck P，Friel JK. Gene expression profiles suggest iron transport pathway in the lactating human epithelial cell [J]. Journal of Pediatric Gastroenterology and Nutriton, 2017, 64（3）：460-464.

[42] Ekhard Z，Steven N，Janice J. Iron stores of breastfed infants during the first year of life [J]. Nutrients, 2014, 6（5）：1723-1724.

[43] Young GP，Mortimer EK，Gopalsamy GL，et al. Zinc deficiency in children with environmental enteropathy-development of new strategies：report from an expert workshop [J]. American Journal of Clinical Nutrition, 2014, 100（4）：1198-1207.

[44] Dumont E，Vanhaecke F，Cornelis R. Selenium speciation from food source to metabolites：a critical review [J]. Analytical and Bioanalytical Chemistry, 2006, 385（7）：1304-1323.

[45] 何梦洁. 人乳中硒含量及硒形态研究 [D]. 北京：中国疾病预防控制中心, 2017.

第五章

常见母乳污染物

第一节　母乳中持久性有机污染物

为了实现婴幼儿最佳生长、发育和健康，WHO 推荐婴儿在出生后 6 个月应完全接受母乳喂养。母乳喂养能保证婴儿的营养供给，提高免疫力，减少婴儿过敏，建立正常的肠道菌群，降低成年后糖尿病、肥胖的发生风险；同时可以减轻母亲的社会经济负担、预防母亲产后心理疾病、增进母婴感情，降低母亲 2 型糖尿病、乳腺癌、卵巢癌等疾病的发生风险，这是其他喂养方式无法替代的。随着现代工业的发展，人们日常生活中不可避免地会接触到各种污染物。因母乳脂肪含量高，易于富集有机污染物和重金属，新生儿可直接暴露于母乳中的环境污染物。此外，母乳作为生物检测样本还具有采集无创性等天然优势，在监测环境污染对婴幼儿健康的影响上有巨大潜力。为了追溯环境污染物对婴幼儿健康的危害，从而分析环境改变对婴幼儿成长的影响，需要对母乳进行长期系统的监测。

一、持久性有机污染物的概述

持久性有机污染物（persistent organic pollutants，POPs）是具有毒性、难以降解、可在生物体内蓄积的一类物质，并且可通过空气、水和物种的迁徙传输并沉积，其可长期在生态系统中累积，即使暴露于极低剂量的 POPs 中也能导致癌症、损害中枢和周围神经系统、引发免疫系统疾病或生殖功能紊乱，以及干扰婴幼儿的正常发育，直接威胁人类生存繁衍和可持续发展。持久性有机污染物的危害特性，主要体现在代谢周期长、毒性高、生物累积性强、流动性强 4 个方面。

持久性有机污染物可通过摄食、经呼吸道、皮肤接触等多种途径进入生物体，对生物体的生理平衡产生潜在的破坏效应，从而威胁其健康。在生物体内，此类污染物可能发生类似药物的吸收、分布、代谢、排泄和产毒过程。其中代谢过程作为污染物体内消除的主要途径，对于污染物的生物归趋和毒性效应具有决定性作用。生物体内代谢转化外源物质的主要酶系是细胞色素 P450 酶（CYPs）。一方面，P450 酶代谢转化使得污染物分子结构中引入了羟基、羧基等极性基团，使其水溶性增强，起到解毒作用，促进其排泄；另一方面，代谢转化过程的中间体或产物可能比母体化合物的反应活性更强，易与生物大分子（如蛋白质、核酸等）结合产生毒性增强效应。例如，多环芳烃（PAHs）类物质是目前被广泛认知的具有"三致毒性"的污染物。研究表明，PAHs 产生致癌性的主要根源在于P450 酶的代谢活化作用。再如，多溴联苯醚（PBDEs）类物质在经 P450 酶代谢生成羟基多溴联苯醚（HO-PBDEs）之后，表现出比母体化合物更强的内分泌干扰效应[1]。表 5-1 列举了常见的持久性有机污染物的来源和毒性。

老年人、儿童以及孕妇是持久性有机污染物的易感人群。胎儿在生长发育初期对产前污染物的暴露尤为敏感，微量的暴露都会造成不良的妊娠结局[2]。研究表明，典型的持久性有机污染物在孕期暴露会对胎儿的成长发育造成影响，引发早产、发育迟缓、神经和免疫系统功能紊乱[3]。POPs 的产前暴露还会引起表观遗传学的变化，诱发一系列近期或远期的疾病[4]。从分子机制上来说，泌乳期是产后新生儿污染物暴露的重要时期[5]，亲脂类 POPs 会通过母乳从母体传递至婴儿，形成暴露途径，而此时的婴儿全身各组织处于高速发育的阶段，免疫机制尚不完善，血脑屏障没有完全建立，对外源污染物的解毒酶活性远远低于成年人，因此对有机污染物暴露更为敏感。大量研究证实产前/产后有机污染物暴露与不良妊娠结局和产后发育不良存在显著的相关性[6-7]。

表 5-1　持久性有机污染物的来源、危害

种类	应用	环境释放源	暴露途径	人体内半衰期	毒性
多环芳烃	煤、石油	煤炭、石油、橡胶、塑料、木材和香烟等有机物的不完全燃烧	饮水、呼吸、接触气溶胶、皮肤接触、吸烟、烹饪（油炸、烧烤、熏制）	35 小时[8]	三致毒性*，苯并（a）芘为 1 类致癌物
多溴联苯醚	塑料、纺织、电子设备	纺织品、塑料、电子垃圾处理和焚烧，垃圾填埋，废弃物焚烧	呼吸、膳食、饮水、母乳、皮肤接触	12 年[9]	三致毒性*
有机氯农药	杀虫剂、杀菌剂、除草剂	农业应用	高脂膳食（牛奶、鱼类、贝类、肉类、蛋类）、饮水、呼吸、母乳	4～6 年	三致毒性*

续表

种类	应用	环境释放源	暴露途径	人体内半衰期	毒性
多氯联苯	绝缘材料、热交换液体	垃圾场、电子产品拆除地、废弃的变压器和电容器生产工厂	高脂膳食（牛奶、鱼类、贝类、肉类、蛋类）、饮水、呼吸、母乳	1～24 年	三致毒性*，二噁英类多氯联苯（DL-PCBs）为 1A 类致癌物质

* 致毒性指致癌、致畸、致突变作用。

　　鉴于 POPs 的潜在危害，对其实行有效监测并评估其暴露量十分必要。随着对于检测范围、检测种类和检测灵敏度要求的不断提高，建立快速、高通量的痕量分析方法已经成为 POPs 生物监测的迫切需要。由于母乳中存在大量的蛋白质和脂肪，其会干扰测定结果，因此样品的前处理是母乳中 POPs 痕量分析的关键步骤。对于样品的 POPs 的提取和净化，传统的去除脂肪的方法有冷冻离心法和磺化法，近年来凝胶渗透色谱法（GPC）和固相萃取法（SPE）的应用，很大程度上提高了干扰物去除率和目标物回收率。除了传统经典方法，许多学者还建立了新技术，如 QuEchERS 纯化技术的应用，大大提高了前处理的准确性和灵敏度[10]。对于检测方法，除了传统的气相色谱 - 电子捕获检测器外，气相色谱 - 质谱联用技术、液相色谱 - 质谱联用技术也被广泛使用[10-11]。值得注意的是，尽管当前关于母乳中有机污染物分析方法的报道层出不穷，特别是提取和净化技术，但新方法在实用性、可操作性和可靠性方面仍缺少验证。因此，需要建立统一的标准或限定指标考察提取方法对目标物的有效性和准确性。目前，我国已经制定了食品或乳制品中的多环芳烃、有机氯农药、多氯联苯等 POPs 测定的国家标准[12-15]。图 5-1 是母乳中持久性有机污染物的分析流程示意图。

　　下面将具体介绍不同类有机污染物在母乳中的暴露。

二、常见的持久性有机污染物

　　持久性有机污染物可统分为几大类，包括多氯联苯（PCBs）类、多溴联苯醚（PBDEs）类、多环芳烃（PAHs）类、有机氯农药（OCPs）类，以及其他。

（一）多氯联苯类

　　多氯联苯（polychlorinated biphenyls，PCBs），是联苯上的氢原子被氯原子取代后生成的一类氯代芳香族化合物，共有 209 个异构体。根据氯取代的个数和位点排列不同而命名。当 PCBs 的氯取代个数大于 4 的时候，化合物表现出较强

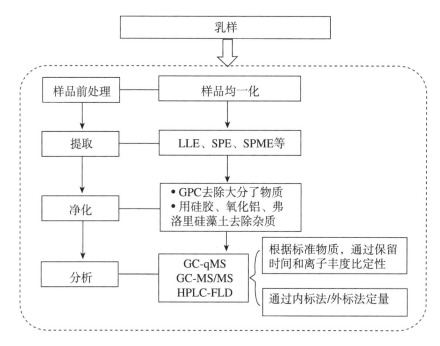

图 5-1 母乳持久性有机污染物分析流程

注：LLE，液 - 液提取法；SPE，固相萃取法；SPME，固相激素萃取法；GPC，凝胶渗透色谱法；GC-qMS，气相色谱 - 串联四级杆质谱检测仪；GC-MS，气相色谱 - 质谱仪；MS，质谱仪；HPLC-FLD，高效液相色谱 - 荧光检测器

毒性。在中心轴附近的邻位（2，2′，6 和 6′）位点无取代或仅有 1 ~ 2 个取代基的 PCBs 被称作类二噁英 PCBs（DL-PCBs），其理化性质与二噁英类似，在 209 种同系物中表现出最强毒性。多氯联苯是首批被《关于持久性有机污染物的斯德哥尔摩公约》（*Stockholm Convention on Persistent Organic Pollutants*，简称《斯德哥尔摩公约》）列入全球控制的 12 种持久性有机污染物（POPs）之一。2016 年国际癌症研究机构将其判定为 "人类可确定的致癌物质"，列为 1A 类致癌物质。

PCBs 能够通过空气、食品、水体等多种途径进入人体，细胞色素 P450 酶系（CYP450）参与了 PCBs 的体内代谢过程。CYP 酶不同的亚型选择性代谢活化不同结构特征的 PCBs[16]。在多种 CYP 酶中，CYP2 酶代谢低氯化和非类二噁英 PCBs（NDL-PCBs），形成单羟基和双羟基代谢物，其中双羟基代谢物氧化后形成的联苯醌类代谢物可能是其终致癌物形式[17]。研究提示 PCBs 通过持续激活核受体 [如多环芳烃受体（AhR）、组成型雄烷受体（CAR）以及孕烷 X 受体（PXR）等] 可介导下游多个毒性通路的激活，并产生各种毒性作用[18]，如炎症反应通路、氧化应激等[19]。PCBs 长期持续暴露将导致各种健康问题，如神经行为异常、内分泌紊乱、恶性肿瘤等[20-21]。PCBs 能够改变血脑屏障透过性并通过血胎屏障，进而使胎儿暴露于较高水平的 PCBs，并影响神经系统[22-23]。此外，母乳中存在的 PCBs 也会增加婴幼儿的 PCBs 暴露水平[24]。

PCBs 是亲脂化合物，主要通过食物链在生物体的肝中蓄积，膳食尤其是动物源性食品是人类的主要暴露途径之一。近年来检测发现，在人体血液、毛发、组织中均有 PCBs 的检出，甚至在胎盘组织、母乳中也存在[25]。因此，全球范围内多个国家或国际机构已通过生物监测项目对母婴人群进行了 PCBs 暴露浓度的监测。自 1987 年以来，WHO 对全球母乳的有机污染物进行监测，最近的两次监测结果显示，随着时间进展，全球不同国家的母乳中 DL-PCBs 含量均呈现下降趋势。从地域分布来看，母乳中 PCBs 暴露量最高的地区多为欧洲工业化程度较高的国家，如乌克兰、意大利、捷克、德国、俄罗斯，其暴露量大于 8 pg 毒性当量（TEQs）/g 脂重。暴露量低于 2pg TEQs/g 脂重的国家包括澳大利亚、智利、菲律宾、韩国、匈牙利、巴西、新西兰。该结果显示，部分国家母乳 DL-PCBs 暴露量已经高于婴幼儿母乳喂养的安全水平，提示母乳喂养也存在一定的安全隐患[26]。

WHO 对母乳的监测并没有纳入中国的母乳样品，Lu 等对中国 12 个省份的母婴人群 PCBs 暴露水平进行了评估，结果表明东部地区的母乳中 PCBs 浓度最高，其次是中部地区和西南部地区，西北地区浓度最低[27]。许多学者都对母乳的暴露的变化进行了大量研究。Pratt 发现 2002—2012 年爱尔兰母乳中 PCBs 的暴露水平有较明显的下降趋势[28]。类似地，1995—2011 年，加拿大母乳中 PCBs 的暴露水平呈现下降趋势[29-30]。但是，中国的调查结果却相反，对 2007—2011 年的上海母乳 PCBs 毒性当量（TEQs）进行安全性评估，发现这几年的 TEQs 呈现略微上升趋势[25]。

（二）多溴联苯醚类

多溴联苯醚（poly brominated diphenyl ethers，PBDEs）是一系列含溴原子的芳香族化合物，其化学通式为 $C_{12}H_{(0-9)}Br_{(1-10)}O$。分子结构为两个苯环通过氧原子相连接，苯环上碳原子可与溴原子连接，根据苯环上的溴原子的个数和位置的不同，总共有 209 种同分异构体。工业上常见的多溴联苯醚（PBDEs）有四溴联苯醚（BDE-47）、五溴联苯醚（BDE-99）、六溴联苯醚（BDE-153）、八溴联苯醚（BDE-183）和十溴联苯醚（BDE-209）。其中，BDE-47、BDE-99、BDE-153、BDE-209 等 9 种 PBDEs 已被《斯德哥尔摩公约》列为持久性有机污染物，限制其应用。PBDEs 最大的用途是作为添加型溴系阻燃剂（BFRs），BFRs 主要包括以下 3 类产品：PBDEs、四溴双酚 A（TBBPA）和六溴环十二烷（HBCDs）。此外，十溴二苯乙烷（DBDPE）已作为新型 BFRs 使用。作为一种持久性有机污染物，PBDEs 具有高毒性、持久性、迁移性、蓄积性四大特性，它广泛存在于环境中，暴露在环境中的人体可以通过多种方式摄入 PBDEs，包括呼吸道吸入、口腔食入和皮肤黏膜接触[31]。PBDEs 的亲脂性和持久性又使得其易于通过食物链和环境在生物体内蓄积。被人体吸收的 PBDEs 主要富集在人体肝和乳房等脂肪丰富的组织，如血浆、血清、母乳、胎儿脐带血等。PBDEs 作用的靶器官主要是脂肪组织、甲状腺、中枢神经系统及生殖系统[32]。目前的研究显示，PBDEs 具有多种生物毒性，如甲状腺毒性、神经系统毒性、肝毒性、生殖发育毒性和致癌性等[33]。

由于 PBDEs 及其代谢产物和三碘甲状腺原氨酸（T_3）和甲状腺素（thyroxine，T_4）化学结构相似，可作用于下丘脑 - 垂体 - 甲状腺轴途径，与甲状腺激素竞争结合甲状腺转运蛋白或甲状腺素受体，从而导致甲状腺激素转运、代谢异常，影响甲状腺激素水平[34]。动物实验发现，BDE-47 可能改变甲状腺信号传递机制，扰乱大脑中甲状腺激素的响应途径，进而造成内分泌系统紊乱[35]。在中国南部地区的一项人群横断面调查中，研究者采集了高暴露地区附近的小学生血液标本，测定血清中 13 种 PBDEs 含量，分析发现 PBDEs 总含量与甲状腺激素有一定关联，其中 BDE-47、BDE-99 与 T_4、游离甲状腺素（free thyroxine，FT_4）存在负相关[36]。已有研究提示，孕期 PBDEs 暴露可以通过血脑屏障和胎盘屏障进入胎儿体内，对胎儿的生长发育产生影响，并能通过哺乳影响新生儿[37]。PBDEs 作为一种内分泌干扰物，具有类雌激素活性，能产生甲状腺毒性。由于甲状腺激素对胎儿的生长发育起着至关重要的作用，因此 PBDEs 对胎儿和儿童具有更大的健康危害。此外，脑的发育过程贯穿于宫内的整个胚胎发育期、出生后的早期和出生后发育的各个阶段，而这期间是脑结构形成、神经发育完善和功能形成的关键时期，该阶段中枢神经系统对外源性化学物质暴露所产生的损伤尤其敏感，脑源性神经营养因子（BDNF）在神经元的生存、分化、生长和维持中扮演着重要角色，直接影响到中枢神经系统的稳定性。孕期 BDE-209 暴露可以引起子代大鼠海马组织中 *BDNF* 基因甲基化水平增高，BDNF 启动子区甲基化程度在一定程度上能够反映神经行为发育的稳定性[38-39]。Chao 等[40] 关于母乳中 PBDEs 暴露与 8 ~ 12 个月婴儿神经发育的研究发现，BDE-209 与婴儿认知能力之间存在显著的负相关，同时发现 BDE-100 与婴儿的言语功能呈正相关；Gascon 等[41] 同样发现，初乳中 PBDEs 的暴露与幼儿的智力发育存在负相关。

母乳作为婴儿的首选食物，其污染水平直接影响婴儿的生长发育和健康。因此，非常有必要监测母乳中污染物的暴露情况。对瑞典母亲母乳的监测发现，从 1980—2000 年，PBDEs 在母乳中的浓度以每 5 年翻一番的速度快速增长，同样的增长趋势也体现在其他国家和地区，例如德国和美洲（美国、加拿大等）[42]。在这一时期，美国母亲母乳中的 PBDEs 水平被发现远远高于欧洲、新西兰，也高于当时的中国和日本，大约为这些国家的 10 ～ 100 倍[42-43]。施致雄等[44]针对2011 年收集的 20 个省份母乳混样，进行了溴系阻燃剂的暴露评估，结果显示母乳中 PBDEs 浓度水平高于肉类和蛋类，尤其是北京、河北、青海、山西、浙江、湖北。从阻燃剂类型来看，DBDPE 含量远高于其他新型 BFRs，已接近或超过传统 BFRs。通过全国总膳食调查的膳食消费量计算，体重为 63 kg 的"标准人"BFRs 平均估计每日摄入量（EDI）为：TBBPA 为 1.34 ng/（kg·d），HBCD为 1.51 ng/（kg·d），BDE-209 为 0.96 ng/（kg·d），DBDPE 为 4.6 ng/（kg·d）。6 月龄且体重为 7 kg 的婴儿平均 EDI 为：TBBPA 为 39.2 ng/（kg·d），HBCD 为51.7 ng/（kg·d），BDE-209 为 3.65 ng/（kg·d），DBDPE 为 37 ng/（kg·d）。由此可见婴儿经母乳的 BFRs 摄入水平明显高于成年人。

（三）多环芳烃类

多环芳烃（PAHs）一般由两个或两个以上的苯环构成。PAHs 一般情况下以可吸入颗粒和气态形式存在，蒽、菲和芘等四环以下的多环芳烃主要以气态形式存在，而五环以上的都以固态形式吸附在颗粒物或大气飘尘中。美国国家环境保护局（美国环保局）已将 16 种多环芳烃类有机化合物列为有害的污染物，包括苊、芴、菲和芘[45]。多环芳烃类化合物具有致癌、致畸及致突变作用。国际癌症研究机构（IARC）认定，萘、苯并（b）荧蒽、苯并（a）芘、苯并（a）蒽、茚并（1,2,3-cd）芘和苯并（k）荧蒽共 6 种多环芳烃被认定为具有致癌性，其中苯并（a）芘的毒性最强，为 1 类致癌物。

PAHs 难降解，水溶性小，可以随着水、土壤、大气等在环境中长时间滞留，并可以通过皮肤、呼吸道、消化道进入人体，由于其脂溶性强，进入人体后主要蓄积在肝、肾和脂肪组织，会造成许多健康问题，比如癌症、DNA 损伤、肺功能受损等[46-47]。Wyatt[48]通过研究发现，在外暴露相同的情况下，不同基因型对芘的暴露水平有影响，这也可能导致新生儿体内 PAHs 暴露水平呈现差异。孕妇及新生儿是 PAHs 暴露的高敏感群体[49]，PAHs 可以穿过胎盘并影响胎盘的屏障作用，其具有明显的胚胎毒性和发育毒性[50]。孕期暴露于环境 PAHs会造成不良妊娠结局，包括低出生体重[51]、早产[52]、胎儿宫内发育迟缓[52-54]、孕早期胎儿死亡[55]以及出生缺陷[56]等。

多项调查检测到母乳、胎盘、脐带血中存在多环芳烃[49]。母乳中多环芳烃污染物水平不仅可以反应产妇体内污染物的暴露水平，在一定程度上也作为产前暴露的指标，反映出孕期胎儿暴露于污染物的情况。母乳可能会增加婴幼儿对PAHs 的暴露风险，从而导致婴幼儿肺部疾病、智力低下、行为改变、过敏等情况的发生[57]。因此，监测母乳中 PAHs 的污染水平，可以预防和降低产后婴儿的进一步暴露风险。

Torres-Moreno 分析了 2014—2016 年采集的哥伦比亚非吸烟母亲母乳中 PAHs 的含量水平，研究发现，地处南美洲的哥伦比亚的母亲母乳总 PAHs 含量与北美洲的美国田纳西州相当（137.1 ng/g 脂重 vs.146.9 ng/g 脂重），其含量高于土耳其（83.1 ng/g 脂重）。在欧洲的意大利，母亲母乳中 PAHs 含量仅为 18.4 ng/g 脂重，而捷克的工业城市的母亲母乳中 PAHs 含量也仅为 51 ～ 55 ng/g 脂重[58]。中国母亲母乳的情况如表 5-2 所示，采集与西北工业化城市兰州和北京母亲的母乳中含量相当，但是对于 BaP、苯并蒽（BaA）、苯并（k）荧蒽（BkF）等致癌物质，兰州母亲母乳中含量高于北京，尤其是 BaP 的含量，兰州远高于北京[49, 59]。Khanverdiluo[60] 分析了不同国家（意大利、墨西哥、加纳、埃及、土耳其、日本、中国、印度）婴儿摄入母乳的数量，推算了暴露 PAHs 的安全风险。致癌风险的排序为：意大利＞墨西哥＞加纳＞埃及＞土耳其＞日本＞中国＞印度。致畸风险的排序为：墨西哥＞意大利＞埃及＞加纳＞土耳其＞日本＞中国＞印度。尽管多环芳烃的致癌和致畸风险在不同国家表现出差异，但是总体上判断目前婴儿通过母乳摄入多环芳烃引起健康风险的可能性较低[61]。

表 5-2　兰州和北京收集的母亲母乳中多环芳烃化合物的含量（ng/g 脂重）

多环芳烃化合物	工业城区	居住城区	
	兰州市西固区	兰州市城关区	北京城区
苊、苊烯（ACY）	27.27	23.54	5.27
二氢苊（ACE）	14.93	13.00	36.6
芴（FL）	21.65	18.23	53.5
菲（PHE）	37.78	29.25	133
蒽（ANT）	22.74	17.90	14.4
荧蒽（FLA）	17.51	13.99	50.9
芘（PYR）	17.79	13.38	36.5
苯并蒽（BaA）	9.32	7.26	3.97
屈（CHR）	11.59	7.79	7.42
苯并（b）荧蒽（BbF）	24.34	19.12	20.5
苯并（k）荧蒽（BkF）	23.10	17.74	8.62
苯并芘（BaP）	29.25	22.18	1.77

续表

多环芳烃化合物	工业城区	居住城区	
	兰州市西固区	兰州市城关区	北京城区
茚并（1,2,3-cd）芘（IcdP）	31.24	37.01	2.5
二苯并蒽（DahA）	19.64	22.11	6.39
苯并芘（BghiP）	12.25	21.50	1.26
总共 15 种 PAHs	320.40	374.04	383

（四）有机氯农药类

有机氯农药（organochlorine pesticides，OCPs）主要分为以苯为原料的和以环戊二烯为原料的两大类。以苯为原料的有机氯农药主要包括 1,1,1- 三氯 -2,2- 双（对氯苯基）乙烷（DDTs）和六氯环己烷（HCHs），以环戊二烯为原料的有机氯农药包括氯丹、七氯、艾氏剂、狄氏剂、硫丹等。《斯德哥尔摩公约》在全世界范围内禁用或严格限用的 9 种有机氯农药包括：艾氏剂、氯丹、狄氏剂、异狄氏剂、七氯、六氯苯、灭蚁灵、毒杀芬、DDTs。常用的几种 OCPs 的毒性如表 5-3 所示 [62]。结合人群暴露量，WHO、联合国粮农组织（FAO）和国际食品法典（IFC）推荐的常见 OCPs 的安全性如下所述：DDTs、HCHs、六氯苯、七氯、艾氏剂、狄氏剂、异狄氏剂、氯丹和硫丹的每日允许摄入量（ADI）为 10 μg/（kg·d），欧盟推荐的以上物质的最大残留限量值（MRL）20 μg/（kg·d）[63]。

表 5-3　有机氯农药的大鼠急性毒性

化合物	LD50 [μg/（kg·d）]	化合物	LD50 [μg/（kg·d）]
DDTs	113 ~ 118	艾氏剂	67
六氯环己烷（HCHs）	125	狄氏剂	46
六氯苯（HCB）	10 000	异狄氏剂	7.5 ~ 17.5
七氯	147 ~ 220	硫丹	18

有机氯农药可以通过生物富集以及食物链进入人体和动物体内，并且在肝、肾、心脏等组织中蓄积。由于这类农药的脂溶性较大，因此在脂肪组织中蓄积最多。有机氯农药在体内蓄积后可以产生多种毒性反应，包括神经毒性、免疫毒性、肝毒性，生殖毒性以及致癌性等 [64]。蓄积的残留有机氯农药也可以通过胎盘屏障以及母乳排出从而对子代健康产生影响。多项研究结果显示，有机氯农药宫内暴露与新生儿低出生体重、出生头围减小、宫内生长迟缓综合征、早产等不

良妊娠结局有关[65]。目前认为的有机氯农药干扰新生儿出生结局的可能机制有[66]：①通过干扰孕产妇以及新生儿的免疫功能继而对新生儿的出生结局产生影响；②通过与胎盘的转运机制相互作用，从而影响营养物质的运输，影响胎儿正常的生长发育；③产生脂质过氧化物，从而影响胎儿的正常生长发育；④干扰并降低循环中的甲状腺激素水平，进而影响新生儿以及儿童的神经发育和生长发育。

　　近年来，多项研究结果表明，母乳中 OCPs 的污染水平呈全球性下降趋势[67-70]。通过比较不同时期、不同地区母乳中 OCPs 含量变化可以发现，发展中国家母亲母乳中 OCPs 总浓度高于发达国家（表 5-4）[71-72]。

表 5-4　不同采样地点和时间采集的母乳的 OCPs 含量

采样地点	采样时间	HCHs（ng/g 脂重）	DDTs（ng/g 脂重）
中国	20 世纪 80 年代	6 970	6 450
	20 世纪 90 年代	1 180	2 040
	21 世纪前 10 年	169	719
日本	20 世纪 80 年代	6 813	4 000
	20 世纪 90 年代	209	283
	21 世纪前 10 年	63	119
加拿大	20 世纪 80 年代	218	1 023
	20 世纪 90 年代	19.7	208
	21 世纪前 10 年	0	101.9
巴西	20 世纪 80 年代	28	4 138
	20 世纪 90 年代	280	1 700
	21 世纪前 10 年	2 420	1 933
印度	20 世纪 80 年代	5 417	14 166
	20 世纪 90 年代	6 029	1 515
	21 世纪前 10 年	1 433	1 063
瑞典	20 世纪 80 年代	287	3 130
	20 世纪 90 年代	128	1 540
	21 世纪前 10 年	0	154

　　中国对母乳中 DDTs 的监测工作开展较早。随着时间推移，中国大多数城市母乳中有机氯农药的含量呈现下降趋势，北京母亲母乳中 DDTs 的含量逐年

降低，分别为：5 200 ng/g 脂重（1982—1989 年）、2 040 ng/g 脂重（1998 年）、719 ng/g 脂重（2000 年）、349.4 ng/g 脂重（2012 年）。香港和台湾母亲母乳中 DDTs 含量也呈现逐年下降的趋势：香港，18 870 ng/g 脂重（1976 年）、13 840 ng/g 脂重（1985 年）、2 870 ng/g 脂重（1999 年）、3 099 ng/g 脂重（2005 年）；台湾，333 ng/g 脂重（2000—2001 年）、10.44 ng/g 脂重（2007—2010 年）、10.9 ng/g 脂重（2013—2016 年）[73]。

研究者结合母乳摄入量，计算得出了 OCPs 的估计每日摄入量（EDI）。对于中国而言，东部沿海地区通过母乳摄入 OCPs 量较高，其中摄入量最高的是广州，在 2006 年之后，所调查的城市中北京、天津、上海、沈阳、烟台和台湾 p, p′-DDT 估计每日摄入量均小于 0.5 μg/（kg·d），该值为美国国家环境保护局制定的经口参考摄入量，说明这些城市母亲母乳摄入 OCPs 量在可接受的水平之内[73]。从国际上来看，六氯苯（HCB）估计每日摄入量较高的为日本、印度和欧洲的一些国家，但是和这些国家相比，中国的每日估计摄入量更大，此外，从地域分布来看，北方城市（石家庄、北京、唐山和大连）婴儿 HCB 暴露量高于南方城市，这可能源于北方城市的空气污染。这些情况必须引起重视，同时需要继续加强母乳监测[74]。

第二节　母乳中的重金属污染

重金属（heavy metal）是一类会持续存在于环境中的常见有害污染物，具有迁移性、富集性、隐藏性、不可降解和持久蓄积的特性。目前，世界卫生组织等国际机构已经对铅、镉、汞和砷等威胁人类健康的重金属进行了广泛的研究，中国《重金属污染综合防治"十二五"规划》将铅、汞、镉、铬和类金属砷列为全国 5 种重点重金属污染物，将重金属的污染认定为全球范围内值得关注的公共卫生问题。

一、重金属的毒性作用

重金属具有较强的生物毒性，严重时会产生慢性中毒、致畸作用、免疫毒性、致癌作用。表 5-5 列举了常见重金属的特性。

表 5-5　常见重金属的特性 [75]

特性	无机砷	铅	甲基汞	镉
国际癌症研究机构（IARC）规定的致癌物级别	1	2B	2B	1
半衰期（血浆）	3～4 h	20～40 d	44～88 d	3～4 m 至 12y（肾）
经口吸收比例	＞75%	成人：3～15%；儿童：30～50%	＞90%	5%
穿透胎盘屏障	是	是	是	是
神经毒性	是	是	是	
遗传毒性	是	弱，间接毒性	不确定	间接毒性
胚胎毒性	是	不确定	是	否
TDI [μg/（kg·d）]	0.3	3.6	0.7	0.4

　　砷（arsenic，As）在硫矿石构成地区最为多见，主要以金属无机 As 形式存在。一般人群可通过空气、饮用水和食物暴露于 As，其中食物是最主要的暴露来源。As 可经呼吸道、消化道和皮肤进入体内，其中皮肤进入较为少见。As 对动物和人类的毒性与其新陈代谢密切相关，其机制主要取决于 As 的种类。无机 As 毒性更大，并可累积于生物体中。三价 As 毒性最大，通常与硫醇蛋白质组交互作用，五价 As 毒性较小但拥有独特的氧化磷酸化作用。无机砷化合物（包括三氧化二砷、亚砷酸盐以及砷酸盐等）因其明确与肾、膀胱、肺及皮肤的恶性肿瘤发生有关，已被 IARC 列为 1 类致癌物 [76]。目前提出的致癌机制主要是由 As 暴露诱发表观遗传改变和基因改变 [77]。

　　镉（cadmium，Cd）是一种非必需元素，以 Cd^{2+} 形式最常为见，通常存在于土壤、水和空气中。由于 Cd 排泄率低，因此即使在低水平暴露时也可显示出毒性作用，目前 Cd 已被确定为致癌物质。Cd 可在自然环境中存在，也可在冶炼、采矿和制造合金工业（如塑料和电池）中暴露。Cd 还可由各种形式的烟草排出，主动吸烟和被动吸烟是人体 Cd 暴露的最主要来源 [78]。Cd 阻碍巯基蛋白并与其他细胞配体交互作用，干扰氧化磷酸化通路。Cd 还可干扰细胞的跨膜运输，最终影响细胞功能和稳态 [79]。Cd 通过影响细胞硫醇氧化还原平衡进而增加氧化应激，研究发现 Cd 间接产生 ROS 并最终增加细胞内蛋白质、脂质和 DNA 氧化作用，导致 DNA 损伤和肿瘤生长 [80]。

　　铅（lead，Pb）是一种稳定的有害重金属元素，对人体具有毒性作用。由于 Pb 的广泛使用，其暴露主要由人为因素导致。在一般人群中，Pb 暴露主要通过消化道摄入受污染的食物和饮用水，也可通过不经意的摄入受污染的土壤、尘土或含 Pb 涂料。Pb 暴露的另一主要途径是通过大气中的烟、尘经消化道和呼吸道摄入进入人体内。食物中 5%～15% 的铅可被胃肠道吸收，而低于 6 岁的儿童对铅的吸收率更高。红细胞与 Pb 有极高的亲和力，体内 90% 的 Pb 会随着红细胞流至全身各处[81]。Pb 对生物系统的损害主要是由于自由基的释放，通常涉及两种独立机制：一是直接产生 ROS，如 O_2、H_2O_2 和氢过氧化物，是通过消耗细胞中的抗氧化剂来实现的。Pb 的致癌机制涉及 DNA 损害、抑制 DNA 合成或修复以及致 DNA 断裂作用[82]。

汞（mercury，Hg）是以有机物和无机物及单质汞形式存在的重金属。无机汞在水生细菌的作用下甲基化形成甲基汞。Hg 在人类活动中广泛存在，主要途径包括生活暴露和工业生产。Hg 生活暴露主要来源于食物（以鱼类为主[83]）、化妆品（如美白产品）以及农药和杀虫剂。此外，一些中药成分（如朱砂和雄黄）中也含有 Hg。Hg 可由呼吸道、消化道或皮肤吸收进入人体。Hg，特别是甲基汞（MeHg）的毒性作用，主要由亲电子属性和它与亲核体的相互作用引起。MeHg 与生物分子亲核体发生反应，产生稳定络合物。Hg 的毒性作用可能和 Hg 与蛋白质或酶类的巯基结合继而阻止细胞功能有关。Hg 的重要毒性机制是线粒体损伤，从而增加自由基产生[84]。

二、重金属对婴幼儿的危害

研究已证实 Pb、Hg 和 Cd 可通过胎盘转运至胎儿可改变母胎平衡，从而对新生儿造成远期损害。流行病学研究发现，重金属暴露是不良妊娠结局（如低出生体重）的重要危险因素[85]。孕妇暴露于重金属类污染物后，重金属可随血液循通过胎盘屏障进入胎儿体内，从而影响胎儿的生长发育[86]。大量动物实验结果已证实，Pb、Cd、As、Hg 等重金属具有胚胎毒性，一定剂量下能够导致实验动物出现生长发育迟缓[87]。

三价 As 在宫内与含巯基分子（如谷胱甘肽和半胱氨酸）发生反应，可抑制重要的生化反应，从而产生毒性。As 具有遗传毒性，能诱导微核形成、DNA 链断裂、姐妹染色单体互换、非整倍体形成及生物转化过程中的氧化应激反应，从而影响新生儿脑细胞发育[88]。Cd 可能通过多种机制影响胎儿生长，包括破坏养分运输和内干扰分泌[89]。有学者探究 Cd 对胎龄的影响，发现高血镉浓度的孕妇中小于胎龄儿占 10.6%，而低血镉的孕妇中小于胎龄儿占 7.5%，小于胎龄儿的危险度随孕妇血中镉浓度的增加而增加。此外，孕中期血镉浓度增加较孕早期更易导致小于胎龄儿的发生[90]。Kippler 等收集了孕妇孕 8 周的尿液，以及孕 14 周和 30 周的超声检查宫内生长发育情况的结果，发现尿镉浓度与胎儿各项生长指标呈倒"U"型的关系[91]。Cd 可促进钙、磷的排泄，降低维生素 D_3 在肾中的活性，导致新生儿钙的摄入量及重吸收量下降，从而影响骨骼发育[92]。卫生部《儿童高铅血症和铅中毒预防指南》（2006 年）中规定，血铅水平 ≥ 200 µg/L 为铅中毒。血铅中毒会引起贫血，还会破坏人体的中枢神经系统、生殖系统以及免疫系统等。对于婴幼儿来说，因血脑屏障发育不完善，铅对中枢神经的影响尤为剧烈。研究表明，血铅浓度可能并不存在安全阈值，即使血铅水平低于 100 µg/L 也能对儿童智商（IQ）水平产生明显影响；而血铅浓度每升高 100 µg/L，儿童 IQ 水平会降低 1 ~ 3 分[93]。母乳中的 Hg 进入婴幼儿体内后可与蛋白质中的基团结合，以汞金属硫蛋白的形式存在，通过血脑屏障进入中枢神经系统，通过诱导钙稳态失衡、谷氨酸稳态失衡及氧化应激等导致神经元细胞及胶质细胞死亡[94]。而 MeHg 能抑制鸟苷三磷酸酶（GTP 酶）的基因表达，诱导有丝分裂停滞及脑细胞凋亡，从而使细胞增殖分化能力降低[95]。

三、母乳中重金属的测定

对于环境和生物样本进行重金属含量的测定，可以更好地监测和预测污染程度和人体暴露的程度。对不同样品中重金属的分析，首先也是最重要的一步是选择合适的前处理方法，目前可供选择的前处理方法主要可分为干灰化法、湿法消解法、微波消解法及压力罐消解法等。

重金属的测定常用的方法包括：石墨炉原子吸收光谱法、氢化物发生原子荧光光谱法、电感耦合等离子体发射光谱法、电感耦合等离子体质谱法（ICP-MS）等。中国国家标准对食物中重金属的测定制定了严格的测定的标注和方法。对于食物中 Pb、Hg、MeHg、As 都可以采用 ICP-MS 进行测定，镉的测定采用石墨炉原子吸收光谱法进行测定。

四、母乳中重金属的含量

母乳的质量与新生儿及婴儿的生长发育密切相关，婴幼儿通过母乳暴露于重金属的概率很大[96]，及时了解母乳的质量并通过膳食指导改善其的质量意义重大。目前，世界很多国家都在对母乳中有毒金属的含量进行监测。调查显示，随着产后时间增加，初乳、过渡乳、早期成熟乳和成熟乳中 Pb、Cd 和 As 的含量呈现显著的下降趋势[97]。

早在 1989 年，WHO 报道母乳中 Pb 的正常含量在 2 ~ 5 µg/L，世界范围内的母乳铅含量未呈现一个明显的地域差异[98-99]，但是从不同报道可以得出，不同国家的母乳随着调查时间的推移，Pb 含量呈现下降趋势。巴西母亲母乳中 Pb 含量从 2010 年 2.33 µg/L 降至 2014 年的 0.77 µg/L，伊朗母亲母乳中 Pb

含量由 2009 年的 10.4 μg/L 降至 2012 年的 7.11 μg/L[100]。中国母亲不同年份收集的母乳中 Pb 的含量也呈现下降趋势，例如，深圳收集的成熟乳中 Pb 含量由 2007 年的 2.13 μg/L 降至 2012 年的不足 2 μg/L，昆明收集的初乳中 Pb 含量由 2000 年的 114.3 μg/L 降至 2008 年的 3.11 μg/L，上海收集的初乳中 Pb 含量由 2008 年的 4.9 5 μg/L 降至 2012 年的 1.54 μg/L[104]。同样的变化趋势也体现在母乳中 Hg 含量的变化上。来自瑞典母亲的母乳 Hg 含量由 1988 年的 3.1±0.6 μg/L 降至 1996 年的 0.6±0.4 μg/L，随后又降至 2005 年的 0.29 μg/L（中位数浓度），德国针对 1989 年和 1998 年收集的母乳 Hg 含量的测定分别为 5.5±1.72 μg/L 和 0.37 μg/L（中位数浓度），西班牙针对 1982 年和 2011 年收集的母乳 Hg 含量分别报道为 9.5±5.5 μg/L 和 0.61 μg/L（中位数浓度），澳大利亚于 1998 年和 2002 年报道的泌乳前期母乳的 Hg 含量分别为 7.7±11 μg/L 和 1.59±1.21 μg/L[102]。来自 2008 年中国多城市母亲的母乳（初乳）有毒重金属的中位数含量如表 5-6 所示[103]。西安、厦门、武汉的母乳中 Pb 含量高于 WHO 推荐的标准值，调查的 8 城市的母乳 As 含量均高于 WHO 标准推荐值，但铬（Cr）含量均符合 WHO 标准推荐值，厦门、广州、武汉 3 个沿海城市母亲的母乳 Hg 含量均高于 WHO 推荐的标准含量。

表 5-6　中国八城市母亲的母乳有毒金属含量及 WHO 标准推荐值

城市	浓度（μg/L）			
	Pb	As	Cr	Hg
上海	4.95	3.05	0.29	1.15
厦门	8.76	4.42	0.48	2.16
广州	4.54	2.27	0.48	3.99
武汉	5.37	2.68	0.35	1.98
沈阳	5.41	0.94	0.13	1.66
西安	7.32	0.79	0.03	1.12
昆明	3.11	1	0.24	0.79
保定	4.47	2.62	0.27	1.62
WHO 标准	2～5	0.2～0.6	0.8～1.5	1.4～1.7

引自：张丹．中国 8 城市母乳中重金属元素和微量元素状况及影响因素调查 [D]．上海：上海交通大学，2009。

通常根据母乳中重金属的含量，计算婴儿每日摄入量，就可了解纯母乳喂养的安全性。一项针对葡萄牙母乳的检测发现，母乳中的重金属浓度远远高于推荐的标准值。调查显示，婴儿 Pb 的每周摄入量为 83.62 μg/（kg·w），远远高于了欧洲食品安全局（EFSA）推荐的 25 μg/（kg·w）安全摄入量，其余有毒金属（Hg、As、Cd 和 Cr）摄入量暂时未超出推荐的安全摄入量[104]。

第三节 母乳中的真菌毒素

真菌毒素（mycotoxin）是由产毒真菌在适宜环境条件下产生的毒性次生代谢产物，也称为霉菌毒素。对人类和动物都有极大的危害性，迄今已发现 500 余种。这些真菌毒素主要由曲霉属、镰刀菌属、青霉属的真菌产生。其中，毒性较强、对人畜危害大的真菌毒素主要包括由曲霉属真菌产生的黄曲霉毒素、赭曲霉毒素和杂色曲霉毒素，由镰刀菌属真菌产生的玉米赤霉烯酮、脱氧雪腐镰孢菌烯醇（又称呕吐毒素）、伏马菌素、T-2 毒素等，由青霉菌属产生的展青霉素、桔霉毒素、青霉素等。真菌毒素污染范围广，不仅具有致癌、致畸和致突变等作用，还具有肝毒性、肾毒性、生殖毒性以及免疫毒性等，对人类健康造成不同程度的威胁（表 5-7）。

由于真菌毒素潜在的健康危害，人群真菌毒素的机体负荷水平受到广泛关注。我国 GB2761—2017《食品安全国家标准食品中真菌毒素限量》重点关注了黄曲霉毒素 B1（AFB1）、黄曲霉毒素 M1（AFM1）、脱氧雪腐镰孢霉烯醇（DON）、玉米赤霉烯酮（ZEN）、赭曲霉毒素 A（OTA）和展青霉素（PAT）六大类真菌毒素。常用于评价机体真菌毒素负荷的人体样品主要有尿液、血液和母乳等，其中母乳样品由于其采集时的非侵害性和易于大量采集等优点，成为评价真菌毒素机体负荷的理想生物样品。同时，母乳又是婴儿最佳和最主要的食物，是评估哺乳期婴儿摄入有害物质含量的有效介质，母乳受到真菌毒素的污染，就会危害婴幼儿的健康。因此，研究母乳中真菌毒素的污染问题，评估婴幼儿的暴露量，对降低其可能给婴幼儿造成的危害，具有非常重要的意义。我国检验标准中，常见的真菌毒素的检测方法主要有酶联免疫法、荧光光度法、高效液相色谱法和液相色谱 - 质谱联用法等。

表 5-7　常见真菌毒素种类及安全性

毒素	毒性	WHO 规定	安全性	易受污染食品
黄曲霉毒素 B1	肝毒性、致畸、致突变	1A 类致癌物（IARC，1993）	—	玉米、棉籽、花生、麦类、坚果、稻谷、香料、牛乳
黄曲霉毒素 M1	肝毒性、致畸、致突变	1 类致癌物（IARC，2002）		牛乳
赭曲霉毒素 A	肾毒性、肝毒性、致畸、生殖毒性、致癌	2B 类致癌物（IARC，1993）	PTWI：100 ng/（kg·d）（JECFA，2001）TDI：5 ng ng/（kg·d）（SCF，1998）	豆制品、咖啡、水果、玉米、麦类、高粱、葡萄酒
脱氧雪腐镰刀菌烯醇	致畸、致突变、免疫毒性、细胞毒性	3 类致癌物	PMTDI：1 μg/（kg·d）（JECFA，2001；SCF，2002）	玉米、麦类
伏马菌素	神经毒性、肾毒性、致癌	2B 类致癌物	PMTDI：2 μg/（kg·d）（JECFA，2002）	玉米
玉米赤霉烯酮	生殖毒性、细胞毒性	3 类致癌物（IARC，1993）	PMTDI：0.5 μg/（kg·d）（JECFA，1999）TDI：0.2 μg/（kg·d）（SCF，2000）	玉米、小麦、大米、大麦、小米、燕麦等
展青霉素	生育毒性、遗传毒性、致畸、免疫毒性、神经毒性	3 类致癌物	PMTDI：0.4 μg/（kg·d）（JECFA，1995；SCF，1994）	水果及其制品，尤其是苹果、山楂、梨、番茄及其制品

注：PTWI，暂定每周耐受摄入量；PMTDI，每日最高容许耐受摄入量；JECFA，食品添加剂专家联合专家委员会；TDI，每日耐受摄入量；SCF，欧盟食品科学委员会。

一、曲霉菌属产毒素

（一）黄曲霉毒素（aflatoxin，AF）

黄曲霉毒素是一类化学结构类似的化合物，均为二氢呋喃香豆素的衍生物。目前已经分离鉴定出 30 多种 AFs 及其衍生物，其中，以黄曲霉毒素 B 族（AFB1、AFB2）和 G 族（AFG1、AFG2）在粮食谷物中较为常见，黄曲霉毒素 M 族（AFM1、AFM2）在动物源性食品（包括乳制品）中常常检出。

AFB1 在胃肠道和机体内的药代动力学研究显示，AFB1 主要在十二指肠段吸收，并且在小肠的两个位点分两个阶段吸收[105]。Chanda 等[106] 提出了囊泡化合成释放激素的理论模型，AFB1 在囊泡中完成催化合成并转运出细胞外。吸收进入血液的 AFB1 被肝和其他组织微粒体中的细胞色素 P450 代谢形成 AFM1、AFP1、AFQ1 和黄曲霉毒素醇，然后通过血液循环，经尿液直接排出或与葡萄糖醛酸基转移酶结合经粪便排出，或通过乳腺随母乳排出，AFB1 与 AFM1 的化学结构只差一个羟基，前者经过胃肠道吸收后，主要在畜禽的肝细胞线粒体中，在肝 Ⅰ 相酶 CYP1A2 作用下被氧化为 AFM1。因此，对于哺乳动物和人，AFM1 是 AFB1 在乳中的主要代谢形式。AFs 发挥毒性作用的途径主要有 2 条：①干扰 RNA 和 DNA 的合成，导致蛋白质的合成进程受到影响，从而进一步影响细胞代谢，最终对动物机体造成全身性伤害；②与 DNA 结合，抑制 DNA 的甲基化，改变基因表达，诱导动物体内致癌基因的转化形成，导致癌症风险升高[107]。黄曲霉毒素致癌机制研究表明：AFM1 的末端呋喃环环氧结构可与机体内 DNA 嘌呤残基共价结合，引起 DNA 结构和功能改变，从而导致癌变的发生[108]。

研究表明黄曲霉毒素能够在孕期穿过胎盘屏障，对胎儿的生长发育产生影响，导致不良妊娠结局[109]。母乳可能是生命早期黄曲霉毒素暴露的主要途径。由于 AFM1 是 AFB1 在哺乳动物体内的代谢产物，摄入被 AFB1 污染的食品，体内会代谢分泌 AFM1，并通过母乳进入婴幼儿体内。而黄曲霉毒素暴露会显著影响婴幼儿发育，造成生长迟缓。研究表明，母乳 AFM1 可抑制婴儿生长。伊朗曾对收集的母乳 AFM1 污染情况进行评估，发现母乳 AFM1 污染与婴儿的出生身高有关，与出生后生长的年龄别性别身高也有关[110-111]。另有研究表明，黄曲霉毒素暴露与儿童免疫功能有关，黄曲霉毒素暴露的增加能显著降低唾液分泌型 IgA 的含量[112]。

大量检测研究发现，母乳中黄曲霉毒素检出率较高，这与母亲膳食暴露有紧密的联系。调查显示母乳 AFM1 污染和食品黄曲霉毒素污染呈现关联性规律，即食品黄曲霉毒素污染严重的时空，母乳 AFM1 污染也较严重。纵观全球，潮湿高温的热带地区（如非洲某些国家），母乳中黄曲霉毒素的污染较严重，而气候温和的地区（如欧洲某些国家）则污染较轻。非洲对母乳中黄曲霉毒素的污染情况多有报道[113-115]，非洲较早期对母乳中的 AFB1 进行研究的是坦桑尼亚，2014 年坦桑尼亚对母乳进行 AFB1 检测，检出率为 44%，含量范围 6.57 ～ 417.7 ng/ml。亚洲部分国家（阿拉伯联合酋长国和泰国）母乳中黄曲霉毒素污染率和污染浓度也较高[116]。相比非洲及亚洲部分地区的情况，欧洲某些地区和澳大利亚的母乳中黄曲霉毒素的污染情况则比较轻[117-118]。我国 2011 年对 15 个省份收集的母乳（初乳）进行了黄曲霉毒素的评估，AFB1 在湖北、吉林、内蒙古

3 个省份母乳样品中的含量分别为 0.5 ng/L、0.6 ng/L 和 0.5 ng/L；AFM1 仅在广西的母乳样品中检测中出现，含量为 0.5 ng/L。此含量远远低于亚洲的已有数据（如泰国等地），也远远低于污染较轻的欧洲和澳大利亚。而在其他省份，黄曲霉毒素在母乳中均未检出[119]。同样，除了地域差距，时间差距也明显反映了膳食污染与母乳污染的关联性。通过时序性监测发现，所摄入食品的黄曲霉毒素污染，通过富集作用转移至母乳，夏季收集的母乳中 AFM1 含量较冬季和春季有明显的升高[120]。

通过母乳中黄曲霉毒素的污染情况，同时评估婴儿的母乳摄入量，就可以评估母乳中黄曲霉毒素对婴儿的安全风险。中国第四次膳食调查，收集了不同省（市）婴儿母乳的摄入量，通过测定母乳中黄曲霉毒素的浓度，评估了一些省（市）的婴儿通过母乳暴露黄曲霉毒素的水平[119]。其中，湖北、吉林、内蒙古的婴儿 AFB1 的暴露量为 0.114 ng/（kg·d）、0.136 ng/（kg·d）和 0.114 ng/（kg·d），广西婴儿母乳 AFM1 的暴露量为 0.114 ng/（kg·d）。通过比较发现，我国婴儿母乳 AFM1 的暴露量低于塞尔维亚[119, 121]。根据欧盟食品科学委员会（Scientific Committee on Food，SCF）（1994）和食品添加剂联合专家委员会（The Joint FAO/ WHO Expert Committee on Food Additives，JECFA）（2001）的研究结果，即使黄曲霉毒素的暴露量小于 1 ng/（kg·d），仍然有引发肝癌的风险[122]。通过计算，我国母乳 AFB，平均暴露限量（MOE）为 3 269.23，根据 EFSA 建议的限定值（MOE < 10 000），表明我国婴儿通过母乳摄入 AFB1 存在潜在的健康风险[119]。

（二）赭曲霉毒素（Ochratoxin）

赭曲霉毒素共有 A、B、C、D 4 种异构体。其中，赭曲霉毒素 A（ochratoxin A，OTA）对人和动物具有强烈的毒副作用，如免疫毒性、肝毒性和肾毒性等。OTA 与循环系统中的白蛋白结合后，随血流可分布于全身各器官，但主要分布在肝和肾，在骨骼肌、脂肪、脑组织也有毒素分布。由于生理条件下，OTA 以带电分子的形式存在，可以通过特殊的转运机制穿过胎盘，因此胎儿的血液中 OTA 的浓度高于母体。OTA 及其代谢物的胆汁排泄是其排泄的主要途径。此外，OTA 还可通过母乳排泄，人类母乳中也检测到 OTA 的存在[123]。OTA 是一种遗传致癌物，它通过醌的形成诱导 DNA 氧化损伤或直接产生 DNA 加合物。OTA 对许多动物都具有致畸性，怀孕动物摄入 OTA 后，畸变主要发生在胎儿的中枢神经系统。OTA 的毒性机制包括：抑制蛋白质合成、诱导氧化应激、抑制细胞能量产生、诱导细胞凋亡、干扰细胞周期、破坏表观遗传修饰[124]。

目前，许多国家都对母乳进行了 OTA 含量的检测。Ali 对于 2016—2017 年收集于伊朗的 84 份母乳中 OTA 进行了测定，检出率达到 100%，其高于欧盟限量（3 ng/L）的比例为 16.7%[125]，其母乳中 OTA 含量高于早年间收集于巴西、埃及、挪威母乳中 OTA 的含量[126-127]。Muñoz 调查了智利母乳中 OTA 的含量，发现初乳中检出率 82%，平均含量为 86±59 ng/L，过渡乳的检出率 67%，平均含量为 33±27 ng/L，成熟乳检出率 86%，平均含量为 27±19 ng/L[123]。根据不同年代的调查数据发现，随着社会进步，母乳中 OTA 含量未呈现规律变化的趋势，如挪威 1998 年调查母乳中 OTA 含量为 10 ～ 130 ng/l，阳性检出率 33%；2001 年调查结果的阳性检出率 21%，含量分别为 10 ～ 182 ng/l。意大利于 2004 年调查母乳中 OTA 检出率 86%，含量为 10 ～ 57 ng/l；2008 年阳性检出率 74%，含量范围为 5 ～ 405 ng/l[128]；2011 年意大利的母乳中赭曲霉毒素 A 阳性检出率为 78.8%，平均含量为 10±15.6 ng/l，计算得出婴儿 OTA 摄入量并未超过 EFSA 提出的 120 ng/（kg·d）[129]。对于中国 2011 年开展的母乳多种真菌毒素的测定工作，15 个省（市）母亲的母乳中均未检出 OTA[119]。

二、镰刀菌属产毒素

镰刀菌毒素是由镰孢霉产生的，按其化学结构可分为，单端孢霉烯族化合物、玉米赤霉烯酮、伏马菌素等。单端孢霉烯族化合物主要有 T-2 毒素、脱氧雪腐镰刀菌烯醇。

（一）脱氧雪腐镰孢霉烯醇（deoxynivalenol，DON）

脱氧雪腐镰孢霉烯醇，别名呕吐毒素。对人体产生多种毒性，包括神经毒性、肝毒性、细胞毒性、胚胎毒性、免疫毒性、遗传毒性和生殖毒性[129]。DON 毒素可通过胎盘传递，致使后代生长缓慢、免疫功能发育不完善[130]。

研究显示在小鼠孕 8 ～ 11 天给予一系列不同剂量的 DON，结果发现 2.5 和 5 mg/kg DON，显著增加吸收胎发生率，并且未被吸收的子鼠多处骨骼畸形，而 10 mg/（kg·bw）和 15 mg/kg DON 造成 100% 吸收胎。若母亲摄入了 DON 污染的食物，DON 也会在母乳中富集。Memis 对 2017—2018 年收集于土耳其的母乳进行测定，发现其 DON 的含量范围为 0.4 ～ 2.72 mg/ml；而 2008 年收集于土耳其的母乳，其 DON 含量为 0.62 ～ 13.11 ng/ml[131]。同一时期，收集于巴西圣保罗的初乳，其 DON 含量范围为 0.970 ～ 10 ng/ml[132]。一项针对中国 15 省份母亲的母乳调查发现，DON 作为我国人民膳食中主要的真菌毒素污染物，在内蒙古、湖南和湖北的母乳样品中均有检出，含量分别为 252.5 ng/L、357.5 ng/L 和 40.0 ng/L，通过膳食调查发现婴儿通过母乳摄入 DON 的摄入量为湖北 9.091 ng/（kg·d），内蒙古 57.38 ng/（kg·d），湖南 81.251 ng/（kg·d），全国平均 13.101 ng/（kg·d），此摄入量没有超出 JECFA 设定的 DON、3-A-DON、15-A-DON 总量［暂定每日耐受摄入量 1 μg/（kg·d）］，表明我国婴儿由摄入 DON 引发的健康风险较低[119]。

（二）玉米赤霉烯酮（Zearalenone，ZON）

玉米赤霉烯酮，又称 F-2 毒素，是玉米赤霉菌的代谢产物。其性质稳定、耐热性好，具有生殖毒性、肝毒性和细胞毒性，同时具有潜在的致癌性。在急性中毒的条件下，玉米赤霉烯酮会导致神经系统的亢奋，对神经系统和内脏器官都会产生一定的毒害作用，严重时可引起死亡。ZON 被动物经口食入后，在胃肠道内被消化代谢，会产生毒性更强的其他 5 种玉米赤霉烯酮类化合物。ZON 大部分可通过尿液和排泄物排出体外，也有一小部分可通过母乳排泄。玉米赤霉烯酮类化合物在生活中广泛存在，对人和动物的健康造成了严重危害。ZON 具有免疫毒性、细胞毒性和肝毒性等毒理作用。ZON 具有弱的雌激素作用，对促性腺激素结合受体有抑制作用，导致生殖系统紊乱，严重可引起流产、死胎。Massart 于 2016 年对收集于意大利那不勒斯地区的母乳进行了测定，其 ZON 检出率为 100%，含量范围为 260 ~ 1 780 ng/L，平均含量为 1 130±340 ng/L[133]。另一项对意大利母乳的研究，确定 6 月龄内婴儿母乳 ZON 的暴露量仅为 TDI 的 0.22%[134]。2017—2018 年收集于土耳其的母乳 ZON 中位数含量为 0.36 ng/ml，含量范围为 0.02 ~ 2.88 ng/ml[135]。随后对巴西母乳开展的测定发现，其 ZON 含量范围为 320 ~ 5 000 ng/L[134]。2019 年的研究未在伊朗母亲的母乳中检出 ZON[135]。对于我国母亲的母乳 ZON 的污染情况，国家食品安全风险评估中心对 2011 年采集于 15 个省份的母乳进行了分析，未检出 ZON[119]。ZON 对婴儿的影响国内外尚无研究。

第四节　母乳中的其他化学污染物

一、母乳中的药物残留

母乳被公认为是婴儿理想的天然食物，利于婴儿的健康、生长、发育和免疫系统的建立。母乳喂养不仅能为母婴提供短期、中期和长期的诸多健康益处，同时也具有重要的社会发展意义。但是，如果哺乳期女性处于化学药物的暴露下，可能会增加母乳中化学药物的暴露风险，从而进一步增加了新生儿于药物的暴露，对儿童日后的健康具有潜在危险。

与母乳中可能存在的其他化学物不同，化学药物除了通过食物富集作用摄入母体，还有一个主要的摄入途径就是疾病治疗摄入的药物。但是这一部分药物，是需要综合考察疾病、药物种类以及哺乳行为来综合评估哺乳期用药的。

（一）药物残留对婴儿的影响

1. 影响药物残留的因素 药物进入母乳主要是通过扩散作用，驱动力源于母亲血浆房室和母乳房室之间的平衡。来自母亲血浆的药物通过毛细血管壁进入小泡细胞。药物必须通过小泡细胞的双层脂质膜才能进入母乳，然而在产后 3 天，小泡细胞间存在大的间隙，这些间隙使多数药物更容易进入母乳，多种免疫球蛋白、母亲的活性细胞（淋巴细胞、白细胞和巨噬细胞）等也是如此。直至产后 1 周，小泡细胞在催乳素的影像下水肿，随之细胞间隙关闭，通过细胞间进入母乳房室的药物、蛋白质等减少[136]。

药物进入母乳最重要的决定因素是母亲的血浆药物水平。血浆药物水平上升时，母乳中的含量增加。药物进入母乳反映母亲血浆药物水平。一旦血浆药物浓度下降，平衡力使母乳房室的药物重新转运至母亲血浆以清除。

婴儿对母乳中药物的暴露程度由母乳中药物的浓度、婴儿的吸乳量决定，与蛋白质结合率和母乳的脂肪含量有关。母乳中药物浓度受到药物的相对分子量、药物在脂肪中及水中的溶解度、药物与血浆蛋白及母乳蛋白质结合率、母乳与血浆的酸碱度差异等诸多因素的影响。一般情况下，只有相对分子质量 < 200 的分子能进入母乳，更大的分子一般通过被动扩散方式，在浓度梯度的作用下跨过细胞膜，并不结合任何药物。大分子带电荷的药物分子（如肝素）很难跨越细胞膜，相对分子质量 > 1 000 的药物不会进入母乳，并达到能产生药物作用的浓度。母乳含有可结合药物的蛋白质。酪蛋白是母乳中主要的药物结合蛋白，但这些母乳蛋白质结合药物的能力很弱。定量分析表明，药物广泛地结合在血浆蛋白上，而很少与母乳蛋白质结合，药物与血浆蛋白的复合物主要出现在血浆中，进入母乳中的药物分子浓度极低。母乳脂肪能富集脂溶性药物，导致进入母乳中的药物量增加[137]。

2. 药物对婴儿的影响 药物进入母乳并被婴儿摄取的过程中，药物在被吸收前必须通过婴儿的胃肠道。由于蛋白水解酶和胃酸的影响，有些药物在胃肠环境中不稳定，包括氨基酸糖苷类、奥美拉挫和大分子肽类药物（肝素、胰岛素）。其他药物在婴儿胃肠道很少吸收，不会进入婴儿的血循环。很多药物在肝被隔离（首过效应），可能不会到达血浆房室而发挥药效。这些吸收特征最终趋于降低大多数药物的总体效应。但是药物在胃肠道发生的作用很复杂，可导致腹泻、便秘等。

早产儿、新生儿或伴有急性或慢性病的婴幼儿是药物暴露的高危人群[138]。出生 2 周～6 个月的婴幼儿是药物暴露的风险人群。婴儿对药物的吸收、代谢不同于成年人。新生儿能吸收大分子的蛋白质。初乳期婴儿能从母乳中吸收抗体，也可能吸收药物，这种现象在早产儿中更加明显[139]。新生儿血浆蛋白对药物的亲和力远不及大龄儿童和稍大婴儿，造成体内游离药物浓度较高。新生儿比成年人和大龄儿童有更大比例的水和细胞外液体体积。在出生后的第 1 个月，婴儿肝的代谢能力低下。因此，药物在新生儿体内半衰期长，药物进入母乳并集聚，伴随母亲多次给药浓度攀升[140]，不可避免地会导致药物在婴儿体内不断蓄积，所以婴儿易发生毒性反应。生命早期抗生素暴露会影响晚期早产儿肠道菌群定植，降低肠道微生物多样性水平，但最新研究结果表明，早产儿生命早期的抗生素暴露不会增加多重耐药菌和病原菌的定植[141]。新生儿期抗生素暴露对肠道菌群的组成和肠道免疫系统的发育及免疫稳态的调节具有重要影响。肠道定植菌对机体免疫稳态的形成调节可通过增强免疫蛋白 IgA 的释放以及促进 Th1 细胞发育、增加肠道组织屏障的功能、减少炎症介质释放、抑制 Th2 介导免疫应答作用来实现[142]。新生儿早期抗生素暴露可能会增加早产儿坏死性小肠结肠炎和迟发性败血症的风险，增加了后续过敏性疾病的发生率及严重程度。有动物实验分析孕期小鼠在低剂量抗生素暴露后的生物学效应及新生小鼠体脂含量，观察到子代小鼠的体脂含量增加和肠道菌群结构变化[143]。但是生命早期暴露于抗生素是否会影响胎儿生长发育，目前研究结论并不一致[144-146]，而生命早期抗生素的暴露对于儿童的超重、肥胖的风险也并不一致[147-149]。对于常用的抗生素，在动物实验中发现喹诺酮类可造成子代软骨发育不良，并且对神经系统有一定损伤性。磺胺类药物在母乳中浓度与母亲血药浓度相当，进入婴儿体内会与胆红素竞争结合蛋白，造成婴儿血中胆红素升高。四环素类药物可沉积于婴儿全身骨骼中，造成骨骼发育迟缓。作为抗感染的药物，抗病毒类和抗真菌类药物均能合在母乳中检测到，例如哺乳期允许使用的阿昔洛韦，但目前没有明确证据表明它对婴儿造成不良影响[150]。多数的抗真菌药物并未观察到对婴儿的不良影响[151]。常用的抗癫痫药物丙戊酸钠、对婴儿的生长发育有不良影响。有研究发现，与未暴露于丙戊酸钠的儿童相比，经母乳暴露于丙戊酸钠与儿童孤独症，运动障碍，语言、认知和精神运动发育迟缓等相关，且差异具有统计学意义[152]。也有报道发现，服用癫痫药物的妇女，母乳喂养婴儿腹泻与哺乳期服用抗癫痫药物有关[153]。对于治疗糖尿病的药物，一些口服降糖药会进入母乳，其中第一代降糖药，代磺脲类药物可通过母乳进入婴儿体内，造成婴儿胰岛 β 细胞分泌增加，导致婴儿发生低血糖。

（二）母乳中的药物残留

常见的抗高血压药物——钙离子拮抗剂，泌乳期的女性服用硝苯地平后检测母乳中硝苯地平药物浓度，仅为母亲血药浓度的 0.1%，可以看出硝苯地平在母乳中浓度很低[154]，β 受体阻滞剂与血浆蛋白的结合率差异较大，不同药物在母乳中的浓度差异很大，多数 α 受体阻滞剂可在母乳富集[155]。对于使用广泛的抗生素，其在母乳中的暴露情况不容忽视。早年对于常见抗生素给药后其在母乳中的含量进行了研究，部分结果如图 5-2 所示。由图 5-2 可知，抗生素用于母亲后转移到母乳的量差异较大。双氯西林和海他西林在母乳中含量很低，而二甲胺四环素和头孢氨卡在母乳中含量较高，但是随着给药后时间的延长，母乳中的含量呈现下降趋势，只有卡那霉素 B 随着给药时间的延长其在母乳中的含量增加，可见其半衰期明显长于其他几种抗生素。最近的一项研究报道，于 2021 年收集北京的 100 份母乳样品，母乳中抗生素阳性检出率为 18%，其中 β- 内酰胺类阳性检出率最高（17%），其次是磺胺类，阳性检出率为 1%。氟喹诺酮类、四环素类无检出[156]。作为新一代抗癫痫药物（AEDs），拉莫三嗪具有低分子量、低蛋白结合率和高亲脂性等特点，其母乳通过率高。但母乳中拉莫三嗪的浓度变异较大。Newport 等[157] 研究纳入了 30 例服用拉莫三嗪（300 ~ 450 mg/d）超过 7 天的哺乳期癫痫女性，结果显示，母乳中拉莫三嗪药物浓度为 0. 5 ~ 18.1 μg/ml，母乳 / 血浆（M/P）值为 0.057 ~ 1.47。计算得出婴儿剂量在 0.37 ~ 0.65 mg/（kg·d）范围内，远低于常规治疗剂量。

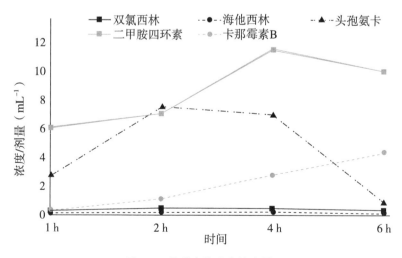

图 5-2　母乳中抗生素的含量

二、母乳中的甜味剂

随着近年来对添加糖的健康效应的认知提高，低热量甜味剂的使用和消费大幅增加，统计显示，在美国，低热量甜味剂在儿童和孕妇的消耗量分别为 25% 和 24%[158-159]。这些低热量甜味剂包括阿斯巴甜（邻苯甲酰磺酰亚胺）、三氯蔗糖、甜蜜素（环己基氨基磺酸钠）、安赛蜜（乙酰磺胺酸钾）和一些天然甜味剂。虽然这些甜味剂是被允许使用的，并且要在添加剂量范围内使用，毒理学评价也是安全的。但是对于远期的健康效应并未有充分的研究。尤其是对于生命早期暴露的长远影响的研究欠缺。

动物实验证明，安赛蜜（一种人工甜味剂）可以穿过胎盘，进而在宫内就使胎儿暴露于人工甜味剂[160]。生命早期暴露于人工甜味剂，可以增加 1 岁婴儿 BMI Z 评分和超重的风险，可能的原因是暴露于人工甜味改变了婴儿的肠道菌群的组成。例如，拟杆菌属的减少，从而进一步改变婴儿的代谢[161-163]。动物实验表明，无论在孕期还是哺乳期，母体暴露于低热量甜味剂，即使是非药物剂量，也依然会影响肝解毒通路，扰乱肠道菌群组成，增加其后期代谢病的风险[165]。另外，哺乳期低热量甜味剂的暴露，通过母乳传递，更多地会影响婴儿的胃肠道功能。相比于无低热量甜味剂暴露的婴儿，暴露的婴儿出现呕吐的风险高 2.78 倍（95% 置信区间为 1.05 ~ 7.34）[166]。此外，动物实验显示，哺乳期安赛蜜暴露改变了小鼠外周味觉系统中发生可塑性变化，舌面和软腭味蕾中甜味信号转导分子和调控甜味信号激素分子受体的蛋白表达，造成了小鼠成年时期的甜味偏好阈值和偏好率高，具体影响为哺乳期安赛蜜暴露，虽然降低子代小鼠在青少年期的蔗糖偏好阈值和偏好率，但提高小鼠老年期的安赛蜜偏好阈值[166]。

目前，对于母乳中低能量甜味剂的检测还未普及。研究报道，一项对 33 位母亲饮用 350 ml 无糖可乐（低能量甜味剂使用，68 mg 三氯蔗糖、41 mg 安赛蜜）后，对母乳中的三氯蔗糖和安赛蜜的检测发现，三氯蔗糖和安赛蜜的峰值范围为 4.0 ~ 7 387.9 ng/ml（中位数峰值 8.1 ng/ml）、299.0 ~ 4 764.2 ng/ml（中位数峰值 945.3 ng/ml）[167]。一项针对 12 位泌乳期习惯性饮用可乐（7 罐 / 日）的母亲母乳的检测发现，65% 的母乳检测到糖精钠、三氯蔗糖和安赛蜜，仅有阿斯巴甜未检测到[146]。母乳中三氯蔗糖的含量远高于其甜度阈值，其最大浓度为 0.034 μg/ml（即 0.0855 mmol/L），最小浓度为 0.01 μg/ml（即 0.0251 mmol/L），而成年人甜度的平均阈值仅为 0.00877 mmol/L[167]。

第五节 常见母乳污染物的来源与控制

母乳是新生儿最早也是最主要的食物，营养成分均衡，对新生儿的健康有极大影响。母乳中抗菌、抗炎和免疫调节活性物质之间的相互协同作用能为婴儿提供被动保护，调节婴儿肠道黏膜发育及免疫应答，从而对新生儿的成长、发育及免疫防御能力均有积极作用[169-171]。大量研究表明，母乳可以预防感染，降低新生儿患肠胃炎、中耳炎、呼吸系统疾病及过敏性疾病的风险，甚至能够降低母亲发生乳腺癌及卵巢癌的风险，母乳喂养婴儿神经系统的发育也优于人工喂养婴儿[171]。但随着现代工业的发展，人们日常生活中不可避免地接触到各种污染物。孕期妇女作为易感人群，更易受到这些污染物的影响，并通过母亲直接或间接影响新生儿的健康。因母乳脂类含量高，易于富集持久性有机污染物和重金属，新生儿可直接暴露于母乳中的污染物。虽然母乳喂养对新生儿的益处远大于母乳中污染物对新生儿的危害，但污染物对新生儿健康的近期及远期影响仍不容忽视。因此，评价母乳中污染物尤为重要，既可以反映母亲接触污染物的程度、评价所处环境状况，也是评估和防控新生儿环境暴露风险的有效手段。

一、母乳污染物的来源

母乳中化学物质的暴露来源主要分为环境因素和膳食因素。其暴露途径主要是接触暴露、口暴露、呼吸暴露。普通人群（非职业暴露）可通过多种途径暴露于化学物质，主要途径为膳食摄入，妊娠期、孕期的女性同样可通过摄入受污染的食物而增加污染物在体内的暴露。食物中污染物的暴露来源广泛，一方面是初级农产品的生物富集作用，常见的是农兽药、杀虫剂和除草剂残留；另一方面是加工过程中的迁移，例如，设备、容器、材料中有害物质的迁移。当然，随着科学进步发展，检测技术和方法不断迭代更替，解决了检测、监测的灵敏度、准确度、快速化和无损化的问题，但同时一些新材料、新技术也带来了潜在的健康隐患，例如，微塑料和纳米材料等[169-171]。当然，这类新材料同样会形成环境暴露，从而通过呼吸和接触途径进入母亲体内[172]。另外，在食品加工过程中的暴露途径还包括人为添加，这类物质多属于食品添加剂，如甜味剂、防腐剂等[173-175]。一项对母乳中对羟基苯甲酸酯的荟萃分析发现，母乳中对羟基苯甲酸酯的浓度范围为 0.1 ~ 1 063.6 ng/ml，相比于美洲和欧洲，亚洲的母亲母乳中对羟基苯甲酸酯的浓度较高[175]。而研究提示，母乳中的污染物除与加工食品、预包装食品、饮料等膳食摄入有关外，还与日常使用的清洁剂、护肤品、化妆品有关（图 5-3）[175]。

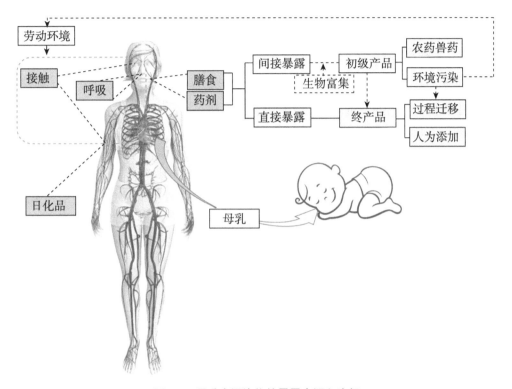

图 5-3　母乳中污染物的暴露来源和途径

二、母乳中化学物质的影响因素

（一）环境因素

环境因素主要取决于居住环境。研究证实，居住在农村地区和城市地区的母亲母乳中持久性有机污染物的含量差异显著。一般情况下，农村地区母亲母乳中持久性环境污染物低于城市地区母亲，这可能与城市地区机动车尾气释放、工厂排放、轮胎道路磨损产物多、废弃物燃烧等有关[175]。当然居住地差异造就的母乳中有机污染物的含量差异还与气象和地形有关。例如，气象条件不易于污染物的扩散，则会增加母乳中有机污染物的暴露[176-177]。季节也是影响污染物的另一个重要因素。研究发现，母乳中黄曲霉毒素夏季检出率和含量高于冬季，原因是适宜的温度、湿度更加利于食物的霉变产毒，由此增加了母亲的膳食暴露，从而转移至母乳中的含量也随之增加[178]。同样，不同地域土壤、水源和空气等环境本底的污染情况也不同，造成了不同地区食物被污染的程度不同，通过生物富集作用，导致在母亲中暴露也不同[179]。另外，对于环境中的烟草暴露，无论母亲暴露于一手烟还是二手烟，都会增加其母乳中相关污染物的含量[180]。

（二）膳食因素

母亲的膳食习惯及膳食制作过程也显著影响母乳中污染物的暴露量。例如，肉类中有机污染物的含量高于蔬菜水果、乳类和谷类。但是乳类食品中药物残留和真菌毒素的污染情况较其他污染物严重，乳类食品中常见的污染物包括抗生素、激素等药物以及黄曲霉毒素 M1 等。谷物食品，尤其是玉米，易受黄曲霉毒素的污染。研究发现，玉米、花生、花生油、大米、豆类等食品食用频率高的母亲，其母乳中含有的黄曲霉毒素高于食用频率低的母亲[181]。海产品食用频率高的母亲，其母乳中重金属（汞）的含量较高[182]。同时，一些特定的烹饪方法也会增加食物中污染物的含量。例如，烧、烤、炸等方式是某些有机污染物的产生原因（如，苯并芘）[183]。

（三）其他因素

母亲的年龄是影响母乳中持久性有机氯化合物浓度的重要因素。有报道显示母乳中污染物的浓度会随着母亲的年龄增长而增加，并随着泌乳期延长及生产次数增多而下降[184]。然而，对于女性体重和年龄对母乳中污染物含量的影响，研究结果并不一致[185-187]。同时，母乳中污染物的含量与母乳的不同阶段也有关。一般情况下，初乳中汞的含量高于成熟乳[188]，黄曲霉毒素的含量也呈现类似的趋势[189]。

三、母乳污染物的控制

哺乳期是母亲用母乳哺育新生子代使其获得最佳生长发育并奠定一生健康基础的特殊生理阶段。同时，母亲需要做到远离污染源，改善不良生活习惯和饮食行为，保证母乳营养的同时保障其安全性。

（一）合理膳食，均衡营养

哺乳期妇女既要分泌母乳、哺育婴儿，还需要逐步补偿妊娠、分娩的营养素损耗并促进各器官、系统功能的恢复，因此比非哺乳期妇女需要更多的营养。2022 年哺乳期妇女膳食指南在一般人群膳食指南基础上，需要遵从以下 5 条核心推荐。①产褥期食物多样不过量，坚持整个哺乳期营养均衡；②适量增加富含优质蛋白质及维生素 A 的动物性食物和海产品，选用碘盐，合理补充维生素 D；

③增加身体活动；④家庭支持、愉悦心情、充足睡眠；⑤限制浓茶和咖啡，忌烟酒。

（二）从源头和过程，保证食品安全

提升自身的营养素养和健康素养。例如，在食材选择方面，一定要选择时令、新鲜的食材，同时合理、有选择性地挑选健康风险低的食材（例如，不受污染的食材）；选择食品时，注意选择加工程度低的食品，避免选择过度加工食品（例如，含糖饮料、精制谷物等）；同时在烹饪的时候，选择合理的烹调方式（例如，多选择蒸、煮的方式来代替油炸、烘烤等方式）。

（三）远离污染源

一方面，特殊岗位和职业的母亲，需要注意做好职业防护；另一方面，注意尽量降低生活环境的污染暴露。

（四）安全用药

对于有疾病史的女性，在哺乳期一定要考虑用药的安全性。2002 年 WHO 推荐哺乳期药物分类如下：①可用于哺乳期：对母亲和婴儿不存在已知的和理论上的用药禁忌并能让母亲继续哺乳的药物。②可用于哺乳期，但须监测对新生儿的不良反应：只在理论上存在可能引起新生儿不良反应，但没有观察到或仅偶尔有轻微不良反应的药物。③尽量不用，若用应监测新生儿不良反应：已有明确报道能引起新生儿不良反应的药物。④尽量不用：可能造成母乳分泌减少的药物；⑤禁用：对婴儿有危险的不良反应的药物[190]。

参考文献

[1] Esteves F，Rueff J，Kranendonk M．The central role of cytochrome P450 in xenobiotic metabolism-a brief review on a fascinating enzyme family［J］．Journal of Xenobiotics，2021，11（3）：94．

[2] Spratlen MJ，Perera FP，Sjodin A，et al．Understanding the role of persistent organic pollutants and stress in the association between proximity to the world trade center disaster and birth outcomes［J］．International Journal of Environmental Rescarch，2022，19（4）：2008．

[3] Tang J，Zhai JX．Distribution of polybrominated diphenyl ethers in breast milk，cord blood and placentas：a systematic review［J］．Environmental Science and Pollution Research International，2017，24：21548-21573

[4] Wohl-fahrt-veje C，Audouzek G，Brunak S，et al．Polychlorinated dibenzo-p-dioxins，furans，and biphenyls（PCDDs/PCDFs and PCBs）in breast milk and early childhood growth and IGF1［J］．Reproduction the Official Journal of the Society for the Study of Fertility，2014，147，391-399

[5] Mishra K，Sharma RC．Assessment of organochlorine pesticides in human milk and risk exposure to infants from North-East India［J］．Science of the Total Environment，2011，409（23）：4939-

4949.

[6] Mekonen S, Ambelu A, Wondafrash M, et al. Exposure of infants to organochlorine pesticides from breast milk consumption in southwestern Ethiopia [J]. Scientific Reports, 2021, 11: 22053.

[7] Vall O, Gomez-Culebras M, Puig C, et al. Prenatal and postnatal exposure to DDT by breast milk analysis in canary islands [J]. PLoS ONE, 2014, 9 (1): e83831.

[8] Huang W, Smith TJ, Ngo L, et al. Characterizing and biological monitoring of polycyclic aromatic hydrocarbons in exposures to diesel exhaust [J]. Environmental Science & Technology, 2007, 41 (8): 2711.

[9] Wong F, Cousins IT, Macleod M. Bounding uncertainties in intrinsic human elimination half-lives and intake of polybrominated diphenyl ethers in the North American population [J]. Environment International, 2013, 59: 168-174.

[10] Sik B, Tongur T, Erkaymaz T, et al. Development and validation of a rapid and environmentally friendly analysis method for determination of polycyclic aromatic hydrocarbons in water by modification of quechers extraction method [J]. Journal of Environmental Protection & Ecology, 2016, 17 (2): 435-444.

[11] Chung S, Lau J. Single laboratory validation of an environmentally friendly single extraction and cleanup method for quantitative determination of four priority polycyclic aromatic hydrocarbons in edible oils and fats [J]. Analytical Methods, 2015, 7 (18): 7631-7638.

[12] 中华人民共和国国家卫生健康委员会，国家市场监督管理总局. 中华人民共和国国家标准（GB5009.265—2021）食品安全国家标准 食品中多环芳烃的测定. 2021.

[13] 中华人民共和国卫生和计划生育委员会，中华人民共和国农业部，国家食品药品监督管理总局. 中华人民共和国国家标准（GB 23200.86—2016）食品安全国家标准 乳及乳制品中多种有机氯农药残留量的测定气相色谱 - 质谱 / 质谱法. 2016.

[14] 中华人民共和国卫生和计划生育委员会. 中华人民共和国国家标准（GB 5009.190—2014）食品安全国家标准 食品中指示性多氯联苯含量的测定. 2014.

[15] 环境保护部. 中华人民共和国国家环境保护标准（HJ 909—2017）水质多溴二苯醚的测定气相色谱 - 质谱法, 2017.

[16] Kania-Korwel I, Hrycay EG, Bandiera SM, et al. 2, 2′, 3, 3′, 6, 6′-Hexachlorobiphenyl（PCB 136）atropisomers interact enantioselectively with hepatic microsomal cytochrome P450 enzymes [J]. Chemical Research in Toxicology, 2008, 21 (6): 1295-1303.

[17] Ludewig G, Robertson LW. Polychlorinated biphenyls（PCBs）as initiating agents in hepatocellular carcinoma [J]. Cancer Letters, 2013. 334 (1), 46-55

[18] Al-Salman F, Plant N. Non-coplanar polychlorinated biphenyls（PCBs）are direct agonists for the human pregnane-X receptor and constitutive androstane receptor, and activate target gene expression in a tissue-specific manner [J]. Toxicology & Applied Pharmacology, 2012, 263 (1): 7-13.

[19] Vanetten SL, Bonner MR, Ren X, et al. Effect of exposure to 2, 3, 7, 8-tetrachlorodibenzo-p-dioxin（TCDD）and polychlorinated biphenyls（PCBs）on mitochondrial DNA（mtDNA）copy number in rats [J]. Toxicology, 2021 (2): 152744.

[20] Zhang H, Yolton K, Webster G M, et al. Prenatal PBDE and PCB exposures and reading, cognition, and externalizing behavior in children [J]. Environmental Health Perspectives, 2017, 125 (4): 746-752.

[21] Berg V, Nøst TH, Pettersen RD, et al. Persistent organic pollutants and the association with maternal and infant thyroid homeostasis: a multipollutant assessment [J]. Environmental Health Perspectives, 2017, 125 (1): 127-133.

[22] Seelbach M, Chen L, Powell A, et al. Polychlorinated biphenyls disrupt blood-brain barrier integrity and promote brain metastasis formation [J]. Environmental Health Perspectives, 2010, 118 (4): 479-484.

[23] Sagiv SK, Nugent JK, Brazelton TB, et al. Prenatal organochlorine exposure and measures of behavior in infancy using the neonatal behavioral assessment scale（NBAS）[J]. Environmental Health Perspectives, 2008, 116 (5): 666-673.

[24] Iszatt N, Stigum H, Verner, Marc-André, et al. Prenatal and postnatal exposure to persistent organic pollutants and infant growth: a pooled analysis of seven european birth cohorts. Environmental Health Perspectives, 2015, 123 (7), 730-736

[25] Zheng J, Yu LH, Chen SJ, et al. Polychlorinated biphenyls（PCBs）in human hair and serum

from e-waste recycling workers in Southern China: concentrations, chiral signatures, correlations, and source identification [J]. Environmental Science & Technology, 2016. 50, 1579-1586

[26] Nyberg, Elisabeth, Bergman, et al. Spatial and temporal trends of the Stockholm Convention POPs in mothers' milk-a global review [J]. Environmental Science and Pollution Research, 2015, 22 (12): 8989-9041.

[27] Lu D, Lin Y, Feng C, et al. Levels of polychlorinated dibenzo-p-dioxins/furans (PCDD/Fs) and dioxin-like polychlorinated biphenyls (DL-PCBs) in breast milk in Shanghai, China: a temporal upward trend [J]. Chemosphere, 2015, 137: 14-24.

[28] Pratt IS, Anderson WA, Crowley D, et al. Polychlorinated dibenzo-p-dioxins (PCDDs), polychlorinated dibenzofurans (PCDFs) and polychlorinated biphenyls (PCBs) in breast milk of first-time Irish mothers: impact of the 2008 dioxin incident in Ireland [J]. Chemosphere, 2012, 88 (7): 865-872.

[29] Ryan JJ, Rawn D. Polychlorinated dioxins, furans (PCDD/Fs), and polychlorinated biphenyls (PCBs) and their trends in Canadian human milk from 1992 to 2005 [J]. Chemosphere, 2014, 102 (5): 76-86.

[30] Rawn D, Sadler AR, Casey VA, et al. Dioxins/furans and PCBs in Canadian human milk: 2008-2011 [J]. Science of the Total Environment, 2017, 595 (OCT. 1): 269.

[31] Wang T, Yu J, Wang P, et al. Levels and distribution of polybrominated diphenyl ethers in the aquatic and terrestrial environment around a wastewater treatment plant [J]. Environmental Science and Pollution Research, 2016, 23 (16): 16440-16447.

[32] Tang J, Zhai JX. Distribution of polybrominated diphenyl ethers in breast milk, cord blood and placentas: a systematic review [J]. Environmental Science and Pollution Research, 2017, 24 (27): 21548-21573.

[33] Shao M, Tao P, Wang M, et al. Trophic magnification of polybrominated diphenyl ethers in the marine food web from coastal area of Bohai Bay, North China [J]. Environmental Pollution, 2016, 213: 379-385.

[34] Zhao X, Wang H, Li J, et al. The Correlation between polybrominated diphenyl ethers (PBDEs) and thyroid hormones in the general population: a meta-analysis [J]. Plos One, 2015, 10 (5): e0126989.

[35] Ezechias M, Covino S, Cajthaml T. Ecotoxicity and biodegradability of new brominated flame retardants: a review [J]. Ecotoxicology and Environmental Safety, 2014, 110: 153-167.

[36] Guo LC, Xiao J, Zhang Y, et al. Association between serum polybrominated diphenyl ethers, new flame retardants and thyroid hormone levels for school students near a petrochemical complex, South China [J]. Chemosphere, 2018, 202: 4767.

[37] Gómara B, Hello L, Ramos JJ, et al. Distribution of polybrominated diphenyl ethers in human umbilical cord serum, paternal serum, maternal serum, placentas, and breast milk from Madrid population, Spain [J]. Environment Science Technology, 2007, 15: 41 (20): 6961-6968.

[38] Hogg K, Price EM, Hanna CW, et al. Prenatal and perinatal environmental influences on the human fetal and placental epigenome [J]. Clinical Pharmacology & Therapentics, 2012, 92 (6): 716-726.

[39] Chen L, Wang C, Cui C, et al. Prenatal exposure to polybrominated diphenyl ethers and birth outcomes [J]. Environmental Pollution, 2015, 206: 32-37.

[40] Chao HR, Tsou TC, Huang HL, et al. Levels of breast milk PBDEs from Southern Taiwan and their potential impact on neurodevelopment [J]. Pediatric Research, 2011, 70 (6): 596-600.

[41] Tsai MH, Chao HR, Hsu WL, et al. Analysis of polybrominated diphenyl ethers and lipid composition in human breast milk and their correlation with infant neurodevelopment [J]. International Journal of Environmental Research and Public Health, 2021, 18 (21): 11501.

[42] Schecter A, Pavuk M, Paepke O, et al. Polybrominated diphenyl ethers (PBDEs) in U. S. mothers' milk [J]. Environmental Health Perspectives, 2003, 111 (14): 1723-1729.

[43] Mannetje A, Coakley J, Bridgen P, et al. Current concentrations, temporal trends and determinants of persistent organic pollutants in breast milk of New Zealand women [J]. Science of the Total Environment, 2013, 458-460 (1): 399-407.

[44] Shi Z, Zhang L, Li J, et al. Novel brominated flame retardants in food composites and human milk from the Chinese Total Diet Study in 2011: concentrations and a dietary exposure assessment [J]. Environment International, 2016, 96: 82-90.

[45] Yan J, Wang L, Fu PP, et al. Photomutagenicity of 16 polycyclic aromatic hydrocarbons from the US EPA priority pollutant list [J]. Mutation Research/Fundamental and Molecular Mechanisms of Mutagenesis, 2004, 557 (1): 99-108.

[46] Mihankhah T, Saeedi M, Karbassi A. Contamination and cancer risk assessment of polycyclic aromatic hydrocarbons (PAHs) in urban dust from different land-uses in the most populated city of Iran [J]. Ecotoxicology and Environmental Safety, 2020, 187: 109838.

[47] Kim KH, Jahan SA, Kabir E, et al. A review of air borne polycyclic aromatic hydrocarbons (PAHs) and their human health effects [J]. Environment International, 2013, 60: 71-80.

[48] Whyatt RM, Perera FP, Jedrychowski W, et al. Association between polycyclic aromatichydrocarbon-DNA adduct levels in maternal and newborn white blood cells and glutatione S-transferase P1 and CYP1A1 polymorphisms [J]. Cancer Epidemiology, Biomarkers Prevention, 2000, 9: 207-212.

[49] Yu Y, Wang X, Wang B, et al. Polycyclic aromatic hydrocarbons residues in human milk, placenta, and umbilical cord blood in Beijing, China [J]. Enviromental Science & Technology, 2011, 45 (23): 10235-10242.

[50] Suzuki Y, Niwa M, Yoshinaga J, et al. Prenatal exposure to phthalate esters and PAHs and birth outcomes [J]. Environment International, 2010. 36 (7): 699-704.

[51] Edwards S C, Jedrychowski W, Butscher M, et al. Prenatal exposure to airborne polycyclic aromatic hydrocarbons and children's intelligence at 5 years of age in a prospective cohort study in Poland [J]. Environmental Health Perspectives, 2010, 118 (9): 1326-1331.

[52] Nie J, Li J, CHENG L, et al. Maternal urinary 2-hydroxynaphthalene and birth outcomes in Taiyuan, China [J]. Environmental Health: a Global Access Science Source, 2018, 17 (1): 91.

[53] Miller RL, Yan Z, Maher C, et al. Impact of prenatal polycyclic aromatic hydrocarbon exposure on behavior, cortical gene expression and DNA methylation of the Bdnf gene [J]. Neuroepigenetics, 2016, 5: 11-8.

[54] Padula AM, Noth EM, Hammond SK, et al. Exposure to airborne polycyclic aromatic hydrocarbons during pregnancy and risk of preterm birth [J]. Environmental Research, 2014. 135: 221-226.

[55] Wu J, Hou HY, Ritz B, et al. Exposure to polycyclic aromatic hydrocar bons and missed abortion in early pregnancy in a Chinese population [J]. Science of the Total Environment, 2010, 408 (11): 2312-2318.

[56] O'Brien JL, Langlois PH, Lawson CC, et al. Maternal occupational exposure to polycyclic aromatic hydrocarbons and craniosynostosis among Offspring in the National Birth Defects Prevention Study [J]. Birth Defects Research Part a-Clinical and Molecular Teratology, 2016, 106 (1): 55-60.

[57] Drwal E, Rak A, Gregoraszczuk EL. Review: polycyclic aromatic hydrocarbons (PAHs) —Action on placental function and health risks in future life of newborns [J]. Toxicology, 2019, 411: 133-142.

[58] Torres-Moreno C, Puente-Delacruz L, Codling G, et al. Polycyclic aromatic hydrocarbons (PAHs) in human breast milk from Colombia: spatial occurrence, sources and probabilistic risk assessment [J]. Environmental Research, 2021 (3): 111981.

[59] Wang L, Liu A, Zhao Y, et al. The levels of polycyclic aromatic hydrocarbons (PAHs) in human milk and exposure risk to breastfed infants in petrochemical industrialized Lanzhou Valley, Northwest China [J]. Environmental Science & Pollution Research, 2018.

[60] Khanverdiluo S, Talebi-Ghane E, Heshmati A, et al. The concentration of polycyclic aromatic hydrocarbons (PAHs) in mother milk: a global systematic review, meta-analysis and health risk assessment of infants [J]. Saudi Journal of Biological Sciences, 2021.

[61] Heshmati A, Mehri F, Karami-Momtaz J, et al. The concentration and health risk of potentially toxic elements in black and green tea—both bagged and loose-leaf [J]. Quality Assurance and Safety of Crops & Foods, 2020, 12 (3): 140-150.

[62] 杜娟. 中国居民膳食中有机氯农药残留的污染水平研究 [D]. 武汉：武汉轻工大学, 2013.

[63] Rodas-Ortíz J P, Ceja-Moreno V, Gonzlez-Navarrete RL, et al. Organochlorine pesticides and polychlorinated biphenyls levels in human milk from chelem, Yucatín, México [J]. Bulletin of Environmental Contamination and Toxicology, 2008, 80 (3): 255-259.

[64] Zhan J, Liang Y, Liu D, et al. Organochlorine pesticide acetofenate and its hydrolytic metabolite in rabbits: enantioselective metabolism and cytotoxicity [J]. Pesticide Biochemistry and Physiology, 2018, 145: 76-83.

[65] Bell GA, Perkins N, Louis G B, et al. Exposure to persistent organic pollutants and birth characteristics: the upstate KIDS study [J]. Epidemiology, 2019, 30 (2): 94-100.

[66] Leemans M, Couderq S, Demeneix B, et al. Pesticides with potential thyroid hormone-disrupting effects: a review of recent data [J]. Frontiers in Endocrinology, 2019, 10: 743.

[67] Zietz BP, Hoopmann M, Funcke M, et al. Long-term biomonitoring of polychlorinated biphenyls and organochlorine pesticides in human milk from mothers living in northern Germany [J]. International Journal of Hygiene & Environmental Health, 2008, 211 (5-6): 624-638.

[68] Haraguchi K, Koizumi A, Inoue K, et al. Levels and regional trends of persistent organochlorines and polybrominated diphenyl ethers in Asian breast milk demonstrate POPs signatures unique to individual countries [J]. Environment International, 2009, 35 (7): 1072-1079.

[69] Polder A, Skaare JU, Skjerve E, et al. Levels of chlorinated pesticides and polychlorinated biphenyls in Norwegian breast milk (2002-2006), and factors that may predict the level of contamination [J]. Science of the Total Environment, 2009, 407 (16): 4584-4590.

[70] Berg VMD, Kypke K. WHO/UNEP global surveys of PCDDs, PCDFs, PCBs and DDTs in human milk and benefit-risk evaluation of breastfeeding [J]. Archives of Toxicology, 2017, 91: 83-96.

[71] Kunisue T, Someya M, Monirith I, et al. Occurrence of PCBs, organochlorine insecticides, tris (4-chlorophenyl) methane, and tris (4-chlorophenyl) methanol in human breast milk collected from Cambodia [J]. Archives of Environmental Contamination and Toxicology, 2004, 46 (3): 405-412.

[72] Fujii Y, Ito Y, Harada KH, et al. Comparative survey of levels of chlorinated cyclodiene pesticides in breast milk from some cities of China, Korea and Japan [J]. Chemosphere, 2012, 89 (4): 452-457.

[73] Lk A, Yh B, Fh B, et al. Pesticide residues in breast milk and the associated risk assessment: a review focused on China [J]. Science of The Total Environment, 2020, 727: 138412.

[74] Hu LQ, Luo D, Wang LM, et al. Levels and profiles of persistent organic pollutants in breast milk in China and their potential health risks to breastfed infants: a review [J]. Science of the Total Environment, 2021, 753: 142028.

[75] Rebelo FM, Caldas ED. Arsenic, lead, mercury and cadmium: toxicity, levels in breast milk and the risks for breastfed infants [J]. Environmental Research, 2016, 151: 671-688.

[76] Saracci R, Wild CP. Fifty years of the international agency for research on cancer (1965 to 2015) [J]. International Journal of Cancer, 2016, 138: 1309-1311.

[77] Howard GJ, Webster TF. Contrasting theories of interaction in epidemiology and toxicology [J]. Environmental Health Perspective, 2013, 121 (1): 1-6.

[78] Feldkamp ML, Srisukhumbowornchai S, Romitti PA, et al. Self-reported maternal cigarette smoke exposure during the periconceptional period and the risk for omphalocoele [J]. Paediatric and Perinatal Epidemiology, 2014, 28 (1): 67-73.

[79] Van Kerkhove E, Pennemans V, Swennen Q. Cadmium and transport of ions and substances across cell membranes and epithelia [J]. Biometals, 2010, 23 (5): 823-855.

[80] Liu J, Qu W, Kadiiska MB. Role of oxidative stress in cadmium toxicity and carcinogenesis. Toxicology and Applied Pharmacology, 2009, 238 (3): 209-214.

[81] Rahman MA, Rahman B, Ahmad MS, et al. Blood and hair lead in children with different extents of iron deficiency in Karachi [J]. Environmental Research, 2012, 118: 94-100.

[82] Ercal N, Gurer-Orhan H, Aykin-Burns N. Toxic metals and oxidative stress part I: mechanisms involved in metal-induced oxidative damage [J]. Current Topics in Medical Chemistry, 2001, 1 (6): 529-539.

[83] Pouilly M, Rejas D, Pérez T, et al. Trophic structure and mercury biomagnification in tropical fish assemblages, Iténez River, Bolivia. PLoS One, 2013, 8: 65054.

[84] Farina M, Rocha JB, Aschner M. Mechanisms of methylmercury-induced neurotoxicity: evidence from experimental studies [J]. Life Science, 2011, 89 (15-16): 555-563.

[85] Melody S M, Ford J, Wills K, et al. Maternal exposure to short-to medium-term outdoor air pollution and obstetric and neonatal outcomes: a systematic review [J]. Environmental Pollution,

2019, 244: 915-925.

[86] Punshon T, Li Z, Jackson BP, et al. Placental metal concentrations in relation to placental growth, efficiency and birth weight [J]. Environment International, 2019, 126: 533-542.

[87] Robinson JF, Yu X, Moreira EG, et al. Arsenic-and cadmium-induced toxicogenomic response in mouse embryos undergoing neurulation toxicology and applied pharmacology. Toxicology and Applied Pharmacology, 2011, 250 (2): 117-129

[88] Bustaffa E, Stoccoro A, Bianchi F, et al. Genotoxic and epigenetic mechanisms in arsenic carcinogenicity [J]. Archives of Toxicology, 2014, 88: 1043-1067.

[89] Annachiara, Malin, Igra, et al. Early-life Cadmium exposure and bone-related biomarkers: a longitudinal study in children [J]. Environmental Health Perspectives, 2019, 127 (3): 37003

[90] Wang H, Liu L, Hu YF, et al. Maternal serum cadmium level during pregnancy and its association with small for gestational age infants: a population-based birth cohort study [J]. Scientific Reports, 2016, 6: 22631.

[91] Kippler M, Wagatsuma Y, Rahman A, et al. Environmental exposure to arsenic and cadmium during pregnancy and fetal size: a longitudinal study in rural Bangladesh [J]. Reproductive Toxicology, 2012, 34 (4): 504-511.

[92] Choong G, Liu Y, Templeton DM. Interplay of calcium and cadmium in mediating cadmium toxicity [J]. Chemico-Biological Interactions, 2014, 211: 54-65.

[93] Guerranti C, Palmieri M, Mariottini M, et al. Persistent organic pollutants in human milk from central Italy: levels and time trends [J]. ISRN Toxicology, 2011, 7: 107514.

[94] Vejrup K, Brandlistuen RE, Brantsaeter AL, et al. Prenatal mercury exposure, maternal seafood consumption and associations with child language at five years [J]. Environment, 2018, 110: 71-79.

[95] Antunes DSA, Appel HM, Culbreth M, et al. Methylmercury and brain development: a review of recent literature [J]. Journal of Trace Elements in Medicine and Biology, 2016, 38: 99-107.

[96] Matsuzaki T, Machida N, Tajika Y, et al. Expression and immunolocalization of water-channel aquaporins in the rat and mouse mammary gland [J]. Histochemistry and Cell Biology, 2005, 123: 501-512.

[97] Chao H, Guo CH, Huang CB, et al. Arsenic, Cadmium, Lead, and Aluminium concentrations in human milk at early stages of lactation [J]. Pediatrics and Neonatology, 2014, 55, 127e134.

[98] WHO. Minor and Trace Elements in Breast Milk: Report of a Joint World Health Organization [M]. Geneva: WHO/JEFCA, 2010.

[99] Cherkani-Hassani A, Slaoui M, Gha Nn Ame I, et al. Lead concentrations in breast milk of Moroccan nursing mothers and associated factors of exposure: CONTAMILK STUDY [J]. Environmental Toxicology and Pharmacology, 2021: 103629.

[100] Bassil M, Daou F. Lead, Cadmium and Arsenic in human milk and their socio-demographic and lifestyle determinants in Lebanon [J]. Chemosphere, 2018, 191 (911): e921.

[101] Tao L, Tao XW, Zhang SM, et al. The breast milk lead levels among Chinese population [J]. Environmental science and Pollution Research, 2018, 25 (21): 20562-20568.

[102] Cherkani-Hassani A, Ghanname I, Mouane N. Total, organic, and inorganic mercury in human breast milk: levels and maternal factors of exposure, systematic literature review, 1976-2017 [J]. Critical Reviews in Toxicology, 2019, 49: 2, 110-121.

[103] 张丹. 中国 8 城市母乳中重金属元素和微量元素状况及影响因素调查 [D]. 上海: 上海交通大学, 2009.

[104] Motas M, S Jiménez, Oliva J, et al. Heavy metals and trace elements in human breast milk from industrial/mining and agricultural zones of Southeastern Spain [J]. International Journal of Environmental Research and Public Health, 2021, 18 (17): 9289.

[105] Gratz, S, Täubel, et al. Lactobacillus rhamnosus Strain GG Modulates Intestinal Absorption, Fecal Excretion, and Toxicity of Aflatoxin B1 in Rats [J]. Applied & Environmental Microbiology, 2006, 72 (11): 7398-7400.

[106] Chanda A, Roze LV, Linz JE. A possible role for exocytosis in aflatoxin export in Aspergillus parasiticus [J]. Eukaryotic Cell, 2010, 9 (11): 1724.

[107] Deng J, Zhao L, Zhang NY, et al. Aflatoxin B_1 metabolism: Regulation by phase I and II metabolizing enzymes and chemoprotective agents [J]. Mutation Research/Reviews in Mutation Research, 2018, 778: 79-89.

[108] Wogan G, Kensler T, Groopman J. Present and future directions of translational research on aflatoxin and hepatocellular carcinoma. A review, Food Additives & Contaminants. Part A: Chemistry, Analysis, Control, Exposure & Risk Assessment, 2012, 29: 2, 249-257.

[109] Lauer JM, Duggan CP, Ausman LM, et al. Maternal aflatoxin exposure during pregnancy and adverse birth outcomes in Uganda [J]. Maternal & Child Nutrition, 2019, 15: e12701.

[110] Sadeghi N, Oveisi MR, Jannat B, et al. Incidence of aflatoxin M1 in human breast milk in Tehran, Iran [J]. Food Control, 2009, 20 (1): 75-78.

[111] Mahdavi R, Nikniaz L, Arefhosseini S R, et al. Determination of aflatoxin M1 in breast milk samples in TabrizIran [J]. Maternal & Child Health Journal, 2010, 14 (1): 141.

[112] Hector HV, Jovita C, Silver MJ, et al. Exposure to aflatoxin B1 in utero is associated with DNA methylation in white blood cells of infants in The Gambia [J]. International Journal of Epidemiology, 2015 (4): 1238-1248.

[113] Wild CP, Pionneau FA, Montesano R, et al. Aflatoxin detected in human breast milk by immunoassay [J]. International Journal of Cancer, 1987, 40 (3): 328-333.

[114] Atanda O, Oguntubo A, Adejumo O, et al. Aflatoxin M1 contamination of milk and ice cream in Abeokuta and Odeda local governments of Ogun State, Nigeria [J]. Chemosphere, 2007, 68 (8): 1455-1458.

[115] Magoha H, Kimanya M, De Meulenae RB, et al. Association between aflatoxin M1 exposure through breast milk and growth impairment in infants from Northern Tanzania. World Mycotoxin Journal, 2014, 7 (3): 277-284.

[116] El-Nezami HS, Nicoletti G, Neal GE, et al. Aflatoxin M1 in human breast milk samples from Victoria, Australia and Thailand [J]. Food and Chemical Toxicology, 1995, 33 (3): 173-179.

[117] Galvano F, Pietri A, Bertuzzi T, et al. Maternal dietary habits and mycotoxin occurrence in human mature milk [J]. Molecular Nutrition & Food Research, 2010, 52 (4): 496-501.

[118] Turconi G, Guarcello M, Livieri C, et al. Evaluation of xenobiotics in human milk and ingestion by the newborn-An epidemiological survey in Lombardy (Northern Italy) [J]. European Journal Of Nutrition, 2004, 43 (4): 191-197.

[119] 邱楠楠, 邓春丽, 周爽, 等. 2011 年中国 15 个省母乳中真菌毒素的污染状况 [J]. 卫生研究, 2018, 47 (1): 65-73.

[120] Polychronaki N, West RM, Turner PC, et al. A longitudinal assessment of aflatoxin M1 excretion in breast milk of selected Egyptian mothers [J]. Food & Chemical Toxicology, 2007, 45 (7): 1210-1215.

[121] Radonic JR, Tanackov SDK, Mihajlovic IJ, et al. Occurrence of aflatoxin M1 in human milk samples in Vojvodina, Serbia: Estimation of average daily intake by babies [J]. Journal of Environment Science and Health Part B, 2017, 52 (1-3): 59-63.

[122] Da Costa Thm, Haisma H, Wells JCK, et al. How much human milk do infants consume? Data from 12 countries using a standardized stable isotope methodology [J]. Journal of Nutrition, 2010, 140 (12): 22.

[123] Muñoz K., Blaszkewicz M., Campos V., et al. Exposure of infants to ochratoxin A with breast milk [J]. Archives of Toxicology, 2014, 88 (3): 837-846.

[124] Malir F, Ostry V, Pfohl-Leszkowicz A, et al. Ochratoxin A: developmental and reproductive toxicity—an overview [J]. Birth Defects Research Part B: Developmental and Reproductive Toxicology, 2014, 98 (6): 493-502.

[125] Ali, Kamali, Sareh, et al. Detection of ochratoxin A in human breast milk in Jiroft City, south of Iran [J]. Current Medical Mycology, 2017 (5): 70-72.

[126] Navas SA, Sabino M, Rodriguez-Amaya DB. Aflatoxin M (1) and ochratoxin A in a human milk bank in the city of Sao Paulo, Brazil [J]. Food Additives and Contaminantis, 2005, 22 (5): 457-462.

[127] Munoz K, Campos V, Blaszkewicz M, et al. Exposure of neonates to ochratoxin A: first biomonitoring results in human milk (colostrum) from Chile [J]. Mycotoxin Research, 2010; 26 (2): 59-67.

[128] EFSA. Opinion of the scientific panel on contaminants in the food chain on a request from the commission related to ochratoxin A in food [J]. EFSA Journal, 2006, 365: 1-56.

[129] Wang Z, Wu Q, Kuča K, et al. Deoxynivalenol: signaling pathways and human exposure risk assessment—an update [J]. Archives of Toxicology, 2014, 88: 1915-1928.

[130] Nielsen JKS, Vikström AC, Turner PC, et al. Deoxynivalenol transport across the human placental barrier [J]. Food and Chemical Toricology, 2011, 49: 2046-2052.

[131] Memiş, Esra Yasemin, Songül Yalçın, et al. Human milk mycotoxin contamination: smoking exposure and breastfeeding problems [J]. Journal of Maternal Fetal & Neonatal Medicine, 2019: 1-291.

[132] Cfscc A, Acc A, Blg A, et al. Mycotoxin occurrence in breast milk and exposure estimation of lactating mothers using urinary biomarkers in So Paulo, Brazil [J]. Environmental Pollution, 2021, 279: 116938.

[133] Massart F, Micillo F, Rivezzi G, et al. Zearalenone screening of Human Breast Milk from the Naples Area [J]. Toxicological & Environmental Chemistry Reviews, 2016, 98 (1-2): 128-136.

[134] Hernández M, Juan-GarcíaA, Moltó JC, et al. Evaluation of mycotoxins in infant breast milk and infant food, reviewing the literature data [J]. Toxins, 2021, 13 (8): 535.

[135] Samiee F, Kharazi A, Elaridi J, et al. An assessment of the occurrence and nutritional factors associated with aflatoxin M1, ochratoxin A, and zearalenone in the breast milk of nursing mothers in Hamadan, Iran [J]. Toxicon, 2020, 187: 209-213.

[136] Thomas W.H. 药物与母乳喂养 [M]. 12 版. 胡雁, 译. 北京: 人民卫生出版社, 2006.

[137] Tuaillon E, Viljoen J, Dujols P, et al. Subclinical mastitis occurs frequently in association withdramatic changes in inflammatory/anti-inflammatory breast milk components [J]. Pediatric Research, 2017, 81 (4): 556-564.

[138] Rowe H, Baker T, Hale TW. Maternal medication, drug use, and breastfeeding [J]. Child and Adoles Psychiatric Clinics of North America, 2015, 24 (1): 1-20

[139] Matalova P, Urbanek K, Anzenbache RP. Specific features of pharmacokinetics in children [J]. Drug Metabolism Reviews, 2016, 48 (1): 70-79.

[140] Saleem B, Okogbule-Wonodi AC, Fasano A, et al. Intestinal barrier maturation in very low birthweight infants: relationship to feeding and antibiotic exposure [J]. Journal of Pediatrics, 2017, 183: 31-36.

[141] Bubser C, Liese J, Serna-Higuita LM, et al. Impact of early antibiotic exposure on the risk of colonization with potential pathogens in very preterm infants: a retrospective cohort analysis [J]. Antimicrobial Resistance and Infection Control, 2022, 11 (1): 72.

[143] Maynard CL, Elson CO, Hatton RD, Weaver CT. RecipROCal interactions of the intestinal microbiota and immune system [J]. Nature, 2012, 489: 231-241.

[143] Ayumi Y. Effect of prenatal administration of low dose antibiotics on gut microbiota and body fat composition for newborn mice [J]. Journal of Clinical Biochemistry and Nutrition, 2018, 62 (2): 17.

[144] Zhao Y, Zhou Y, Zhu Q, et al. Determinationof antibiotic concentration in meconium and its association with fetal growth and development [J]. Environment International, 2019, 123: 70-78.

[145] Mission J, Catov J, Deihl T, et al. Antibiotic use in pregnancy, abnormal fetal growth, and development of gestational diabetes mellitus [J]. American Journal of Perinatology, 2019, 36 (3): 243-251.

[146] Mueller N, Rifas-Shiman S, Blaser M, et al. Association of prenatal antibiotics with foetal size and cord blood leptin and adiponectin [J]. Pediatric Obesity, 2017, 12 (2): 129-136.

[147] Bailey LC, Forrest CB, Zhang P, et al. Association of antibiotics in infancy with early childhood besity [J]. JAMA Pediatric, 2014, 168 (11): 1063-1069.

[148] Gerber J S, Bryan M, Ross RK, et al. Antibiotic exposure during the first 6 months of life and weight gain during childhood [J]. JAMA, 2016, 315 (12): 1258-1265.

[149] Scott F I, Horton D B, Mamtani R, et al. Administration of antibiotics to children before age 2 years increases risk for childhood obesity [J]. Gastroenterology, 2016, 151 (1): 120-129.

[150] Sheffield JS, Fish DN, Hollier LM, et al. Acyclovir concentrations in human breast milk after valaciclovir administration [J]. Amican Journal of Obstetrics and Gynecology, 2002, 186 (1): 100-102.

[151] Manzoni P, De Luca D, Stronati M, et al. Prevention of nosocomial infections in neonatal intensive care units [J]. American Journal of Perinatology, 2013, 30 (2): 81-88

[152] Hernández-Díaz S, Smith CR, Shen A, et al. Comparative safety of antiepileptic drugs during

pregnancy [J]. Neurology, 2012, 78 (21): 1692-1699.

[153] Westergren T, Hjelmeland K, Kristoffersen B, et al. Probable topiramate-induced diarrhea in a 2-month-old breast-fed child a case report [J]. Epilepsy & Behavier Case Reports, 2014, 2: 22-23.

[154] Filgueira GCO, Filgueira OAS, Carvalho DM, et al. Effect of type 2 diabetes mellitus on the pharmacokinetics and transplacental transfer of nifedipine in hypertensive pregnant women [J]. Britain Journal of Clinical Pharmacology, 2017, 83 (7): 1571-1579.

[155] 谭喜莹, 邱召娟, 张小萍. 抗高血压药在哺乳期患者的用药评价 [J]. 药学与临床研究, 2013, 21 (4): 307-309.

[156] 耿荣, 张微, 唐浩勋, 等. 孕产妇及其新生儿抗生素暴露情况调查 [J]. 中国现代医药杂志, 2021, 23 (1): 63-65.

[157] Newport DJ, Pennell PB, Calamaras MR et al. Lamotrigine in breast milk and nursing infants: determination of exposure [J]. Pediatrics, 2008, 122 (1): e223-e231.

[158] Sylvetsky AC, Jin Y, Clark EJ, et al. Consumption of low-calorie sweeteners among children and adults in the United States [J]. Journal of the Academsy of Nutrition, 2017, 117, 441-448.

[159] Sylvetsky AC, Figueroa JI, Rothetr K, et al. Trends in low-calorie sweetener consumption among pregnant women in the United States [J]. Pediatrics, 2019, 3, 004.

[160] Zhang G.H., CHEN M.L., Lin S.S., et al. Effects of mother's dietary exposure to acesulfane-k in pregracy or lactation on the adult offspring's sweet preforence. Chemical Sences, 2011, 36: 763-770.

[161] Ali F. Consumption of artificial sweeteners in pregnancy increased overweight risk in infants [J]. Archives of Disease in Childhood-Eduction and Practice, 2017, 102 (5): 277.

[162] Laforest-Lapointe I, Becker AB, Mandhane PJ, et al. Maternal consumption of artificially sweetened beverages during pregnancy is associated with infant gut microbiota and metabolic modifications and increased infant body mass index [J]. Gut Microbes, 2021, 13 (1): 1-15.

[163] Plows JF, Morton-Jones JE, Bridge-Comer P, et al. Consumption of the artificial sweetener acesulfame potassium throughout pregnancy induces glucose intolerance and adipose Tissue Dysfunction in Mice [J]. Journal of Nutronment, 2020, 150: 1773-1781.

[164] Stichelen SOV, Rother KI, Hanover JA. Maternal exposure to non-nutritive Sweeteners impacts progeny's metabolism and microbiome [J]. Fronties in Microbiology, 2019, 10: 1360.

[165] Huang Q, Murphy J, Smith ER, Sylvetsky AC. Diet beverage intake during lactation and Associations with infant outcomes in the Infant Feeding Practices Study II [J]. Nutrients, 2021, 13 (9): 3154.

[166] 李伟丽. 哺乳期安赛蜜暴露影响成年小鼠甜味偏好机制初步研究 [D]. 苏州: 苏州大学, 2013.

[167] Rother KI, Sylvetsky AC, Walter PJ, et al. Pharmacokinetics of sucralose and acesulfame-potassium in breast milk following ingestion of diet soda [J]. Journal of Pediatic Gastroenterology and Nutriton, 2018, 66 (3): 466-470.

[168] Sylvetsky AC, Gardner AL, Bauman V, et al. Nonnutritive sweeteners in breast milk [J]. Journal of Toxcblogy and Environment House, 2015, 78: 1029-1032.

[169] Huang T, Zhang W, Lin T, et al. Maternal exposure to polystyrene nanoplastics during gestation and lactation induces hepatic and testicular toxicity in male mouse offspring [J]. Food and Chemical Toxicology, 2022, 160: 112803.

[170] Yao L, Chen L, Chen B, et al. Toxic effects of TiO_2 NPs in the blood-milk barrier of the maternal dams and growth of offspring [J]. Ecotoxicological and Environment Safety, 2021, 208: 111762.

[171] Gatti AM, Montanari S, Ferrero S, et al. Silver nanoparticles in the fetal brain: new perspectives in understanding the pathogenesis of unexplained stillbirths [J]. Nanomedicine (Lond), 2021, 16 (4): 265-274.

[172] Li D, Yang L, Kavanagh R, et al. Sampling, identification and characterization of microplastics release from polypropylene baby feeding bottle during daily use [J]. Journal of Visualized Experiments, 2021, 24, 173.

[173] Thürmann L, Herberth G, Seiwert B, et al. Prenatal paraben exposure and atopic dermatitis-related outcomes among children [J]. Allergy, 2021, 76 (10): 3122-3132.

[174] Hajizadeh Y, Moradnia M, Kiani Feizabadi G, et al. The sex-specific association between maternal urinary paraben levels and offspring size at birth [J]. Environmental Science and

Pollution Research，2021，28（27）：36029-36038.

[175] Iribarne-Durán LM，Peinado FM，Freire CI，et al. Concentrations of bisphenols，parabens，and benzophenones in human breast milk：a systematic review and meta-analysis [J]. Science of The Total Environment，2022，806：150437.

[176] Iribarne-Durán LM，Serrano L，Peinado FM，et al. Biomonitoring bisphenols，parabens，and benzophenones in breast milk from a human milk bank in Southern Spain [J]. Science of The Total Environment，2022，830：15473.

[177] Khanverdiluo S，Talebi-Ghane E，Heshmati A，et al. The concentration of polycyclic aromatic hydrocarbons（PAHs）in mother milk：a global systematic review，meta-analysis and health risk assessment of infants [J]. Saudi Journal of Biological Sciences，2021，28（12）：6869-6875.

[178] Polychronaki N，Turner PC，Mykkänen H，et al. Determinants of aflatoxin M1 in breast milk in a selected group of Egyptian mothers. Food Additives and Contaminants，2006，23：700-708.

[179] Mahmoudi N，Jonidi Jafari A，Moradi Y. et al. The mercury level in hair and breast milk of lactating mothers in Iran：a systematic review and meta-analysis. Journal of Enviromental Health Science and Engineering，2020，18，355-366.

[180] Al-Saleh I，Abduljabbar M，Al Rouqi R，et al. The extent of mercury（Hg）exposure among Saudi mothers and their respective infants [J]. Environmental Monitoring and Assessment，2015 187：678.

[181] Polychronaki N，West RM，Turner PC，et al. A longitudinal assessment of aflatoxin M1 excretion in breast milk of selected Egyptian mothers [J]. Food and Chemical Toxicology，2007，45（7）：1210-1215.

[182] Letinić JG，Sarić MM，Piasek M，et al. Use of human milk in the assessment of toxic metal exposure and essential element status in breastfeeding women and their infants in coastal Croatia [J]. Journal of Trace Elements in Medicine and Biology，2016，38：117-125.

[183] Meghdad P，Mozhgan I，Fateme A，et al. Evaluation of polycyclic aromatic hydrocarbons（PAHs）in fish：a review and meta-analysis [J]. Toxin Reviews，2020，39（3）：205-213.

[184] Leng JH，Kayama F，Wang PY，et al. Levels of persistent organic pollutants in human milk in two Chinese coastal cities，Tianjin and Yantai：Influence of fish consumption [J]. Chemosphere，2009，75（5）：634-639.

[185] Okati N，Sari A，Ghasempouri S. Evaluation of mercury pollution in breast milk and Iranian infants' hair [J]. International Research Journal of Applied and Basic Science，2013，4：2857-2864.

[186] Da Cunha LR，da Costa THM，Caldas ED. Mercury concentration in breast milk and infant exposure assessment during the first 90 days of lactation in a midwestern region of Brazil [J]. Biological Trace Element Research，2013，151：30-37.

[187] Park Y，Lee A，Choi K，et al. Exposure to lead and mercury through breastfeeding during the first month of life：a check cohort study. Science of the Total Environment，2018，612：876-883.

[188] Fernanda MR，Leandro Rda Cunha，Patrícia DA，Walkimar A. da Costa Junior，Wanderley R. Bastos，Eloisa D. Caldas. Mercury in breast milk from women in the federal district，Brazil and dietary risk assessment for breastfed infants [J]. Journal of Trace Elements in Medicine and Biology，2017，44：99-103.

[189] Warth B，Braun D，Ezekiel CN，et al. Biomonitoring of mycotoxins in human breast milk：Current state and future perspectives [J]. Chemical Research in Toxicology，2016，29（7），1087-1097.

[190] 方芳. 妊娠及哺乳期用药对子代影响的循证医学研究进展 [J]. 中国实用妇科与产科杂志，2008，24（6）：467-469.

第六章

母乳与婴儿健康

第一节　母乳喂养与一生健康

　　健康与疾病的发育起源（Developmental Origins of Health and Disease，DOHaD）理论最早源于 1986 年英国 Barker 教授的一项流行病学研究，该研究发现在英格兰和威尔士 1968—1978 年的缺血性心脏病死亡率与 1921—1925 年的婴儿死亡率之间存在相似的地理分布，提示了生命早期的营养状况与后期易患缺血性心脏病密切相关。随后 Barker 教授进行了一系列相关研究，发现新生儿低出生体重与子代心血管疾病、卒中、糖代谢异常、高血压病、慢性阻塞性气道疾病等疾病有着密切联系，提示孕期的营养缺乏使胎儿发生程序性变化，永久性地改变机体自身的结构和新陈代谢，而这些程序化的变化可能是成年期相关疾病的起源之一，起初该理论被称为成人疾病的胎儿起源学说（Fetal Origins of Adult Diseases，FOAD）[1]。

　　随着研究的深入，FOAD 理论被进一步发展，除了宫内的不良环境造成胎儿生长受限外，出生后的生长特点具有发育可塑性，对成年期发病存在重要影响。在 2005 年加拿大多伦多举办的第三届国际疾病和健康发育起源大会上，正式将成人疾病的胎儿起源学说重新命名为健康与疾病的发育起源理论。该理论旨在研究健康和疾病的发育起源，具体指生命早期（包括胎儿期、婴儿期、幼儿早期）暴露的环境因素与成年期代谢综合征、呼吸系统疾病、心血管疾病、精神行为疾病、恶性肿瘤等慢性病的发病风险的关系。环境因素包括营养状况、双亲毒物的暴露、生活方式（如吸烟、饮酒、运动情况），DOHaD 理论研究生命最初的 1 000 天（胚胎着床至 2 岁前）母婴营养和环境改变对成年期健康和疾病的长期影响[2]。

　　哺乳期是生长发育过程中的关键窗口之一，母乳是我们出生后的第一份食物，含有多种化合物，如宏量营养素、微量营养素、抗体、生长因子和激素。哺乳期的营养和环境变化可能可以改变母乳的成分，并诱发儿童发育的改变，如肥胖导致的代谢功能障碍、心血管疾病和神经功能紊乱[2]。

一、母乳喂养与慢性代谢性疾病

慢性代谢性疾病是一组以代谢异常为主要特征，起病隐匿、病程长且迁延不愈的复杂疾病的总称，属于慢性病的一个分支，主要包括中心性肥胖、高血压、糖尿病等。目前已经有大量的证据表明生命早期的营养与童年晚期以及成年后的代谢性疾病发展之间存在关系。

（一）肥胖

儿童超重的定义是 BMI 在年龄和性别的第 85 百分位以上，儿童肥胖的定义是 BMI 在年龄和性别的第 95 百分位以上[3]。BMI 值大于 24 为中国成人超重的界限，BMI 大于 28 为肥胖的界限。生命早期 1 000 天的营养（包括孕产妇营养、孕期肥胖、母乳喂养和早期饮食）对之后的肥胖风险有很大影响。根据 1985—2005 年，我国主要大城市儿童肥胖检出率数据的增长趋势，可以预测到 2030 年 0 ~ 7 岁儿童肥胖检出率将达到 6.0%，肥胖儿童将达到 664 万；7 岁以上学龄儿童超重及肥胖检出率将达到 28.0%，超重及肥胖人数将达到 4 948 万[4]。从预防儿童肥胖、降低成年后肥胖风险的角度考虑，研究人员和公共卫生政策制定者需关注出生后的营养因素，如母乳喂养、配方奶粉喂养和辅食添加等因素[1]。肥胖与出生后的喂养及营养状况相关，通过母乳喂养可以有效、经济地预防肥胖。

1．相关人群研究证据 美国儿科学会在 2012 年指出，"尽管复杂的因素混淆了母乳喂养对肥胖的研究，但婴儿期任何形式的母乳喂养与人工喂养相比，可使青春期和成年期的肥胖率降低了 15% ~ 30%"[5]，另一项研究则指出长期母乳喂养将降低 26% 的超重 / 肥胖风险[6]。Arenz 等综合了 9 项流行病学研究，发现在调整了潜在的混杂因素后，母乳喂养将儿童肥胖风险（在 3 ~ 26 岁的参与者中）降低了 22.0%[7]。大多数关于母乳喂养的研究表明，母乳喂养对于童年期超重 / 肥胖具有保护作用，该效应一直持续到成年。美国卫生部的报告认为，纯母乳喂养 6 个月可以减少子代 30% 的肥胖风险。没有母乳喂养的婴儿成为肥胖儿童的可能性比母乳喂养的要高 33%[8]。一项来自 12 个国家的 4 740 名 9 ~ 11 岁的儿童的横断面研究，发现母乳喂养是 12 个国家 9 ~ 11 岁儿童普遍肥胖和高体脂率的保护因素[9]。然而 Vehapoglu 等[8] 的研究中纳入 4 990 名研究对象，其结果显示 2 ~ 14 岁的儿童肥胖的发生与母乳喂养时间并无关联。Arenz 等的数据显示与非纯母乳喂养者相比，纯母乳喂养 ≥ 6 个月可降低超重（童年期和青少年

/ 成年期分别为 11% 和 13%）和肥胖（童年期和青少年 / 成年期分别为 30% 和 38%）的概率[7]。Harder 等指出，母乳喂养时间和儿童肥胖概率（年龄 0.5 ～ 14 岁）呈正相关，母乳喂养持续时间长达 9 个月，每增加 1 个月母乳喂养可将肥胖风险降低 4.0%（OR = 0.96，95%CI 为 0.94 ～ 0.98）[10]。Qiao 等的荟萃分析显示，与从未母乳喂养的儿童相比，曾经母乳喂养的儿童患肥胖的风险降低了 17.0%，母乳喂养时间和儿童早期肥胖风险的降低之间存在着剂量反应效应。与从未接受过母乳喂养的儿童相比，母乳喂养时间为 3 个月至不足 6 个月和 ≥ 6 个月的童年早期肥胖的风险分别降低了 4.0% 和 33.0%[11]。与配方奶喂养相比，纯母乳喂养可降低 47.0% 的儿童肥胖风险；与纯配方奶和混合喂养相比，纯母乳喂养可降低 15.0% 的儿童肥胖风险[11]。Yan 等指出，与配方奶粉喂养婴儿相比，母乳喂养婴儿未来肥胖（1 ～ 14 岁）的风险降低了 22.0%[12]，母乳喂养是儿童肥胖的一个重要保护因素。在出生后的 3 ～ 4 个月，母乳喂养婴儿比配方奶粉喂养婴儿体重增加得少。婴儿期体重增加较少预示着童年期和成年后的肥胖概率较低[13]。

2. 机制研究　母乳喂养与童年早期肥胖相关的机制途径还不是很清楚，可能的机制如下：母乳中包含的一些生物活性成分，如脂联素、瘦素、生长激素释放素、胃泌素和胰岛素样生长因子 -1，这些激素都与脂肪组织的含量调节有关，可能对未来的肥胖有保护作用[14-15]。与母乳喂养的儿童相比，配方奶喂养的儿童可能有更高的血浆胰岛素浓度，这些更高的胰岛素浓度预计会刺激脂肪沉积和脂肪细胞的早期发育。此外，母乳还含有可能调节表皮生长因子和肿瘤坏死因子的生物活性因子，这两种因子会抑制体外脂肪细胞的分化。母乳中的蛋白质和能量含量低于配方奶粉中的蛋白质和能量含量，婴儿期配方奶粉中蛋白质摄入量的增加会导致脂肪组织的快速生长[16-17]。母乳中高水平的胆固醇会使肝羟甲基戊二酰辅酶 A 下调，减少胆固醇的合成[9]。婴儿早期的营养是决定早期生长和发育的最有力的环境因素之一。在生命发育的关键期或敏感期的营养摄入和代谢可能导致"程序化"或"代谢印记"，并将对身体结构、功能和物质代谢产生长期和终生的影响[9]。Weber 等将婴儿配方奶粉中所含的蛋白质降低到与母乳中所含蛋白质相似的水平，结果发现母乳喂养婴儿 6 岁时的 BMI 与配方奶粉婴儿相似[18]。母乳喂养婴儿更有可能养成饮食规律，由于母乳喂养被认为是按需喂养婴儿，与配方奶粉喂养婴儿相比，母乳喂养婴儿有能力自我调节能量摄入，以满足他们的能量需求。婴儿的吸吮强度根据他们的饥饿感而变化，母乳的分泌量也随着婴儿的吸吮刺激而变化。因此，母乳喂养婴儿可以根据自己的要求自动控制食物的摄入，而配方奶粉喂养婴儿则是被动进食，可能会导致配方奶粉喂养婴儿摄入多于其所需的奶量[14]。研究表明，母乳喂养婴儿更有可能推迟固体食物的引入，从而降低儿童肥胖的概率[19]。此外，母乳喂养婴儿养成挑剔的饮食行为的概率更低，更倾向于遵循健康的饮食结构，有助于降低肥胖风险[20]。

（二）糖尿病

根据病理机制不同，糖尿病主要分为 1 型糖尿病、2 型糖尿病及妊娠糖尿病。既往研究多已证实，新生儿出生后早期喂养方式对童年期及成年后的体重有显著影响，体重的差异是影响糖尿病发病风险的关键标志，肥胖或超重进一步影响胰岛功能及糖耐量。目前已有的研究证据中，大多证实母乳喂养可有效降低童年及青少年期糖尿病发病风险，母乳喂养时间越长，预防糖尿病的健康保护效应更为显著。然而，仍有不少学者认为现有的研究中，应考虑经济状况等混杂因素对人群研究结果的影响，母乳喂养对成年后的糖尿病风险的影响效应，需要延续至成年时期的队列随访结果给予充分的数据支持。

1. 相关人群研究证据　已有的人群研究结果提示母乳喂养可以降低青少年和年轻人 1 型糖尿病和成人 2 型糖尿病的发生风险。澳大利亚的一项婴儿队列研究中发现，21 岁时患 1 型糖尿病的发病率为 0.45%（95% CI 为 0.23 ~ 0.87，$n = 3\ 959$）[21]。Cardwell 等[22]的研究表明母乳喂养超过 3 个月或出生后纯母乳喂养超过 2 周，能将童年期患 1 型糖尿病的风险降低 15% ~ 30%。Lund-Blix 等进行了一项纳入 155 392 名儿童的大型队列研究，发现从未进行母乳喂养的儿童，1 型糖尿病的发病风险可增加两倍[23]。

Horta 等对母乳喂养和 2 型糖尿病进行的荟萃分析得出母乳喂养将 2 型糖尿病的发病率降低 35%，OR = 0.67（95%CI 为 0.56 ~ 0.80）[24]。母乳喂养对 2 型糖尿病的保护作用在青少年时期影响更大，这表明母乳喂养的健康获益可能随着时间的推移而减少。但即便在成年人中，母乳喂养也能降低 2 型糖尿病的发病率（OR = 0.77，95%CI 为 0.66 ~ 0.90）。既往研究表明，合理的母乳喂养可将童年期 2 型糖尿病的风险降低 24%[25]。Halipchuk 等[26]进行了一项大型的回顾性病例对照研究，也验证了纯母乳喂养可以降低童年期 2 型糖尿病的发展风险。

2. 机制研究　母乳中的长链多不饱和脂肪酸（long chain poly unsatured fatty acid，LCPUFA）含量较高，LCPUFAs 会诱发骨骼肌的早期变化，骨骼肌膜中 LCPUFA 水平的增加与空腹血糖呈负相关，从而降低胰岛素抵抗和 2 型糖尿病的发病率。口味和饮食上的差异是另一个可能的生物机制。有研究指出，曾母乳喂养的儿童比从未母乳喂养的儿童在日常膳食中能摄入更多的水果和蔬菜，带来膳食结构上的差异。母乳喂养和肥胖之间的负相关也可能是解释母乳喂养和 2 型糖尿病之间关系的另一个机制[6]。有学者提出，配方奶粉喂养的婴儿出生后生长速度较快，会导致代谢性疾病及心血管疾病相关风险因素的发展，其中就包括 2 型糖尿病。配方奶粉喂养婴儿血浆中胰岛素浓度较高，也会促进 β 细胞衰竭和 2

型糖尿病的发病风险增加[24]。母乳喂养还可以通过母乳传递胃泌素和瘦素，这也是保护预防 2 型糖尿病保护因子，这些激素对食欲调节很重要，母乳可能通过其含有的调节能量摄入和能量消耗的生物活性因子对婴儿的远期代谢进行合理规划。另外，近些年对母乳中微生物的研究，也进一步揭示母乳可能通过影响婴幼儿肠道微生态而影响其对 2 型糖尿病的易感性[27]。

（三）心脑血管疾病

高血压、高脂血症、代谢综合征都是影响心脑血管疾病发病的风险因素，生命早期营养状态对童年期及成年后血压、血脂等代谢相关指标都可能有影响。自 20 世纪 90 年代世界卫生组织提出促进母乳喂养的指南，研究人员开展了大量关于母乳喂养对婴幼儿远期健康获益的人群研究，大部分以观察性队列研究为主，个别队列进行了母乳喂养促进干预研究，将血压、血脂及其他代谢性疾病相关指标作为随访的结局终点。高质量的大型出生队列研究结果为母乳喂养与远期心脑血管疾病风险的关联提供了科学的理论依据。基于出生队列进行的长期随访，随着纳入研究对象的成长，其成年后的流行病学研究结果，将为明确母乳喂养是否对远期心脑血管相关疾病的发病风险产生影响提供佐证。

1. 相关人群研究证据 母乳喂养被证明与较少的糖尿病和较低的儿童期血压有关，尽管对后者还没有达成共识[28]。英国地区在 1991—1992 年开展的 Avon 队列研究，进行了 7.5 年的前瞻性随访，发表的研究结果显示出生后早期就实施母乳喂养的婴儿，童年期血压值要低于人工喂养的同龄儿童；部分母乳或完全母乳喂养均存在该保护效应，在母乳喂养至少 6 个月的儿童中，母乳喂养与较低血压值的关联度更大[29]。Wong 等的研究表明在健康的 3 ~ 6 岁儿童中，母乳喂养时间较长的儿童有较低的心脑血管及代谢性疾病风险，有母乳喂养史的儿童的较小的腰围和较低的血压可能是关键影响因素。同时，该研究结果也提示母乳喂养超过 24 个月，对心脑血管及代谢性疾病风险的保护作用并不会随喂养时间延长而增强[30]。Umer 等的研究结果显示，曾经母乳喂养的儿童的收缩压（systolic blood pressure，SBP）、舒张压（diastolic blood pressure，DBP）和甘油三酯（triglyceride，TG）水平显著降低，高密度脂蛋白（high-density lipoprotein，HDL）水平较高。在调整了儿童 BMI 百分位数后，SBP 和 TG 仍然与母乳喂养有显著的负相关，进一步调整社会人口学和生活方式的变量，发现童年期 TG 水平仍然与母乳喂养有显著的负相关[31]。

与配方奶粉喂养婴儿相比，母乳喂养婴儿的总胆固醇水平更高，但随访至童年期并未观察到母乳喂养与 TC 水平的关联[32]。一项荟萃分析表明，母乳喂养对个别代谢性疾病的危险因素有保护作用，实施母乳喂养的婴幼儿在童年期及成年期的胆固醇水平及甘油三酯水平均显著低于人工喂养的婴幼儿，相应的心脑血管疾病风险较低[33]。世界卫生组织和联合国儿童基金会在白俄罗斯地区开展的第一项促进母乳喂养的人群随机对照干预试验（Promotion of Breastfeeding Intervention Trial，PROBIT），是母乳研究中十分重要的高质量人群研究证据。在该随机对照试验追踪的两个时间截点（6.5 岁和 11.5 岁），研究结果均显示母乳喂养并没有影响在 6.5 岁和 11.5 岁时的血压水平及其他代谢综合征相关指标[34]。同样，Horta 等发表的一项关于母乳喂养对总胆固醇和血压的长期影响的荟萃分析也没有发现任何关联[6]，应充分考虑目前的人群研究仅追踪随访至研究对象的童年期，而母乳喂养对总胆固醇和血压等结局指标的影响较小而无法在童年早期发现，更多母乳喂养的远期健康获益需要随访至成年以后才能充分被揭示。

母乳喂养可能具有保护血管的作用，回顾性研究发现，65 岁的成年人如果在婴儿期有过母乳喂养史，他们的颈动脉内膜中层厚度比婴儿期配方粉喂养的相同人群更薄，动脉粥样硬化发生的概率更低。此外，婴儿期接受过母乳喂养的年轻男性及 11 ～ 14 岁的儿童，与匹配的同年龄段人群（无母乳喂养史）相比，具备更好的动脉内皮功能。在儿童中，2 年以内的母乳喂养时间和微血管功能之间也显示出正相关的线性关系。母乳喂养时间超过 9 个月，与年轻成人的动脉扩张性下降有关，与 10 岁儿童的脉搏波速度增加有关[28]。

2. 机制研究　　母乳喂养如何对远期心脑血管疾病的风险产生保护作用，是近年来母婴营养领域的研究热点。在未对配方奶粉中的钠含量制定相应行业标准前，配方奶粉中钠含量是母乳中钠含量的 3 倍。因此，研究人员推测母乳中的低钠水平，可能是母乳喂养的儿童童年期及青少年期较低血压值的原因。母乳中 LCPUFAs 的含量丰富，LCPUFAs 在动物实验及人群干预中均被证明具有降低血压的健康效应，在婴幼儿配方奶粉中补充这些脂肪酸也观察到了童年期干预组较低的血压值。

配方奶粉相较母乳含有更高的蛋白质和能量，可能通过促进胰岛素分泌引发胰岛素抵抗，该影响可持续至青少年及成年时期。胰岛素抵抗会导致血压升高，钠潴留，影响体内阳离子转运，增加心脑血管疾病发生的风险。母乳喂养对儿童早期心脑血管疾病风险影响的合理解释机制可能与母乳中存在的特定生长因子或激素有关[35]。

二、母乳喂养与儿童及青少年时期心理健康

大量的研究已证实，新生儿出生后实施母乳喂养，对母亲和婴儿的生理健康都有益处，如有效降低新生儿感染性疾病、胃肠道疾病的患病率，也能预防童年期的过敏性疾病，如哮喘、特异性皮炎的发生。近年来研究人员开始进一步关注

到母乳喂养对儿童心理健康的积极影响，部分人群研究探讨了母乳喂养与童年期及青少年期心理行为发展的相关性。这些研究的结论并不完全一致，可能与不同的研究选择的心理相关结局指标的差异以及选择不同评估方法有关，同时混杂因素的控制也影响到了研究结果。

1. 相关人群研究证据　现有人群证据表明母乳喂养会对童年期和青少年期的社交和情感发展产生影响，但不同研究得到的结论并不一致。Lauzon-Guillain 等的研究随访了出生后 3 个月时，不同喂养方式对婴儿性情影响的差异，发现母乳喂养婴儿比配方奶粉喂养婴儿表现出更大的负面情绪[36]。一项在爱尔兰地区开展的横断面研究，也发现母乳喂养时长与婴儿的消极气质，如烦躁、易激惹存在正相关[37]。然而，Shelton 等的研究则表明母乳喂养史与童年期攻击性行为之间存在负相关，母乳喂养的持续时间与父母报告的 4 ～ 11 岁儿童的反社会和攻击性行为负相关[38]。该研究团队还认为母乳喂养对婴幼儿长大后反社会行为的影响似乎远远超出了其在童年期的影响，可延续到成年阶段。一项对 20 ～ 40 岁的成年人进行的回顾性研究发现，与那些婴儿时期接受过母乳喂养的成年人相比，婴儿期完全人工喂养的成年人敌意（攻击性）行为明显更多[39]。

Oddy 等的研究表明在童年早期到青少年期，较短的母乳喂养时间与心理疾病发病率的增加有关。这种关联在总行为、外化行为和内化行为的连续测量以及发病率的二分法测量中都很明显，在调整了家庭、社会、经济、出生和早期生活的心理因素后，这些关联仍然存在[40]。一项研究发现，喂养母乳的低出生体重婴儿在贝利婴幼儿发展量表上的参与度和情绪调节得分明显高于未喂养母乳的婴儿[41]。据报道，母乳喂养可以提高认知测试的表现，且母乳喂养与抑郁症和焦虑症状、严重抑郁症和注意缺陷多动障碍（ADHD）呈负相关，对儿童和青少年的一般行为或心理健康有保护作用。Loret 等的研究表明母乳喂养与成年早期的心理健康有关，特别是抑郁症或抑郁症状[42]。Hayatbakhsh 等[43]发现，母乳喂养 4 个月或更长时间可以降低 14 岁青少年的焦虑 / 抑郁症状。

长时间的母乳喂养对进入青春期后的青少年的心理健康可能有益，在调整了相关的社会经济、心理和出生时的暴露后，6 个月或更长时间的母乳喂养与儿童和青少年的心理健康和幸福感呈正相关。因此，增加母乳喂养时间的干预措施可能对儿童和青少年的心理健康有长期的益处[40]。

以成年人群为研究对象的研究中，Peus 等[44]发现在母乳喂养时间少于 2 周的组别中，抑郁症的发病率更高。同样，Merjonen 等[45]发现，母乳喂养降低了雌激素受体 1 基因 C/C 基因型的抑郁症的固有风险，然而，Anselmi 等[46]利用 1982 年佩洛塔斯出生队列，则观察到母乳喂养与 23 岁时的常见精神障碍没有关系。

2. 机制研究 有几种可能的机制解释母乳喂养和儿童心理健康之间的关系。在母乳喂养期间，与母亲接触相关的刺激可能对压力反应的神经内分泌方面的发展有积极的影响，这可能会影响之后的儿童发展[47]。母乳喂养也可能是安全依恋状态的一个指标，安全依恋对儿童成年后的心理发展有积极影响。母乳中可能含有与压力反应有关的营养素。例如，母乳中的瘦素可能通过对海马、下丘脑、垂体和肾上腺的作用而减轻婴儿的压力，而配方奶可能对新生儿的行为有抑制作用[48]。此外，解释母乳喂养与心理健康之间关系的一个可能途径是母乳喂养与认知发展之间的关系。纵向研究表明，智商较低的儿童患成人抑郁症的风险较高[49]，最近的一项荟萃分析表明，母乳喂养与较高智商有关[50]。母乳中的二十碳五烯酸（EPA）以及二十二碳六烯酸（DHA）是解释母乳喂养与智商之间关系的机制中可能涉及的成分之一，已被提议作为治疗抑郁症的饮食补充剂[51]。

第二节 母乳与婴儿体格发育

婴儿期是人体体格发育最关键的时期，该阶段的营养、健康状况、生长发育状况对今后的健康有着重要的影响。母乳含有全面的营养成分，世界卫生组织（WHO）将纯母乳喂养定义为新生儿出生后的最佳食物选择，建议出生后的前6个月内纯母乳喂养。然而，产假不足、母亲自身孕期及围产期身体状况等因素，常常影响母乳喂养的实际实施，目前在经济发达地区母乳喂养率仍旧处在比较低的水平。

母乳喂养对于婴儿的体格发育显然至关重要，本节内容将聚焦于母乳喂养在婴儿的不同时期对体格发育影响的科学研究证据，总结了与体格发育相关的母乳活性成分的研究结果，并将现有发表的不同地区、不同分娩胎龄母乳中宏量营养素含量的数据进行归纳。同时，我们也关注到母乳喂养在早产儿及低出生体重儿群体中的实施循证证据，并探讨了不同喂养方式对婴儿体格发育带来的影响及健康结局。

一、母乳对于 0 ~ 6 个月婴儿生长发育至关重要

母乳作为婴儿的最佳食物，除了含有丰富的优质蛋白质、脂肪和乳糖，还含有比例适宜的矿物质以及维生素，以满足婴儿6个月内生长发育的需求。体重和身长是评价儿童体格发育最常用的指标。体重是指身体各器官、组织及液体的总

重量，在体格生长指标中最易波动，是反映儿童体格生长，尤其是营养状况，最易获得的敏感指标。为了排除性别和年龄因素的影响，还可采用年龄别体重、身长别体重、年龄别身长评价儿童的体格发育和营养状况。方琳等的研究表明，在1、3、6月龄时母乳喂养组婴儿的身长和体重均高于混合喂养组。何辉等对北京4 777例儿童体格发育数据分析结果显示，4月龄内纯母乳喂养组婴儿的年龄别体重Z评分（weight for age Z score，WAZ）高于其他喂养组。也有一些研究认为常规配方奶的能量（67 kcal/100 ml）高于母乳（65 kcal/100 ml），且配方奶喂养的婴儿可能失去自我调节摄入和延迟饱腹感的能力，导致配方奶喂养婴儿会消耗更大体积、较高能量密度的配方奶，进而增长更多体重。Kuchenbecker J等评估2岁以下儿童营养状况的横断面研究表明，6月龄内纯母乳喂养婴儿的年龄别体重和年龄别身长高于非纯母乳喂养。Prentice P等发现母乳蛋白质百分比与婴儿12月龄时的BMI呈正相关。

二、添加辅食后，母乳对生长发育的影响

WHO建议纯母乳喂养至6月龄开始添加辅食，开始辅食喂养后仍应持续喂养至2岁。开启辅食添加后，婴幼儿接触到的食物更为多样化，能量及营养素的来源不再仅仅依赖母乳。然而，添加辅食后，每日母乳喂养的量以及母乳在婴幼儿膳食中的能量占比应达到多少，才能保证婴幼儿生长发育，仍然有待明确。Dewey等的研究中认为在经济水平落后的发展中国家，替代母乳的食物无法达到营养要求，因此当母乳过多的被辅食替代后，可能导致生长发育滞后[52-53]。另一项在非洲马拉维地区开展的人群研究探讨了9～10个月母乳喂养情况与婴幼儿在12～18月龄期间生长发育情况的相关性，该地区母乳喂养率较高，大部分母亲均能实施母乳喂养至产后18个月以上。该研究结果显示9～10月龄期间母乳在膳食中供能比例与12月龄后孩子的生长发育指标并无显著关联，仅仅在精细运动评分上观察到负相关[54]。因此，研究者推测添加辅食后母乳为婴幼儿生长发育带来的获益并不在单纯的能量供给，应还有其他路径。

既往研究显示，辅食添加的时机以及辅食添加后的喂养模式都会影响后续体格发育，过早和过晚引入辅食都可能引发童年期及青少年期的肥胖。一项美国地区开展的前瞻性纵向研究对1 013名儿童进行了追踪随访，该研究结果显示早于出生后4个月引入辅食与儿童期中期到青春期早期的体脂率存在关联。相较母乳喂养的儿童，配方奶喂养组的儿童中，辅食添加过早（小于4月龄）与儿童期体脂率的相关性更加明显。研究者还发现在配方奶喂养的婴儿中，晚于出生后6个月添加辅食，也与青春期时更高的体脂率相关，然而在母乳喂养的婴儿中，即便辅食添加晚于6月龄也并未观察到体脂率的升高[55]。因此，应考虑到辅食加入

到婴儿日常饮食之后，母乳喂养产生的影响仍旧会对儿童的体格发育产生有益的效应。

三、母乳中宏量营养素的范围

母乳喂养是新生儿喂养的最佳营养来源，母乳中的宏量营养素的含量对婴幼儿的体格发育状况至关重要。宏量营养素决定了母乳的能量密度，母乳中的蛋白质、脂肪、碳水化合物的含量并非一成不变，不同孕周的母亲或同一母亲在不同泌乳期母乳中宏量营养素比例均存在明显差别。遗传背景，饮食习惯也会影响不同地区母亲母乳中宏量营养素的含量。现将已有研究报道中不同地区成熟乳中宏量营养素含量的数据总结于表 6-1 中。

四、母乳中活性成分对生长发育的影响

（一）人乳低聚糖

人乳低聚糖（HMOs）是由乳腺中的乳糖合成的一系列低聚糖。HMOs 是复杂的可溶性糖类，主要以游离形式存在。HMOs 对胃的低 pH 值有抵抗力，在胃肠道中只有 1% 被吸收，可以增强肠道微生物群，特别是婴儿肠道中双歧杆菌的生长。HMOs 被认为是建立婴儿肠道微生物群的关键功能化合物，可能对婴幼儿的生长发育产生积极影响。

Alderete 等的研究讨论了 HMOs 和婴儿生长之间的关系，在产后 1 个月时，HMO 的多样性和均匀性与婴儿体脂肪量和脂肪百分比成反比。在 6 个月大时，HMO 乳 -N- 岩藻糖Ⅰ（LNFPⅠ）每增加 1 μg/ml，婴儿的体重就减少 0.40 g。此外，二醛酸 -N- 四糖和 LNFPⅡ与婴儿脂肪量呈正相关[73]。Sprenger 等也调查了 HMOs 与婴儿生长之间的关系，发现食用高浓度与低浓度 HMOs 母乳的婴儿在人体测量方面没有明显差异[74]。在冈比亚的一项研究中，纳入了 33 对母婴，建立预测婴儿 20 周龄时 WAZ 和年龄别身长 Z 评分（height for age Z score，HAZ）的模型，结果显示 3'- 唾液酸乳糖（3'-sialyllactose）对 WAZ 有积极作用，唾液酸乳糖 -N- 新四糖（sialyllacto-N-neotetraose）对 WAZ 有消极作用，而二岩藻糖基乳糖 -N- 六糖 a（difucosyllacto-N-hexaose a）、乳糖 -N- 岩藻五糖Ⅰ（LNFPⅠ）和乳糖 -N- 岩藻五糖Ⅲ（LNFPⅢ）对 HAZ 有积极作用[75]。

（二）微生物群

婴儿肠道微生物群的建立被认为对婴儿的生长发育有持续影响，母乳中含有的微生物群通过母乳喂养途径转移到婴儿肠道中，对婴儿肠道微生态的建立起到

表 6-1　研究中不同地区的成熟乳成分

作者（年）	数量	国家或地区	婴儿特征	蛋白质均数±标准差（g/100 ml）	脂肪均数±标准差（g/100 ml）	乳糖均数±标准差（g/100 ml）	能量均数±标准差（kcal/100 ml）
Fusch[56] (2021)	103	加拿大	早产	1.1±0.3 (0.3～2.5)	3.6±0.9 (1.5～7)	6.7±0.8 (4.0～9.0)	64±9 (40～95)
Chang[57] (2015)	2632	韩国	足月	1.4±0.3	3.0±1.4	7.1±0.4	61.1±12.1
Yang[58] (2014)	436	中国北京、苏州、广州		0.9	3.4	7.1	61.3
Quinn[59] (2016)	82	中国西藏		1.3±0.4	5.3±2.0	7.4±0.5	81.4±17.4
Quinn[60] (2012)	102	菲律宾		1.3±0.5	3.8±1.5	7.3±0.6	68.6±15.0
Abranches[61] (2014)	34	巴西	捐赠乳	1.22±0.5	3.1±1.18	6.1±0.6	56.7±11.7
Khan[62] (2013)	23	澳大利亚	足月	1.0	5.9	6.3	82.4
De Fluiter[63] (2021)	133	荷兰	足月	1.0[0.9～1.2][a]	4.4[3.3～5.8][a]	8.7[8.5～8.9][a]	81.6[71.4～94.4][a]
Gidrewicz[64] (2014)	843		早产	1.4 (0.6～2.2)[b]	3.5 (1.6～5.5)[b]		77 (61～92)[b]
Gidrewicz[64] (2014)	2 299		足月	1.2 (0.8～1.6)[b]	3.3 (1.6～5.1)[b]		66 (48～85)[b]

续表

作者（年）	数量	国家或地区	婴儿特征	蛋白质均数 ± 标准差 (g/100 ml)	脂肪均数 ± 标准差 (g/100 ml)	乳糖均数 ± 标准差 (g/100 ml)	能量均数 ± 标准差 (kcal/100 ml)
Sahin[65] (2020)	39	土耳其	早产	1.400 (1.200 ~ 1.750)ᶜ	3.350 (2.000 ~ 4.700)ᶜ	7.330 ± 1.379	69.76 ± 18.75
Sahin[65] (2020)	21	土耳其	足月	1.500 (1.250 ~ 2.000)ᶜ	5.200 (4.500 ~ 5.950)ᶜ	8.414 ± 1.306	87.90 ± 14.21
Gates[66] (2021)	28	美国	早产	1.6 ± 0.10	3.2 ± 1.0	7.5 ± 1.4	65.5 ± 9.6
Yochpaz[67] (2020)	320		早产	1.16 ± 0.32	4.28 ± 1.14	6.18 ± 0.63	67.3 ± 10.2
Kreissl[68] (2012)	76	奥地利	早产	0.9 ± 0.2	3.6 ± 0.4	6.7 ± 0.2	64 ± 4
Dritsakou[69] (2017)	129	希腊	早产		3.0 ± 1.1	6.9 ± 0.6	57.9 ± 8.5
Burianova[70] (2019)	192	捷克	早产	1.1 [0.9 ~ 1.2]ᵃ	3.9 [3.2 ~ 4.8]ᵃ	6.8 [6.6 ~ 7.1]ᵃ	69.0 [63 ~ 76]ᵃ
Mahajan[71] (2017)	106	印度	早产	2.2 ± 0.6	3.4 ± 2.1		51.9 ± 21.5
何必子[72] (2014)	82	中国北京	早产	1.40 ± 0.28	3.4 ± 1.0	6.7 ± 0.4	6.7 ± 0.4

a 中位数［中位数－四分位间距～中位数＋四分位间距］。
b 均数（均数－2倍标准差～均数＋2倍标准差）。
c 中位数（第25百分位数～第75百分位数）。

重要作用。母乳中的微生物可能来自母亲的皮肤、婴儿的口腔，或通过肠乳连接途径来自母亲的肠道。已有的研究显示母乳中存在的微生物群有很大差异，链球菌和葡萄球菌通常为主要优势菌。多种因素可能影响母乳的微生物组成，如哺乳期、胎龄、母体体重和抗生素使用情况[76]。

一项针对母乳喂养儿童的研究报告称，肠道微生物群有可能对宿主从饮食中获取能量和能量的储存过程中发挥作用，从而在婴儿的体格发育中发挥作用[77]。临床证据表明，肠道微生物群不成熟可能导致儿童营养不良，将健康和营养不良儿童的肠道微生物群转移到无菌小鼠体内，即便两组小鼠给予相同饮食模式，接受营养不良儿童的微生物群的小鼠生长模式受损[78]。

（三）激素（脂肪素、瘦素、胰岛素和皮质醇）

母乳为婴儿提供多种营养物质和生物活性物质，其中也包括各类激素。女性激素是母乳中众多激素中的一部分，主要包括雌激素和孕酮。母乳中不同浓度的雌激素和孕酮可能对婴儿产生不同的影响。母乳中正常浓度的雌激素和孕酮表现出广泛的生理功能，包括调节骨密度、促进 18 ： 3（n–3）转化为 22 ： 6（n–3）、改善脑功能、改善细胞类型的形态和运动性，以及促进胆固醇动员。既往研究提示母乳中的激素可能对婴儿的体格发育指标，包括身体成分等，有重大影响，但其具体的作用机制有待进一步研究探讨明确。Fields 等总结了这一领域的文献，指出母乳中的脂肪素和瘦素是研究最多的激素，这两种激素与婴儿生长之间存在负相关[79]。Brunner 等的研究发现母乳中的脂联素浓度（产后 6 周）与 4 个月大的婴儿生长指标呈负相关，母乳中的脂肪素浓度（产后 4 个月）与婴儿体重（4 个月至 2 岁）和 2 岁时的体脂率之间存在正相关[80]。Fields 等的一项研究中，测量了 37 名纯母乳喂养妇女的母乳瘦素浓度，并与双能 X 射线吸收扫描法（DEXA）检测得到的婴儿身体成分结果进行了比较，发现产后 1 个月的母乳瘦素浓度与婴儿身长以及 6 个月大时的体脂率之间存在反比关系，母乳中的胰岛素浓度与婴儿生长或身体成分之间没有关联[81]。

母乳中皮质醇含量相关的研究目前较少有报道，然而，母乳中的皮质醇有可能影响婴儿的生长，因为它参与了葡萄糖的储存和代谢。在一个小型队列中（n = 51），在产后 3 个月的单个母乳样本中测量了母乳皮质醇浓度，接受高皮质醇浓度母乳喂养的婴儿在 2 岁时的体重指数较低，这一关联在女孩中更为明显[82]。

（四）胰岛素样生长因子 -1

胰岛素样生长因子 -1（insulin-like growth factor 1，IGF-1）在生命最初几年的生长发育调节中具有核心作用。IGF-1 存在于母乳中，然而，婴儿胃肠道对

IGF-1 的吸收程度仍有待明确，暂无定论。有限的证据表明母乳中的 IGF-1 与婴儿期的生长之间存在关联。Serrao 等的研究将主要接受母乳喂养的早产儿与主要接受 IGF-1 灭活的巴氏灭菌捐赠乳喂养的早产儿，以及接受不存在 IGF-1 的婴儿配方奶的早产儿，进行了比较，各组之间的婴儿血浆 IGF-1 没有差异[83]。一项来自伊朗的研究纳入了 40 个超重 / 肥胖和 40 个正常体重的婴儿，两组婴儿均采用母乳喂养，研究人员比较了两组母乳喂养的婴儿以及婴儿母亲母乳中的激素浓度，结果显示两组之间的 IGF-1 水平没有差异[84]。然而，另一项研究发现，与体重增加较少或正常的婴儿相比，体重增加较多的婴儿的母乳中 IGF-1 更高[85]。母乳中的 IGF-1 与婴儿体格发育之间的关系，目前尚无法明确，仍需进一步的人群研究数据提供佐证。

（五）细胞因子

母乳中的诸多生物活性成分中，细胞因子是目前研究较多的一类物质，也被认为在婴儿体格发育中起到作用。Fields 等的一项小型研究（$n = 19$）发现，母乳中的白细胞介素 -6 和肿瘤坏死因子（TNF-α）水平与婴儿 1 个月大时的总瘦体重呈负相关，白细胞介素 -6 水平还与婴儿体重和出生后第 1 个月的脂肪质量呈负相关[86]。与此相反，最近的一项探索性研究报告称，37 名妇女的母乳中的白介素 -6 和 TNF-α 与婴儿身体成分或 1 个月和 6 个月大时的生长发育指标没有关系[87]。潜在的作用机制可能归因于细胞因子能促进婴儿免疫系统的发育和成熟，然而，母乳中的细胞因子如何影响婴儿生长发育的确切机制尚不清楚。

五、母乳与早产儿、低出生体重儿追赶生长

早产儿、低出生体重儿在婴儿期和童年期是生长迟缓、患感染性疾病和发育落后的高风险人群，是 5 岁以下儿童死亡的主要原因。据世界卫生组织统计，有效的干预措施可避免 2/3 的早产儿死亡，降低并发症的发生率，而合理喂养是其中一项重要的干预手段[88]。我国早产儿人数居世界第二位，随着围产医学和重症监护技术的不断进步，越来越多小胎龄、低出生体重的早产儿得以存活，营养管理成为提高早产儿生命质量的重要工作之一[89]。科学的营养管理不仅关系到早产儿的体格生长，而且影响神经系统发育，与成年期慢性病相关。早产儿、低出生体重儿的母乳喂养实施，对于该部分新生儿的追赶生长具有积极意义，世界卫生组织积极倡导在新生儿重症监护病房进行人乳喂养，首选亲生母亲母乳，其次为捐赠乳，以降低早产相关疾病的发生率。出院后母乳仍为早产儿的首选喂养方式，并至少应持续母乳喂养至 6 月龄以上[88]。

1. 基于循证证据的母乳喂养建议 由中华医学会肠外肠内营养学分会儿科

学组、中华医学会儿科学分会新生儿学组联合发布的《中国新生儿营养支持临床应用指南》和《早产、低出生体重儿出院后喂养建议》中对早产儿的喂养和追赶生长给出了系统的循证建议[90-91]。新生儿喂养指南中，明确强调早产儿尽可能早期开始母乳。胎龄 ≥ 32 ～ 34 周以上，吸吮、吞咽和呼吸功能协调的新生儿，建议经口给予母乳喂养。动态监测早产儿喂养耐受情况，评估其追赶生长指标。

早产儿具有以下肠内营养指征：①胎龄 < 32 ～ 34 周早产儿；②吸吮和吞咽功能不全、不能经口喂养者；③因疾病本身或治疗的因素不能经口喂养者；④作为经口喂养不足的补充。

及时给予肠内管饲营养支持，首选母乳，并建议至少持续母乳喂养至生后 6个月。

当喂养能量达到 105 ～ 130 kcal/（kg·d），大部分新生儿体重增长良好。然而，早产儿的能量供应量需要提高 ［约 110 ～ 135 kcal/（kg·d）］，部分超低出生体重（ELBW）儿的能量供应达到 150 kcal/（kg·d），才能维持理想体重增长速度。因早产儿摄入量的限制和人乳中蛋白质和主要营养素含量随泌乳时间延长而逐渐减少，使早产儿难以达到理想的生长状态，特别是超低出生体重儿。

母乳强化剂（human milk fortifier，HMF）又称母乳营养补充剂，是一种包含多种营养素的添加剂，针对早产儿母乳中营养素成分的动态变化和不足，考虑早产儿特殊的营养需求，根据早产儿相关营养指南推荐的营养素要求而设计。母乳中加入 HMF 可提高母乳中部分营养素的含量及能量密度，满足早产儿的生长发育需求。2019 年发布的《早产儿母乳强化剂使用专家共识》中，建议对于胎龄 < 34 周、出生体重 < 1 800 g 的早产儿，发生宫外生长迟缓（extrauterine growth retardation，EUGR）的早产儿，尚未完成追赶生长的小于胎龄早产儿、因疾病状况限制液体入量的早产儿、出院后早期生长落后的早产儿，需个体化评估体格生长或生化指标，在医务人员指导及监测下使用 HMF[92]。经强化的母乳及早产儿配方奶中各营养素含量详见表 6-2。

表 6-2　早产儿母乳、强化后母乳及早产儿配方奶、早产儿过渡配方奶，普通婴儿配方奶营养素含量[90, 92]

营养素	早产儿母乳	强化后母乳	早产儿配方奶	早产儿过渡配方奶	普通婴儿配方奶
能量（kJ）	280	334 ～ 355	334 ～ 343	305 ～ 309	281 ～ 284
蛋白质（g）	1.6	2.5 ～ 2.8	2.8 ～ 3.5	2.6 ～ 2.8	1.4 ～ 1.6
脂肪（g）	3.5	4.1 ～ 4.3	4.1 ～ 4.3	3.4 ～ 4.1	3.5 ～ 3.6
碳水化合物（g）	7.3	7.9 ～ 9.6	9.7 ～ 11.0	9.9 ～ 10.5	7.3 ～ 7.6

续表

营养素	早产儿母乳	强化后母乳	早产儿配方奶	早产儿过渡配方奶	普通婴儿配方奶
钙（mg）	25	112 ~ 138	135 ~ 180	100 ~ 120	51 ~ 53
磷（mg）	14.5	60.0 ~ 78.0	75.0 ~ 100.0	58.0 ~ 66.0	28.0 ~ 36.0
铁（mg）	0.09	0.46 ~ 1.36	1.80 ~ 1.90	1.60 ~ 1.80	1.00 ~ 1.20
维生素 A（U）	48	983 ~ 1210	750 ~ 1500	350 ~ 460	200 ~ 204
维生素 D（U）	8.0	120.0 ~ 304.0	150.0 ~ 240.0	70.0 ~ 91.0	40.5 ~ 41.0
维生素 E（U）	0.39	4.20 ~ 6.00	4.00 ~ 6.50	3.10 ~ 4.40	1.35 ~ 1.36
维生素 K（μg）	2.0	7.7 ~ 11.0	7.5 ~ 12.0	8.0 ~ 11.0	5.4 ~ 5.5

该专家共识中建议母乳喂养量达 50 ~ 80 ml/（kg·d）时开始使用 HMF，需注意早产儿个体差异。出生早期不具备 HMF 使用指征的早产儿，如后期出现生长落后或因疾病限制液体入量而需要使用相对高能量密度喂养物时，可在医生指导下择时使用。初始时半量强化，根据耐受情况增加至全量强化。出院时仍生长迟缓的早产儿应使用经强化的母乳喂养至少持续到校正胎龄（correct gestational age，CGA）40 周，或根据生长情况持续到 CGA 52 周。

早产儿出院前应进行喂养和生长的评估，根据出生胎龄、出生体重、喂养状况、生长评估以及并发症将营养风险程度分为高危（high risk，HR）、中危（moderaterisk，MR）和低危（low risk，LR）3 类出院后，进行危险度分级（表 6-3），给予个性化营养管理。在早产儿的营养管理流程中，仍将母乳作为第一选择。母乳强化剂的应用，应根据对早产儿追赶生长的动态评估来执行。

表 6-3　危险度分级[90]

早产儿分级	1.胎龄（周）	2.出生体重（g）	3.宫内生长迟缓	4.经口喂养	5.母乳喂养量[ml/（kg·d）]	6.体重增长（g/d）	7.宫外生长迟缓	8.并发症
高危	< 32	< 1 500	有	欠协调	< 150	< 25	有	有
中危	32 ~ 34	1 500 ~ 2 000	无	顺利	> 150	> 25	无	无
低危	> 34	> 2 000	无	顺利	> 150	> 25	无	无

根据出院时营养风险程度评估选择喂养方案，喂养方案的选择既要考虑到早产儿营养风险程度的分类，又要根据随访中监测的早产儿生长速率和水平、摄入

奶量等综合因素进行调整，使早产儿达到理想适宜的生长状态。

中危、高危的早产儿需要进行强化营养的喂养，如实施母乳喂养建议给予HMF 强化。强化营养的时间有个体差异。一般来说，中危、生长速率满意的早产儿需强化喂养至校正月龄 3 个月左右；而高危、并发症较多和有宫内外生长迟缓的早产儿需强化的时间较长，可至校正月龄 6 个月左右，个别早产儿可至 1岁。但需要注意的是，即使营养风险程度相同的早产儿其强化营养的时间也存在个体差异，要根据体格生长各项指标在校正同月龄婴儿的百分位数决定是否继续或停止强化营养。达到追赶目标，则可逐渐终止强化喂养。准备停止强化喂养时应逐渐降低配方的能量密度至 280 kJ/100 ml，即转换为纯母乳。转换期间需监测早产儿的生长情况和血生化指标，如生长速率和各项指标的百分位数出现下降及血生化异常等，可酌情恢复部分强化，直至生长速度恢复正常。

2. 人群研究证据　如果说母乳喂养对足月健康的新生儿至关重要，那么对高危新生儿，例如新生儿重症监护病房的低出生体重儿和极低出生体重儿，母乳喂养带来的治疗效果更为重要。既往诸多研究已证实母乳喂养可有效降低新生儿坏死性小肠结肠炎（neonatal necrotizing enterocolitis，NEC）和出生后医院内感染的发生风险，同时也能促进早产儿及低出生体重儿出生后的神经系统发育[93-94]。

Colaizy 等对极低出生体重儿的生长进行了分析，与母乳喂养率 < 75% 的婴儿相比，母乳喂养率 > 75% 的婴儿从出生到出院时的体重 Z 评分下降幅度更大。在分析母乳类型（母乳、捐赠乳或混合喂养）时，与喂食 > 75% 配方奶的婴儿相比，喂食 > 75% 母乳或混合喂养的婴儿在出院时生长迟缓的比例更高[95]。Brownell 等还分析了捐赠乳、母乳和早产配方儿奶粉喂养与生长速度之间的关系。数据显示，捐赠乳摄入量每增加 10%，体重的调整平均增长速度就会降低。此外，体重 Z 评分的调整平均变化随着捐赠乳量的增加而减少，但随着配方奶粉摄入量的增加而改善。最后，捐赠乳摄入量与平均调整头围速度呈负相关[96]。

Gianni 等研究了母乳对早产儿瘦体组织和脂肪质量的影响，他们发现母乳摄入与脂肪组织大量沉积呈正相关[97]。Piemontese 等的研究还调查了极低出生体重早产儿的喂养类型和身体成分之间的联系。与母乳喂养比例低于 50% 的极低出生体重儿相比，母乳喂养率高于或等于喂养总量 50% 的极低出生体重儿在CGA 达到 40 周时，能达到更高比例的瘦体组织沉积[98]。Morlacchi 等研究了母乳对极低出生体重早产儿身体成分的蛋白质贡献，尽管给予的营养量相当，但与配方奶粉喂养婴儿相比，强化母乳喂养婴儿在出院时表现出更高的氮平衡，在CGA 达到 40 周时表现出更高的瘦体重百分比[99]。此外，在多元线性回归中，非脂肪组织质量与母乳喂养独立相关。Mól 等比较了用母乳或配方奶粉喂养的早产儿与足月新生儿对照组，与足月儿组相比，仅食用配方奶的极低出生体重早产儿组的瘦肉量减少，脂肪量增加。另一方面，在 CGA 达到 40 周时，母乳喂养的极低出生体重早产儿组的身体成分与足月新生儿相似[100]。

Beliaeva 等对早产儿的生长和身体成分进行了研究，他们根据不同的喂养方式将早产儿分为 3 组。作者报告称，与配方奶粉喂养的早产儿相比，纯母乳喂养的早产儿出院时的体重、身长、头围和胸围均较低。与接受混合喂养（母乳喂养和配方奶喂养）的早产儿相比，仅接受母乳喂养的早产儿也存在类似的差异。然而，观察到母乳喂养婴儿的体格发育和瘦体重之间存在正相关。相反，对身体成分的评估表明，配方奶粉喂养的早产儿比纯母乳喂养的婴儿具有更高的脂肪体质量[101]。Visuthranukul 等比较了在 CGA 达到 12 ~ 15 个月（第 1 次访视）和 22 个月（第 2 次访视）时，适宜胎龄（appropriate gestational age，AGA）和小于胎龄（small for gestational age，SGA）的极低出生体重儿在出院后的生长指标、脂肪质量和代谢结果。研究结果表明，SGA 组在出院至第 1 次就诊之间的时间间隔内体重增加与 AGA 组相同，在第 1 次就诊至第 2 次就诊期间 BMI 值的 Z 评分显著高于 AGA 组。该研究认为与 AGA 婴儿相比，2 岁时，仅接受母乳喂养的 SGA 早产儿表现出更大的代偿性生长，脂肪组织质量没有增加[101]。相反，在 Li 等的随机对照试验中，在足月 CGA 时，以配方奶粉喂养为主的婴儿比纯母乳喂养婴儿体重更重，在整个研究过程中，他们的体重 Z 评分变化更大，同时伴随着非脂肪组织的大量沉积。未发现配方奶粉喂养与 CGA 达到 40 周时的肥胖之间存在关联[102]。

六、不同喂养方式对婴儿生长发育的影响差异

母乳是婴儿的理想食物来源，然而受到各种因素限制，全球纯母乳喂养率仅能到达 38%[103]，高收入国家的纯母乳喂养率通常高于低收入国家[4]。不同的喂养方式对婴儿生长发育有不同的影响。纯母乳喂养的婴儿表现出出生后早期生长的理想轨迹，配方奶粉喂养的婴儿通常比母乳喂养的婴儿体重增长更快。就体格发育而言，与配方奶粉喂养相比，母乳喂养的婴儿出生后 2 个月体重和身高增长率较低，并且有证据表明母乳喂养可以防止后期超重和肥胖。

母乳喂养和配方奶粉喂养婴儿之间的摄入量存在差异可能是由于母乳成分造成的饱腹体验不同。与饱腹感相关的谷氨酸等游离氨基酸在母乳中的含量远远高于配方奶粉，因此，母乳中较高水平的谷氨酸可能会增强饱腹感，造成母乳喂养婴儿体重增加较慢。母乳和配方奶粉中的生物活性营养素的含量也不同，母乳中的一些激素（如脂联素）可能有助于降低未来儿童肥胖的发病率。有研究指出，配方奶粉喂养婴儿比母乳喂养婴儿摄入更多的能量和蛋白质，母乳喂养组的体重增加和瘦体重增加低于配方奶粉喂养组。喂养方法（母乳或配方奶粉喂养）会影

响喂养行为和饥饿模式，母乳喂养婴儿在吮吸时会出现停顿，而配方奶粉喂养婴儿则会持续吮吸[104]。在添加辅食后母乳喂养婴儿食物摄入量低于配方奶粉喂养婴儿，配方奶粉喂养婴儿婴儿期体重的迅速增加与儿童期肥胖有关[55]。解释母乳喂养和配方奶粉喂养婴儿之间差异的其他可能机制有：母乳喂养的持续时间较长会推迟辅食添加的时间，这与在 4 月龄前引入辅食导致婴儿体重增加有关。母乳中蛋白质含量相较配方奶粉更低，配方奶粉喂养婴儿更倾向于引入能量和蛋白质含量较高的辅食代替配方奶粉，而更早地引入辅食可能会导致从更早的年龄开始摄入过多的能量，从而提高肥胖风险[105]。

与配方奶粉喂养相比，Gale 等在系统回顾和荟萃分析中评估了母乳喂养对婴儿期身体成分的影响，系统回顾确定了 15 项研究，荟萃分析确定了 11 项研究。其中一个挑战是使用不同的方法来评估身体成分，但亚组分析，只包括使用相同技术的研究，显示了可比的结果。总的结论是，配方奶喂养婴儿在出生后第一年有较高的无脂肪质量（fat-free mass，FM）。母乳喂养婴儿在 3 ～ 6 个月时 FM 和 FM 百分比较高，而在 12 个月时则相反，配方奶粉喂养婴儿的 FM 较高。这些影响没有性别差异[106]。这些结果支持母乳喂养的婴儿在出生后的前几个月积累脂肪的说法。在丹麦 SKOT 队列的一项研究中，Jensen 等分析了婴儿 BMI 峰值与母乳喂养时间的关系。他们发现较长的纯母乳喂养时间与较早的婴儿 BMI 峰值有关，这也表明与配方奶喂养婴儿相比，母乳喂养婴儿在婴儿期早期有较高的脂肪积累[107]。

本书主编张维、许雅君等进行的一项系统综述和荟萃分析，纳入了 20 项不同喂养方式对婴儿生长发育影响的临床研究，提取了前 6 个月纯母乳喂养或纯婴儿配方奶粉喂养婴儿的生长结果数据，分析了婴儿配方奶粉中的蛋白质含量与婴儿出生后前 6 个月的纵向生长之间的关系。研究结果表明在婴儿出生后的第 1 个月，配方奶粉喂养婴儿和母乳喂养婴儿的生长没有差异；2 ～ 3 个月，食用蛋白质含量高于 2.0 g/100 kcal 的配方奶粉的婴儿生长更快；出生 3 个月后，配方奶粉喂养婴儿比母乳喂养婴儿生长更快。该系统综述的结论与 Camier 等在 2003—2012 年法国地区开展的队列研究结果相符，他们的前瞻性队列研究证明婴儿配方奶粉蛋白质含量与 18 个月以下婴儿的体重和 BMI 值的 Z 评分之间存在正相关关系。在配方奶粉喂养婴儿中，蛋白质含量最低的组的人体测量 Z 值最低，但仍高于母乳喂养婴儿[108]。

第三节 母乳与婴儿智力发育

生命早期 1000 天是大脑快速发育的重要时期，几乎所有认知、行为和社会情感功能都在这一时期开始快速发展，而此时期合理的营养对胎儿和婴儿的中枢神经系统和智力发育起着至关重要的作用，此阶段如能识别发展的风险因素，并在障碍出现以前进行早期干预，对以后的儿童期、青少年期，乃至成人期的智力水平、社会适应能力均具有重大影响[109]。母乳喂养不仅为婴儿提供重要的营养来源，而且对婴儿的认知、行为也有重大而深远的影响。随着母乳喂养对于婴幼儿生长发育全方位的有利作用逐渐被揭示，研究者证实不同喂养方式造成的差异不仅存在于婴儿期，在童年期、青春期乃至成年以后也存在，甚至影响其一生，随着母乳喂养持续时间的增加，子代在认知等方面的能力也相对增强。

在一项名为 Viva 项目的前瞻性队列研究中，Belfort 等研究了母乳喂养持续时间和是否母乳喂养与 3 岁和 7 岁儿童认知能力的关系（$n = 1\,312$）[110]，3 岁时的结果测量使用皮博迪图片词汇测试第三版（PPVT-Ⅲ）和广域视觉动作能力评估（WRAVMA），7 岁时的结果测量使用考夫曼简明智力测验第二版（KBIT-Ⅱ）、WRAVMA 绘图子测验和广域记忆与学习评估（WRAML）。在调整潜在的混杂因素并使用多元线性回归模型后，研究人员发现，母乳喂养时间越长，3 岁时 PPVT-Ⅲ 评分越高，7 岁时 KBIT-Ⅱ 评分越高。在 3 岁和 7 岁时，纯母乳喂养 6 个月的儿童在 PPVT-Ⅲ 和 KBIT-Ⅱ 上的得分略高于非纯母乳喂养的儿童。采用纯母乳喂养或母乳喂养时间较长的婴儿的智商比从人工喂养或母乳喂养时间较短的婴儿平均高 3.4 分（95% 为 CI 2.3 ~ 4.6）[50]。通过统计方法控制潜在的混杂因素并调整了母亲的智商，母乳喂养仍然与智商增加 2.6 分有关。

研究表明，母乳喂养的经历和以后的认知发展具有一定的联系，包括记忆力改善、语言能力和智力提高等[111]。除了上述 Viva 研究的结果，国内外还有诸多研究证据。如 Mortensen 等[112] 研究表明，较长的母乳喂养时间与成年后的认知表现呈正相关。一项来自巴西的前瞻性出生队列研究（$n = 5\,914$）发现 12 个月及以上的母乳喂养与认知发展之间存在重要关系，母乳喂养的时间与 30 岁时的智力、受教育程度和收入呈正相关[113]。另有研究表明，母乳喂养时间与 53 岁时的阅读能力呈正相关[114]。一项来自新加坡的队列研究证实了母乳喂养对改善亚洲儿童的认知发展的益处[115]，母乳喂养超过 6 个月的儿童的智商会提高 3 ~ 5 分。天津市的一项研究显示，纯母乳喂养促进婴儿 1 月龄和 3 月龄时语言功能区的发育。Jedrychowski 等进行的一项前瞻性队列研究，纳入 468 名足月儿为研究对象，共随访 7 年，从婴儿期到学龄前期对其进行了 5 次儿童神经发育评估。分析结果表明，纯母乳喂养 6 个月或更长时间的儿童智商平均得分比混合喂养的儿童高 3.8 分。

与配方奶粉喂养相比，母乳喂养能增强认知发展[116]。与配方奶粉喂养婴儿相比，母乳喂养婴儿在 2 岁和 4.5 岁时表现出更好的认知能力，即使在调整了母亲的受教育程度、年龄和孕期的焦虑水平之后仍然相关[117]。与配方奶粉喂养的儿童相比，母乳喂养的儿童整体认知能力和认知发展率（包括语言和非语言功能）均有所提高，这些认知差异在大约 18 个月大时变得明显（出现时间取决于大脑区域），并至少持续到幼儿期（至少 5.5 岁）[109]。Deoni 等发现，纯母乳喂养大于 3 个月与婴儿 2 岁时大脑弥散性髓鞘化的改善有关；与人工喂养相比，纯母乳喂养的儿童在整体认知能力和认知发展速度（包括言语和非言语功能）方面均有所改善。

母乳喂养可以提高儿童的认知能力的原因可能与母乳中含有的营养成分有关，如二十二碳六烯酸（DHA）和花生四烯酸（AA）等长链不饱和脂肪酸。DHA 和 AA 共占大脑脂肪酸含量的 20% 左右，参与早期神经发育的几个方面，包括调节细胞生长和膜脂质的生物合成和髓鞘化。除脂肪酸外，母乳还含有唾液酸（脑神经节苷脂的关键组成部分）和其他重要的髓鞘合成营养素，如锌、胆碱、碘、硒和维生素 B_6 及维生素 B_{12}，它们对婴儿脑发育均有直接影响。母乳中的乳糖主要为乙型乳糖，在婴儿肠道可以分解为半乳糖，是婴儿神经系统中构成脑苷脂、神经节苷脂的成分。另外，母乳中含有的激素、寡糖、磷脂和其他营养因子，也对神经功能发育起到重要作用。

母乳喂养能够促进婴儿高阶认知相关脑区白质的发育[117]，而这一影响可能是通过喂养期间母亲和婴儿的身体和（或）情感接触产生的。例如有研究显示，在喂哺婴儿时，婴儿大脑的活跃程度增加，这也与婴幼儿后期的语言发展水平呈正相关。此外，母乳喂养增加了母婴身体接触，除了婴儿吮吸乳头，母亲也可以通过抚摸婴儿等形式产生与婴儿进一步的肌肤接触，加上面部表情等信息传递，都对婴儿的神经发育产生促进作用[118]。

第四节　母乳与儿童心理、精神健康

一、母乳喂养与儿童远期心理健康

Oddy 等的研究表明，较短的母乳喂养时间与童年早期到青少年期心理疾病的发病率增加有关。这种关联在总行为、外化行为和内化行为的连续测量以及发病率的二分法测量中都很明显，在调整了家庭组成、社会经济、分娩方式和早期生活环境等可能影响心理的因素后，这些关联仍然存在 [40]。一项研究发现，母乳喂养的低出生体重儿在贝利发展量表上的参与度和情绪调节得分明显高于非母乳喂养的婴儿 [41]。更长时间的母乳喂养对孩子进入青春期后的心理健康有明显益处。在调整了相关的社会经济、身体状况和出生时的暴露后，6 个月或更长时间的母乳喂养与童年期和青少年期的心理健康和幸福感呈正相关。因此研究者普遍认为增加母乳喂养时间可能对儿童和青少年的心理健康有长期益处 [40]。

有几种可能的机制解释母乳喂养和儿童心理健康之间的关系。在母乳喂养期间，母婴接触产生的刺激信号可能通过压力感受器传导，影响下游的神经内分泌发育，继而对儿童的行为发展产生影响 [47]。母乳喂养增进婴儿的安全感和亲子依恋，安全和依恋对儿童成年后的心理发展有积极影响。此外，母乳中含有一些能够缓解紧张情绪的活性物质，如瘦素，可通过对海马 - 下丘脑 - 垂体 - 肾上腺轴的作用而减轻婴儿的紧张情绪，对儿童的心理健康产生长期影响 [48]。

二、母乳喂养与注意缺陷多动障碍（ADHD）

根据《精神障碍诊断与统计手册》第 5 版（DSM-5）的定义，ADHD 是一种神经发育障碍，其特征是持续的注意力不集中和（或）活动过度冲动，影响功能或发展 [119]。根据美国疾病控制与预防中心（CDC）和全国儿童健康调查（NSCH）的最新数据，在过去 10 年中，ADHD 的患病率一直在增加。在 4 ~ 17 岁的儿童中 ADHD 的最新患病率估计为 9% ~ 11%。患病率和患病趋势在不同的种族群体、性别、社会经济水平和美国地区之间有所不同 [120-121]。

母乳喂养对 ADHD 发展的影响已被广泛研究，2007 年，Julvez 等 [122] 研究了西班牙两个小型人口出生队列中的母乳喂养史与注意力不集中和多动症状之间的关系，并对新生儿进行了跟踪调查，直至 4 岁。当比较 12 周或更短的母乳喂养时间和超过 12 周的母乳喂养时间时，长期的母乳喂养与较低的 ADHD 症状评分有关。同样在 2012 年，一项大型前瞻性研究 [43] 对出生至 14 岁的儿童进行了跟踪调查，发现母乳喂养至少 4 个月的儿童在 14 岁时表现出的注意力问题症状较少。Stadler 等[123] 在 2016 年的一项病例对照研究中也指出了母乳喂养与 ADHD 之间的关联。在这项研究中，较短的母乳喂养时间与 ADHD 症状——注意力不集中和多动 / 冲动独立相关。Sepehrmanesh 等对 404 名 7 ~ 12 岁儿童评估了母乳喂养持续时间与 ADHD 之间的关系得出长期母乳喂养（超过 12 个月）可能是 ADHD 的保护因素[124]。

Soled 等[125] 分析了 2007 年和 2011/2012 年美国一项大型的全国性儿童代表调查队列的数据。根据父母报告的前 12 个月的喂养史和 ADHD 的医学诊断，分析显示，在控制了多个人口统计学变量，包括性别、年龄、种族、出生顺序、家庭收入、家庭组成和健康保险状况后，配方奶喂养和 ADHD 患病之间仍有关联。2007 年的数据显示，与纯母乳喂养组相比，纯奶粉喂养组的学前 ADHD 概率增加了 10 倍；在 2011/2012 年的队列中，与纯母乳喂养组相比，纯奶粉喂养组的学前 ADHD 概率增加了 5.5 倍。Soled 等[126] 还利用这两个 NSCH 队列，调查了在出生后第一年的某个时间段同时喂养母乳和配方奶的儿童中，学龄前 ADHD 与母乳喂养持续时间之间是否存在关联。研究发现母乳喂养中断的年龄与 ADHD 之间存在显著关联，在 2011—2012 年的研究中，每增加 1 个月的母乳喂养，患 ADHD 的概率就会降低 11%。这些发现表明，母乳喂养对学龄前儿童 ADHD 有一定的剂量 - 效应或连续的保护作用。

有荟萃分析总结了母乳喂养和儿童 ADHD 之间的关系，表明 ADHD 儿童的平均母乳喂养时间少于无 ADHD 的对照组，平均差异为 2.44 个月。此外，ADHD 儿童平均停止母乳喂养的时间比正常对照组早 [ADHD 儿童母乳喂养不足 3 个月的概率较高（OR = 1.90），ADHD 儿童母乳喂养 6 ~ 12 个月（OR = 0.69）或 12 个月以上（OR = 0.58）的概率比对照组低]。在 ADHD 儿童中，母乳喂养 3 个月以下与母乳喂养 3 个月及以上的比值是对照组的 1.895 倍[127]。一项兄弟姐妹对照研究报告称，ADHD 的发病可能会被一些干预措施所改变，如促进母乳喂养[128]。在该研究中，作者比较了不同年龄段被诊断为 ADHD 的儿童与他们的兄弟姐妹对照组的母乳喂养情况。发现在所有不同的年龄段，对照组的母乳喂养率明显高于 ADHD 患儿。纯母乳喂养和非纯母乳喂养加补充喂养的荟萃分析结果提示补充喂养似乎也与 ADHD 风险较低有关[127]。

还有一些观点认为母乳喂养可以改善 ADHD 的严重程度。Groen-Blokhuis 等发现，母乳喂养的儿童的多动症（注意力问题和多动性）的严重程度，明显低于没有母乳喂养的儿童[129]。Park 等发现母乳喂养的儿童比没有母乳喂养的儿童有更少的内化和整体行为问题[130]。所有这些现象表明，母乳喂养可能有助于改变 ADHD 的表现，或者至少是一个环境方面的潜在风险因素。

三、母乳喂养与孤独症谱系障碍

根据 DSM-S 的定义，孤独症谱系障碍（ASD）是一种神经发育障碍，其特征是在多种情况下的社会交流和社会互动方面的缺陷，以及存在限制性的重复行为、兴趣或活动模式[119]。在过去的几十年里，ASD 的发病率已经急剧上升。根据最新的患病率估计，使用 DSM-Ⅳ 的诊断标准，每 68 个儿童中就有一个被诊断为 ASD[131]。与 ADHD 类似，遗传和环境在 ASD 的发展中可能都起着重要作用，研究人员正在调查许多潜在的表观遗传影响因素。

母乳喂养是正在研究的一个变量，它是防止发生 ASD 的潜在保护措施。目前对肠道微生物群在免疫系统和神经系统发展中的作用的理解，为 ASD 的可能病因学提供了见解。"肠道微生物群"通过复杂的机制影响神经发育，并反过来受到神经系统的影响。肠道菌群的异常导致"大脑 - 肠道 - 微生物组轴"的功能障碍。母乳中的 IgA、转化生长因子 -β、白细胞介素 -10、促红细胞生成素和乳铁蛋白，可刺激肠道宿主防御，并防止炎症。母乳中独特的营养成分，尤其是初乳中适当比例的必需脂肪酸、抗氧化剂和生长因子，对神经和长期认知发展至关重要。除了对感染的保护，母乳喂养还影响远端肠道健康微生物的定植，从而促进儿童的最佳神经发育[131]。

国际研究表明，ASD 儿童的母乳喂养不够理想。研究还发现了远端肠道微生物群的变化，与发育正常的同龄人相比，ASD 儿童的梭状菌占优势，既往研究表明，相较发育正常的同龄儿童，ASD 儿童的母乳喂养模式不够理想。印度的一项研究显示，从未进行过母乳喂养是患 ASD 的危险因素。纯母乳喂养能降低 ASD 发病风险（OR = 2.03，95%CI 为 0.91 ~ 4.49）[132]。一项小型病例对照研究发现，从未进行过母乳喂养是患自闭症的危险因素[132]。越来越多的证据表明，没有纯母乳喂养或纯母乳喂养时间短可能与 ASD 的发展有关，一项对 2 000 多名儿童的荟萃分析报告显示，那些被诊断为 ASD 的儿童，与神经正常的儿童相比，接受母乳喂养的概率明显较低[133]。此外，有报道称，超过 6 个月的纯母乳喂养或补充了 DHA 的配方奶喂养的儿童，随后被诊断为 ASD 的概率更低[134]。Al-Farsi 等观察到纯母乳喂养的时间长大大降低了患 ASD 的可能性，较晚开始母乳喂养会增加患 ASD 的可能性[135]。

Shafai 等[136] 发现，与健康的兄弟姐妹对照组相比，ASD 儿童的母乳喂养率明显降低。此外，作者还发现，与纯母乳喂养但不使用奶瓶的人相比，用配方奶喂养和用奶瓶喂养的人患 ASD 的风险也明显较高。

母乳可能影响 ASD 风险的潜在病理生理机制尚不清楚。各种研究结果表明，ASD 与多种生物因素有关。婴儿催产素水平的提高可能对 ASD 的发展起到保护作用。与配方奶或通过奶瓶进行母乳喂养相比，直接母乳喂养可能通过皮肤接触和母婴互动过程刺激婴儿大脑中催产素的分泌[137]。与其他形式的牛乳或配方奶粉喂养婴儿相比，母乳喂养婴儿血清中胰岛素样生长因子（IGF）水平的增加更为突出。孕期母亲或婴儿期母乳喂养获得的 ω-3 和 ω-6 多不饱和脂肪酸（PUFA）也可能在预防 ASD 中起重要作用。这两种多不饱和脂肪酸在初乳中含量丰富，初乳在分娩后的前 2～3 天分泌。母乳喂养开始较晚的儿童患 ASD 的风险较高，这为 ASD 发展的潜在营养理论提供了证据[138]。健康微生物群的人类肠道定植在免疫系统和神经发育中起着关键的作用。肠道微生物群通过激活传入回路、黏膜免疫反应和产生影响中枢神经系统（CNS）的代谢物来调节神经系统，并通过调节神经递质来影响中枢神经系统。最佳的母乳喂养会赋予保护因素，如 IgA、乳酸菌和双歧杆菌，并促进健康的肠道 - 微生物群共生。在发育的关键时期，健康微生物菌群的肠道定植受到母乳喂养和配方奶粉喂养的不同影响。缺乏保护因素导致有害微生物的增加，并可能导致"脑 - 肠微生物组轴"的破坏，这被认为是神经发育障碍的可能病因，特别是 ASD。这一假设得到了动物模型的支持，并在许多国际研究中得到了重复验证。除上述机制外，ASD 患儿的肠道通透性增加或"肠漏"的机制也已被证实[131]。

第五节　母乳与婴幼儿免疫

免疫的本质是识别自身，排除异己，是人类漫长进化过程中发展起来的维持自身完整性和稳定性的一种生理性保护机制，具有防御感染，清除自身衰老、损伤或死亡的细胞，识别和清除突变细胞的功能。免疫功能异常可发生免疫缺陷病、变态反应、自身免疫性疾病或恶性肿瘤。

免疫系统的发生、发育开始于胚胎早期，到婴儿出生时免疫器官和免疫细胞虽然发育成熟，但免疫系统的功能尚未健全。出生后的新生儿，免疫细胞的功能不能充分发挥，自身分泌型 IgA 的表达延迟且有限，补体系统尚不完善，肠道和呼吸道未形成充分有效的抗炎症作用机制。

母乳作为 6 月龄内婴幼儿最佳的天然食物，富含婴幼儿需要的各类营养素及生物活性物质。从初乳到成熟乳，伴随婴幼儿不同生长发育时间节点，母乳中的各类物质的组成和含量发生动态变化，既满足婴幼儿的营养需求，也促进了婴幼儿免疫系统的发育，调节其免疫功能状态。近几十年来，大量的研究表明母乳喂养能降低婴幼儿感染性疾病的患病率和死亡率。

　　母乳对于婴幼儿免疫功能具有积极影响，但其作用机制尚不明确，母乳如何在动态变化中和婴幼儿免疫系统发生相互作用，仍有待进一步研究。近年来随着现代分子生物学技术的发展，越来越多的学者开始采用多组学技术（如肠道微生物组、代谢组、蛋白质组等）研究母乳与婴幼儿免疫系统的相互作用，特别是在婴幼儿肠道微生态、肠道屏障功能的研究中，这对于进一步揭示母乳对免疫功能的作用机制具有重大意义。

一、母乳中的活性细胞与婴幼儿免疫功能

　　母婴之间的免疫细胞传递自孕期开始，主要有两类路径，一是在宫内通过胎盘屏障传递，二是出生后经由母乳喂养将母体的免疫细胞及相关活性物质通过胃肠道传递给婴幼儿[139]。新鲜未处理的母乳中含有大量来自母体的活性细胞，一部分是源自乳房的泌乳细胞、导管上皮细胞、少量乳头及母亲皮肤上的鳞状上皮细胞，另一部分细胞则是来自母体血液，包括巨噬细胞、中性粒细胞及淋巴细胞等免疫细胞，以及造血祖细胞和造血干细胞等。母乳中乳腺来源的活性细胞数量相当可观，但这部分细胞对婴儿产生的影响仍旧不明确。Hassiotou[140]等的研究发现，该部分细胞在泌乳期不同阶段也处在动态分化的状态中，与泌乳期乳腺系统的发育具有相关性。

　　母乳中的白细胞，包括中性粒细胞和巨噬细胞，都能通过新生儿的胃肠道进入血液循环系统，到达新生儿淋巴结、脾和肝等免疫器官中。婴幼儿经由母乳这一代谢系统获得母体的免疫细胞，这个过程对于新生儿及婴幼儿的非特异性免疫具有重要作用。母亲及婴儿处在感染状态时，母乳中的白细胞及细胞因子的含量都大幅提升，其中 TNF-α 和巨噬细胞的变化最为显著[140]。研究显示，母亲体内出现感染时，白细胞在母乳中的占比可以从 0.7% 提升至 93.6%。当婴儿出现感染时，母乳中白细胞比例也会发生小幅度的升高[140]。Riskin 等的研究发现，婴儿处在感染状态时，母乳中白细胞以巨噬细胞和中性粒细胞为主[141]。当母亲或婴幼儿出现感染时，母乳中的白细胞数量会发生动态变化，提示母乳作为一个活性代谢系统参与婴幼儿免疫系统的调节，通过母乳喂养母体能与婴幼儿免疫系统发生交互作用，有效预防婴幼儿的感染风险。

　　在哺乳早期，母乳中的巨噬细胞含量丰富，随着喂养的进展，巨噬细胞的含量在逐渐下降。这些巨噬细胞可以在不启动机体系统性炎症反应的情况下，通过吞噬功能清除体内病原体，抵御感染。母乳中白细胞的组成和含量随着哺乳的进展发生动态变化。Tend 等比较了初乳（出生后 7 天内）、过渡乳（此研究为生后 8 ~ 12 天）和成熟乳（此研究为生后 26 ~ 30 天）中 CD45+ 细胞的含量，发现

初乳中 CD45$^+$ 细胞含量最高[142]。此外，分娩孕周也会影响母乳中免疫细胞的组成，早产产妇孕周越小，母乳中 T 淋巴细胞和 B 淋巴细胞含量越高；足月产妇的成熟乳中 NK 细胞和 T 细胞的含量更高一些。

母乳中的造血祖细胞和造血干细胞具有再分化的特征，体外实验研究中发现母乳干细胞中某些转录因子的表达上调，可以促进细胞的自我更新[143]。针对母乳中干细胞功能的研究报道，均提示干细胞有利于母乳喂养婴儿的组织细胞再生，还能促进免疫细胞的修复和更新，从而维持机体固有免疫功能[143-144]。

二、母乳中的免疫活性物质对婴儿免疫功能的影响

出生后新生儿的固有免疫系统在顺利适应外界环境，尤其是抵抗细菌和病毒等病原体侵袭方面发挥决定性作用。虽然足月新生儿脐带血的 B 淋巴细胞的占比与成人相同，但是新生儿淋巴细胞尤其是 T 细胞的功能尚处于不断完善阶段，自身免疫球蛋白的合成能力低于成人。同时，单核细胞和 T 淋巴细胞、B 淋巴细胞还不成熟，抑制性 T 细胞活性增强，辅助性 T 细胞功能缺乏。这些特点都决定了新生儿对病原体的更高易感性。母乳中含有丰富的免疫活性成分，恰好能够为免疫功能尚不完善的婴幼儿提供针对感染性病原体和环境抗原的防御性保护。目前已知的母乳中免疫活性物质包括免疫球蛋白、乳铁蛋白、溶菌酶、补体、细胞因子、生长发育相关的激素等。

（一）免疫球蛋白

免疫球蛋白（immunoglobulin，Ig）是重要的免疫分子，也被称作抗体（antibody），在体液免疫应答中发挥作用。根据多肽链结构和抗原性的差异，免疫球蛋白可以分为 5 种类型：IgM、IgD、IgG、IgA 和 IgE。母乳中的免疫球蛋白主要为分泌型免疫球蛋白 A（secretory immunoglobulin A，sIgA），也包括部分分泌型 IgM 和 IgG，这些免疫球蛋白构成了新生儿出生后的最初的特异性免疫系统[145]。母乳喂养的过程中，母乳中以免疫球蛋白为代表的免疫效应分子，随婴幼儿生长发育需求处在持续动态变化中。初乳中免疫球蛋白含量最高，过渡乳中免疫球蛋白的含量开始下降。

新生儿出生后，无法再通过胎盘屏障直接从母体获得抗体，母乳中的免疫球蛋白经过胃肠道消化吸收后并不能以大分子蛋白的形式进入血液循环中[146]。因此，母乳中的免疫球蛋白对婴儿的免疫系统功能的调节作用主要通过以下 3 个方面实现：一是母乳中免疫球蛋白对新生儿感染性疾病的预防作用，二是母乳中免疫球蛋白对肠道菌群定植的影响，三是诱导机体对黏膜抗原的免疫耐受。

目前的研究认为母乳免疫球蛋白发挥抗感染效应是通过强化新生儿黏膜屏

障功能实现的，而 sIgA 对婴儿肠道菌群的形成和维持发挥了关键作用[147]。黏膜中的 sIgA 与肠道中的细菌发生结合，辅助机体识别有益微生物和致病菌，可以靶向促进有益的共生微生物顺利在肠道定植，同时将病原体作为抗原呈递至相应的免疫细胞[148]。另外，通过减缓微生物在上皮细胞的黏附或将微生物与上皮细胞直接分离，sIgA 可以追踪共生微生物和致病菌，预防微生物在肠道的移位。基于免疫球蛋白对肠道微生物的筛选和调控，母乳中的免疫球蛋白不仅影响婴幼儿期的肠道菌群，也会对成年期的肠道菌群产生影响。人群研究表明，配方奶喂养的婴儿及 IgA 缺乏人群的肠道炎症发生风险都相应增高。Rogier 等[149] 在动物实验中则观察到用缺乏 IgA 的母乳喂养的乳鼠，炎性肠病及其他炎症性疾病相关的基因表达水平上调。

（二）乳铁蛋白

乳铁蛋白是一种多效蛋白[150]，参与了机体多种重要生物反应过程。在胃肠道中乳铁蛋白可部分抵抗蛋白酶的水解作用，在婴儿期肠道和肝发育中发挥重要作用。乳铁蛋白具有广谱抗微生物的功能，包括细菌、病毒、真菌和寄生虫，可以增强机体免疫能力[151]。

乳铁蛋白在胃部酸性环境下，由胃蛋白酶分解为乳铁蛋白肽，乳铁蛋白肽能调节机体免疫功能，发挥抗菌和对部分病毒的抗感染效应。同时，乳铁蛋白肽可以中和内毒素，避免单核细胞被激活，从而减少机体合成炎症反应中常见的细胞因子，如 IL-1β、IL-6、TNF-α 和 IL-8，能有效预防机体发生炎症反应[152]。Togawa 等[153] 的研究将乳铁蛋白灌胃给予结肠炎疾病模型的大鼠，发现能其有效缓解大鼠肠道的炎症状态。近年来，诸多研究都验证了乳铁蛋白在调节免疫功能方面发挥的作用，一项纳入 6 个随机对照研究的荟萃分析结果显示经肠道给予乳铁蛋白后，早产儿细菌和真菌感染导致的脓毒血症发病率下降[154]。另一项系统综述纳入了 9 项 RCT 研究，结果提示预防性给予乳铁蛋白可以显著降低婴儿迟发型脓毒血症及新生儿小肠结肠炎的发病风险[155]。

（三）溶菌酶

溶菌酶是新生儿出生后固有免疫系统的重要组成部分，具有广谱抗菌活性，通过防止细菌性病原体的定植和侵袭，调节机体的免疫反应和炎症。肽聚糖时细菌细胞壁的重要成分，肽聚糖变性后会导致细菌细胞的迅速裂解。溶菌酶恰好可以水解肽聚糖的 N- 乙酰胞壁酸（N-acetylmuramic acid，NAM）和 N- 乙酰葡萄糖（N-acetylglucosamine）残基之间的 β-1,4 糖苷键。通过水解肽聚糖的关键结构，溶菌酶可以使大多数革兰氏阳性菌和少数革兰氏阴性菌的细胞壁溶解，起到杀菌作用。

　　母乳中含有丰富的溶菌酶，该类物质在酸性环境中稳定，不会在经胃肠道消化的过程中被破坏。Cooper 等使用转基因山羊表达人乳腺中的溶菌酶，研究了母乳溶菌酶对胃肠道菌群的影响。结果显示，喂饲表达母乳溶菌酶的山羊奶的组别，肠道微生物菌群中总大肠菌群和大肠杆菌的数量低于喂对照组，证明人类母乳中的溶菌酶可调节这些小猪的肠道菌群[156]。Brundige 等的研究中也发现喂饲人乳溶菌酶山羊奶的小猪，其回肠中总大肠菌群和肠致病性大肠杆菌的数量显著低于喂饲对照动物，提示来自转基因动物的奶具有抗肠致病性大肠杆菌感染的保护作用[157]。

三、母乳与肠道屏障功能

　　肠道屏障是人体与外部环境接触较为广泛的一个部分（面积达 $200 \sim 300 \ m^2$），通过组织、细胞和信号分子对整个机体的先天免疫系统起作用，对宿主防御至关重要（图 6-1）。肠道屏障可分为先天免疫和适应性免疫两大类。其中先天免疫是在婴儿出生时就存在的，能够起到部分免疫作用。

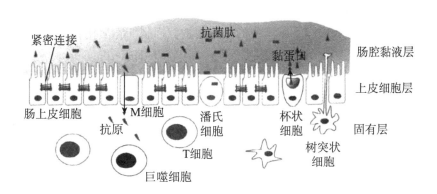

图 6-1　肠道屏障的主要结构

　　肠道屏障可分为 3 个主要组成部分：肠腔内分泌黏液层、肠上皮细胞层和固有层。由杯状细胞分泌的含抗菌活性蛋白的黏液构成黏液层，提供润滑和阻隔作用，减少表层与共生细菌的接触。肠上皮细胞层由肠上皮层吸收性细胞、微皱褶细胞（M 细胞）、杯状细胞和潘氏细胞 4 种高度分化的肠上皮细胞（intestinal epithelial cells，IEC）构成。IEC 层位于黏液层之下，形成一个由连接蛋白固定的物理屏障，能够在肠道病原体的刺激下启动细胞外信号传导和基因转录，通过释放细胞因子和趋化因子吸引白细胞，进而产生防御反应；固有层含有许多天然免疫细胞，包括巨噬细胞和树突状细胞等，其作用包括抗原的摄取和转运、诱导T细胞分化、刺激免疫球蛋白的产生和组织修复。

婴幼儿肠道屏障的建立和成熟对后天的健康有巨大影响。新生儿从宫内环境进入外界环境，胃肠道需要迅速适应，发挥免疫功能。但是新生儿的适应性免疫系统发育不全，特异性免疫无法发挥，对感染性疾病的易感性高于普通人群。母乳中的免疫相关活性成分恰好满足婴儿的免疫需求，对肠道屏障功能具有保护和促进作用。

已有大量研究证明，HMOs作为益生元具有促进拟杆菌属和双歧杆菌属在婴儿肠道环境内定植、防止致病菌感染的功能。近期研究发现，HMOs在促肠道上皮层成熟及调节免疫分子表达中也具有重要的生物功能。HMOs具有调节IEC凋亡、增殖和分化的作用，同时可以改变肠上皮细胞基因表达，导致细胞表面糖原的改变[158-159]。HMOs与IEC表面或向肠腔突出的树突状细胞表面的聚糖相互作用，促进肠上皮屏障的成熟。同时，HMOs还能通过调节微生物群和随后产生的短链脂肪酸间接影响屏障的完整性[160]。

唾液酸结合免疫球蛋白样凝集素（sialic acid-binding Ig Like lectins，Siglecs）是一类细胞表面受体，可识别多种细胞表面糖结合物的唾液酸残基。Siglecs通过调节树突状细胞和巨噬细胞产生的细胞因子，抑制细胞活化和增殖，降低免疫细胞功能，并通过影响B淋巴细胞，抑制调节性T细胞功能。唾液酸化的HMO能够通过结合Siglecs降低其对免疫相关信号通路的影响，从而调节了免疫细胞相关功能[161]。具有调节免疫反应功能的凝集素还包括半乳糖凝集素（galectins）家族，它们是由胃肠道免疫细胞和人胃肠道上皮细胞产生的糖结合蛋白。半乳糖凝集素分子与HMOs的β-半乳糖基结合后，由其介导的信号通路表达受到影响，从而参与到多种生理和病理过程，其中就包括对免疫细胞稳态和炎症状态的调控[162]。

母乳是一种天然的水包油乳剂，而乳脂肪球（milk fat globule，MFG）是其中一个重要的组分，在婴儿免疫发育、新陈代谢和消化吸收过程中具有重要的生物活性。母乳中MFG的结构高度复杂，油脂稳定为乳化的小脂肪球，形成脂肪球膜（membrane of MFG，MFGM）。MFGM含有多种成分，主要为极性脂质、蛋白质、中性脂质和RNA等微量成分[163]。近年来，许多动物实验和临床试验证实了母乳脂肪球和长链多不饱和脂肪酸在肠道屏障功能方面的重要作用，其中MFGM在促进肠道结构发育和肠道上皮细胞分化中起到重要作用。Motouri等报道添加MFGM类似物的配方奶粉能够改善幼鼠肠道上皮细胞增殖和分化，进而加速肠道发育和改善肠道黏膜结构，增加幼鼠肠道紧密连接蛋白的表达水平使其与母鼠饲养的幼鼠相似[164]。Snow 等的研究表明，在断奶后给小鼠喂食富含 MFGM 的食物，可以通过加强黏膜屏障防止脂多糖诱导的肠道炎症[165]。

近年来，以骨桥蛋白（osteopontin，OPN）、细胞因子、黏蛋白（mucins，MUC）等为主的母乳中活性蛋白对婴儿肠道屏障功能的影响逐渐得到关注和认可。OPN 是一种参与病理生理过程的分泌蛋白质，在人体的肾、脑、骨髓、内皮细胞等组织中大量存在，在母乳中含量丰富[166]。OPN 在肠黏膜固有层细胞免疫反应中起到重要作用，在调节 Thl/Th2 平衡免疫反应中发挥重要作用分。OPN 可诱导 Thl 细胞因子 IL-12 的表达，抑制 Th2 细胞因子 IL-10 的产生，进一步研究发现，OPN 磷酸化是诱导 IL-12 表达的必要条件[167]。

母乳中细胞因子的主要来源是乳腺上皮细胞或母乳中的免疫细胞，此外还有通过母亲体循环进入母乳的细胞因子。目前对新生儿免疫系统和肠道屏障的发育影响研究广泛的细胞因子主要有 TGF-β、IL-10、IL-6 等，体外和体内动物实验表明，母乳中的细胞因子在肠上皮细胞增殖和修复中发挥重要作用，对于肠道屏障的成熟是必不可少的[168-170]。Kuhn 等[171] 的一项研究显示 IL-6 缺失小鼠肠道上皮屏障蛋白表达降低，黏液层变薄，提示 IL-6 在肠道完整性中发挥作用。

MUC 在 MFGM 中含量丰富，是一种糖蛋白，分子量为 200 ~ 2 000 kDa，母乳中 MUCl 和 MUC4 丰度最高。MUC 是成年人消化道大量分泌的一类蛋白质，在消化道中不会被分解利用，但对于消化道黏膜免疫起到重要作用[172]。婴幼儿胃肠道屏障发育不完善，不能自发产生 MUC 提供有效的黏膜免疫屏障，因此，母乳中 MUC 是调节婴儿免疫功能的重要成分。MUC 可发挥抗病原体黏附的调节功能，通过空间位阻抑制与细胞表面的黏附来保护上皮细胞不受非 MUCl 结合细菌的侵袭，并通过充当可释放的诱饵来防止细菌的侵袭[173]。

四、母乳喂养与婴儿感染性疾病

母乳中含有丰富的免疫球蛋白 IgA、IgM、IgG 以及补体、乳铁蛋白、溶菌酶、黏蛋白、低聚糖类等抗感染因子，还含有大量免疫活性细胞成分。因此母乳喂养有助于婴儿胃肠道成熟，保护婴儿抵抗病原微生物的入侵，减少患感染性疾病（如腹泻、上呼吸道感染、中耳炎、肺炎）的风险等。Lamber 等的荟萃分析结果显示母乳喂养可降低新生儿呼吸道合胞病毒性肺炎的发病风险，6 月龄时母乳喂养组婴儿呼吸道感染性疾病的发病率显著低于非纯母乳的婴儿[174-175]。另一项荟萃分析的结果显示，与人工喂养婴儿相比，5 个月的纯母乳喂养可显著降低 24 月龄幼儿的肺炎发病率和死亡率[174]。

近几年随着疾病流行谱的变化，新型冠状病毒肺炎、病毒性肝炎等感染性疾病也成为了母婴健康领域值得关注的重点问题。母乳喂养所带来的健康收益或疾病传播风险值得进一步评估和考量。

（一）新生儿坏死性小肠结肠炎与母乳喂养

新生儿坏死性小肠结肠炎（NEC）是一种主要发生在早产儿群体中的疾病，也是目前新生儿重症监护室最具破坏性的疾病之一。1965 年，Mizrahi 等首次提出新生儿坏死性小肠结肠炎的概念，其特征性表现是消化道壁中中性粒细胞浸润、黏膜下水肿、出血和消化道细胞绒毛结构的破坏，甚至全消化道壁坏死或穿孔。该病起病急、多无预兆、进展快、预后差，对早产儿的生命造成严重威胁。

作为一种感染性疾病，早在 1975 年 Sántulli 等 [176] 就提出消化道内微生物失衡假说参与了 NEC 的发病机制，且以细菌定植失调为主。NEC 通常发生于出生第 8 ~ 10 天以后，正是消化道微生物出现多样性和厌氧菌开始定植时。有研究发现，NEC 患儿的粪便培养主要为革兰氏阴性杆菌（如克雷伯杆菌、大肠埃希菌、铜绿假单胞菌、艰难梭菌），而足月顺产儿消化道微生物以乳杆菌和双歧杆菌为主 [177-178]。Yang 等 [179] 发现敲除表皮生长因子（epidermal growth factor，EGF）基因的小鼠肠道内潘氏细胞分泌抗菌蛋白的量明显减少，肠神经元传导延迟导致肠道运动受损，进而抑制消化道上皮细胞修复。EGF 来源于母体的羊水及母乳，尤其是初乳的含量更高，羊水中的 EGF 随胎龄逐渐增加，早产儿因分娩胎龄不足月，自身体内 EGF 含量低，可能导消化道黏膜损伤后修复能力差，更易发生 NEC。因此，早产儿出生后自母乳中获得充分的 EGF 对于预防 NEC 的发生发展具有重要意义。

NEC 患儿中仅有不到 10% 为足月儿，早产儿和低出生体重儿出生体重越低，发生 NEC 的风险就越高。NEC 发生的高峰时间为 CGA 31 周左右，早产儿消化道发育不成熟，消化、吸收和代谢功能低下，胎龄越小，发生喂养不耐受的可能性越大 [180]。早产儿、低出生体重儿出生后肠内喂养的实施和过渡，会影响其后续的追赶生长质量，而在早产儿住院期间尽早开展科学合理的母乳喂养，制定个性化的营养支持方案，将为早产儿后续神经系统和免疫系统的发育打下坚实基础。《中国新生儿营养支持临床应用指南》和《早产、低出生体重儿出院后喂养建议》中建议早产儿尽可能早地开始母乳喂养，根据其吞咽及呼吸相关功能评估选择经口或管饲喂养 [90, 181]。对于早产儿、低出生体重儿，母乳仍旧是其出生后最佳的天然食物选择。母乳喂养的实施能降低 NEC 患病率及病死率，预防 NEC 引发的脓毒血症的发生，帮助早产儿建立肠道环境的稳定微生态。

（二）新型冠状病毒感染与母乳喂养

新型冠状病毒（SARS-CoV-2，简称新冠病毒）为线性单股正链的 RNA 病毒，感染后可引发急性呼吸系统综合征及其他系统的一系列症状，人际传播途径主要为飞沫传播、接触传播、气溶胶传播。

孕妇及婴幼儿属于新冠病毒感染高危人群，他们的免疫系统相比普通人群更加脆弱。虽然目前有限的人群研究表明孕妇的感染风险及感染后疾病严重程度和普通人群并无差异，但基于对该疾病的有限认知，仍建议临床医生及孕妇应对新冠病毒感染时，要更加谨慎。孕妇产后实施母乳喂养对于母亲和新生儿的健康均有益处，母乳为新生儿提供全面的营养，同时也为其提供免疫活性物质。因此在新冠病毒感染在全球范围内发生的情况下，母乳喂养对于新生儿健康具有积极意义。对于新冠病毒是否存在母婴垂直传播的可能性以及母亲感染新冠病毒后，如何实施母乳喂养能最大限度避免病毒传播，这些问题在目前的疾病流行形势下，都值得关注和积极探讨。

新冠病毒是否通过母乳感染新生儿，是决定感染新冠病毒的母亲产后能否实施母乳喂养的关键核心所在。人群流行病学研究显示新冠感染者的母乳中并不一定含有新冠病毒，然而，这些研究的研究设计不同，研究开展的地区也不同，研究样本量有限，因此，仍需更大样本量的前瞻性队列研究或大样本病例对照研究证据来评估评估新冠病毒是否存在经母乳传播的可能性[182-186]。现有研究仅有Tam等的研究中检测出母乳中含有新冠病毒[187]，该研究对母乳采集的流程并无精准的描述，因此很难确定检测为阳性的母乳标本中所含有的病毒是否源自母体，无法排除泌乳过程中外界环境或母亲飞沫传播导致的污染。母乳中新冠病毒的含量是否随泌乳阶段推进和发生变化，现有研究无法给出充足的证据。即便证实病毒可通过乳腺分泌至母乳中，目前的数据也无法探究感染新冠后产妇的母乳中持续存在病毒的周期有多长。未来仍需通过大样本量人群研究和严谨的实验设计来明确新冠病毒是否会经由母乳传播至婴幼儿，这是母乳喂养与新冠病毒研究的重要研究方向。

（三）病毒性肝炎与母乳喂养

病毒性肝炎是由多种肝炎病毒引起的、以肝细胞变性坏死为主要病变的一组全身传染病。目前已经确定的病原体有甲型肝炎病毒（hepatitis A virus，HAV）、乙型肝炎病毒（hepatitis B virus，HBV）、丙型肝炎病毒（hepatitis C virus，HCV）、丁型肝炎病毒（hepatitis D virus，HDV）以及戊型肝炎病毒（hepatitis E virus，HEV）、庚型肝炎病毒（hepatitis G virus，HGV）。2016年5月世界卫生大会通过了《全球卫生部门病毒性肝炎战略》（2016—2021），这一战略提出到2030年消除病毒性肝炎公共卫生威胁的目标（包括到2030年在2015年数据的基础上将新发病毒性肝炎感染率降低90%，并将病毒性肝炎引起的死亡率降低

65%）[188]。虽然经过多年研究，肝炎病毒的母婴传播诸多相关问题仍没有阐明。不同分型的病毒性肝炎感染人群，产后实施母乳喂养的建议及预防母婴传播的措施并不相同。

我国属于 HBV 感染流行率较高地区，消除乙型肝炎对公共卫生威胁需要将 5 岁儿童的乙肝病毒（HBV）感染率降至 0.1%。母婴传播是 HBV 的重要传播途径，慢性 HBV 感染最大的负担来自于孕期母胎的垂直传播和婴幼儿时期母婴的水平传播，文献报道称我国 HBV 携带者 50% 源于母婴垂直感染[189]。因此，阻断 HBV 母婴传播是消除乙肝的关键，加强慢性 HBV 感染的孕妇及其所分娩婴儿的规范化管理是切断 HBV 母婴传播的有效措施。在阻断母婴传播的各项措施之下，乙肝病毒感染产妇应尽量实施母乳喂养，母乳是婴儿最理想的天然食物，母乳喂养有利于母亲的恢复及婴儿的生长发育。人群研究结果证明母乳喂养并未增加婴儿的 HBV 感染率，感染 HBV 母亲分娩后可以哺乳。虽然乙型肝炎病毒表面抗原（hepatitis B surface antigen，HBsAg）阳性孕妇的母乳存在病毒，但母乳喂养不增加额外的 HBV 母婴传播风险，这与新生儿出生后立即免疫预防有关，也可能与母乳能与 HBsAg 结合有关。2020 版《乙型肝炎病毒母婴传播预防临床指南》中建议无论孕妇乙型肝炎病毒 e 抗原（hepatitis B e antigen，HBeAg）阳性还是阴性，都应鼓励新生儿接受母乳喂养，且在预防接种前就可以开始哺乳。应保证新生儿出生后 12 小时内完成免疫预防，保证婴儿的特异性免疫力。乳头皲裂或损伤出血、婴儿口腔溃疡或舌系带剪开造成口腔损伤等，均可哺乳。无需检测母乳 HBV DNA 水平。孕妇孕期行抗病毒预防治疗，产后立即停药者，鼓励母乳喂养；产后继续服药者，药物可通过母乳分泌，虽然药物说明书建议服药期间不能哺乳，但研究显示，婴儿经母乳而吸收的替诺福韦和拉米夫定的血药浓度为孕妇浓度的 2% ~ 27%，远低于孕期服药者的宫内暴露浓度；孕妇产后短期服药且母乳喂养的新生儿，并没有出现额外的不良反应。因此，建议产后短期继续服药者（如产后 1 个月）坚持母乳喂养，而不是放弃母乳喂养。如果产后需要持续服药者，母乳喂养对婴儿是否产生不良影响的研究资料有限，但结合母乳喂养的益处和婴儿曾经长期宫内暴露于药物未产生严重不良影响，可考虑母乳喂养，同时须密切观察药物对婴儿是否存在不良影响[190]。

乙型肝炎以外的病毒性肝感染者实施母乳喂养的相关推荐意见及人群研究相对较少，HAV 的母婴传播罕见，但是 HCV、HDV、HEV 和 HGV 均可通过母婴传播，其中 HCV、HDV、HGV 尚不能通过免疫接种方案预防围产期感染。

不同分型肝炎病毒的传播途径存在差异，母乳喂养是否会感染婴儿取决于母乳中的病毒载量，以及实施母乳喂养过程中的防护手段和卫生条件。美国妇产科学会在 2021 年发布的《妊娠期病毒性肝炎预防诊疗》[191]（*Treatment and*

Prevention of Viral Hepatitis in Pregnancy）专家建议中，给出了病毒性肝炎孕妇母乳喂养实施的要求，现将其整理归纳于表 6-4。

表 6-4　不同分型病毒性肝炎产妇产后哺乳实施建议

病毒类型	传播途径	母乳喂养要求
甲型肝炎 （RNA 病毒）	粪 - 口传播	建议实施 注意清洁卫生
乙型肝炎 （DNA 病毒）	医源性传播 性接触传播 血源性传播 母婴传播 密切接触传播	建议实施 新生儿注射免疫球蛋白及乙肝疫苗
丙型肝炎 （RNA 病毒）	医源性传播 性接触传播 血源性传播 母婴传播 密切接触传播	建议实施 哺乳期间保证乳头无破损
丁型肝炎 （DNA 病毒、缺陷病毒、与 HBV 重叠感染）	医源性传播 性接触传播 血源性传播 母婴传播 密切接触传播	建议实施 新生儿注射免疫球蛋白及乙肝疫苗
戊型肝炎 （RNA 病毒）	粪 - 口传播	建议实施 注意清洁卫生

第六节　母乳与婴幼儿肠道菌群

母乳中的微生物组是婴儿出生后肠道获得微生物的第二大来源，在婴儿肠道菌群的定植中起到关键作用；已有研究证明母乳中低聚糖类可刺激特定的肠道微生物，同时作为可溶性病原体的受体类似物阻断病原体在肠道的吸附位点，起到预防感染的作用。近年来的研究证明，母乳中含有高达数百种的细菌、是婴儿肠道获得细菌的持续来源，包括葡萄球菌（staphylococci）、链球菌（streptococci）、双歧杆菌（bifidobacteria）和乳酸杆菌（lactic acid bacteria）等，双歧杆菌和乳酸杆菌在婴儿肠道内的定植，还可以抑制病原微生物在婴儿肠道内生长定植，保护婴儿抗感染和促进免疫系统的成熟。

一、婴幼儿肠道菌群建立过程

2014 年 Versalovic 等的研究中对胎盘组织进行 16S 测序检测，发现存在微生物群落，因此推测胎儿在宫内环境中，可能通过胎盘屏障获得源自母体的微生物[192]。在此之前已有研究人员在足月及早产儿产时的胎盘组织、羊水、脐血和胎粪样本中发现微生物，并认为源自母体肠道[193-195]。Versalovic 等的研究结果发表后，许多学者也陆续发表其原创研究认为存在宫内环境微生物组[196-198]。另一些学者则对该类结论的文章进行了驳斥，Kliman 认为仅仅是检测到微生物组遗传物质，并不能证明微生物在宫内环境的定植，不能排除环境污染因素导致的结果偏差[199-201]。在进行了严格的质量控制（设立对照组，避免了检测试剂盒中微生物污染等步骤）后，宫内的微生物检测为阴性[202-203]。然而，宫内是否开始有菌群定植的争议尚未由定论，Rackaityte E 等在 2021 年发表的研究中分别采用 16S 测序、电镜、细菌培养等技术均在宫内胎儿肠道中检测到细菌[204-205]。近几年关于宫内是否存在菌群环境的讨论，仍旧在持续，有待更多高质量证据给出答案。

婴儿出生时从母亲的微生物群过渡进入其自身的微生物群[206]，在出生早期，兼性需氧和需氧微生物就占据了肠道生态的主导地位。这些微生物将会消耗肠道的含氧量，从而促进随后以厌氧菌为主的复杂菌群的增殖。

尽管有这种普遍模式，但新生儿的肠道菌群特征呈现出个体化的差异，随着生长发育更加多变，相较成人菌群差异程度要更为显著[207]。然而这种反应物种群落之间差异的 β- 多样性指数会在 12 个月内不断降低，同时反应菌群物种多样性的 α- 多样性指数不断升高，提示新生儿菌群随着时间变得更加复杂，在此期间个体差异日渐降低到成人的典型水平。成人样肠道菌群稳定结构形成的确切年龄尚不明确，但一般发生在 2.5 ~ 3 岁[208-209]。在这个年龄，大多数细菌群组已经达到成人微生物群的稳定状态，而其他微生物群组可能仍然需要更多的时间来达到这样的稳定状态[210]。事实上，有些差异似乎持续到青春早期[211]。

二、母乳喂养对婴幼儿肠道微生态的影响

研究调查表明婴儿 1 岁时肠道微生物群分布与母乳喂养时间有关，从 52 名 1 岁健康澳大利亚儿童粪便样本中制备细菌 16S rRNA 基因的 v3/v4 区扩增子。研究发现 1 岁时仍坚持母乳喂养的儿童粪便微生物群与早期断奶的儿童粪便微生物群有显著差异，且这一差异与辅食引入的年龄无关。在仍母乳喂养的儿童中，韦荣球菌属的丰度较高；不再母乳喂养的儿童具有更"成熟"的微生物群，拟杆菌门丰度显著增加。儿童的微生物群在不同分娩方式或不同抗生素暴露中无明显

差异。基于儿童喂养模式的进一步分析发现，母乳喂养并伴有辅食添加的儿童与混合喂养并伴有辅食添加的儿童相比，微生物群特征明显不同。这项研究证明：即使是在婴儿后期已经有辅食添加的情况下，母乳喂养仍会持续影响肠道微生物群落。该年龄段内，分娩方式或抗生素暴露对这些健康儿童的微生物群落特征没有明显的影响[212]。

婴幼儿从出生后，肠道中的菌群生态经历逐渐丰富，稳定的过程，微生物多样性增加，菌群结构随生长发育动态变化。分娩方式、喂养方式、辅食添加、抗生素的使用，分娩胎龄等因素都会对婴幼儿肠道微生态的建立产生影响。2～3岁左右，幼儿的肠道微生态趋于稳定，接近成年人状态。母乳喂养无疑是婴幼儿肠道菌群生态建立过程中至关重要的一个因素，母乳中的菌群丰富，是婴儿肠道微生物的重要来源之一，来自于母乳中的益生菌经过喂养行为定植于婴儿肠道中，发挥健康效应。同时，母乳中的其他功效成分，如低聚糖，发挥着益生元的作用，可以促进益生菌如双歧杆菌、乳杆菌在肠道中的定植，帮助它们成为肠道中的优势菌群，从而促进了婴幼儿肠道免疫功能的发育。另外，母乳中的一些小分子物质，如 miRNA、外泌体等，近年来也是母乳研究领域的热点内容，已有的研究提示这些活性成分，也可以通过调节婴幼儿肠道菌群的生态，产生相应健康效应。

（一）母乳中微生物的健康效应

1. 母乳菌群对婴幼儿肠道微生态建立过程的影响　出生后的数天内，新生儿肠道中菌群主要以兼性厌氧菌为主，包括肠杆菌、链球菌、肠球菌、葡萄球菌属，这些菌属定植后可消耗新生儿肠道环境中的氧气，肠道环境逐步转变为适宜厌氧菌定植状态，为双歧杆菌、拟杆菌、梭菌属的定植奠定基础。婴儿开始添加辅食后，肠道菌群的结构进一步发生转变。出生后最初几个月，婴儿肠道中开始检测到双歧杆菌，1岁以前双歧杆菌属都是肠道中的优势菌属，1岁以后其丰度逐渐下降，肠道中菌群的多样性不断提升[213]。值得关注的是近期的研究已证实无论是母乳喂养还是人工喂养，1岁以前婴儿肠道中的优势菌群都为双歧杆菌。相较母乳喂养的婴幼儿，人工喂养的婴幼儿肠道中兼性厌氧菌和厌氧菌的比例更高[214]。母乳喂养的婴幼儿肠道中需氧菌的比例更高，菌群复杂程度更低，在1岁后肠道菌群构成会发生更大变化。随着固体食物的引入，两种喂养模式的婴幼儿肠道菌群之间的差异逐步消失，菌群结构转变，接近成年人模式[215-216]。

一项西班牙地区的人群研究比较了纯母乳喂养婴儿粪便中菌群和母乳中的菌群的特征，结果显示出生后第1天的新生儿粪便样本中分离的细菌多为肠球菌和链球菌，出生后10天至3个月之间，双歧杆菌属成为肠道中的优势菌群。相应时间点的母乳样本中，分离出的丰度最高的菌属为链球菌，同时乳杆菌和双歧杆菌也能从中获得[217]。母乳微生物是婴儿肠道共生细菌的主要来源之一，婴儿每摄入 800 ml 的母乳，就会摄入 $8 \times 10^4 \sim 8 \times 10^6$ 个共生细菌，婴儿肠道菌群建立必然与母乳中的菌群结构密切相关[218]。已有研究提示母乳中菌群的结构也以双歧杆菌属为主，与婴儿 1 岁内肠道中菌群的结构特征高度适配，能适应婴儿期肠道菌群发展变化的规律[213]。母乳中微生物组的供给和婴儿肠道菌群的发育可形成动态平衡，当母婴之间菌群动态平衡状态无法维持时，将导致疾病风险，如免疫系统及肠道功能发育不成熟的新生儿坏死性结肠炎的患病风险要大于正常母乳喂养的孩子[219]。2020 年的一项系统综述结果显示，双歧杆菌和乳杆菌混合制剂的补充，能降低早产儿坏死性结肠炎的发病率，提示母乳菌群对婴幼儿健康的积极作用[220]。

2. 母乳菌群的抗感染效应　母乳中的微生物能有效预防新生儿发生感染性疾病。已有研究表明对感染性疾病的预防作用主要经由两类机制实现，一是母乳中的菌群可以促进新生儿免疫系统发育成熟，二是母乳中的微生物可以竞争性抑制病原体进入新生儿体内。母乳中可竞争性抑制致病原定植的代表菌属包括母乳中葡萄球菌属微生物，其中表皮葡萄球菌（S.epidermidis）在母乳及母乳喂养的婴幼儿肠道中均定植，其抗感染作用机制研究得较为深入。

Jiménez 等发现表皮葡萄球菌，在研究对象的母乳及母乳喂养婴儿粪便中均为高丰度的优势细菌，但配方奶粉喂养婴儿粪便中表皮葡萄球菌丰度较低。进一步的对分离菌株基因测序的结果提示母乳及粪便中表皮葡萄球菌黏附相关基因 *embp*、*atlE* 表达高，而与菌膜形成相关的 *icaD* 和 *mecA* 基因表达低。该研究结果提示母乳来源的表皮葡萄球菌属其基因表达的功能与细菌黏附相关，但该类型菌属的毒力相关基因和抗生素耐药性相关的基因表达少，与常见的医院感染途径获得的葡萄球菌属存在特征差异。因此，可推测母乳来源的表皮葡萄球菌并不会导致临床感染性疾病的发生，通过表皮葡萄球菌相关基因表达，母乳来源的葡萄球菌能竞争性抑制肠道中其他具有潜在危害的菌属[221]。另一项研究则侧重关注母乳喂养的婴儿肠道中肠球菌属的特征，分离出的肠球菌中含有抗生素耐药和致病毒力相关基因，然而其结构与院内感染的致病性肠球菌并不一致[222]。母乳喂养婴儿粪便中分离的肠球菌对万古霉素没有产生耐药性，与细菌致病性相关的溶血霉素基因和明胶酶基因表达量都非常低，而与菌株在肠道定植相关的基因表达更高。该研究的结果提示，母乳喂养婴儿粪便中的肠球菌能促进婴儿肠道功能的发育，降低致病菌感染的风险。母乳中的细菌在婴儿肠道中的定植，能减少具有致病毒力的细菌在婴幼儿肠道中的感染。体外实验研究中发现母乳中分离培养得到的乳酸杆菌，可通过阻断 CCR5 受体，减少 CXCR4 受体的表达，抑制 HIV-1

病毒的感染，提示乳酸杆菌可能通过调节黏膜屏障功能降低 HIV 感染风险[223]。

已有的研究报道表明，母乳中的菌群通过影响婴儿肠道菌群的结构对婴儿的健康及特定疾病发挥作用，该作用机制也是维持婴儿的生理稳态的重要因素。未来进一步的研究将集中于阐明母乳菌群对特定疾病，如肠易激综合征、炎肠病、1 型糖尿病等疾病的影响及其作用机制[224]。

（二）HMOs 对婴儿肠道微生态的影响

HMO 是由短链和长链寡糖结构构成的一类复杂的非共轭聚糖，是人乳中第三大固体成分。HMOs 具有益生元的功能，在婴儿胃肠道内促进某些有益菌株（如婴儿双歧杆菌）的生长，保护婴儿免受致病菌的侵害，HMOs 的益生元和免疫调节作用能促进婴儿的肠道成熟和免疫系统进一步发育。

1. HMOs 与婴儿肠道微生态环境建立　HMOs 能为肠道中微生物繁殖增长，提供重要的代谢底物。母乳喂养的婴儿肠道中双歧杆菌能成为优势菌群，其中重要的因素在于母乳为婴儿肠道提供了适合该菌群定植和增长成分，这些成分主要是母乳中的低聚糖[225]。HMOs 可以在大肠中被双歧杆菌发酵，发酵产生的乙酸和乳酸能降低肠道 pH 值，抑制致病菌在婴儿肠道中增长繁殖[225]。HMOs 发酵后还能产生很多中短链脂肪酸，如丙酸和丁酸，丁酸则是为结肠上皮细胞提供能源的重要化学物。由此可见，母乳中的低聚糖是维持婴儿肠道健康必不可少的一类活性成分[226]。

近年来的机制研究显示，双歧杆菌对 HMOs 的利用既能通过细胞外通路，也能通过细胞内的通路实现[227]。婴儿双歧杆菌和双歧双歧杆菌可直接将低聚糖转运至细胞内，通过糖苷水解酶的作用将其讲解为单糖，同时产生 ATP，生成的终产物是乙酸盐和乳酸盐。双歧双歧杆菌对 HMOs 的利用需要依赖最初在细胞外对低聚糖的代谢，细菌分泌的糖苷水解酶在细胞外将 HMOs 分解为双糖或单糖，该过程中产生的代谢产物会被转运至胞内，用于细胞内的代谢[228]。当双歧双歧杆菌在含有 HMOs 的粪便环境中培养时，其胞外降解 HMOs 的过程会产生其他的碳水化合物，可以促进各类双歧杆菌属微生物的生长。双歧双歧杆菌还可介导其他双歧杆菌属微生物对 HMOs 的利用，从而促进了婴儿肠道菌群多样性的发展[229]。近期研究发现，至少有 6 类双歧杆菌属的细菌中存在与 HMOs 分解代谢相关的水解酶、转运蛋白及基因，HMOs 代谢相关的机制通路及基因在双歧杆菌属丰度高的菌群环境中有更高效率的表达[230]。虽然现有研究对 HMOs 的转运机制尚未做出明确解释，但越来越多研究开始关注 HMOs 分解代谢通路对建立婴儿肠道菌群环境的重要性。

HMOs 对双歧杆菌之外的肠道菌属也有研究报道，嗜酸乳杆菌可以利用胞

外的由 *lacL* 基因表达的 β- 半乳糖苷酶分解半乳糖，产生并利用 LNnT 促进其增殖[231]。Schwab 等的研究则关注到婴儿肠道中的霍氏真杆菌，这是一类在肠道中可代谢产生丁酸的菌种。霍氏真杆菌可利用双歧杆菌属发酵 HMOs 后产生的乙酸、乳酸和丙二醇，最终生成丁酸和丙酸。该研究揭示了，霍氏真杆菌在婴儿肠道中发挥的多重功效，有效介导了双歧杆菌对 HMOs 的发酵的作用机制。这些研究都说明 HMOs 与婴儿肠道菌群环境中各种菌属进行着积极的交互，塑造了婴儿肠道微生态的发育过程[232]。

2、HMOs 对肠道屏障功能的影响 婴儿的肠道是消化吸收营养物质的场所，也是抵御外界病原体入侵的一道重要屏障[227]。HMOs 不仅通过影响肠道菌群的结构，间接引导了肠道屏障功能的发展，同时还能调节肠道细胞功能直接影响婴儿肠道屏障功能的成熟和发育。HMOs 与肠道菌群的动态交互，构成了肠道中的代谢体系。肠道微生态的建立过程中，需要各类不同代谢物发挥其作用，其中丁酸是结肠上皮细胞提供能量来源的重要物质，丁酸主要由双歧杆菌属合成[233]。双歧杆菌属在肠道中将 HMOs 酵解为多种短链脂肪酸，该代谢机制有利于双歧杆菌的繁殖，从而维持肠道中丁酸的生成通路，保证肠道上皮细胞的功能[234]。

肠道表面的糖蛋白复合物是新生儿肠道中有益菌群定植的结合位点，可阻断病原体在肠道的黏附，是防止致病菌和消化酶与肠道接触的一道物理屏障。糖蛋白复合物在肠道的代谢合成受到影响时，婴儿肠道功能紊乱的风险增高[235]。既往研究显示 HMOs 可以促进肠道上皮细胞合成糖蛋白复合物，在肠道上皮的表面形成物理屏障，从而维持肠道稳态。2019 年的一项动物实验研究表明在坏死性结肠炎动物模型中，HMOs 增加肠道中黏蛋白水平，抑制致病菌在肠道的定植。该研究结果还提示 HMOs 可直接促进包括二硫化物异构酶在内的伴侣蛋白表达，当该通路被抑制时，HMOs 无法对肠道屏障起到保护作用。研究人员认为补充 HMOs 能促进肠道屏障功能的重建，增强肠功能紊乱时期的肠道屏障保护作用[236]。然而，HMOs 对肠道屏障功能的有益影响是通过何种机制及通路实现的，有待进一步深入的研究探索来明确。

参考文献

[1] Mameli C，Mazzantini S，Zuccotti GV. Nutrition in the first 1000 days：the origin of childhood obesity [J]．Int J Environ Res Public Health，2016，13（9）：1123-1127.

[2] Lisboa PC，Miranda RA，Souza LL，et al. Can breastfeeding affect the rest of our life? [J]．Neuropharmacology，2021，200：108821.

[3] American Academy of Pediatrics Committee on Nutrition．Pediatric Obesity In Kleinman RE，and Greer FR（eds）：Pediatric Nutrition．7th edition．Elk Grove（IL）：American Academy of Pediatrics，2014.

[4] 马冠生．中国肥胖报告 [M]．北京：人民卫生出版社，2017.

[5] An offical position statement of the Assosiation of Woman's Health, Obstestic and Neonatal Nurses-Breastfeeding and the use of human milk [J]. Pediatrics, 2012, 129 (3): e827-e841.

[6] Horta BL, Loret De Mola C, Victora CG. Long-term consequences of breastfeeding on cholesterol, obesity, systolic blood pressure and type 2 diabetes: a systematic review and meta-analysis [J]. Acta Paediatr, 2015, 104 (467): 30-37.

[7] Arenz S, Rückerl R, Koletzko B, et al. Breast-feeding and childhood obesity--a systematic review [J]. Int J Obes Relat Metab Disord, 2004, 28 (10): 1247-1256.

[8] US Department of Health and Human Services. The Surgeon General's Call to Action to Support Breastfeeding [M]. Washington, DC: Department of Health and Human Services, Office of the Surgeon General, 2011.

[9] Ma J, Qiao Y, Zhao P, et al. Breastfeeding and childhood obesity: a 12-country study [J]. Matern Child Nutr, 2020, 16 (3): e12984.

[10] Harder T, Bergmann R, Kallischnigg G, et al. Duration of breastfeeding and risk of overweight: a meta-analysis [J]. Am J Epidemiol, 2005, 162 (5): 397-403.

[11] Qiao J, Dai LJ, Zhang Q, et al. A meta-analysis of the association between breastfeeding and early childhood obesity [J]. J Pediatr Nurs, 2020, 53: 57-66.

[12] Yan J, Liu L, Zhu Y, et al. The association between breastfeeding and childhood obesity: a meta-analysis [J]. BMC Public Health, 2014, 14: 1267.

[13] Gillman MW. Early infancy - a critical period for development of obesity [J]. J Dev Orig Health Dis, 2010, 1 (5): 292-299.

[14] Zheng JS, Liu H, Li J, et al. Exclusive breastfeeding is inversely associated with risk of childhood overweight in a large Chinese cohort [J]. J Nutr, 2014, 144 (9): 1454-1459.

[15] Assunção ML, Ferreira HS, Coutinho SB, et al. Protective effect of breastfeeding against overweight can be detected as early as the second year of life: a study of children from one of the most socially-deprived areas of Brazil [J]. J Health Popul Nutr, 2015, 33 (1): 85-91.

[16] Van Rossem L, Taveras EM, Gillman MW, et al. Is the association of breastfeeding with child obesity explained by infant weight change? [J]. Int J Pediatr Obes, 2011, 6 (2-2): e415-e422.

[17] Škledar MT, Milošević M. Breastfeeding and time of complementary food introduction as predictors of obesity in children [J]. Cent Eur J Public Health, 2015, 23 (1): 26-31.

[18] Weber M, Grote V, Closa-Monasterolo R, et al. Lower protein content in infant formula reduces BMI and obesity risk at school age: follow-up of a randomized trial [J]. Am J Clin Nutr, 2014, 99 (5): 1041-1051.

[19] Huh SY, Rifas-Shiman SL, Taveras EM, et al. Timing of solid food introduction and risk of obesity in preschool-aged children [J]. Pediatrics, 2011, 127 (3): e544-e551.

[20] Shim JE, Kim J, Mathai RA. Associations of infant feeding practices and picky eating behaviors of preschool children [J]. J Am Diet Assoc, 2011, 111 (9): 1363-1368.

[21] Al Mamun A, O'callaghan MJ, Williams GM, et al. Breastfeeding is protective to diabetes risk in young adults: a longitudinal study [J]. Acta Diabetol, 2015, 52 (5): 837-844.

[22] Cardwell CR, Stene LC, Ludvigsson J, et al. Breast-feeding and childhood-onset type 1 diabetes: a pooled analysis of individual participant data from 43 observational studies [J]. Diabetes Care, 2012, 35 (11): 2215-2225.

[23] Lund-Blix NA, Stene LC, Rasmussen T, et al. Infant feeding in relation to islet autoimmunity and type 1 diabetes in genetically susceptible children: the MIDIA Study [J]. Diabetes Care, 2015, 38 (2): 257-263.

[24] Horta BL, De Lima NP. Breastfeeding and type 2 diabetes: systematic review and meta-analysis [J]. Curr Diab Rep, 2019, 19 (1): 1.

[25] Rabbitt A, Coyne I. Childhood obesity: nurses' role in addressing the epidemic [J]. Br J Nurs, 2012, 21 (12): 731-735.

[26] Halipchuk J, Temple B, Dart A, et al. Prenatal, obstetric and perinatal factors associated with the development of childhood-onset type 2 diabetes [J]. Can J Diabetes, 2018, 42 (1): 71-77.

[27] Bjerregaard LG, Pedersen DC, Mortensen EL, et al. Breastfeeding duration in infancy and adult risks of type 2 diabetes in a high-income country [J]. Matern Child Nutr, 2019, 15 (4): e12869.

[28] Evelein AM, Geerts CC, Visseren FL, et al. The association between breastfeeding and the cardiovascular system in early childhood [J]. Am J Clin Nutr, 2011, 93 (4): 712-718.

[29] Martin RM, Ness AR, Gunnell D, et al. Does breast-feeding in infancy lower blood pressure in

childhood? The Avon Longitudinal Study of Parents and Children（ALSPAC）[J]. Circulation, 2004, 109（10）: 1259-1266.

[30] Wong PD, Anderson LN, Dai DDW, et al. The association of breastfeeding duration and early childhood cardiometabolic risk [J]. J Pediatr, 2018, 192: 80-85.

[31] Umer A, Hamilton C, Edwards RA, et al. Association between breastfeeding and childhood cardiovascular disease risk factors [J]. Matern Child Health J, 2019, 23（2）: 228-239.

[32] Owen CG, Whincup PH, Odoki K, et al. Infant feeding and blood cholesterol: a study in adolescents and a systematic review [J]. Pediatrics, 2002, 110（3）: 597-608.

[33] Owen CG, Whincup PH, Cook DG. Breast-feeding and cardiovascular risk factors and outcomes in later life: evidence from epidemiological studies [J]. Proc Nutr Soc, 2011, 70（4）: 478-484.

[34] Martin RM, Patel R, Kramer MS, et al. Effects of promoting longer-term and exclusive breastfeeding on cardiometabolic risk factors at age 11.5 years: a cluster-randomized, controlled trial [J]. Circulation, 2014, 129（3）: 321-329.

[35] Fewtrell MS. Breast-feeding and later risk of CVD and obesity: evidence from randomised trials [J]. Proc Nutr Soc, 2011, 70（4）: 472-477.

[36] Lauzon-Guillain B, Wijndaele K, Clark M, et al. Breastfeeding and infant temperament at age three months [J]. PLoS One, 2012, 7（1）: e29326.

[37] Taut C, Kelly A, Zgaga L. The association between infant temperament and breastfeeding duration: a cross-sectional study [J]. Breastfeed Med, 2016, 11: 111-118.

[38] Shelton KH, Collishaw S, Rice FJ, et al. Using a genetically informative design to examine the relationship between breastfeeding and childhood conduct problems [J]. Eur Child Adolesc Psychiatry, 2011, 20（11-12）: 571-579.

[39] Merjonen P, Jokela M, Pulkki-Råback L, et al. Breastfeeding and offspring hostility in adulthood [J]. Psychother Psychosom, 2011, 80（6）: 371-373.

[40] Oddy WH, Kendall GE, Li J, et al. The long-term effects of breastfeeding on child and adolescent mental health: a pregnancy cohort study followed for 14 years [J]. J Pediatr, 2010, 156（4）: 568-574.

[41] Vohr BR, Poindexter BB, Dusick AM, et al. Beneficial effects of breast milk in the neonatal intensive care unit on the developmental outcome of extremely low birth weight infants at 18 months of age [J]. Pediatrics, 2006, 118（1）: e115-e123.

[42] Loret De Mola C, Horta BL, Gonçalves H, et al. Breastfeeding and mental health in adulthood: a birth cohort study in Brazil [J]. J Affect Disord, 2016, 202: 115-119.

[43] Hayatbakhsh MR, O'callaghan MJ, Bor W, et al. Association of breastfeeding and adolescents' psychopathology: a large prospective study [J]. Breastfeed Med, 2012, 7（6）: 480-486.

[44] Peus V, Redelin E, Scharnholz B, et al. Breast-feeding in infancy and major depression in adulthood: a retrospective analysis [J]. Psychother Psychosom, 2012, 81（3）: 189-190.

[45] Peth M, Mecheal J, Jenny S, et al. The association between breastfeeding and child's later adult depression: The role of estrogen receptor gene polymorphism [J]. 2010.

[46] Anselmi L, Barros FC, Minten GC, et al. Prevalence and early determinants of common mental disorders in the 1982 birth cohort, Pelotas, Southern Brazil [J]. Rev Saude Publica, 2008, 42（Suppl 2）: 26-33.

[47] Huizink AC, Robles De Medina PG, Mulder EJ, et al. Stress during pregnancy is associated with developmental outcome in infancy [J]. J Child Psychol Psychiatry, 2003, 44（6）: 810-818.

[48] Montgomery SM, Ehlin A, Sacker A. Breast feeding and resilience against psychosocial stress [J]. Arch Dis Child, 2006, 91（12）: 990-994.

[49] Koenen KC, Moffitt TE, Roberts AL, et al. Childhood IQ and adult mental disorders: a test of the cognitive reserve hypothesis [J]. Am J Psychiatry, 2009, 166（1）: 50-57.

[50] Horta BL, Loret De Mola C, Victora CG. Breastfeeding and intelligence: a systematic review and meta-analysis [J]. Acta Paediatr, 2015, 104（467）: 14-19.

[51] Martins JG. EPA but not DHA appears to be responsible for the efficacy of omega-3 long chain polyunsaturated fatty acid supplementation in depression: evidence from a meta-analysis of randomized controlled trials [J]. J Am Coll Nutr, 2009, 28（5）: 525-542.

[52] Dewey KG. The challenge of meeting nutrient needs of infants and young children during the period of complementary feeding: an evolutionary perspective [J]. J Nutr, 2013, 143（12）: 2050-2054.

[53] Dewey KG, Vitta BS. Strategies for ensuring adequate nutrient intake for infants and young children during the period of complementary feeding [J]. Am J Chin Nutr, 2013, 11 (5): 280-283.

[54] Kumwenda C, Hemsworth J, Phuka J, et al. Association between breast milk intake at 9-10 months of age and growth and development among Malawian young children [J]. Matern Child Nutr, 2018, 14 (3): e12582.

[55] Gingras V, Aris IM, Rifas-Shiman SL, et al. Timing of complementary feeding introduction and adiposity throughout childhood [J]. Pediatrics, 2019, 144 (6): 460-464.

[56] Fusch S, Fusch G, Yousuf EI, et al. Individualized target fortification of breast milk: optimizing macronutrient content using different fortifiers and approaches [J]. Front Nutr, 2021, 8: 652641.

[57] Chang N, Jung JA, Kim H, et al. Macronutrient composition of human milk from Korean mothers of full term infants born at 37-42 gestational weeks [J]. Nutr Res Pract, 2015, 9 (4): 433-438.

[58] Yang T, Zhang Y, Ning Y, et al. Breast milk macronutrient composition and the associated factors in urban Chinese mothers [J]. Chin Med J (Engl), 2014, 127 (9): 1721-1725.

[59] Quinn EA, Diki Bista K, Childs G. Milk at altitude: Human milk macronutrient composition in a high-altitude adapted population of Tibetans [J]. Am J Phys Anthropol, 2016, 159 (2): 233-243.

[60] Quinn EA, Largado F, Power M, et al. Predictors of breast milk macronutrient composition in Filipino mothers [J]. Am J Hum Biol, 2012, 24 (4): 533-540.

[61] Abranches AD, Soares FV, Junior SC, et al. Freezing and thawing effects on fat, protein, and lactose levels of human natural milk administered by gavage and continuous infusion [J]. J Pediatr (Rio J), 2014, 90 (4): 384-388.

[62] Khan S, Prime DK, Hepworth AR, et al. Investigation of short-term variations in term breast milk composition during repeated breast expression sessions [J]. J Hum Lact, 2013, 29 (2): 196-204.

[63] De Fluiter KS, Kerkhof GF, Van Beijsterveldt I, et al. Longitudinal human milk macronutrients, body composition and infant appetite during early life [J]. Clin Nutr, 2021, 40 (5): 3401-3408.

[64] Gidrewicz DA, Fenton TR. A systematic review and meta-analysis of the nutrient content of preterm and term breast milk [J]. BMC Pediatr, 2014, 14: 216.

[65] Sahin S, Ozdemir T, Katipoglu N, et al. Comparison of changes in breast milk macronutrient content during the first month in preterm and term infants [J]. Breastfeed Med, 2020, 15 (1): 56-62.

[66] Gates A, Marin T, De Leo G, et al. Nutrient composition of preterm mother's milk and factors that influence nutrient content [J]. Am J Clin Nutr, 2021, 114 (5): 1719-1728.

[67] Yochpaz S, Mimouni FB, Mandel D, et al. Effect of freezing and thawing on human milk macronutrients and energy composition: a Systematic Review and Meta-Analysis [J]. Breastfeed Med, 2020, 15 (9): 559-562.

[68] Kreissl A, Zwiauer V, Repa A, et al. Human milk analyser shows that the lactation period affects protein levels in preterm breastmilk [J]. Acta Paediatr, 2016, 105 (6): 635-640.

[69] Dritsakou K, Liosis G, Valsami G, et al. The impact of maternal- and neonatal-associated factors on human milk's macronutrients and energy [J]. J Matern Fetal Neonatal Med, 2017, 30 (11): 1302-1308.

[70] Burianova I, Bronsky J, Pavlikova M, et al. Maternal body mass index, parity and smoking are associated with human milk macronutrient content after preterm delivery [J]. Early Hum Dev, 2019, 137: 104832.

[71] Mahajan S, Chawla D, Kaur J, et al. Macronutrients in breastmilk of mothers of preterm infants [J]. Indian Pediatr, 2017, 54 (8): 635-637.

[72] 何必子，孙秀静，全美盈，等. 早产母乳营养成分的分析 [J]. 中国当代儿科杂志，2014，16 (7): 5.

[73] Alderete TL, Autran C, Brekke BE, et al. Associations between human milk oligosaccharides and infant body composition in the first 6 mo of life [J]. Am J Clin Nutr, 2015, 102 (6): 1381-1388.

[74] Sprenger N, Lee LY, De Castro CA, et al. Longitudinal change of selected human milk oligosaccharides and association to infants' growth, an observatory, single center, longitudinal cohort study [J]. PLoS One, 2017, 12 (2): e0171814.

[75] Davis J C, Lewis ZT, Krishnan S, et al. Growth and morbidity of gambian infants are influenced

by maternal milk oligosaccharides and infant gut microbiota [J]. Sci Rep, 2017, 7: 40466.

[76] Pannaraj PS, Li F, Cerini C, et al. Association between breast milk bacterial communities and establishment and development of the infant gut microbiome [J]. JAMA Pediatr, 2017, 171 (7): 647-654.

[77] Fitzstevens JL, Smith KC, Hagadorn JI, et al. Systematic review of the human milk microbiota [J]. Nutr Clin Pract, 2017, 32 (3): 354-364.

[78] Blanton LV, Charbonneau MR, Salih T, et al. Gut bacteria that prevent growth impairments transmitted by microbiota from malnourished children [J]. Science, 2016, 351 (6275): 2264-2267.

[79] Fields DA, Schneider CR, Pavela G. A narrative review of the associations between six bioactive components in breast milk and infant adiposity [J]. Obesity (Silver Spring), 2016, 24 (6): 1213-1221.

[80] Brunner S, Schmid D, Zang K, et al. Breast milk leptin and adiponectin in relation to infant body composition up to 2 years [J]. Pediatr Obes, 2015, 10 (1): 67-73.

[81] Fields DA, George B, Williams M, et al. Associations between human breast milk hormones and adipocytokines and infant growth and body composition in the first 6 months of life [J]. Pediatric Obesity, 2017, 12 (Suppl 1): S78-S85.

[82] Hahn-Holbrook J, Le TB, CHUNG A, et al. Cortisol in human milk predicts child BMI [J]. Obesity (Silver Spring), 2016, 24 (12): 2471-2474.

[83] Serrao F, Papacci P, Costa S, et al. Effect of early expressed human milk on insulin-like growth factor 1 and short-term outcomes in preterm infants [J]. PLoS One, 2016, 11 (12): e0168139.

[84] Khodabakhshi A, Mehrad-Majd H, Vahid F, et al. Association of maternal breast milk and serum levels of macronutrients, hormones, and maternal body composition with infant's body weight [J]. Eur J Clin Nutr, 2018, 72 (3): 394-400.

[85] Kon IY, Shilina NM, Gmoshinskaya MV, et al. The study of breast milk IGF-1, leptin, ghrelin and adiponectin levels as possible reasons of high weight gain in breast-fed infants [J]. Ann Nutr Metab, 2014, 65 (4): 317-323.

[86] Fields DA, Demerath EW. Relationship of insulin, glucose, leptin, IL-6 and TNF-α in human breast milk with infant growth and body composition [J]. Pediatr Obes, 2012, 7 (4): 304-312.

[87] Mathur NB, Dhingra D. Breastfeeding [J]. Indian J Pediatr, 2014, 81 (2): 143-149.

[88] Howson CP. Born too soon: global action on preventing preterm birth [J]. Apha, 2013 (27): 462-467.

[89] Chawanpaiboon S, Vogel JP, Moller AB, et al. Global, regional, and national estimates of levels of preterm birth in 2014: a systematic review and modelling analysis [J]. Lancet Glob Health, 2019, 7 (1): e37-e46.

[90]《中华儿科杂志》编辑委员会，中华医学会儿科学分会儿童保健学组，中华医学会儿科学分会新生儿学组.早产、低出生体重儿出院后喂养建议 [J].中华儿科杂志, 2016, 54 (001): 6-12.

[91] 蔡威，汤庆娅，王莹，等.中国新生儿营养支持临床应用指南 [J].临床儿科杂志, 2013, 9 (14): 34-39.

[92] 早产儿母乳强化剂使用专家共识工作组，中华新生儿科杂志编辑委员会.早产儿母乳强化剂使用专家共识 [J].中华新生儿科杂志（中英文）, 2019, 34 (5): 321-328.

[93] Hair AB, Peluso AM, Hawthorne KM, et al. Beyond necrotizing enterocolitis prevention: improving outcomes with an exclusive human milk-based diet (vol 11, pg 70, 2016) [J]. Breastfeeding Medicine, 2017, (10): 12.

[94] Morgan C, Mcgowan P, Herwitker S, et al. Postnatal head growth in preterm infants: a randomized controlled parenteral nutrition study [J]. Pediatrics, 2014, 133 (1): e120-e128.

[95] Colaizy TT, Carlson S, Saftlas AF, et al. Growth in VLBW infants fed predominantly fortified maternal and donor human milk diets: a retrospective cohort study [J]. BMC Pediatr, 2012, 12: 124.

[96] Brownell EA, Matson AP, Smith KC, et al. Dose-response relationship between donor human milk, mother's own milk, preterm formula, and neonatal growth outcomes [J]. J Pediatr Gastroenterol Nutr, 2018, 67 (1): 90-96.

[97] Giannì ML, Consonni D, Liotto N, et al. Does human milk modulate body composition in late preterm infants at term-corrected age? [J]. Nutrients, 2016, 8 (10): 55-61.

[98] Piemontese P, Liotto N, Mallardi D, et al. The effect of human milk on modulating the quality of

growth in preterm infants [J]. Front Pediatr, 2018, 6: 291.

[99] Morlacchi L, Roggero P, Gianni ML, et al. Protein use and weight-gain quality in very-low-birth-weight preterm infants fed human milk or formula [J]. Am J Clin Nutr, 2018, 107 (2): 195-200.

[100] Mól N, Zasada M, Kwinta P. Does type of feeding affect body composition in very low birth weight infants? - a prospective cohort study [J]. Pediatr Neonatol, 2019, 60 (2): 135-140.

[101] Beliaeva IA, Namazova-Baranova LS, Tarzian ÉO, et al. Peculiarities of physical growth and body composition of preterm infants, received different types of feeding, at the discharge from hospital] [J]. Vestn Ross Akad Med Nauk, 2014, (5-6): 71-80.

[102] Li Y, Liu X, Modi N, et al. Impact of breast milk intake on body composition at term in very preterm babies: secondary analysis of the nutritional evaluation and optimisation in neonates randomised controlled trial [J]. Arch Dis Child Fetal Neonatal Ed, 2019, 104 (3): F306-F312.

[103] WHO. Global Nutrition Targets 2025: Policy Briefs [2023-10-01]. https://pmnch.who.int/.

[104] Koletzko B, Von Kries R, Closa R, et al. Can infant feeding choices modulate later obesity risk? [J]. Am J Clin Nutr, 2009, 89 (5): 1502s-1508s.

[105] Pearce J, Taylor MA, Langley-Evans SC. Timing of the introduction of complementary feeding and risk of childhood obesity: a systematic review [J]. Int J Obes (Lond), 2013, 37 (10): 1295-1306.

[106] Gale C, Logan KM, Santhakumaran S, et al. Effect of breastfeeding compared with formula feeding on infant body composition: a systematic review and meta-analysis [J]. Am J Clin Nutr, 2012, 95 (3): 656-669.

[107] Jensen SM, Ritz C, Ejlerskov KT, et al. Infant BMI peak, breastfeeding, and body composition at age 3 y [J]. Am J Clin Nutr, 2015, 101 (2): 319-325.

[108] Camier A, Davisse-Paturet C, Scherdel P, et al. Early growth according to protein content of infant formula: results from the EDEN and ELFE birth cohorts [J]. Pediatr Obes, 2021, 16 (11): e12803.

[109] Deoni S, Dean D 3RD, Joelson S, et al. Early nutrition influences developmental myelination and cognition in infants and young children [J]. Neuroimage, 2018, 178: 649-659.

[110] Belfort MB, Rifas-Shiman SL, Kleinman KP, et al. Infant feeding and childhood cognition at ages 3 and 7 years: effects of breastfeeding duration and exclusivity [J]. JAMA Pediatr, 2013, 167 (9): 836-844.

[111] Krol KM, Grossmann T. Psychological effects of breastfeeding on children and mothers [J]. Bundesgesundheitsblatt Gesundheitsforschung Gesundheitsschutz, 2018, 61 (8): 977-985.

[112] Mortensen EL, Michaelsen KF, Sanders SA, et al. The association between duration of breastfeeding and adult intelligence [J]. JAMA, 2002, 287 (18): 2365-2371.

[113] Victora CG, Horta BL, Loret De Mola C, et al. Association between breastfeeding and intelligence, educational attainment, and income at 30 years of age: a prospective birth cohort study from Brazil [J]. Lancet Glob Health, 2015, 3 (4): e199-e205.

[114] Richards M, Hardy R, Wadsworth ME. Long-term effects of breast-feeding in a national birth cohort: educational attainment and midlife cognitive function [J]. Public Health Nutr, 2002, 5 (5): 631-635.

[115] Cai S, Pang WW, Low Y L, et al. Infant feeding effects on early neurocognitive development in Asian children [J]. Am J Clin Nutr, 2015, 101 (2): 326-336.

[116] Bar S, Milanaik R, Adesman A. Long-term neurodevelopmental benefits of breastfeeding [J]. Curr Opin Pediatr, 2016, 28 (4): 559-566.

[117] Pang WW, Tan PT, Cai S, et al. Nutrients or nursing? Understanding how breast milk feeding affects child cognition [J]. Eur J Nutr, 2020, 59 (2): 609-619.

[118] Cleveland L, Hill CM, Pulse WS, et al. Systematic review of skin-to-skin care for full-term, healthy newborns [J]. J Obstet Gynecol Neonatal Nurs, 2017, 46 (6): 857-869.

[119] Organization AP. Diagnostic and statistical manual of mental disorders (5th ed.) [M]. 5th ed. New York: APO, 2013.

[120] Akinbami LJ, Liu X, Pastor PN, et al. Attention deficit hyperactivity disorder among children aged 5-17 years in the United States, 1998-2009 [J]. NCHS Data Brief, 2011, (70): 1-8.

[121] Visser SN, Danielson ML, Bitsko RH, et al. Trends in the parent-report of health care provider-diagnosed and medicated attention-deficit/hyperactivity disorder: United States, 2003-2011 [J].

J Am Acad Child Adolesc Psychiatry, 2014, 53 (1): 34-46.

[122] Julvez J, Ribas-Fitó N, Forns M, et al. Attention behaviour and hyperactivity at age 4 and duration of breast-feeding [J]. Acta Paediatr, 2007, 96 (6): 842-847.

[123] Stadler DD, Musser ED, Holton KF, et al. Recalled initiation and duration of maternal breastfeeding among children with and without ADHD in a well characterized case-control sample [J]. J Abnorm Child Psychol, 2016, 44 (2): 347-355.

[124] Sepehrmanesh Z, Moraveji A, Ahmadvand A, et al. The duration of breastfeeding and attention-deficit hyperactivity disorder in school-aged children [J]. Compr Child Adolesc Nurs, 2020: 1-9.

[125] Soled DRL, Adesman A. Platform presentation at the Pediatric Academic Societies Meeting [M]. Baltimore: MD, 2016.

[126] Soled DRL, Adesman A. Breastfeeding and later ADHD: are there dose effects or a continuum of benefit in babies who are also formula fed? [M] Baltimore: MD, 2016.

[127] Tseng PT, Yen CF, Chen YW, et al. Maternal breastfeeding and attention-deficit/hyperactivity disorder in children: a meta-analysis [J]. Eur Child Adolesc Psychiatry, 2019, 28 (1): 19-30.

[128] Mimouni-Bloch A, Kachevanskaya A, Mimouni FB, et al. Breastfeeding may protect from developing attention-deficit/hyperactivity disorder [J]. Breastfeed Med, 2013, 8 (4): 363-367.

[129] Groen-Blokhuis MM, Franić S, Van Beijsterveldt CE, et al. A prospective study of the effects of breastfeeding and FADS2 polymorphisms on cognition and hyperactivity/attention problems [J]. Am J Med Genet B Neuropsychiatr Genet, 2013, 162b (5): 457-465.

[130] Park S, Kim BN, Kim JW, et al. Protective effect of breastfeeding with regard to children's behavioral and cognitive problems [J]. Nutr J, 2014, 13 (1): 111.

[131] Huwang ZX. Prevalence of autism spectrum disorder among children aged 8 years - autism and developmental disabilities monitoring network, 11 sites, United States, 2010 [J]. MMWR Surveill Summ, 2014, 63 (2): 1-21.

[132] George B, Padmam MS, Nair MK, et al. CDC Kerala 14: Early child care practices at home among children (2-6 y) with autism--a case control study [J]. Indian J Pediatr, 2014, 81 (Suppl 2): S138-S141.

[133] Tseng PT, Chen YW, Stubbs B, et al. Maternal breastfeeding and autism spectrum disorder in children: A systematic review and meta-analysis [J]. Nutr Neurosci, 2019, 22 (5): 354-362.

[134] Schultz ST, Klonoff-Cohen HS, Wingard DL, et al. Breastfeeding, infant formula supplementation, and Autistic Disorder: the results of a parent survey [J]. Int Breastfeed J, 2006, 1: 16.

[135] Al-Farsi YM, Al-Sharbati MM, Waly MI, et al. Effect of suboptimal breast-feeding on occurrence of autism: a case-control study [J]. Nutrition, 2012, 28 (7-8): e27-e32.

[136] Shafai T, Mustafa M, Hild T, et al. The association of early weaning and formula feeding with autism spectrum disorders [J]. Breastfeed Med, 2014, 9 (5): 275-276.

[137] Bartels A, Zeki S. The neural correlates of maternal and romantic love [J]. Neuroimage, 2004, 21 (3): 1155-1166.

[138] Field SS. Interaction of genes and nutritional factors in the etiology of autism and attention deficit/hyperactivity disorders: a case control study [J]. Med Hypotheses, 2014, 82 (6): 654-661.

[139] Zhou L, Yoshimura Y, Huang YY, et al. Two independent pathways of maternal cell transmission to offspring: through placenta during pregnancy and by breast-feeding after birth [J]. Immunology, 2000, 101 (4): 570-580.

[140] Hassiotou F, Hepworth AR, Metzger P, et al. Maternal and infant infections stimulate a rapid leukocyte response in breastmilk [J]. Clinical & Translational Immunology, 2013, 2 (4): e3-e5.

[141] Riskin A, Almog M, Peri R, et al. Changes in immunomodulatory constituents of human milk in response to active infection in the nursing infant [J]. Pediatr Res, 2012, 71 (2): 220-225.

[142] Trend S, De Jong E, Lloyd ML, et al. Leukocyte populations in human preterm and term breast milk identified by multicolour flow cytometry [J]. Plos One, 2015, 10 (8): 479-488.

[143] Patki S, Kadam S, Chandra V, et al. Human breast milk is a rich source of multipotent mesenchymal stem cells [J]. Hum Cell, 2010, 23 (2): 35-40.

[144] Moles J-P, Tuaillon E, Kankasa C, et al. Breastmilk cell trafficking induces microchimerism-mediated immune system maturation in the infant [J]. Pediatr Allergy Immu, 2018, 29 (2): 133-143.

[145] Andreas NJ, Kampmann B, Le-Doare KM. Human breast milk: a review on its composition and

bioactivity [J]. Early Hum Dev, 2015, 91 (11): 629-635.

[146] Van De Perre P. Transfer of antibody via mother's milk [J]. Vaccine, 2003, 21 (24): 3374-3376.

[147] Brandtzaeg P. Induction of secretory immunity and memory at mucosal surfaces [J]. Vaccine, 2007, 25 (30): 5467-5484.

[148] Gopalakrishna KP, Macadangdang BR, Rogers MB, et al. Maternal IgA protects against the development of necrotizing enterocolitis in preterm infants [J]. Nat Med, 2019, 25 (7): 1110-1115.

[149] Rogier EW, Frantz AL, Bruno MEC, et al. Secretory IgA is concentrated in the outer layer of colonic mucus along with gut bacteria [J]. Pathogens (Basel, Switzerland), 2014, 3 (2): 390-403.

[150] Gonzalez-Chavez SA, Arevalo-Gallegos S, Rascon-Cruz Q. Lactoferrin: structure, function and applications [J]. Int J Antimicrob Ag, 2009, 33 (4): 1761-1767.

[151] Gifford JL, Hunter HN, Vogel HJ. Lactoferricin: a lactoferrin-derived peptide with antimicrobial, antiviral, antitumor and immunological properties [J]. Cell Mol Life Sci, 2005, 62 (22): 2588-2598.

[152] Palmeira P, Carneiro-Sampaio M. Immunology of breast milk [J]. Rev Assoc Med Bras, 2016, 62 (6): 584-593.

[153] Togawa JI, Nagase H, Tanaka K, et al. Oral administration of lactoferrin reduces colitis in rats via modulation of the immune system and correction of cytokine imbalance [J]. J Gastroen Hepatol, 2002, 17 (12): 1291-1298.

[154] Pammi M, Suresh G. Enteral lactoferrin supplementation for prevention of sepsis and necrotizing enterocolitis in preterm infants [J]. Cochrane Db Syst Rev, 2017, (6): 40-44.

[155] He Y, Cao L, Yu J. Prophylactic lactoferrin for preventing late-onset sepsis and necrotizing enterocolitis in preterm infants A PRISMA-compliant systematic review and meta-analysis [J]. Medicine, 2018, 97 (35): 5560-5568.

[156] Cooper CA, Maga EA, Murray JD. Consumption of transgenic milk containing the antimicrobials lactoferrin and lysozyme separately and in conjunction by 6-week-old pigs improves intestinal and systemic health [J]. J Dairy Res, 2014, 81 (1): 30-37.

[157] Brundige DR, Maga EA, Klasing KC, et al. Lysozyme transgenic goats' milk influences gastrointestinal morphology in young pigs [J]. J Nutr, 2008, 138 (5): 921-926.

[158] Kuntz S, Rudloff S, Kunz C. Oligosaccharides from human milk influence growth-related characteristics of intestinally transformed and non-transformed intestinal cells [J]. Brit J Nutr, 2008, 99 (3): 462-471.

[159] Angeloni S, Ridet JL, Kusy N, et al. Glycoprofiling with micro-arrays of glycoconjugates and lectins [J]. Glycobiology, 2005, 15 (1): 31-41.

[160] Holscher HD, Bode L, Tappenden KA. Human Milk Oligosaccharides Influence Intestinal Epithelial Cell Maturation In Vitro [J]. J. Pediatr Gastr Nutr, 2017, 64 (2): 296-301.

[161] Koliwer-Brandl H, Siegert N, Umnus K, et al. Lectin inhibition assays for the analysis of bioactive milk sialoglycoconjugates [J]. Int Dairy J, 2011, 21 (6): 413-420.

[162] De Kivita S, Kraneveld AD, Knippels LMJ, et al. Intestinal epithelium-derived galectin-9 is involved in the immunomodulating effects of nondigestible oligosaccharides [J]. J Innate Immun, 2013, 5 (6): 625-638.

[163] Koletzko B. Human Milk Lipids [J]. Ann Nutr Metab, 2016, 69: 28-40.

[164] Motouri M, Matsuyama H, Yamamura J, et al. Milk sphingomyelin accelerates enzymatic and morphological maturation of the intestine in artificially reared rats [J]. J Pediatr Gastr Nutr, 2003, 36 (2): 241-247.

[165] Snow DR, Ward RE, Olsen A, et al. Membrane-rich milk fat diet provides protection against gastrointestinal leakiness in mice treated with lipopolysaccharide [J]. J Dairy Sci, 2011, 94 (5): 2201-2212.

[166] Christensen B, Klaning E, Nielsen MS, et al. C-terminal modification of osteopontin inhibits interaction with the alpha (V) beta (3) -integrin [J]. J Biol Chem, 2012, 287 (6): 3788-3797.

[167] Ashkar S, Weber GF, Panoutsakopoulou V, et al. Eta-1 (osteopontin): An early component of type-1 (cell-mediated) immunity [J]. Science, 2000, 287 (5454): 860-864.

[168] Quiros M，Nishio H，Neumann PA，et al. Macrophage-derived IL-10 mediates mucosal repair by epithelial WISP-1 signaling [J]．J Clin Invest，2017，127（9）：3516-3526.

[169] Jeffery V，Goldson AJ，Dainty JR，et al. IL-6 Signaling Regulates Small Intestinal Crypt Homeostasis [J]．J Immunol，2017，199（1）：304-311.

[170] Tinoco-Veras CM，Santos AAQA，Stipursky J，et al. Transforming growth factor beta 1/SMAD signaling pathway activation protects the intestinal epithelium from clostridium difficile toxin a-induced damage [J]．Infect Immun，2017，85（10）：10-17.

[171] Kuhn KA，Schulz HM，Regner EH，et al. Bacteroidales recruit IL-6-producing intraepithelial lymphocytes in the colon to promote barrier integrity [J]．Mucosal Immunol，2018，11（2）：357-368.

[172] Jonckheere N，Van Seuningen I. The membrane-bound mucins：From cell signalling to transcriptional regulation and expression in epithelial cancers [J]．Biochimie，2010，92（1）：1-11.

[173] Linden SK，Sheng YH，Every AL，et al. MUC1 limits helicobacter pylori infection both by steric hindrance and by acting as a releasable decoy [J]．Plos Pathogens，2009，5（10）：432-434.

[174] Lamberti LM，Walker CLF，Noiman A，et al. Breastfeeding and the risk for diarrhea morbidity and mortality [J]．BMC Public Health，2011，11：705-712.

[175] Lamberti LM，Zakarija-Grković I，Fischer Walker CL，et al. Breastfeeding for reducing the risk of pneumonia morbidity and mortality in children under two：a systematic literature review and meta-analysis [J]．BMC Public Health，2013，13（Suppl 3）：S18.

[176] Santulli TV，Polin RA，Pollack PF，et al. Necrotizing enterocolitis in term infants [J]．J Pediatr，1976，89（3）：460-462.

[177] Pammi M，Cope J，Tarr PI，et al. Intestinal dysbiosis in preterm infants preceding necrotizing enterocolitis：a systematic review and meta-analysis [J]．Microbiome，2017，5：1570-1574.

[178] Rudloff S，Kuntz S，Rasmussen SO，et al. Metabolism of milk oligosaccharides in preterm pigs sensitive to necrotizing enterocolitis [J]．Front Nutr，2019，6：110-118.

[179] Yang J，Su Y，Zhou Y，et al. Heparin-binding EGF-like growth factor（HB-EGF）therapy for intestinal injury：application and future prospects [J]．Pathophysiology，2014，21（1）：95-104.

[180] Neu J，Walker WA. Medical progress：necrotizing enterocolitis [J]．NEJM，2011，364（3）：255-264.

[181] 蔡威. 中国新生儿营养支持临床应用指南 [J]．中华小儿外科杂志，2013.

[182] Marin Gabriel MA，Malalana Martinez AM，Marin Martinez ME，et al. Negative transmission of SARS-CoV-2 to hand-expressed colostrum from SARS-CoV-2-positive mothers [J]．Breastfeed Med，2020，15（8）：492-494.

[183] Peng S，Zhu H，Yang L，et al. A study of breastfeeding practices，SARS-CoV-2 and its antibodies in the breast milk of mothers confirmed with COVID-19 [J]．Lancet Regional Health-Western Pacific，2020，4：560-566.

[184] Pace RM，Williams JE，Jarvinen KM，et al. Characterization of SARS-CoV-2 RNA，Antibodies，and Neutralizing Capacity in Milk Produced by Women with COVID-19 [J]．mBio，2021，12（1）：e03192-20.

[185] Sharma R，Seth S，Sharma R，et al. Perinatal outcome and possible vertical transmission of coronavirus disease 2019：experience from North India [J]．Clinical and Experimental Pediatrics，2021，64（5）：239-246.

[186] Thanigainathan S，Kaliyaperumal V，Sivanandan S，et al. Is SARS-CoV-2 transmitted through breastfeeding? [J]．Indian J Pediatr，2021，88（8）：800-801.

[187] Tam PCK，Ly KM，Kernich ML，et al. Detectable severe acute respiratory syndrome coronavirus 2（SARS-CoV-2）in human breast milk of a mildly symptomatic patient with coronavirus disease 2019（COVID-19）[J]．Clin Infect Dis，2021，72（1）：128-130.

[188] WHO. 2016—2021 年全球卫生部门艾滋病毒 / 病毒性肝炎 / 性传播感染战略在线调查 [M]．Geneva：WHO，2015.

[189] 崔富强，庄辉. 中国乙型肝炎的流行及控制进展 [J]．中国病毒病杂志，2018，8（4）：8.

[190] 中华医学会妇产科分会产科学组，中华医学会围产医学分会. 乙型肝炎病毒母婴传播预防临床指南（2020）[J]．中华妇产科杂志，2020，55（05）：291-299.

[191] Dionne-Odom J，Cozzi GD，Franco RA，et al. Treatment and prevention of viral hepatitis in pregnancy [J]．Am J Obstet Gynecol，2022，226（3）：335-346.

[192] Aagaard K, Ma J, Antony KM, et al. The placenta harbors a unique microbiome [J]. Sci Transl Med, 2014, 6 (237): 237ra65.

[193] Stout MJ, Conlon B, Landeau M, et al. Identification of intracellular bacteria in the basal plate of the human placenta in term and preterm gestations [J]. Am J Obstet Gynecol, 2013, 208 (3): e1-e7.

[194] Jimenez E, Fernandez L, Marin ML, et al. Isolation of commensal bacteria from umbilical cord blood of healthy neonates born by cesarean section [J]. Curr Microbiol, 2005, 51 (4): 270-274.

[195] Jimenez E, Marin ML, Martin R, et al. Is meconium from healthy newborns actually sterile? [J]. Res Microbiol, 2008, 159 (3): 187-193.

[196] Carmen Collado M, Rautava S, Aakko J, et al. Human gut colonisation may be initiated in utero by distinct microbial communities in the placenta and amniotic fluid [J]. Sci Rep, 2016, 6: 23129.

[197] Bassols J, Serino M, Carreras-Badosa G, et al. Gestational diabetes is associated with changes in placental microbiota and microbiome [J]. Pediatr Res, 2016, 80 (6): 777-784.

[198] Antony KM, Ma J, Mitchell KB, et al. The preterm placental microbiome varies in association with excess maternal gestational weight gain [J]. Am J Obstet Gynecol, 2015, 212 (5): e1-e16.

[199] Kliman HJ. Comment on "The placenta harbors a unique microbiome" [J]. Sci Transl Med, 2014, 6 (254): 2541e4.

[200] De Goffau MC, Lager S, Salter SJ, et al. Recognizing the reagent microbiome [J]. Nat Microbiol, 2018, 3 (8): 851-853.

[201] Salter SJ, Cox MJ, Turek EM, et al. Reagent and laboratory contamination can critically impact sequence-based microbiome analyses [J]. BMC Biology, 2014, 12: 597-600.

[202] De Goffau MC, Lager S, Sovio U, et al. Human placenta has no microbiome but can contain potential pathogens [J]. Nature, 2019, 572 (7769): 329-334.

[203] Kuperman AA, Zimmerman A, Hamadia S, et al. Deep microbial analysis of multiple placentas shows no evidence for a placental microbiome [J]. Bjog-an International J Obstet Gynaecol, 2020, 127 (2): 159-169.

[204] Rackaityte E, Halkias J, Fukui EM, et al. Corroborating evidence refutes batch effect as explanation for fetal bacteria [J]. Microbiome, 2021, 9 (1): 10.

[205] Rackaityte E, Halkias J, Fukui EM, et al. Viable bacterial colonization is highly limited in the human intestine in utero [J]. Nat Mes, 2020, 26 (4): 599-607.

[206] Gilbert SF. A holobiont birth narrative: the epigenetic transmission of the human microbiome [J]. Front Genet, 2014, 5: 282.

[207] Koenig JE, Spor A, Scalfone N, et al. Succession of microbial consortia in the developing infant gut microbiome [J]. Proc Natl Acad Sci USA. 2011, 108 (Suppl 1): S4578-S4585.

[208] Bäckhed F, Roswall J, Peng Y, et al. Dynamics and Stabilization of the Human Gut Microbiome during the First Year of Life [J]. Cell Host Microbe, 2015, 17 (5): 690-703.

[209] Bergström A, Skov TH, Bahl MI, et al. Establishment of intestinal microbiota during early life: a longitudinal, explorative study of a large cohort of Danish infants [J]. Appl Environ Microbiol, 2014, 80 (9): 2889-2900.

[210] Cheng J, Ringel-Kulka T, Heikamp-De Jong I, et al. Discordant temporal development of bacterial phyla and the emergence of core in the fecal microbiota of young children [J]. ISME J, 2016, 10 (4): 1002-1014.

[211] Hollister EB, Riehle K, Luna RA, et al. Structure and function of the healthy pre-adolescent pediatric gut microbiome [J]. Microbiome, 2015, 3: 36.

[212] Matsuyama M, Gomez-Arango LF, Fukuma NM, et al. Breastfeeding: a key modulator of gut microbiota characteristics in late infancy [J]. J Dev Orig Health Dis, 2019, 10 (2): 206-213.

[213] Lewin HA, Roberts RM. Annual Review of Animal Biosciences, Vol 3. Hamilton: Decker, 2015: 419-445.

[214] Turroni F, Peano C, Pass D A, et al. Diversity of Bifidobacteria within the Infant Gut Microbiota [J]. Plos One, 2012, 7 (5): 33-35.

[215] Turroni F, Foroni E, Pizzetti P, et al. Exploring the Diversity of the Bifidobacterial Population in the human intestinal tract [J]. Appl Environ Micro, 2009, 75 (6): 1534-1545.

[216] Chong CYL, Bloomfield FH, O'sullivan JM. Factors Affecting Gastrointestinal Microbiome Development in Neonates [J]. Nutrients, 2018, 10 (3): 187-196.

[217] Solis G, De Los Reyes-Gavilan CG, Fernandez N, et al. Establishment and development of lactic acid bacteria and bifidobacteria microbiota in breast-milk and the infant gut [J]. Anaerobe, 2010, 16 (3): 307-310.

[218] Bergmann H, Miguel Rodriguez J, Salminen S, et al. Probiotics in human milk and probiotic supplementation in infant nutrition: a workshop report [J]. Bri J Nutr, 2014, 112 (7): 1119-1128.

[219] Maffei D, Schanler RJ. Human milk is the feeding strategy to prevent necrotizing enterocolitis! [J]. Semin Perinatol, 2017, 41 (1): 36-40.

[220] Jiao X, Fu M-D, Wang Y-Y, et al. Bifidobacterium and Lactobacillus for preventing necrotizing enterocolitis in very-low-birth-weight preterm infants: a systematic review and meta-analysis [J]. World J Pediatr, 2020, 16 (2): 135-142.

[221] Jimenez E, Delgado S, Maldonado A, et al. Staphylococcus epidermidis: a differential trait of the fecal microbiota of breast-fed infants [J]. BMC Microbiology, 2008, 8: 96-102.

[222] Landete JM, Peiroten A, Medina M, et al. Virulence and Antibiotic Resistance of Enterococci Isolated from Healthy Breastfed Infants [J]. Microb Drug Resist, 2018, 24 (1): 63-69.

[223] Martin V, Maldonado A, Fernandez L, et al. Inhibition of human immunodeficiency virus type 1 by lactic acid bacteria from human breastmilk [J]. Breastfeed Med, 2010, 5 (4): 153-158.

[224] Milani C, Duranti S, Bottacini F, et al. The first microbial colonizers of the human gut: composition, activities, and health implications of the infant gut microbiota [J]. Microbiol Mol Biol Rev, 2017, 81 (4).

[225] Lyons KE, Ryan CA, Dempsey EM, et al. Breast milk, a source of beneficial microbes and associated benefits for infant health [J]. Nutrients, 2020, 12 (4): 1039.

[226] Kulinich A, Liu L. Human milk oligosaccharides: The role in the fine-tuning of innate immune responses [J]. Carbohyd Res, 2016, 432: 62-70.

[227] Cheng L, Akkerman R, Kong C, et al. More than sugar in the milk: human milk oligosaccharides as essential bioactive molecules in breast milk and current insight in beneficial effects [J]. Crit Rev Food Sci, 2021, 61 (7): 1184-1200.

[228] Garrido D, Ruiz-Moyano S, Lemay DG, et al. Comparative transcriptomics reveals key differences in the response to milk oligosaccharides of infant gut-associated bifidobacteria [J]. Sci Rep, 2015, 5: 13517.

[229] Gotoh A, Katoh T, Sakanaka M, et al. Sharing of human milk oligosaccharides degradants within bifidobacterial communities in faecal cultures supplemented with Bifidobacterium bifidum [J]. Sci Rep, 2018, 8: 13958.

[230] Sakanaka M, Gotoh A, Yoshida K, et al. Varied pathways of infant gut-associated bifidobacterium to assimilate human milk oligosaccharides: prevalence of the gene set and its correlation with bifidobacteria-rich microbiota formation [J]. Nutrients, 2020, 12 (1): 71.

[231] Thongaram T, Hoeflinger JL, Chow J, et al. Human milk oligosaccharide consumption by probiotic and human-associated bifidobacteria and lactobacilli [J]. J Dairy Sci, 2017, 100 (10): 7825-7833.

[232] Schwab C, Ruscheweyh H-J, Bunesova V, et al. Trophic interactions of infant bifidobacteria and eubacterium hallii during l-fucose and fucosyllactose degradation [J]. Front Microbiol, 2017, 8: 95.

[233] Suligoj T, Vigsnaes LK, et al. Effects of human milk oligosaccharides on the adult gut microbiota and barrier function [J]. Nutrients, 2020, 12 (9): 2808.

[234] Lewis ED, Richard C, Larsen BM, et al. The importance of human milk for immunity in preterm infants [J]. Clin Perinatol, 2017, 44 (1): 23.

[235] Kong C, Elderman M, Cheng L, et al. Modulation of intestinal epithelial glycocalyx development by human milk oligosaccharides and non-digestible carbohydrates [J]. Mol Nutr Food Res, 2019, 63 (17): e1900303.

[236] Wu RY, Li B, Koike Y, et al. Human milk oligosaccharides increase mucin expression in experimental necrotizing enterocolitis [J]. Mol Nutr Food Res, 2019, 63 (3): e1800658.